整形外科診療のための ガイドライン活用術

大川　淳　東京医科歯科大学
平田　仁　名古屋大学

中山書店

序

　以前エビデンス・ベースト・メディシン（EBM）がもてはやされた時代がありました．それに対して，臨床の現場ではエビデンスに基づく最良で標準化された診療を患者に提供することは必ずしも簡単でないとの批判がおきました．エビデンスにこだわると個々の患者に対してはかえって「冷たい」医療となりかねず，エビデンスに加えてナラティブであることも必要とされました．

　同時に，薬剤を中心とした内科的な治療と異なり，整形外科では手術や理学療法などが多く，ランダム化比較試験（RCT）は困難で，レベルの高いエビデンスが確立できないという問題点も指摘されました．そのため，従来の整形外科ガイドラインではエビデンスレベルが弱いか，どちらともいえないという回答しかないクリニカル・クエスチョンが多く見られました．

　一方，医療事故防止や患者安全確保の立場からみれば，医療の標準化は重要な視点です．結果的に最近は，RCTによらない，複数の論文を集めて解析するメタ分析やエキスパート・オピニオンも加味された，新たな診療ガイドラインが次々と発表されるようになりました．

　本書では，具体的な症例に対してこうした考えのもとに改訂されつつあるガイドラインを，実際どのように適用するのかを示すようにしました．整形外科領域の主な疾患に関連するガイドラインの内容をコンパクトに紹介するとともに，とくにガイドラインに沿った診断治療ができる典型的症例について手術治療とともに保存治療を提示し，外来診療にも役立つよう心掛けました．それとともに，ガイドラインを逸脱するような非典型的な症例についても触れることで，現状での問題点，将来への課題にも言及しました．さらに，神経内科や血管外科などの整形外科の関連領域のガイドラインについても，整形外科医師に向けてポイントを概説していただきました．ガイドラインがまだ策定されていない領域では，筆者のエキスパート・オピニオンに基づいて，現状でのコンセンサスについて解説していただきました．

　本書により，ガイドラインがさらに効率的・立体的に活用され，読者の日常診療がより良いものになることを期待してやみません．

2019年7月

編者　大川　淳

平田　仁

整形外科診療のためのガイドライン活用術
目次

■ 執筆者一覧 (執筆順)

吉井俊貴	東京医科歯科大学大学院整形外科学	建部将広	名古屋大学大学院四肢外傷学寄附講座
大川　淳	東京医科歯科大学大学院整形外科学	中川泰伸	名古屋大学大学院手の外科
二階堂琢也	福島県立医科大学整形外科学講座	平田　仁	名古屋大学大学院手の外科
紺野愼一	福島県立医科大学整形外科学講座	四宮陸雄	広島大学大学院整形外科学
大鳥精司	千葉大学大学院整形外科学	砂川　融	広島大学大学院上肢機能解析制御科学
稲毛一秀	千葉大学大学院整形外科学	内尾祐司	島根大学医学部整形外科学教室
折田純久	千葉大学大学院整形外科学	内山茂晴	岡谷市民病院整形外科
志賀康浩	千葉大学大学院整形外科学	加藤博之	信州大学整形外科
牧　　聡	千葉大学医学部附属病院整形外科	神野哲也	獨協医科大学埼玉医療センター第二整形外科
古矢丈雄	千葉大学医学部附属病院整形外科	瀬川裕子	東京医科歯科大学大学院整形外科学
江幡重人	山梨大学大学院整形外科	西須　孝	千葉県こども病院整形外科
大場哲郎	山梨大学大学院整形外科	渡部欣忍	帝京大学整形外科学講座
波呂浩孝	山梨大学大学院整形外科	黒田良祐	神戸大学大学院整形外科学
門野夕峰	埼玉医科大学大学院整形外科	西谷江平	京都大学大学院リウマチ性疾患先進医療学講座
中村博亮	大阪市立大学大学院整形外科学	松田秀一	京都大学大学院整形外科
高橋真治	大阪市立大学大学院整形外科学	古賀英之	東京医科歯科大学大学院運動器外科学
星野雅俊	大阪市立大学大学院整形外科学	東山一郎	博愛会　松倉病院整形外科
豊根知明	昭和大学整形外科学講座	熊井　司	早稲田大学スポーツ科学学術院
野寺裕之	金沢医科大学神経内科学	松井健太郎	帝京大学整形外科学講座
梶　龍兒	徳島大学大学院臨床神経科学分野	渡邉耕太	札幌医科大学理学療法学第二講座
仲川喜之	宇陀市立病院整形外科	竹下克志	自治医科大学整形外科
八田卓久	東北大学大学院整形外科学分野	鳥畠康充	厚生連高岡病院整形外科
山本宣幸	東北大学大学院整形外科学分野	清水隆昌	奈良県立医科大学整形外科学教室
井樋栄二	東北大学大学院整形外科学分野	田中康仁	奈良県立医科大学整形外科学教室
西浦康正	筑波大学附属病院土浦市地域臨床教育センター整形外科	尾﨑敏文	岡山大学大学院整形外科
稲垣克記	昭和大学整形外科学講座	森岡秀夫	国立病院機構東京医療センター整形外科
安部幸雄	済生会下関総合病院整形外科	阿江啓介	がん研究会有明病院整形外科
中村俊康	国際医療福祉大学整形外科	斎藤　充	東京慈恵会医科大学整形外科学講座

那須義久	岡山大学病院整形外科
西田圭一郎	岡山大学大学院整形外科
山中　寿	山王メディカルセンターリウマチ・痛風・膠原病センター
牛田享宏	愛知医科大学学際的痛みセンター
行岡正雄	行岡病院
市村正一	杏林大学整形外科学教室
池田光正	近畿大学整形外科学教室
赤木將男	近畿大学整形外科学教室
野沢雅彦	順天堂大学医学部附属練馬病院整形外科
秋下雅弘	東京大学老年病科
増﨑雅子	長崎みなとメディカルセンター産科・婦人科
増﨑英明	長崎大学名誉教授
石井　賢	国際医療福祉大学整形外科／国際医療福祉大学三田病院脊椎脊髄センター
磯貝宜広	国際医療福祉大学整形外科／国際医療福祉大学三田病院脊椎脊髄センター
船尾陽生	国際医療福祉大学整形外科／国際医療福祉大学三田病院脊椎脊髄センター

ix

第 1 章

脊椎・脊髄の疾患・外傷

頚椎症性脊髄症

概要

　頚椎症性脊髄症（cervical spondylotic myelopathy：CSM）は，頚椎脊柱管の狭い状態に経年的な頚椎の変化（後方骨棘，椎間板狭小と後方膨隆）および頚椎の前後屈不安定性や軽微な外傷が加わって脊髄麻痺を発症する疾患の総称である．狭窄や骨棘などを頚髄の静的圧迫因子とし，不安定性を動的因子とする．本症は欧米人と比較して脊柱管が生まれつき狭い日本人に多く，その病態，治療法に関する研究が日本でも積極的に行われてきた．

　臨床症状は，脊髄への圧迫の程度（変形性頚椎症の骨・椎間板病変の進行）によりその重症度は異なるが，両上肢のしびれ，巧緻運動障害から始まり四肢不全麻痺へと進行する例が多い．本症が疑われる場合は，単純X線撮影に加えて，MRIでの脊髄圧迫の評価が必要となる．いったん脊髄麻痺症状が出現すると保存療法に反応しにくく手術が行われることが多い．生命予後が不良でないからといって，安易にかつ長期にわたり漫然と保存療法を続けることは患者のquality of life（QOL）を損なうこととなる．

診療ガイドラインの現況

　診療ガイドラインは2005年に初版が作成され，2015年に改訂第2版が発刊された[1]．現在，第3版の発刊に向けエビデンスの収集，ガイドライン改訂作業が進められているが，本項は第2版をもとにCSMの診断，治療に関して概説する．

標準診療のポイント

- 診断：CSMを診断するうえで重要なポイントは，①四肢しびれ，手指の巧緻運動障害，歩行障害，膀胱障害などの症状を認め，②典型的には障害高位での深部腱反射の低下，それ以下での反射亢進，病的反射，myelopathy handを呈し，③MRIや脊髄造影検査での脊髄圧迫を認め，症状，症候から予想される障害高位と画像所見とが合致する，④後縦靱帯骨化症，椎間板ヘルニア，脳疾患，脊髄腫瘍，脊髄変性疾患，末梢神経障害などが否定できる，などである（❶）．

- 画像検査：X線，MRIによる画像診断（発育性脊柱管狭窄，脊髄の圧迫所見）および神経学的所見との整合性などが重要となる．発育性脊柱管狭窄の定義として単純X線側面像での固有脊柱管径が12～14 mm以下とするものが多い．MRI T2強調像における輝度変化は脊髄症の存在を示唆する所見である．また近年では前後屈位で撮影するdynamic MRIの有用性も報告されている[2]．

- 保存療法：軽症例には薬物療法，装具療法，牽引療法，生活指導などが行われてきた．ただし，これら保存療法のエビデンスは明確ではない．

- 手術療法：進行性の脊髄症は手術適応となる．日本では，さまざまな椎弓形成術（服部法，平林法，黒川法など）が開発され，優れた成績が報告されている．最近では筋への侵襲を減らした白石法も報告されている．前方除圧固定術では周術期合併症が多いが，特に後弯例や前方圧迫要素の強い症例に対して有用である．近年，症例によっては後方除圧にインストゥルメンテーションを追加した後方除圧固定術も行われている．

❶ 頚椎症性脊髄症（CSM）の診断のポイント

症状

- 四肢のしびれ感（両上肢のみも含む），手指の巧緻運動障害（箸が不自由，ボタンかけが不自由など），歩行障害（小走り，階段の昇降困難など），膀胱障害（頻尿，失禁など）のいずれかを認めるもの

症候

- 障害高位での上肢深部腱反射低下，それ以下での亢進，病的反射，myelopathy hand を認めるもの

画像診断

- 単純 X 線像で，椎間狭小，椎体後方骨棘，発育性脊柱管狭窄を認めるもの
- 単純 X 線像でみられる病的部位で，MRI，CT または脊髄造影像上，脊髄圧迫所見を認めるもの
⇒診断の目安として症状・症候より予想される脊髄責任病巣高位と画像所見の圧迫病変部位が一致する

除外項目

- 頚椎後縦靱帯骨化症（OPLL），椎間板ヘルニアによる脊髄症および頚椎症性筋萎縮症は除外する
- 脳血管障害，脊髄腫瘍，脊髄変性疾患，多発性末梢神経障害が否定できる

OPLL：ossification of posterior longitudinal ligament
（日本整形外科学会，日本脊椎脊髄病学会監修．頚椎症性脊髄症ガイドライン2015．改訂第2版．南江堂；2015[1]）より）

疫学，自然経過

　CSM は男性が女性の約 2 倍多いとする報告が多く，発症年齢は 50 歳代が多い．自然経過に関してはさまざまな報告があるものの，脊柱管狭窄を有するもの，脊髄の全周性圧迫を認めるものなどでは症状が進行する危険性があり，手術のタイミングを逃さないことが重要である．

病態

　CSM の病因・病態として，脊髄に対する静的圧迫因子，動的圧迫因子，さらには循環障害因子が考えられており，多くの場合これらが複雑に重なり合って脊髄症が発症する．さらに発育性脊柱管狭窄を伴う場合には，脊髄が圧迫を受けやすくなる．動的因子の関与も重要で，頚椎の後屈時における黄色靱帯の脊柱管内へのたくれ込みや前後屈時における椎体の不安定性によるすべりも動的

因子となりうる．後屈時においては後方にすべった椎体後縁と椎弓間に脊髄が挟まれる機序（pincer machanism）も重要である．

典型例 1　保存治療

症例 1：62 歳，男性．
既往・現症：6 か月前から誘因なく両手のしびれを自覚，整形外科診療所を受診した．
診断：単純 X 線頚椎側面像において椎間板腔の狭小化や骨棘形成などの頚椎症性変化を認めた（❷a），MRI 矢状断像では C3/4，5/6，6/7 で脊柱管が狭くなり（❷b），水平断像で C5/6 高位にて脊髄の圧迫所見を認めた．（❷c）．以上のことから，CSM の初期症状と考えられた．
治療：両手のしびれがあるものの，巧緻運動障害や歩行障害は出現しておらず，頚部にストレスをかけることを避けるよう指示するとともに，プレガバリンを処方した．徐々に症状は改善し，2 か月でしびれは消失，外来で経過観察とした．

解説

　進行性の脊髄症に対しては手術を勧めることが現状では多く，各種保存療法の意義は不明である．一方で，軽症の CSM に対しては，装具療法や牽引療法が行われることがある．科学的なエビデンスが不足しているものの，一部の軽症例には，これらの治療が短期的には有効である可能性がある．

　薬物治療に関しては消炎鎮痛薬，筋弛緩薬，ステロイドなどが用いられることがあるが，本症に対する有効性に関して明確なエビデンスはない．近年では，神経障害性疼痛に対するプレガバリンの有効性が示されており，本症の初期の症状を緩和させる可能性がある．ただし保存療法で改善が得られない，もしくは脊髄症が進行性の場合は早めに手術療法を検討する．手術例の予後不良因子として長期罹病期間，術前重症度があり，進行性の脊髄症に対して漫然と保存的治療を行うことには問題がある．

　また，あんま，マッサージ，整体，カイロプラ

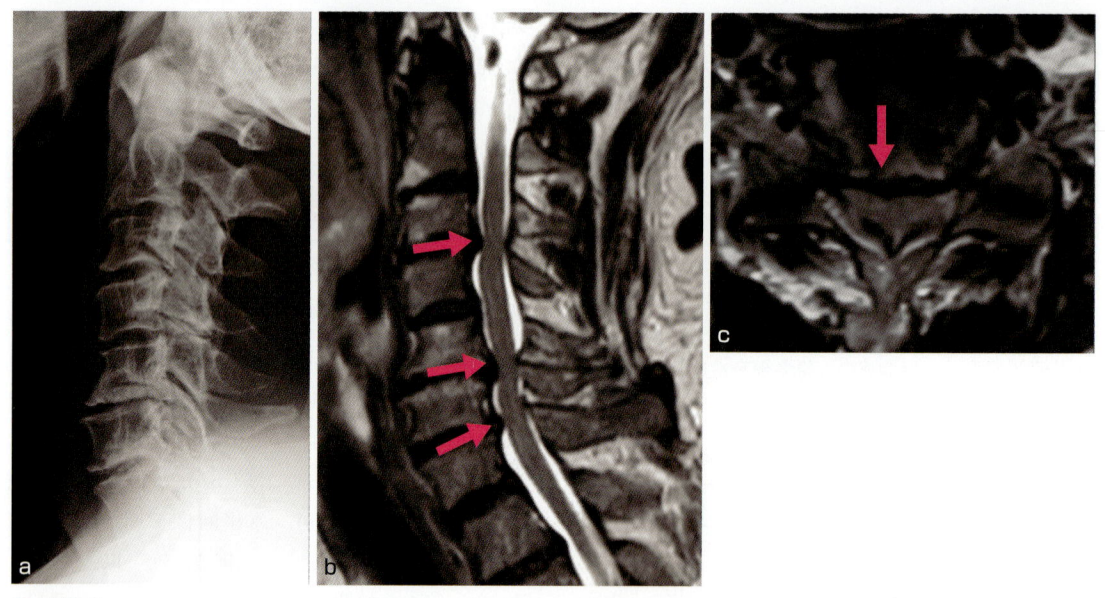

❷ 症例 1

a：単純 X 線側面像．椎間板腔の狭小化や骨棘形成などを認めた．b：MRI T2 強調矢状断像．C3/4，5/6，6/7 で脊柱管が狭くなっている（矢印）．c：MRI T2 強調水平断像．C5/6 高位にて脊髄の圧迫所見を認めた（矢印）．

クティック，鍼灸などの民間療法は，科学的なエビデンスに乏しい．整体・カイロプラクティックなどのマニピュレーションについては効果よりも合併症として頚髄損傷が報告されており本症に対して有害である可能性がある．

本症例のように，症状が軽度でも，転倒や交通事故を契機に急速に神経症状が進行することや脊髄損傷をきたすことがあるので，画像上の脊髄圧迫が高度の場合には，生活指導を行うと同時に，専門医に紹介する．

典型例 2　後方椎弓形成術

症例 2：63 歳，男性．

既往・現症：5 年前から両手のしびれがあるが，増悪なく近医で様子を見ていた．3 か月前からしびれが増悪，その後，巧緻運動障害が出現し，歩行時にふらつきも出現してきたため大学病院紹介受診となった．

診断：神経学的診察で，頚椎後屈で両手のしびれが増強し，腱反射では上腕三頭筋腱反射が低下．上肢病的反射の Hoffman 反射，Trömner 反射は両側陽性であり，膝蓋腱反射とアキレス腱反射も亢進，Babinski 反射は陽性であった．クローヌスは足関節で 3〜4 回程度みられた．筋力は手内筋のみ 4 レベルと低下しており，10 秒テストは左右とも 17 回程度であり，finger escape sign 陽性であった．下肢筋力低下はなかったが，杖を使って歩行していた．

単純 X 線像では C5/6，6/7 に骨棘形成を認め（❸ a）．MRI 矢状断像では C5/6 および C6/7 にて椎間板の膨隆と黄色靱帯の肥厚，たくれ込みを認め（❸ b），C5/6（❸ c），C6/7（❸ d）の水平断像では強い脊髄の圧迫と髄内輝度変化を認めた．以上から進行性の CSM と診断し，手術適応と判断した．

治療：C3-7 の両開き式椎弓形成術を施行した（❹ a, b）．C4，6 の外側塊に suture anchor を設置し，開大した椎弓を縫着した（❹ c）．脊髄の除圧は良好であった．

解説

圧迫性脊髄症の症状には，索路症状と髄節症状がある．索路症状とは錐体路の圧迫によるしびれと痙性による手指の巧緻運動障害や歩行障害であ

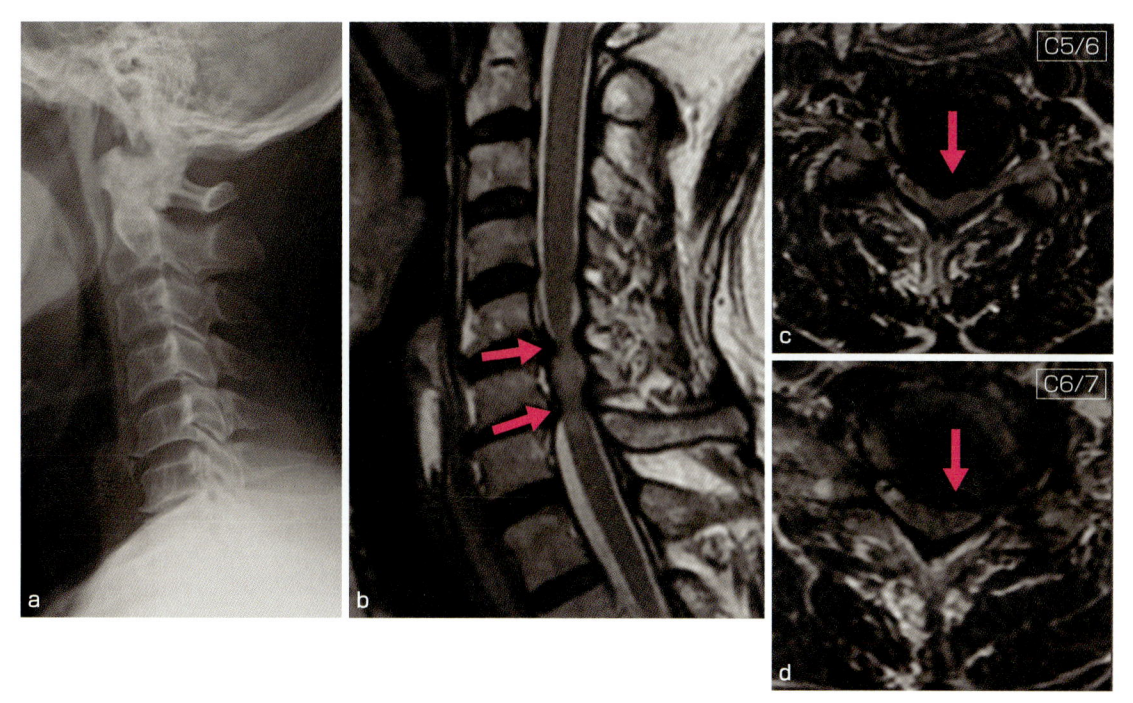

❸ 症例2（術前）

a：術前単純X線側面像．C5/6，6/7に骨棘形成を認める．b：術前MRI T2強調矢状断像．C5/6およびC6/7にて椎間板の膨隆と黄色靱帯の肥厚，たくれ込み（矢印）を認める．c, d：術前MRI T2強調水平断像．強い脊髄の圧迫と髄内輝度変化（矢印）を認める．

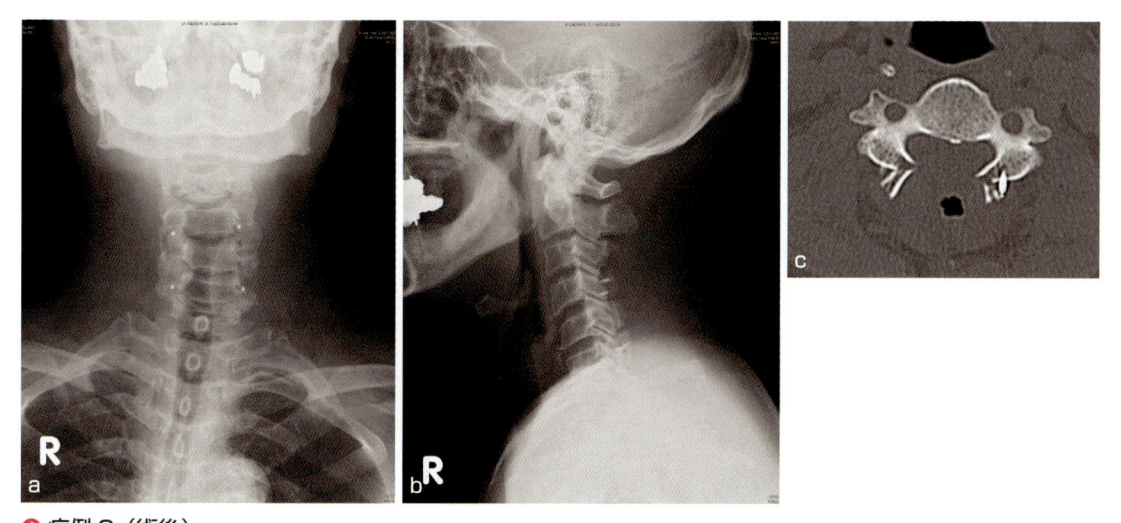

❹ 症例2（術後）

C3-7の両開き式椎弓形成術を施行した．a：術後単純X線正面像．b：術後単純X線側面像．c：術後CT水平断像．

る．髄節症状とは，脊髄が圧迫されている高位の前角や後角の障害で，手指の筋萎縮や安静時の異常感覚などである．頚髄圧迫による索路症状は，手の巧緻運動障害（箸の使用や書字の困難感）と歩行障害として自覚される．四肢の腱反射が亢進し，手足の感覚障害とともにこうした索路症状がみられれば手術適応ありと判断する．

　手術方法は前方法と後方法に大別される．前方

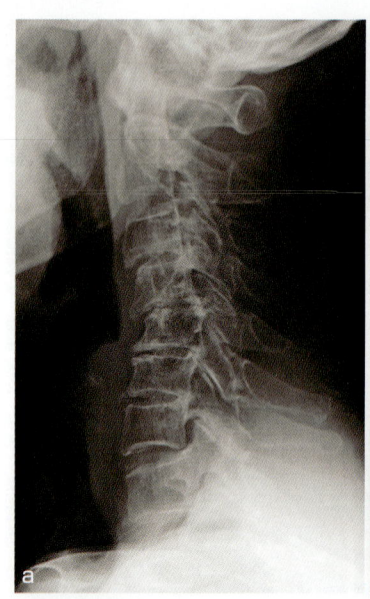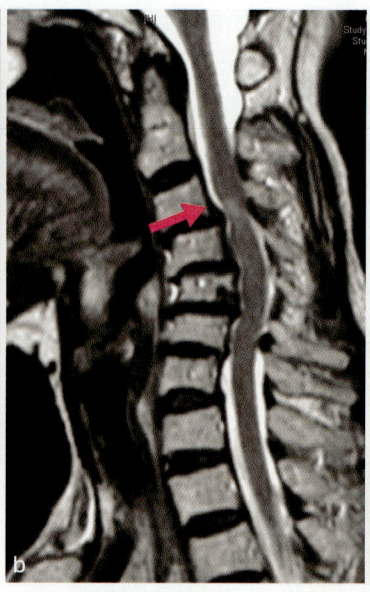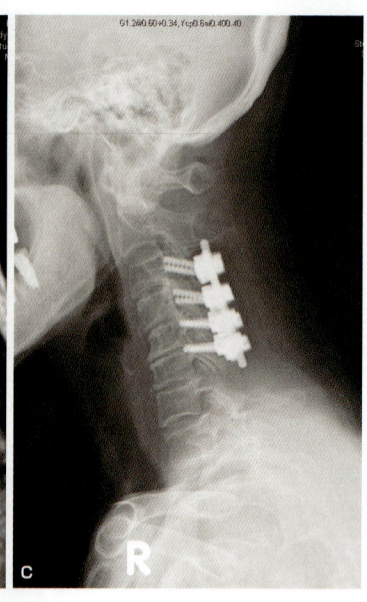

❺ インストゥルメンテーションを併用した後方除圧固定術
a：術前単純 X 線側面像．b：術前 MRI T2 強調矢状断像．C3/4 に T2 高輝度所見．c：術後単純 X 線側面像．

法は特に前方に脊髄圧迫要素がある場合に有効で，直接圧迫を取り除いて固定を行うので神経症状改善に優れる．ただし技術的難易度が比較的高く，周術期の合併症が多い．一方で後方法は椎弓形成術が一般的であり，背側の壁をなくすことで間接的に脊髄の圧迫を解除する．比較的簡便な手技で広範囲に同時除圧できる利点がある．ただし前方の脊髄圧迫要素が大きい症例や後弯症例の場合に，間接除圧が得られにくい点や，術後の軸性疼痛，後弯化などの問題もある[3]．近年ではアライメント不良例などにインストゥルメンテーションを併用した後方除圧固定術も行われている（❺）[4]．

非典型例　頚椎前方除圧固定術

症例 3：74 歳，女性．
既往・現症：2 年前に両手のしびれが出現，近医受診し，MRI にて頚椎での軽度の脊髄圧迫を指摘されたが，症状が軽かったため経過観察となっていた．4 か月前から，特に誘因なく右肩挙上が不能となり，大学病院を紹介受診．
診断：神経学的診察では，右上腕二頭筋腱反射の

低下，下肢の腱反射の軽度亢進が認められた．MRI では C3/4，C4/5 に右優位の脊髄圧迫所見を認めた（❻a〜c）．脊髄造影後 CT でも C3/4，4/5 にて骨棘を主体とした前方からの神経圧迫病変が認められた（❻d, e）．上肢徒手筋力テスト（MMT）では三角筋 2/5，上腕二頭筋 3/5 と低下を認めた．明らかな知覚低下や歩行障害，膀胱機能障害は認めなかった．針筋電図検査にて，三角筋，上腕二頭筋に神経原性変化を認めたが，障害髄節は限局しており，運動ニューロン疾患などは否定的であった．以上より本症例は，CSM の初期の症状が疑われて経過観察されていたところに，脊髄前角ないし前根部での障害を主体とした筋力低下が合併したと判断された．
治療：C3/4，4/5 の前方除圧固定術を行った（ハイドロキシアパタイト人工骨使用）（❻f）．術後はリハビリテーションを行い，術後 1 か月で MMT 3 レベルまで改善し，術後 6 か月時点では MMT 4 レベル，術後 1 年でほぼ正常レベルまで改善した．
解説
　本症例は，比較的軽度の神経圧迫により両手にしびれが出現したが，症状が軽度であることから

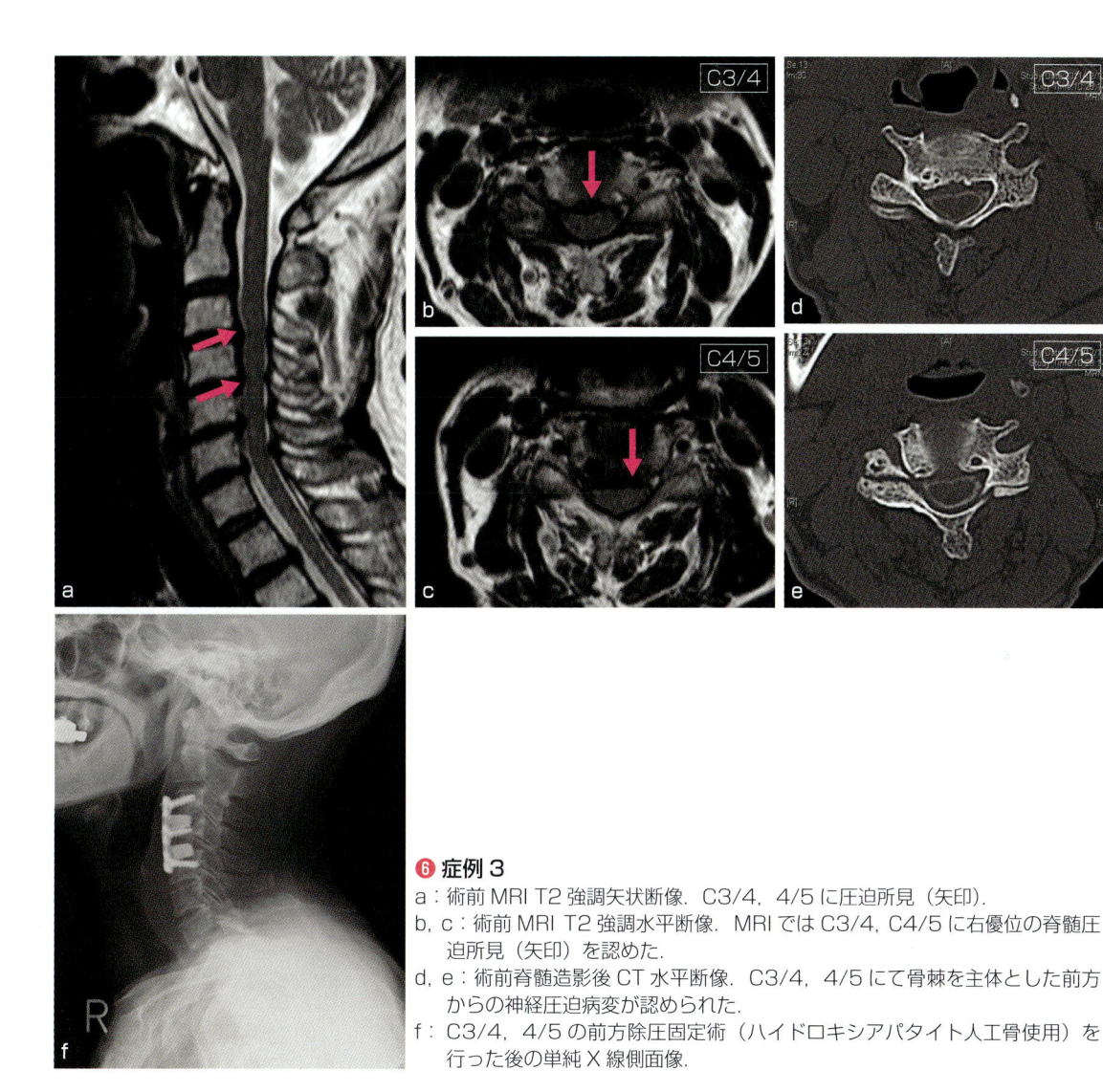

❻ 症例 3

a：術前 MRI T2 強調矢状断像．C3/4，4/5 に圧迫所見（矢印）．

b，c：術前 MRI T2 強調水平断像．MRI では C3/4，C4/5 に右優位の脊髄圧迫所見（矢印）を認めた．

d，e：術前脊髄造影後 CT 水平断像．C3/4，4/5 にて骨棘を主体とした前方からの神経圧迫病変が認められた．

f：C3/4，4/5 の前方除圧固定術（ハイドロキシアパタイト人工骨使用）を行った後の単純 X 線側面像．

経過観察していたところに，脊髄前角・前根部での神経圧迫による筋力低下が起こった症例である．

脊髄前角・前根部での障害を主体とした筋力低下は，知覚低下や下肢症状を伴わない場合には，頚椎症性筋萎縮症と診断される．ただし，（定義にもよるが）しびれや知覚低下が軽微な症例も頚椎症性筋萎縮症に含める場合もあり，また CSM と診断された症例でも索路症状が軽く，筋力低下，筋萎縮などの髄節障害が主たる症状となる症例もある．

いずれの場合においても，脊髄前角・前根部での神経圧迫は前方に圧迫因子があることが多いので，前方除圧固定術が有用である[5]．前方除圧固定術はこれらの前方圧迫因子を直接取り除き固定するうえに，椎体間にケージや移植骨を挿入することによる椎間孔の間接的な除圧を期待できる点で理にかなっている．本症例でも病態に関与していることが考えられる 2 椎間の前方除圧固定術を行い，良好な神経症状の改善を認めた．

一方，頚椎症性筋萎縮症に対して，後方の椎弓形成/切除術に椎間孔開放術を組み合わせることで脊髄，神経根を除圧し，良好な筋力改善が得られることも報告されており[6]，特にアライメント良好例では有用な選択肢と考えられる．

患者説明のポイント

　画像上の脊柱管狭窄があっても，必ずしも神経症状を呈するとは限らない．軽症例に対して保存療法が選択されることも多い．ただし進行性の脊髄症は手術適応と考えられる．CSM に対する手術治療は神経合併症を避けるために経験が重要であり，整形外科あるいは脳神経外科のなかでも脊椎外科を専門とする医師に依頼する必要がある．

　患者は手術による麻痺悪化に対して不安を訴えることもあるが，自然経過でも次第に悪化して歩行不能になることもあり，また転倒により脊髄損傷をきたすことも少なからずあるので，進行性の神経障害がある場合に，漫然と保存療法を続けることには問題がある．脊髄損傷による麻痺が生じると，その後に手術を行っても効果に乏しいことが多く，注意が必要である．

現状の問題点と将来への課題

　主に軽症例に対して保存的治療が行われることも多いが，保存的治療に関するエビデンスは乏しく，どのような症例に対して，どの程度の効果があるのかは明らかでない．また手術療法に関して

も前方法，椎弓形成術，椎弓切除術，後方除圧固定術などさまざまな治療のオプションがあるが，どのような症例に対してどの方法が適するかなども，結論の出ていないところである．今後，診療ガイドラインの clinical question にて，これらの課題に対する回答が示されていくことが期待される．

（吉井俊貴）

文献

1) 日本整形外科学会，日本脊椎脊髄病学会監修．頚椎症性脊髄症ガイドライン 2015．改訂第 2 版．南江堂；2015．
2) Zhang L, et al. Preoperative evaluation of the cervical spondylotic myelopathy with flexion-extension magnetic resonance imaging：about a prospective study of fifty patients. Spine（Phila Pa 1976）2011；36：E1134-9.
3) 古矢丈雄ほか．頚部脊髄症に対する後方除圧固定術．MB Orthop 2014；27：55-62.
4) 吉井俊貴，大川　淳．頚椎症性脊髄症に対する前方法と後方法の比較．MB Orthop 2014；27：71-7.
5) Shinomiya K, et al. Neuroradiologic and electrophysiologic assessment of cervical spondylotic amyotrophy. Spine（Phila Pa 1976）1994；19：21-5.
6) Fujiwara Y, et al. Surgical outcome of posterior decompression for cervical spondylosis with unilateral upper extremity amyotrophy. Spine（Phila Pa 1976）2006；31：E728-32.

頚椎後縦靱帯骨化症

概要

　後縦靱帯骨化症（ossification of posterior longitudinal ligament：OPLL）は，椎体後方の後縦靱帯が骨化することにより，脊髄または神経根の圧迫障害をきたす疾患である．転倒を契機として急速に悪化し，また重度の脊髄損傷につながる場合もある．そのため，単純X線でわかる骨化の場合にはMRIによる脊髄圧迫を確認する．手足のしびれや運動障害を伴うときには手術適応があり，専門医への紹介が必要である．手術は，後方からの椎弓形成術が基本であるが，厚い骨化や頚椎側面配列が後弯の場合には，前方除圧固定術が選択されることがある．最近，後方からのインストゥルメンテーション手術も行われるようになり，比較的良好な成績が得られている．厚生労働省の指定難病として治療費の補助がある．

診療ガイドラインの現況

　診療ガイドラインは2005年，2011年に作成されたが，分子生物学の進歩により成因の研究が進んだことと，後方除圧固定術が一般化したことなどを受けて，現在改訂作業が進められている．

標準診療のポイント

● 診療ガイドライン2011年版においては，「診断基準は後縦靱帯骨化症を画像上確認でき，それによる臨床症状が出現している場合を頚椎後縦靱帯骨化症とする」とされている[1]．無症候性の後縦靱帯骨化が単純X線あるいはCTによって偶然見つかった場合は「頚椎後縦靱帯骨化」と称する．CTで初めて視認できる小骨化巣は診断要件としての後縦靱帯骨化とはしない．

● 頚椎OPLLが頚椎X線検査で見つかる頻度は3％とされる．神経症状は50歳前後に発症し，男女比は2：1と男性に多い．ただし，胸椎OPLLは女性に多い．

● 単純X線で連続型OPLLに見えても，CT機能撮影（前屈と後屈でCTを別に撮影する）で見ると，可動性が残されていることが少なくない．また，OPLLの最も強い狭窄部での可動性が脊髄症状発症に大きく影響する[2]．

● 手術治療では，椎弓形成術は術後数年で臨床成績が低下する場合があり，術後の後弯の増強と骨化の増大に起因する[3]．

● 頚椎後弯例や骨化占拠率が50％または60％を超える大きな骨化では，椎弓形成術より前方除圧固定術の術後成績が良い．椎弓形成術にインストゥルメンテーションを併用した後方除圧固定術は，椎弓形成術と前方除圧固定術の中間の成績が期待できる[4, 5]．

● 前方除圧固定術では周術期合併症が多いが，手術中の脊髄障害は前方法と後方法とで差がない．胸椎OPLLでは高率に術中脊髄機能モニタリングで異常がみられる．

典型例1　保存治療

症例1：54歳，男性．

既往・現症：事務職で，1か月前から頚部痛が生じ，整形外科診療所を受診した．手のしびれなどの神経症状はない．

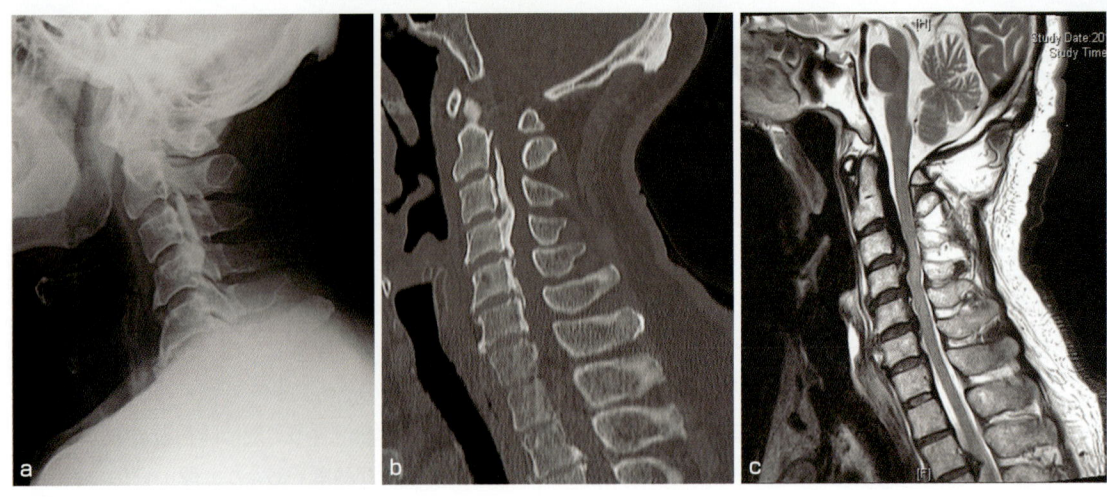

❶ 症例 1：画像検査

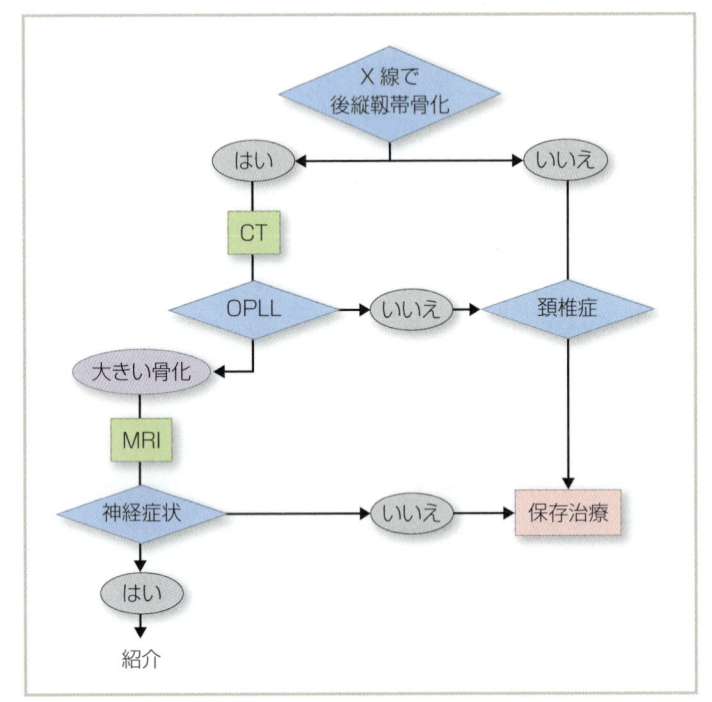

❷ 頚部痛の治療アルゴリズム
（日本整形外科学会，日本脊椎脊髄病学会監修.
頚椎後縦靱帯骨化症診療ガイドライン 2011.
南江堂：2011[1] より）

診断：単純 X 線頚椎側面像において椎体の後面に縦に走る靱帯骨化を認めた（❶ a）．CT では C2 から C4 までの連続骨化と C6 の分節型骨化巣が明らかとなった（❶ b）．C3/4 高位での骨化の厚み（狭窄率）が 50% 近かったため，MRI を撮影すると，脊髄も圧迫されていた（❶ c）．以上のことから，OPLL と診断された．

治療：頚部痛が主訴であり，NSAIDs を処方した．徐々に症状は改善し，2 か月で終了した．

解説

画像検査において明確な後縦靱帯骨化が認められた場合の，診断から治療方針に関するアルゴリズムを❷に示す[1]．本例のような比較的厚い骨化であっても，頚部痛のみが症状で，神経症状がないこともありうる．この場合，難病申請をしても認められない．

当面の治療としては，NSAIDs や物理療法を基本として保存治療を行う．しかし，ガイドライン

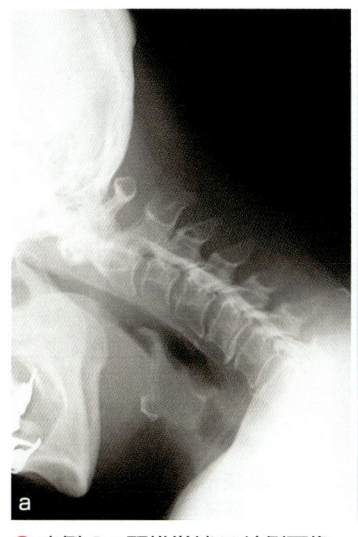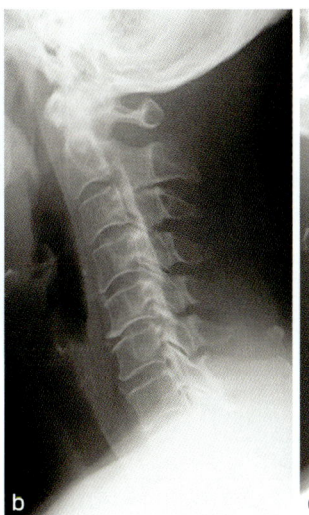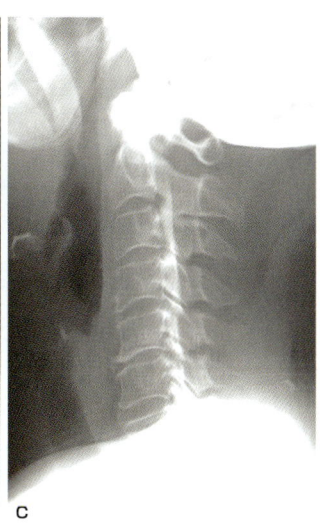

❸ 症例 2：頚椎単純 X 線側面像

上は消炎鎮痛薬を中心とした薬物治療にある程度の効果は期待できるものの，それを支持する中等度のエビデンスはないとされている[1]．さらに神経症状のうち，脊髄症に対しての消炎鎮痛薬の効果は不明である．

あんま，マッサージ，整体，カイロプラクティック，鍼灸などの民間療法および漢方薬などは，科学的なエビデンスに乏しい[1]．整体・カイロプラクティックなどのマニピュレーションについては，効果よりも合併症として頚髄損傷が報告されており推奨しないとされている．

ただし，まったく神経症状がない場合も，転倒や交通事故を契機に急速に神経症状が進行することや脊髄損傷をきたすことがあるので，骨化が大きいときには，生活指導も行う（過度な飲酒を避けるなど）と同時に，専門医に紹介する．

典型例 2　後方除圧固定

症例 2：63 歳，男性．
既往・現症：植木職人として 40 年間働いてきたが，昨年ごろから肩こりや頚部痛を時に感じるようになり，接骨院に通院していた．6 か月前から両脚のしびれを感じ始めた．2 か月前には階段のくだりも怖くなってきたため，整形外科を受診し

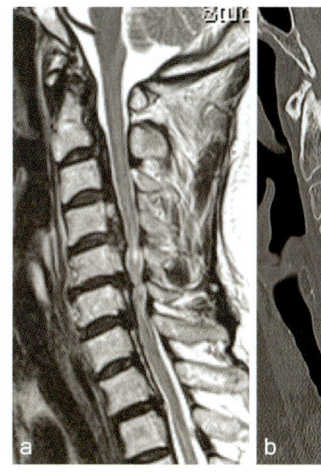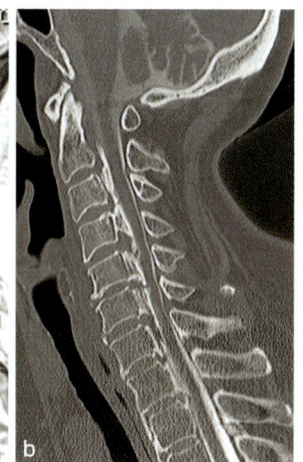

❹ 症例 2：MRI と CT

た．

診断：神経学的診察で，頚椎後屈で両手のしびれが増強し，腱反射では上腕二頭筋以下がすべて亢進していた．上肢病的反射の Hoffmann 反射，Trömner 反射は両側陽性であり，膝蓋腱反射とアキレス腱反射も亢進，Babinski 反射は陰性であったが，クローヌスは足関節で 1〜2 回程度みられた．筋力は手内筋のみ 3 レベルと低下しており，10 秒テストは左右とも 15 回程度であった．下肢筋力低下はなかったが，杖を使って歩行していた．

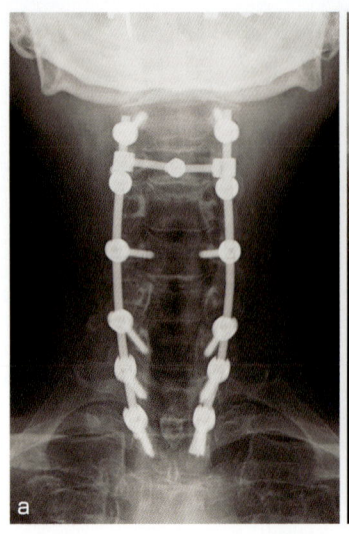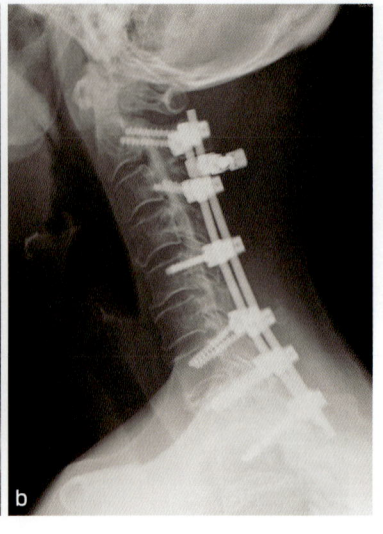

❺ 症例２：術後単純Ｘ線側面像

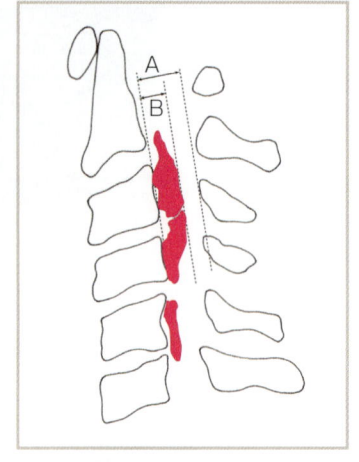

❻ 狭窄率＝骨化占拠率と脊柱管前後径
Ａ：脊柱管前後径
Ｂ/Ａ（％）：骨化占拠率＝狭窄率

単純Ｘ線像では C2/3 から C7 にかけて OPLL がみられ，頚椎の可動性は良好であった（❸）．MRI も C4/5 から C5/6 にかけて脊髄圧迫所見が認められた（❹ a）．CT 脊髄造影でも，C2/3 から分節型あるいは混合型の後縦靱帯骨化を認め，C4/5 では骨化の切れ目もみられた（❹ b）．以上から，OPLL による脊髄症と診断し，手術適応と判断した．

治療：C2-7 の椎弓形成術と上位胸椎までのインストゥルメンテーション（C2 および C7-T2 椎弓根スクリューと C3・5 の外側塊スクリュー）を用いた固定術を併用した（❺）．

解説

圧迫性脊髄症の症状には，索路症状と髄節症状がある．索路症状とは，錐体路の圧迫によるしびれと痙性による手指の巧緻運動障害や歩行障害である．髄節症状とは，脊髄が圧迫されている高位の前角や後角の障害で，手指の筋萎縮や安静時の異常感覚である．

頚髄圧迫による索路症状は，手の巧緻運動障害（箸の使用や書字の困難感）と歩行障害として自覚される．四肢の腱反射が亢進し，手足の感覚障害とともにこうした索路症状がみられれば手術適応ありと判断する．骨化占拠率あるいは狭窄率（❻）の大小よりも症状の内容によって手術の必要性を判断するのが基本である[3]．しかし，骨化占拠率が 50% を超えると神経症状が出現する可能性が高い．

手術方法は前方法と後方法に大別される．

前方法は直接 OPLL を菲薄化して浮上させて直接的に脊髄圧迫を解除できる利点があるが，技術的難易度が高く，術後の気道閉塞や移植骨の脱転など合併症が多い．

後方法は椎弓形成術が一般的であり，骨化によって前方から押されている脊髄に対して，背側の壁をなくすことで間接的に圧迫を解除する．頚椎の動きが大きく，前屈傾向の強い頚椎ではインストゥルメンテーションによる固定術が併用されるようになった（❺）[3]．周術期の合併症は，脊髄麻痺や C5 麻痺による肩関節挙上困難を生じることがある．また，傍脊柱筋を骨から剥離するため筋の弱化を生じ，頚部痛につながることもある[4]．

選択すべき術式の判別を簡易的に行うために K-line が提唱されており（❼），K-line を参照し，術式選択が行われることが一般化している（❽）[5]．K-line（＋）の骨化では，前方法と後方法の成績の差はない．

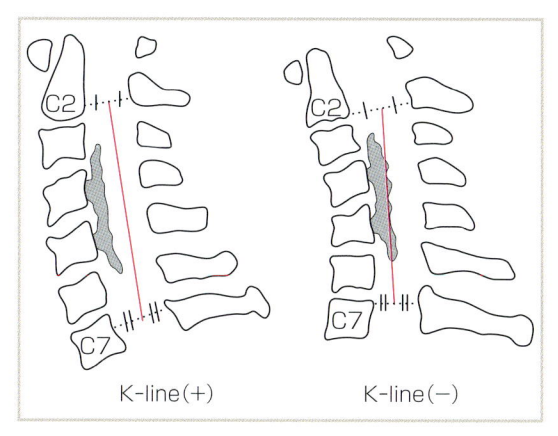

❼ K-line

（山崎正志ほか. 脊椎脊髄 2013[2] より）

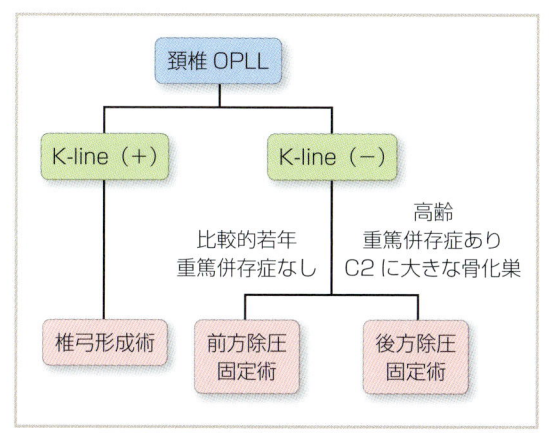

**❽ 頚椎 OPLL に対する K-line を利用した治療アル
ゴリズム**

（国府田正雄ほか. 整形外科 2018[5] より）

非典型例　頚椎前方除圧固定→胸椎後方除圧固定

症例 3：55 歳，男性.

既往・現症：8 年前に手足のしびれ，書字困難，階段での膝崩れを主訴に，大学病院を紹介された. C3-7 前方除圧固定術（椎体亜全摘，遊離腓骨移植，プレート固定[2, 3]）が行われた. 6 か月後には骨癒合が得られ，手術後 1 年で神経症状は手のしびれと軽度の痙性歩行のみとなった（❾）. その後，7 年間は事務職員として通常どおり勤務できた. 3 か月前から下肢のしびれと階段での膝崩れが再発し，大学病院を再診した.

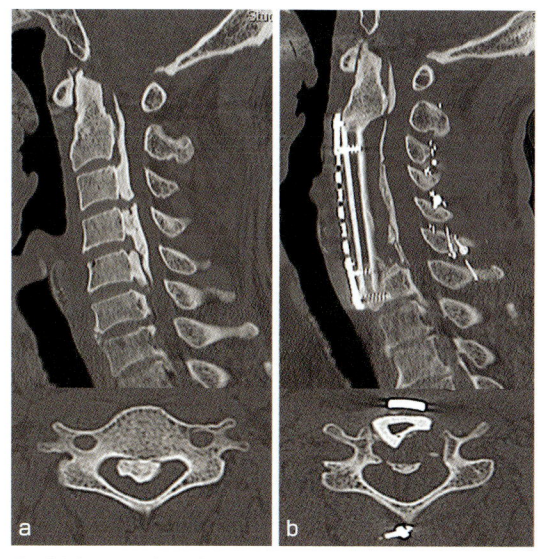

❾ 症例 3：頚椎前方除圧固定術の術前と術後の CT 像

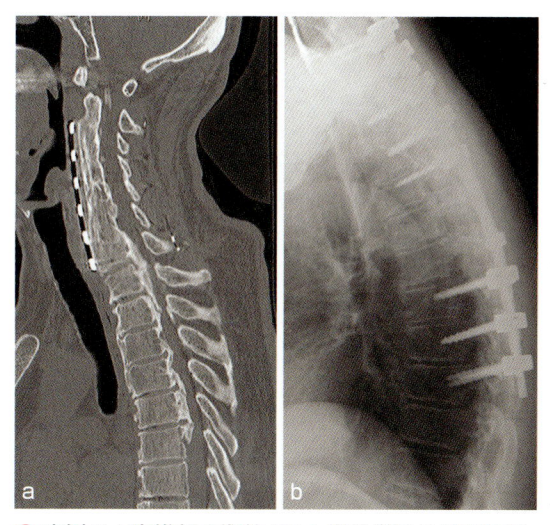

❿ 症例 3：胸椎部の術前 CT と術後単純 X 線側面像

診断：神経学的診察では，上肢腱反射は低下，下肢は亢進していた. 画像検査では CT で T1 以下に連続した後縦靱帯骨化がみられ（❿ a），MRI では T4 高位での脊髄圧迫が著明であった. 脊髄造影では，同部位での脊髄圧迫が再確認されたが，頚椎での脊髄圧迫は認められなかった. 以上より胸椎部の OPLL による脊髄障害と判断された.

治療：C7 から T9 までの除圧固定術を行った（❿ b）. 術後はリハビリテーションを行い，1 か

月で自宅に退院した．歩行障害は改善したものの，杖を使用するようになった．

解説

本例では，前方除圧固定術により頚椎部の脊柱管の拡大は正常近くまで得られた．その結果，神経症状の改善も著しく，頚椎の動きが悪い以外の症状はかなり改善した．しかし，数年後から胸椎の OPLL が徐々に大きくなり，最終的には胸髄部での脊髄障害が再発した．胸椎 OPLL に対しては後方除圧固定術が行われた．頚椎 OPLL 患者の 56% には胸椎あるいは腰椎の骨化が認められ，頚椎の手術が終了したとしてもほかの部位での骨化が増大し，再度手術が必要な状態になることがある．そのため，頚椎手術後も毎年 1 回の定期的健診によって，骨化の成長の有無や神経症状出現の有無をチェックする必要がある．

患者説明のポイント

画像上の骨化がみられても骨化占拠率が 30% 程度であればすぐに神経症状には結びつかない．しかし，骨化は経年的に成長し，痙性も当初は潜在的に進行するので，単純 X 線でわかるような骨化がある場合には専門医による経過観察が望ましい．

頚椎や胸椎の骨化症手術は神経合併症を避けるために経験が重要であり，整形外科あるいは脳神経外科のなかでも脊椎外科を専門とする医師に依頼する必要がある．患者は手術による麻痺悪化に対して不安を訴えることが多いが，自然経過でも次第に悪化して歩行不能になることもあり，また転倒により脊髄損傷をきたすことも少なからずあるので，進行性の神経症状悪化がある場合には積極的に手術治療を勧める．脊髄損傷による麻痺が生じると，その後に手術を行っても効果に乏しいことが多く，注意が必要である．

現状の問題点と将来への課題

頚椎 OPLL に対する前方除圧固定術は技術的に難易度が高く，合併症も多いため，すべての医療機関で行うことはできない．しかし，次善策として後方除圧固定術でもそれなりの改善が得られる．

一方，骨化の成長を制御できる薬剤が開発されれば，骨化が見つかった時点で薬物治療を行うのが理想的と考えている．骨化症に関連するゲノム研究も進歩が著しく，原因遺伝子が特定することで薬剤開発につながることが期待される．

（大川　淳）

文献

1) 日本整形外科学会，日本脊椎脊髄病学会監修．頚椎後縦靱帯骨化症診療ガイドライン 2011．南江堂；2011．
2) 山崎正志ほか．頚椎後縦靱帯骨化症に対する手術治療の最近の進歩．脊椎脊髄 2013；26：181-9．
3) 大川　淳ほか．卒後研修講座　頚椎後縦靱帯骨化症による脊髄症の観血的治療．整形外科 2010；61：271-7．
4) 吉井俊貴ほか．頚椎後縦靱帯骨化症に対する術式選択—前方法，後方法の比較．JSR 2016；7：20-4．
5) 国府田正雄ほか．K-line（−）頚椎後縦靱帯骨化症に対する後方除圧固定術の治療成績．整形外科 2018；69：580-4．

腰痛

概要

　腰痛は一つの疾患単位ではなく，症状の名称である．超高齢社会を迎えた日本では最も頻度の高い症状の一つで，すべての医療者が携わる機会の多い症状である．腰痛の背景には多くの病態・疾患が存在し（❶），複数の原因が併存することも少なくない．画像上の形態学的な異常そのものが腰痛の原因になっているとは限らず，診断に難渋する．そして治療では，病態の違いだけでなく有症期間によって，そのアプローチがまったく異なる．したがって，腰痛に対してエビデンスに基づいた標準化された医療を行うためには，診断や治療におけるガイドラインが重要である．

診療ガイドラインの現況

　「腰痛診療ガイドライン 2019」は，日本整形外科学会が策定するガイドラインのなかで，疾患名でなく一つの症状が対象となる唯一のガイドラインといえる．

　「腰痛診療ガイドライン 2019」は，以下の基本理念のもと作成されている．

①ガイドラインの対象は整形外科専門医のみならず，その他一般臨床医とする．

②臨床医が実地で使用しやすいガイドラインを目指す．

③内容は腰痛患者のトリアージとプライマリケアを主体とする．

④日本における腰痛診療の実情に合ったガイドラインを作成する．

⑤急性・亜急性・慢性腰痛のすべてを含める．

　初版の「腰痛診療ガイドライン 2012」の出版から約 7 年が経過し，「腰痛診療ガイドライン 2019」が発刊された．この間に，腰痛研究そのものの進歩だけでなく，ガイドライン策定方法も進歩している．すなわち，「腰痛診療ガイドライン 2019」は Minds2014 に基づいて策定され，エビデンスのシステマティックレビューとその総体評価，益と害のバランス，患者の希望を総合して推奨が決定されている．海外の腰痛ガイドラインも複数存在するが，患者背景や医療システムの違いなど異なる点も多く，本ガイドラインが日本の実情が勘案されたガイドラインといえる．

標準診療のポイント

● 定義：腰痛は，「体幹後面に存在し，第 12 肋骨と殿溝下端の間にある疼痛」と定義される．有症期間別では，急性腰痛（発症からの期間が 4 週間未満），亜急性腰痛（発症からの期間が 4 週間以上 3 か月未満），慢性腰痛（発症からの期間が 3 か月以上持続）と定義される．

● 疫学：腰部への身体的負荷が大きい作業は，腰痛発症の危険因子である．腰痛の発症と治療成績と遷延に心理社会的因子が関与している．そして，職業における心理社会的因子は，腰痛の発症とその予後に影響を与える．

● 診断（❷）：腰痛患者が初診した場合に必要なことは，注意深い問診と診察により，以下の 3 つの診断学的トリアージを確実に行うことである．

①危険信号（❸）を有する重篤な腰痛疾患（腫瘍，感染，骨折など）の合併が疑われる腰痛

②神経症状を伴う腰痛

③神経症状を伴わない腰痛

- プライマリケアにおける問診では，発症以前の症状と治療歴や治療効果だけでなく，痛みの部位，症状の頻度や痛みの持続期間などを確認し，脊椎以外の内科的疾患由来の腰痛の可能性について考慮する（❶）．
- 神経症状として，急速進行性または明らかな筋力低下を合併する重篤な神経脱落症状や膀胱直腸障害の有無を評価すべきである．特に尿閉は馬尾症候群の合併を示唆する．神経根障害の合併は，以下の点があれば示唆される．
  ①片側の下肢痛が腰痛よりも強い
  ②足部や足趾に放散する疼痛
  ③同じ部位のしびれと感覚麻痺
  ④下肢伸展挙上テスト陽性
- 腰痛患者に対するX線撮影は，腰痛の要因の初期診断に意義がある．しかし，危険信号が認められず，神経根障害の合併が示唆されない腰痛では，必ずしも早期の画像検査や侵襲的検査を行う必要はない．
- 危険信号や神経症状を有する場合には，X線写真やMRIなどの画像検査や血液検査を行い，原疾患の特定に努める．
- 急性腰痛に対する薬物療法（❹）：NSAIDsが強く推奨され，筋弛緩薬，アセトアミノフェン，弱オピオイド，ワクシニアウイルス接種家兎炎症皮膚抽出液が弱く推奨されている．ただしNSAIDsは，急性腰痛の初期や慢性腰痛の増悪期など，疼痛の強い時期に限った短期間の投与が望ましい．アセトアミノフェンは，有害事象が少ないことが利点である．
- 慢性腰痛に対する薬物療法（❹）：セロトニン・ノルアドレナリン再取り込み阻害薬，弱オピオイド，ワクシニアウイルス接種家兎炎症皮膚抽出液，NSAIDs，アセトアミノフェンが弱く推奨されている．
- 運動療法：慢性腰痛に対して運動療法は強く推奨される治療法である．運動療法は，疼痛，機能障害，腰痛関連QOLを改善させる．また，合併症や有害事象がないことも利点として挙げられる．しかし，現時点では長期的な効果は十分に明らかにされていない．また，腰痛に対する至適な運動の種類，頻度，強度，期間も明らかにすることはできない．運動療法は，単独でも効果が期待できるが，認知行動療法などと組み合わせて行う集学的生物心理社会学的リハビリテーション（multidisciplinary biopsychological rehabilitation：MBR）がより効果的である．
- 認知行動療法：慢性腰痛に対して患者教育や認知行動療法が推奨されている．認知行動療法は，腰痛の軽減に効果がある．また，腰痛関連機能障害，QOL，恐怖回避思考の改善傾向がある．有害事象の報告はない．さらに，自主的な運動と患者教育に加えて認知行動療法を行うと，痛みの軽減や身体機能の改善が得られる．慢性腰痛患者に対して活動を維持することや適切な運動を行うように助言するだけでも，患者の痛みへの認知を変容させ，機能的予後の向上が期待できる．
- 手術療法：腰痛の原因が，椎間板障害と判明している場合には，脊椎固定術が，疼痛軽減に有用となる可能性がある．ただし，手術適応は厳密に検討する必要がある．慢性腰痛に対する脊椎固定術の疼痛軽減効果は，認知行動療法や運動療法などの非手術療法と同等である．一方，非手術療法に比べて費用対効果に劣る．
- 予防：運動療法は腰痛予防に有効である．職業性腰痛では，運動と職場環境の改善（持ち上げ器具の使用や作業場の高さ調整など）が有用である．コルセットは，腰痛に対する直接的な予防効果はない．

❶ 腰痛の原因別分類

1）脊椎とその周辺運動器由来
　　脊椎腫瘍（原発性・転移性腫瘍など）
　　脊椎感染症
　　　（化膿性椎間板炎・脊椎炎・脊椎カリエスなど）
　　脊椎外傷（椎体骨折など）
　　腰椎椎間板ヘルニア
　　腰部脊柱管狭窄症
　　腰椎分離すべり症
　　腰椎変性すべり症
　　代謝性疾患（骨粗鬆症，骨軟化症など）
　　脊柱変形（側彎症，後彎症，後側彎症）
　　非化膿性炎症性疾患
　　　（強直性脊椎炎，乾癬性腰痛など）
　　脊柱靱帯骨化
　　筋・筋膜性
　　脊柱構成体の退行性病変
　　　（椎間板性，椎間関節性など）
　　仙腸関節性
　　股関節性

2）神経由来
　　脊髄腫瘍，馬尾腫瘍など
3）内臓由来
　　腎尿路系疾患（腎結石，尿路結石，腎盂腎炎など）
　　婦人科系疾患（子宮内膜症など）
　　妊娠
4）血管由来
　　腹部大動脈瘤
　　解離性大動脈瘤　など
5）心因性
　　うつ病
　　ヒステリー　など
6）その他

（日本整形外科学会ほか監修．腰痛診療ガイドライン 2019　南江堂：2019．p.8 より）

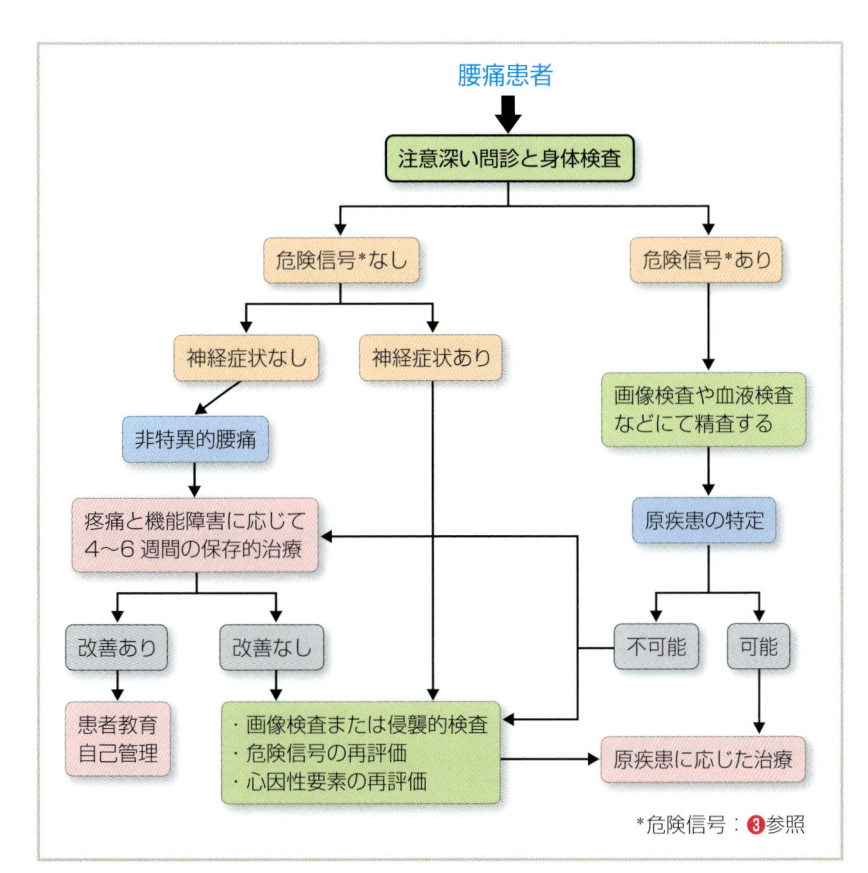

❷ 腰痛の診断手順
（日本整形外科学会ほか監修．腰痛診療ガイドライン 2019．南江堂；2019[1]．p.23 より）

❸ 重篤な脊椎疾患（腫瘍，炎症，骨折など）の合併を疑うべき red flags（危険信号）

- 発症年齢＜ 20 歳または＞ 55 歳
- 時間や活動性に関係のない腰痛
- 胸部痛
- 癌，ステロイド治療，HIV* 感染の既往
- 栄養不良
- 体重減少
- 広範囲に及ぶ神経症状
- 構築性脊柱変形
- 発熱

* HIV：Human Immunodeficiency Virus
（日本整形外科学会ほか監修．腰痛診療ガイドライン 2019.
南江堂；2019[1]．p.23 より）

❹ 腰痛に対する各薬剤の推奨度

	急性腰痛	慢性腰痛
NSAIDs（Cox2 阻害薬含む）	◎	○
アセトアミノフェン	○	○
弱オピオイド	○	○
ワクシニアウイルス接種家兎炎症皮膚抽出液	○	○
セロトニン・ノルアドレナリン再取り込み阻害薬		○
筋弛緩薬	○	

◎：強い推奨，○：弱い推奨．

典型例 1　危険信号のない腰痛

症例 1：20 歳代，女性．

既往・現症：3 か月前から誘因なく腰痛が出現した．特記すべき既往歴はなく，栄養不良や体重減少は認められなかった．安静時痛や夜間痛は認められず，座位や立位など特定の動作で増強する腰痛であった．下肢症状はなく，神経学的所見でも明らかな異常所見は認められなかった．

診断：「危険信号なし」，「神経症状なし」の腰痛と診断し（❷），画像検査は行わなかった．

治療：NSAIDs の単剤による保存的治療と可能な限り活動を維持するという患者教育を行い，約 6 週間で腰痛は改善した．

解説

　危険信号が認められない腰痛では，疼痛と機能障害に応じて 4〜6 週間の保存的治療が推奨されている．保存的治療によって改善しない場合には，画像検査，侵襲的検査，危険信号の再評価および心因性要素の再評価を行う．

典型例 2　危険信号のある腰痛

症例 2：30 歳代，女性．

既往・現症：3 か月前から誘因なく左側の腰痛が出現した．1 か月前から左鼠径部〜大腿前面痛が出現した．特記すべき既往歴はなかった．安静時痛と夜間痛が認められた．身体所見では，大腿神経緊張徴候陽性，左膝蓋腱反射低下，左腸腰筋筋力低下が認められ，左下肢の神経症状の存在が考えられた．

診断：「危険信号あり」，「神経症状あり」の腰痛と診断し，画像検査を実施した（❺）．腰椎単純 X 線側面像では L3 椎体の圧潰が認められ，MRI では L3 全体と左椎弓根の信号変化と椎体後壁の膨隆が認められた．PET/CT では，L3 に SUVmax 8.4 の集積が認められた．L3 の針生検を行い，形質細胞腫と診断された．

治療：血液内科で化学療法が行われ，寛解した．

解説

　危険信号を有する腰痛では，画像検査や血液検査などによる精査を実施し，原疾患の特定に努めることが重要である．

典型例 3　心理社会的因子（疾病利得）が関与する腰痛

症例 3：40 歳代，男性．

既往・現症：1 年前から誘因なく腰痛が出現した．腰痛のため，4 か月前から父親との家業を休職するようになった．特記すべき既往歴はなかった．安静時痛，夜間痛，そして下肢症状は認められなかった．身体所見や神経学的所見に異常は認められなかった．

診断：「危険信号なし」，「神経症状なし」の腰痛と診断したが，前医で施行された保存的治療によ

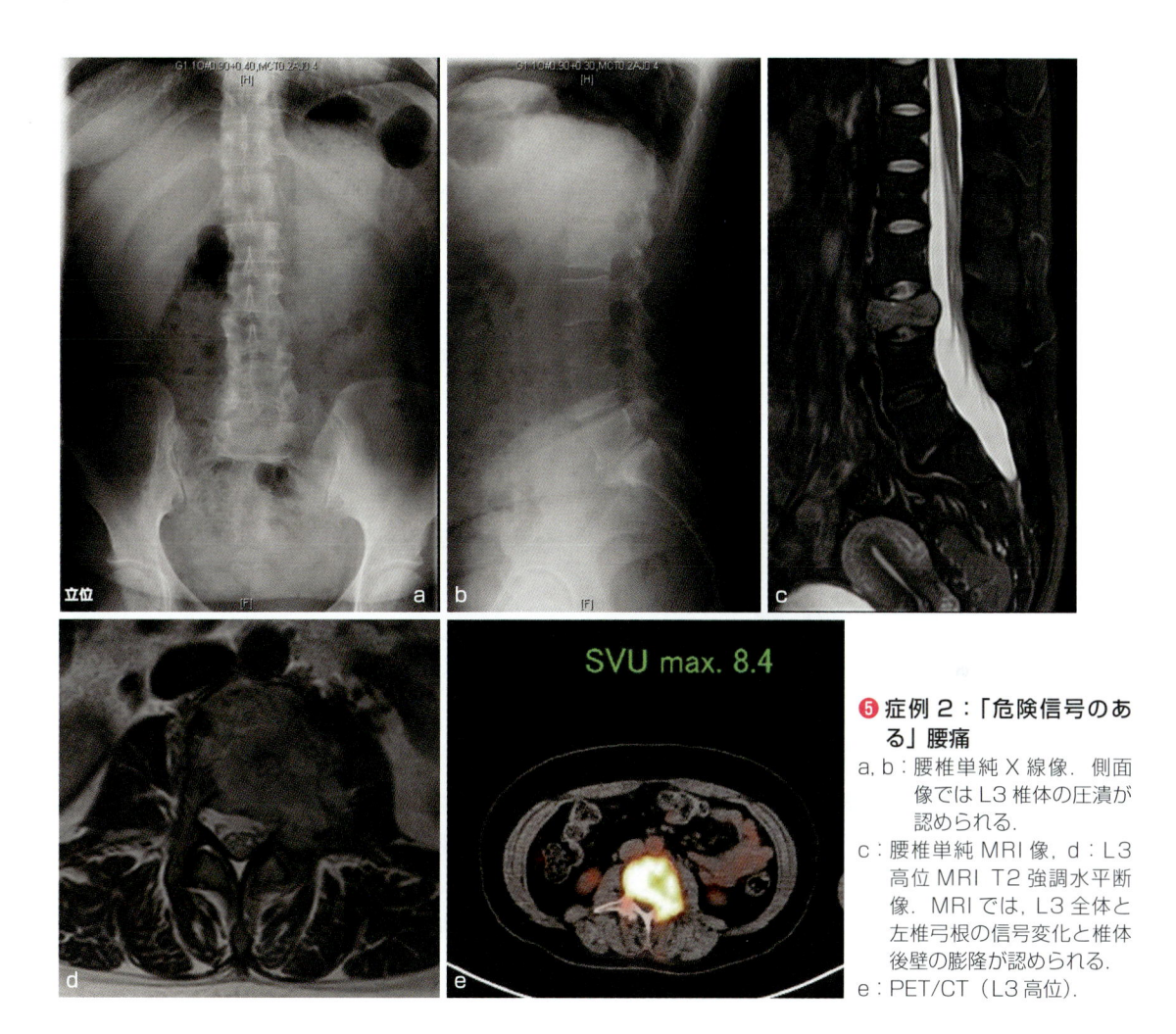

❺ 症例 2：「危険信号のある」腰痛

a, b：腰椎単純 X 線像．側面像では L3 椎体の圧潰が認められる．

c：腰椎単純 MRI 像，d：L3 高位 MRI T2 強調水平断像．MRI では，L3 全体と左椎弓根の信号変化と椎体後壁の膨隆が認められる．

e：PET/CT（L3 高位）．

って腰痛が改善せず，発症から 1 年経過していたため，画像検査と血液検査を実施した．MRI（❻）では L1/2，L4/5，L5/S1 椎間板の軽度変性を認めるのみであった．血液検査でも異常は認められなかった．詳細な問診と精神医学的評価から，家業の仕事内容が不得手であり，腰痛によってその仕事を回避できるという疾病利得の存在が疑われた．

治療：腰痛があってもできるだけ早期に仕事に復帰することの重要性を説明し，仕事環境の調整を行った．また，ウォーキング，腰部ストレッチ，体幹筋力強化などの運動を連日行うことを指導した．当科受診後約 3 か月で，腰痛は残存しているが，復職することができた．

解説

　心理社会的因子が関与している腰痛では，痛みのとらえ方を変える患者教育や認知行動療法とともに，自主的な運動療法を導入することが重要である．また，職業関連腰痛では，ふだんの活動を維持することと，できるだけ早期に復職することを指導する．

非典型例

症例 4：50 歳代，男性．

既往・現症：5 か月前に乗用車の運転中に追突事故を受けて腰痛が出現した．左下腿から足部にかけてのしびれ感も自覚するようになった．特記すべき既往歴はなかった．身体所見では，神経緊張

徴候や神経学的異常所見は認められなかった.

診断：「危険信号なし」，「神経症状なし」の腰痛と診断した．前医で施行された腰椎単純 X 線像と MRI で異常所見は認められなかった（**❼**）.

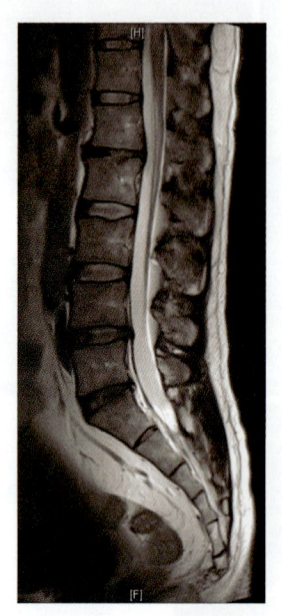

❻ 症例 3：心理社会的因子（疾病利得）が関与する腰痛
MRI T2 強調矢状断像．L1/2, L4/5, L5/S1 椎間板の軽度変性を認めるのみであった．

治療：前医で行われた薬物療法では，NSAIDs，アセトアミノフェン，抗不安薬，筋弛緩薬，抗うつ薬，オピオイドなどすべて効果がなかった．後遺障害診断書を作成し，腰痛があっても仕事やふだんの日常生活へ復帰することの重要性を繰り返し説明し，仕事復帰後に腰痛は改善した．

解説

交通事故や労災など補償がかかわる腰痛症例に対しては，ガイドラインの適応は限定的であることに注意する．

患者説明のポイント

安静は，従来，腰痛に対する治療手段として選択されることが多かった．しかし，神経症状のない急性腰痛や，慢性腰痛が悪化してから 4 週間未満の腰痛では，痛みに応じた活動性維持は，ベッド上安静よりも疼痛を軽減し，機能を回復させるのに有効である．職業関連腰痛に関しては，①急性の痛みがあっても，なるべくふだんの活動性を維持することは，より早い痛みの改善につながり，休業期間の短縮とその後の再発減少にも効果

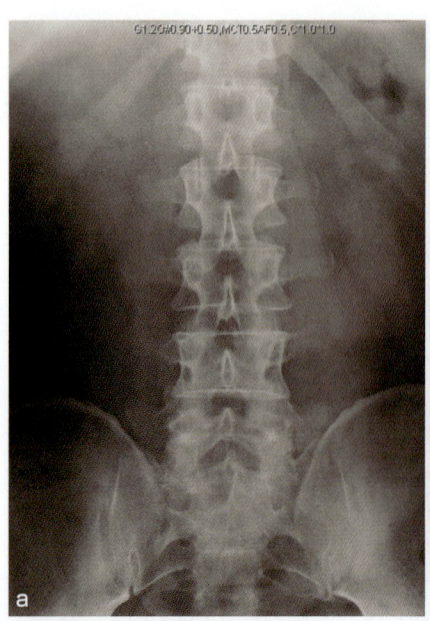
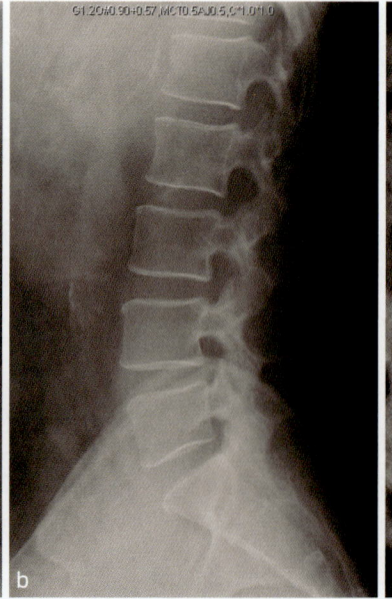
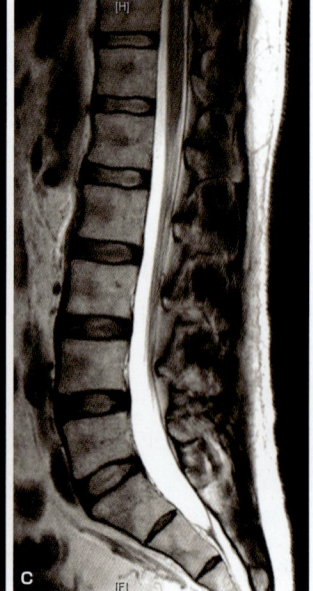

❼ 症例 4：非典型的な腰痛
a, b：腰椎単純 X 線像． c：腰椎単純 MRI T2 強調矢状断像． 異常所見は認められない．

的であること，②休業する期間が長ければ長いほど，職場復帰の可能性は低くなることが明らかにされている．すなわち，危険信号のない腰痛では，痛みがあっても必要以上の安静を排除し，可能な範囲で活動を維持することが重要であることを説明する．

診療では，医療者のみが治療の主体的な役割を果たすという従来の「受け身の医療」ではなく，患者自身が治療方針の決定や治療自体に積極的に参加してもらうという治療体系の確立に努める．特に運動療法では，自主的な運動を継続してもらう必要がある．そして，治療のゴール設定は，疼痛の除去よりもむしろ，患者本来の健康な生活にできるだけ早く復帰することに設定するよう助言することが大切である．

現状の問題点と将来への課題

ガイドライン作成では，エビデンスレベルの高い研究，すなわちランダム化比較試験が重要な位置を占める．しかし腰痛治療では，国ごとの背景や医療保険制度などが大きく影響することは明らかである．現状では，薬物療法に関する臨床研究が欧米に偏っているため，エビデンスのみに依存して薬物療法を総括した場合，日本の実情との隔たりが大きく現実的でない推奨となる危険性があることに留意しなければならない．また，薬物療法では，その効果だけでなく，有害事象や費用対効果，そして，患者の希望も含めて推奨を決定する必要がある．

さらに，慢性腰痛に有効とされる運動療法や認知行動療法については，診療に時間を要することや多職種のスタッフが治療にかかわらなければならないなど，人的資源や医療費を日本の医療保険制度では賄えないという問題がある．これらの問題の解決には，日本の背景や医療事情が反映されたエビデンスレベルの高い大規模研究が進み，ガイドラインに採用されることが望まれる．

（二階堂琢也，紺野愼一）

▶ 文献 ･･････････････････････････････････････

1）日本整形外科学会，日本腰痛学会監修．腰痛診療ガイドライン 2019．南江堂；2019．

腰部脊柱管狭窄症

概要

　近年の脊椎疾患で最も増加傾向にあるのが脊柱管狭窄症である．特に腰部脊柱管狭窄症（lumbar spinal stenosis）の認識は歴史的には Verbiest が 1949 年に仏語で 3 例，そして 1954 年に英語で 7 例を報告したことに始まる．日本では若松が 1970 年に初めて本症の 13 例を考察し報告した．臨床症状として，①殿部から下肢の疼痛やしびれを有する，②殿部から下肢の疼痛やしびれは立位や歩行の持続によって出現あるいは増悪し，前屈や座位保持で軽快する，③ MRI などの画像で脊柱管の変性狭窄状態が確認され，臨床所見を説明できると考えられている．

診療ガイドラインの現況

　北米脊椎学会（North American Spine Society：NASS）の診療ガイドラインでは腰部脊柱管狭窄症を「腰椎において神経組織と血管スペースが減少することにより，腰痛はなくてもよいが，殿部や下肢痛がみられる症候群」と定義している[1]．しかしこの定義は，病態からみた定義であり，実際の臨床所見はさまざまであるため，実際の診療に役立つ定義ではない．

　2011 年に日本整形外科学会と日本脊椎脊髄病学会の監修による「腰部脊柱管狭窄症診療ガイドライン 2011」が発行された．これは，病態，自然経過，診断，予後の 4 章から成り，合計 17 のクリニカルクエスチョンについて記載されている．本ガイドラインにより，エビデンスに基づく腰部脊柱管狭窄症へのアプローチが可能となった．

標準診療のポイント

- 腰部脊柱管狭窄症の罹患率は一般人口の 1.7〜13.1％である．
- 腰部脊柱管狭窄症の特徴である間欠跛行に関しては末梢動脈疾患（peripheral arterial disease：PAD）などの血管性間欠跛行との鑑別が重要である．
- 腰痛，下肢痛を訴えた場合，内科的疾患（消化器疾患）や整形外科的疾患（関節疾患）を十分に念頭におく必要がある．
- 腰部脊柱管狭窄症サポートツールがあり，時に診断に有用である[2]．
- 画像検査として単純 X 線，MRI，脊髄造影が役立つ．
- まずは最低 3 か月の保存療法を試みることを推奨する．運動療法を施行すると 12％の患者で手術回避できることが報告されている．
- 痛みに対しては NSAIDs，間欠跛行にはプロスタグランジン E 製剤を用いる．最近の治療薬として神経障害性疼痛に対しプレガバリン，オピオイドが使用される．
- ADL の制限が強い場合，排尿障害，会陰部灼熱感，下肢筋力低下，連続して間欠跛行が 50〜100 m 以下の場合は手術も考慮する．
- 手術には除圧術，除圧固定術，間接除圧などの方法がある．一般的に手術療法の成績は良好である．術式による成績の優劣はいまだ議論のあるところであり，解決していない．

典型例

初診時の対応：注意点と有病率

まず，有病率，自然経過を患者に説明することが重要である．脊椎疾患に跛行を伴う症例は同時に腰痛，下肢痛を訴えることが多い．65歳以上では，21％が下肢症状を呈すると報告されている．間欠跛行，腰痛，下肢痛を訴えた場合，まずは内科的疾患（消化器疾患，下肢血管疾患）や整形外科的疾患（関節疾患）を十分に念頭におく必要がある．そのような疾患を十分に鑑別した後に脊椎外科疾患の検討を行う．腰部脊柱管狭窄症の罹患率は一般人口の1.7～13.1％である．MRIでの狭窄がどの程度症状を呈するかの検討が日本にて施行された．移動式MRIによる938人の検討では，MRIで狭窄があった場合はその11％が有症状であり，狭窄の程度が高いほど有症状の割合が多かった．

診断

一般的な問診のポイント

脊椎由来の跛行と考えられた場合，神経学的所見，他の症状に注意する．症状の増悪程度が比較的急速で，体重減少があり，消炎鎮痛薬（NSAIDs）無効例は悪性腫瘍の転移も考える．発熱がある場合は化膿性脊椎炎なども考慮に入れる．化膿性脊椎炎は腰椎に多い．ただし，高齢者の場合は発熱を伴わない場合も多く，注意を要する．腰部脊柱管狭窄症サポートツールがあり，時に診断に有用である[2]．

画像所見

単純X線：すべりの有無や，側弯の有無，脊椎の変形性変化の評価が可能．また，機能撮影（前後屈，左右屈）により脊椎不安定性の評価も可能である．すべり症を伴う場合，脊柱管狭窄症の可能性がある．

MRI：「腰部脊柱管狭窄症診療ガイドライン2011」によるとMRIは，腰部脊柱管狭窄症の画像診断に適した非侵襲的な検査である（Grade B）．また実臨床においては，鑑別診断（脊椎椎体骨折，転移性脊椎腫瘍，感染性脊椎炎など）を行う際

に，有用な検査法である．

脊髄造影：侵襲的な検査である点とMRIの進歩に伴い，現在では実施頻度が減りつつある．しかし脊髄造影は，MRIが禁忌の患者やMRI所見が確定診断に至らない患者では有用な検査方法である（Grade B）．また，手術の適応や術式の決定に際して有用な情報となりうる．

なお，「腰部脊柱管狭窄症診療ガイドライン2011」における画像検査に関する論文の多くは，MRIと脊髄造影を対比しているが，メタアナリシスからは2種の検査法はほぼ同等に有用とのエビデンスが得られているとされている．

治療

保存療法

まずは最低3か月の保存療法を試みることを推奨する．腰部脊柱管狭窄症の軽度または中等度の患者のうち1/3ないし1/2では自然経過でも良好な予後が期待できる（Grade B）．また，神経機能が急激に悪化することはまれである（Grade B）．日本の11年の経過観察の結果では，60％以上は保存療法で軽快し，脊柱管断面積が$50\ \mathrm{mm}^2$以下の群が悪化するとされる．保存療法は，運動療法を行う．運動療法を施行すると12％の患者で手術回避できることが報告された．痛みに対しては各種鎮痛薬を用いる．経口プロスタグランジンEは神経性跛行ならびに両下肢のしびれを伴う馬尾症状を有する腰部脊柱管狭窄症の治療に短期間は有効である（Grade B）．NSAIDs，筋弛緩薬，メチルコバラミンが腰部脊柱管狭窄症に有効であるというエビデンスは不足している（Grade I）．最近の治療薬として神経障害性疼痛に対しプレガバリン，オピオイドが使用される．

保存療法の予後を左右するものは，病態と初期治療の成績であり，神経根症状が主体の患者，初期治療の成績が良好であった患者では，長期成績も良好であると報告されている．

ブロック療法

一般的には，局所麻酔薬やステロイドによるブロック療法が行われる．しかしながら，いかなる効果があるにせよ，効果は短時間にしかすぎない

としている．硬膜外ステロイド注射に関しては椎間板ヘルニアによる坐骨神経痛にはある程度のエビデンスはあるが，他の病態に関しては疑問が残るとしている．

手術

比較的手術治療が望ましいのは，

①排尿障害，排便機能，さらに安静時，歩行時の会陰部灼熱感などが出現した場合（時に男性では勃起症状を呈することがある）

②下肢の筋力低下や，筋萎縮などが出現した場合

③連続して間欠破行が 50〜100 m 以下の場合

④安静時でも強度の下肢痛，しびれがある場合

である．

相対的な手術適応となるのは，

①仕事や日常生活でかなりの不便があり，ADL の制限が強い場合

②スポーツ，レクリエーション活動で制限が強い場合

③保存的治療にて，十分な効果がなく，症状が遷延化した場合

④透析など定期的に病院に通院しなくてはならないが，症状が強く，通院にかなりの支障をきたすような場合

である．

「腰部脊柱管狭窄症診療ガイドライン 2011」によると，手術治療成績に影響する因子に関して，75 歳以上の患者は，除圧術により 65 歳以上 75 歳未満の患者とほぼ同等の手術成績を期待できる（Grade C）．手術適応と判断された患者において，罹患期間が長すぎると十分な改善を得られないことがある（Grade B）．安静時の下肢しびれは消失しにくい（Grade B）．術前にうつ状態があると成績が低下する（Grade B）．手術治療の長期成績は，4〜5 年の経過では総じて患者の 70〜80％において良好であるが，それ以上長期になると低下することがある（Grade C）．高齢者であっても若年者と同様の手術成績が得られ，高齢という理由だけで手術回避を強く勧める理由とはならないとしている．

除圧術：一般的に不安定性のない脊柱管狭窄に対する除圧術は保存療法より優れるとされる．ランダム化試験による 2 年または 4 年後の成績，observational cohort による長期（8〜10 年）の成績ともに，保存療法より除圧術単独のほうが成績が良いと報告されている．

除圧固定術の適応：すべり症のある場合や，後方除圧後の腰椎不安定性の防止を目的とする場合，除圧固定術の適応となる．レビューによると，すべり症を伴った脊柱管狭窄には，除圧術のほうが成績が良い，また除圧術と除圧固定術では差がない，除圧固定術のほうが良好な成績であるとするさまざまな報告があるが，現在のところ，除圧固定をしたほうが優れた成績であるとされる．

合併症，予後について：おおむね術後経過は良好であるが，日本では 8.6％の合併症が報告されている．神経合併症，感染，採骨部痛などや，比較的まれなものとして脳出血，失明，死亡がある．下肢しびれ，こむら返りなどの症状は取れにくい症状として挙げられる．術後同部位での再狭窄や隣接椎間障害が 10 年以内で 5〜15％と報告されている．システマティックレビューによると，予後不良因子として抑うつ，心血管系疾患，側弯の存在，高年齢の合併，予後良好因子として，術前の歩行能力，健全な精神，高収入，中心性狭窄，active rehabilitation の存在が指摘されている．除圧術の場合，79 歳以下と 80 歳以上では合併症の頻度は同等，固定術の場合は 80 歳以上ではリスクが 2 倍であり，全般として，85 歳以上では死亡率は 2 倍以上と報告されている．

非典型例

片側の第 5 腰神経症状と思われても脊髄病変（特に脊髄円錐部の病変は多彩な症状を呈することがある）がしばしば見落とされることがあり，注意すべきである（❶）．典型的な歩行障害では，馬尾性間欠跛行が挙げられるが，鑑別としては PAD があり，足背，後脛骨動脈の触知は必須である（❷）．また，帯状疱疹や下肢の腫瘍性病変との鑑別は重要となる．椎間孔部狭窄は診断に

苦慮し，見逃しは failed back surgery syndrome の主因とされる．下肢神経症状と関節疾患との鑑別に注意することも忘れてはならない．跛行，下肢痛を呈する場合，膝，股関節疾患と，腰椎由来の下肢症状の鑑別に難渋することがある．股関節由来の場合は可動域制限，Patrick テスト陽性であることが多い．腰椎由来の下肢症状では，下肢伸展挙上テスト，大腿神経伸展テストが陽性であることが多いとされる（❸）[3]．一方で，腰痛由来の第4腰神経症状は膝関節内側部に疼痛が生じ，しばしば変形性膝関節症患者では疼痛発生源の診断に苦慮することがある．神経根性のものが7％に存在し，それらの特徴として，痛みの範囲が変形性膝関節症群に比し広いこと，大腿神経伸展テスト，Kemp テストで陽性率が高いこと，膝蓋腱反射の左右差，感覚障害の存在を挙げている（❹）[4]．

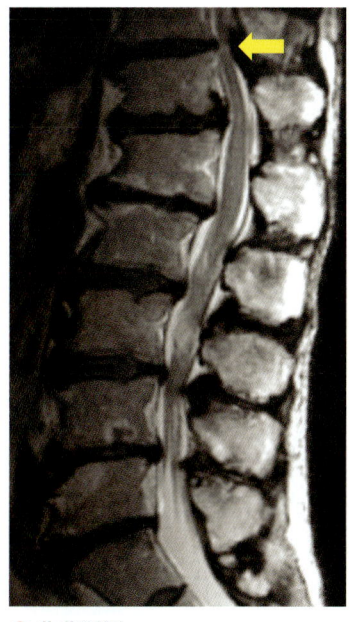

❶ 非典型例
腰部脊柱管狭窄として診断されていたが，歩行障害を呈するようになった．脊髄円錐部の狭窄（矢印）の見逃し例．

患者説明のポイント

病態として腰部脊柱管狭窄症は，腰椎部において，主として，加齢に伴う退行性変化によって，椎間板や黄色靱帯，椎間関節といった神経組織周囲の変性，肥厚により神経根や馬尾が慢性的な機械的圧迫を受けている状態である良性疾患であり，腰痛，下肢痛，間欠跛行が特徴的である．鑑別診断は PAD である．

程度の軽い腰部脊柱管狭窄症の場合，保存治療で軽快することが多いので，まずは最低3か月の保存療法を試みることを推奨する．保存療法は，歩行訓練などの運動療法を行う．痛みに対しては消炎鎮痛薬（NSAIDs），プレガバリン，弱オピオイド，間欠跛行にはプロスタグランジン E 製剤を用いる．手術の絶対的適応は限られており，

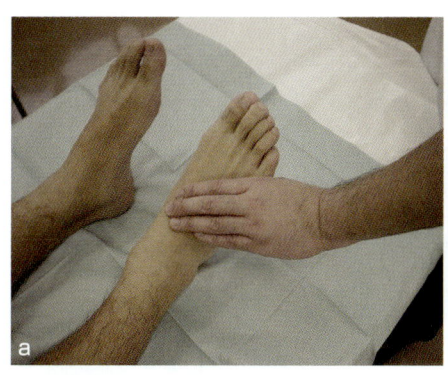
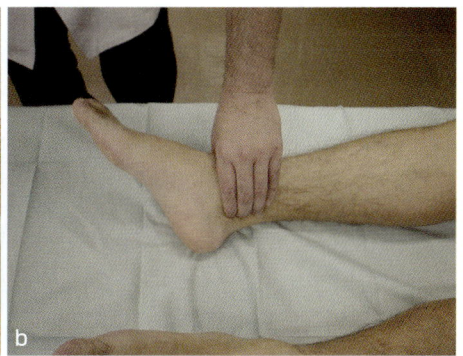

❷ 足背動脈，後脛骨動脈の触知
腰椎神経根障害と末梢性動脈疾患の鑑別は必須である．
a：足背動脈の触知．足背動脈はもともと触れない患者もいる．
b：後脛骨動脈の触知．

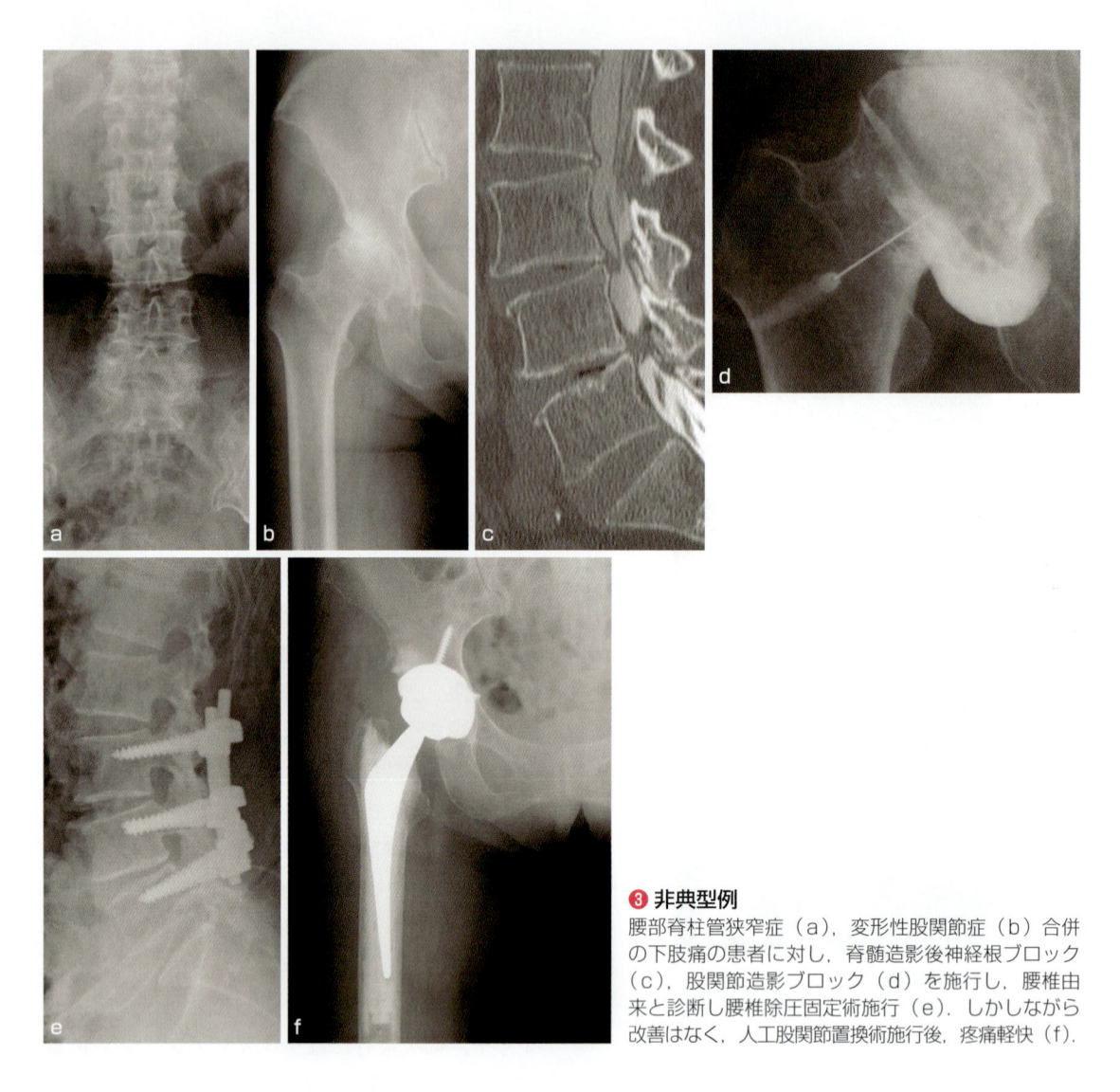

❸ 非典型例

腰部脊柱管狭窄症（a），変形性股関節症（b）合併の下肢痛の患者に対し，脊髄造影後神経根ブロック（c），股関節造影ブロック（d）を施行し，腰椎由来と診断し腰椎除圧固定術施行（e）．しかしながら改善はなく，人工股関節置換術施行後，疼痛軽快（f）．

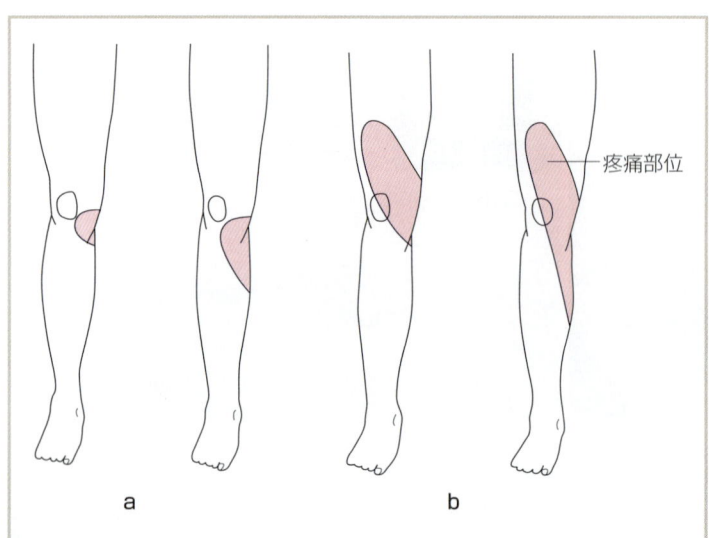

❹ 非典型例

腰痛由来の第4腰神経症状は膝関節内側部に疼痛が生じる．痛みの範囲が変形性膝関節症群に比し広いのが特徴的．a：膝関節症，b：腰椎神経根症．
（矢吹省司ほか．臨床整形外科 1998[4) より）

患者が訴える個々の日常生活の制限の程度と，患者と医師が十分に話し合い，手術（除圧術，除圧固定術）の合併症，成績などをよく理解していただいたうえでの手術となる．そのため，手術適応の決定はケースバイケースといっても過言ではない．

現状の問題点と将来への課題

腰部脊柱管狭窄症の厳密な定義はいまだ確定しておらず，患者，医療従事者の本疾患に対する理解が浸透しない要因の一つになっている．「腰部脊柱管狭窄症診療ガイドライン 2011」は，系統的な文献検索により最新の知識を中立的な立場からまとめたものである．しかし，本疾患の患者は整形外科を受診しないこともあり，腰部脊柱管狭窄症診断サポートツール使用による迅速な専門医コンサルトの体制を構築する必要がある．「腰部脊柱管狭窄症診療ガイドライン 2011」では，腰部脊柱管狭窄症の治療に関する適切な評価方法に関して，日本で最もよく用いられている Japanese Orthopaedic Association（JOA）スコアは信頼性の高い評価法であるとしている．しかし近年では，さらに発展した患者立脚型評価法である Japanese Orthopaedic Association Back Pain Evaluation Questionnaire（JOABPEQ）は医療者側のバイアスが入りにくいため多施設研究の評価法として有効であり，治療法に意見の一致をみない腰部脊柱管狭窄症に対して，最も妥当な治療法は何かを検証することができるツールになりうると考える．今後，JOABPEQ を用いた多くの臨床研究が行われることにより，本疾患のさらなる解明が行われることを期待している．

（大鳥精司，稲毛一秀，折田純久，志賀康浩，

牧　聡，古矢丈雄）

文献

1) North American Spine Society clinical guidelines for multidisciplinary spine care：diagnosis and treatment of degenerative lumbar spinal stenosis［Internet］. Burr Ridge（IL）：North American Spine Society：c2007 Jan［cited 2010 Oct 14］. Available from：http://www.spine.org/Documents/NASSCG_Stenosis.pdf

2) Konno S, et al. Development of a clinical diagnosis support tool to identify patients with lumbar spinal stenosis. Eur Spine J 2007；16：1951-7.

3) Saito J, et al. Difficulty of diagnosing the origin of lower leg pain in patients with both lumbar spinal stenosis and hip joint osteoarthritis. Spine 2012；37：2089-93.

4) 矢吹省司ほか．高齢者の膝内側部痛　関節内注射と神経根ブロックによる検討．臨床整形外科 1998；33：1381-5.

腰椎椎間板ヘルニア

概要

　椎間板ヘルニア（disc herniation）は 20～40 歳代の男性に多く発症し，発生機序については長期にわたる椎間板に対する力学的負荷や椎間板の退行変性あるいは双方の組み合わせで発生するといわれている．ただし，比較的若い世代に多く発症していることから遺伝学的な関連性を疑われることも多く，その成因についてはいまだ不明な点も少なくない．診断は腰椎 MRI が必須であり，神経学的所見と併せて診断する．治療は保存療法が基本であるが，長期保存療法無効例や重度の麻痺症状が出現した場合は手術療法に切り替えることが望ましいとされている．

診療ガイドラインの現況

　診療ガイドラインは 2005 年と 2011 年に作成されたが，保存療法の選択肢が増えたこと，外科治療の低侵襲化が進んだこと，前回作成時から多数の論文が出版され新たなエビデンスの構築が得られる可能性があることなどを受けて，現在改訂作業が進められている．

標準診療のポイント

- 椎間板ヘルニアは男女比 2～3：1 で 20～40 歳代に多い．
- 画像診断は MRI で行われる．ヘルニアサイズが大きい例，遊離脱出例，MRI でリング状に造影される例は高率で自然退縮することが明らかになっている[1]．腰椎単純 X 線は腰椎分離症や腫瘍性疾患などの除外診断のために必要である．
- 椎間板ヘルニアの治療の基本は保存療法であるが，下垂足や膀胱直腸障害などの重度麻痺例は早期の手術が推奨される．
- 保存療法として，安静，投薬，ブロック療法，理学療法が行われてきた．新しい治療として椎間板酵素注入療法が開始されたが，現時点では十分なエビデンスはない．
- 手術療法の基本はヘルニア摘出術であり，手術方法は従来から行われている LOVE 法，顕微鏡下手術や内視鏡下手術[2]がある．それぞれの方法で手術侵襲に違いはあるが（Grade B），臨床上の結果に関して有意差はない（Grade A）．
- 経皮的髄核摘出術やレーザーによる方法[3]は問題点が指摘され推奨されていない．
- 同一椎間での再手術例は術後 1 年で約 1%，5 年で約 5%である（Grade C）．

疫学

　「腰椎椎間板ヘルニア診療ガイドライン（改訂第 2 版）」[4]によれば，腰椎椎間板ヘルニアの疫学に関しては，①軽微な症状しか有さず医療施設を受診しない例や，受診はしても診断確定に至る前に症状が軽快する例が存在すること，②確定診断には MRI もしくは脊髄造影検査が必要であるが，これらの検査が行われない例が多数存在すること，など疾患特有の問題から，その実態を把握することはきわめて困難である．また自然経過に関しても，保存療法が基本的には経過観察のみであることや，症状が軽快すれば患者の足は自然と病院から遠のくことなどから，定期的に診察およ

び MRI を行うことは容易でなく，信頼性の高い
データを取得することは非常に難しい．また同ガ
イドライン初版では，手術で腰椎椎間板ヘルニア
を確認した複数の報告から，本疾患の発生は男性
に多く，好発年齢は 20〜40 歳代，好発高位は
L4/5，L5/S1，次いで L3/4 間であるとの結果で
あったが，今回選択された論文においても同様の
結果であり，その特徴の相違はなかった．ただし
年齢の上昇とともに L2/3，L3/4 間といった高位
レベルの腰椎椎間板ヘルニアの発生率が上昇する
ことが今回新たに示された．

　発生要因に関して，労働や喫煙などの環境因子
の関与が従来指摘されてきたが，初版策定後に関
与を否定する内容の報告もなされているため，現
時点では腰椎椎間板ヘルニアの発生に環境因子が
関与するか否かは不明と改めた．自然経過に関し
ては，ヘルニアのサイズが大きいものや，遊離脱
出したもの，MRI でリング状に造影されるものは
高率に自然退縮することが明らかになっている
が，退縮するまでの期間や退縮するヘルニアの割
合を明確にした報告は今回も存在しなかった．

治療：保存療法

■ 主な保存療法

- 安静：重労働など腰に負担をかける動作を控え
  楽な姿勢をとるようにする．またコルセットに
  より腰を安定させ，椎間板にかかる負担を減ら
  す．
- 薬物治療：痛みや炎症を抑えるために，
  NSAIDs やプレガバリンなどを服用する．必
  要に応じ湿布薬などの外用薬を併用することも
  ある．
- 神経ブロック：薬物治療でも痛みが改善されな
  い場合や疼痛が強い場合に行う治療法である．
  神経根の周囲あるいは硬膜外に薬剤を注入する．
- 骨盤にベルトをかけて引っ張る牽引療法，患部
  の筋肉の緊張を取る温熱療法などがある．

■ 最新の治療法

　椎間板酵素注入療法は新しい治療である．髄核

に適切な量の薬剤（コンドリアーゼ［ヘルコニ
ア®］）を注入すると，コンドリアーゼによって
髄核内の保水成分が分解され，水分による膨らみ
が適度に減少して神経根への圧迫が改善し，痛み
やしびれが軽減すると考えられている．この治療
については実施施設が限定されているので，施行
する場合は確認が必要である．適応は，十分な保
存治療を行ったものの治療効果が得られず，かつ
腰椎椎間板ヘルニアのなかでも「後縦靱帯下脱出
型」である．薬によるアナフィラキシーの発現の
可能性があり，使用は 1 回のみという制限がある．

■ 典型例 1　保存療法

症例 1：51 歳，男性．

現病歴：起床時に誘因なく右下肢痛が生じ，整形
外科を受診した．右大腿と右下腿後面に疼痛を訴
え，神経学的には S1 神経根症状が考えられた．

診断：腰椎単純 X 線側面像で L4/5，L5/S1 椎間
板腔狭小化を認めた（❶ a, b）．MRI を施行する
と，L5/S1 レベルの右傍正中脊柱管内に椎間板ヘ
ルニアを認めた（❶ c, d, e）．以上のことから，
腰椎椎間板ヘルニアによる右 S1 神経根症と診断
された．

治療：下肢痛が主訴であり．NSAIDs で疼痛コン
トロール可能であったために，投薬のみで経過観
察を行った．徐々に症状は改善し，3 か月で症状
は消失した．2 年後に施行した MRI でヘルニア
塊の消退を認めた（❶ f, g）．

解説

　臨床症状として腰下肢痛を呈する患者の診断治
療のアルゴリズムを❷に示す．診断は臨床症状と
神経学的所見，画像所見による．問診や病歴の重
要性（Grade B），SLR テスト陽性の有用性
（Grade B），腫瘍性疾患などを除外する意味での
X 線撮影の重要性（Grade C），MRI が診断には
最も優れていること（Grade B），近年脊髄造影
が省略可能である例が増加していること（Grade
B）など，診断においてはエビデンスレベルが
Grade B のものが多く，ある程度診断法は確立
しているといえる．

　症状が腰痛のみで，画像上椎間板の突出が認め

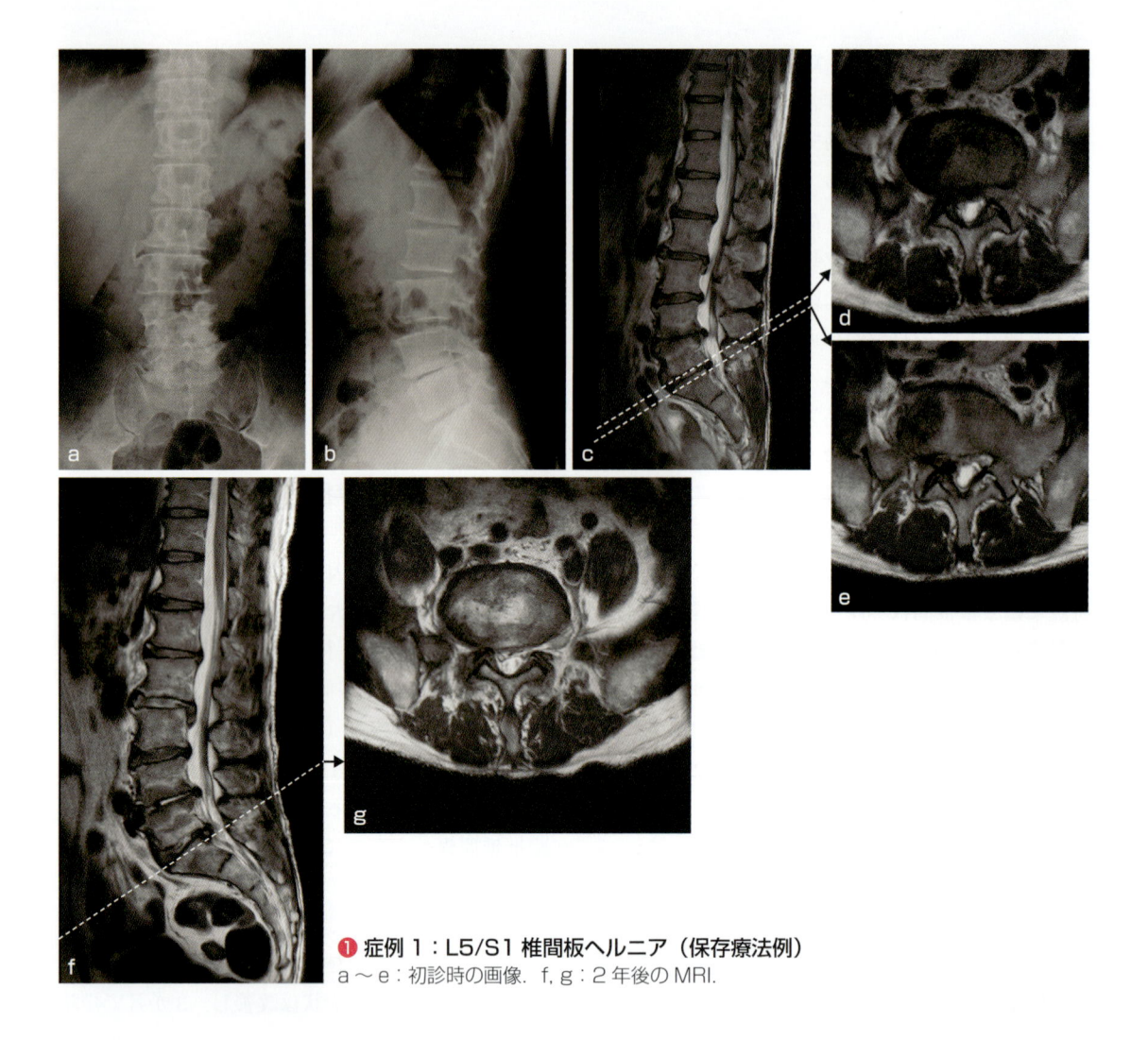

❶ 症例 1：L5/S1 椎間板ヘルニア（保存療法例）
a～e：初診時の画像．f, g：2 年後の MRI.

られても明らかな神経症状を呈さない場合は保存療法を行う．急性発症の下肢痛を認めた場合も，保存療法が第一選択となる．しかし下垂足や膀胱直腸障害などの重度神経障害を認める例は可及的早期に手術療法を検討する．

　保存療法は安静，薬物投与や物理療法を基本として行う．しかし NSAIDs，牽引療法，spinal manipulation は十分な研究が行われておらず，科学的根拠を示すことができないためすべて Grade I となっている．唯一エビデンスがある治療としては硬膜外副腎皮質ステロイド薬注入療法がある（Grade C）．

治療：手術療法

■ 典型例 2　手術療法

症例 2：70 歳代，女性．
現病歴：右下肢痛に対し他院で保存治療としてプレガバリンなどの投薬を受けていた．発症後 3 か月ほどして次第に右下肢痛が強くなり，保存療法で改善が認められないため，手術を目的として紹介された．
診断：腰椎単純 X 線で各椎間に変形性変化を認めた（❸ a, b）．MRI を施行すると，L4/5 レベルの右傍正中脊柱管内に椎間板ヘルニアを認めた（❸ c, d, e）．以上のことから，腰椎椎間板ヘルニアによる右 L5 神経根症と診断された．

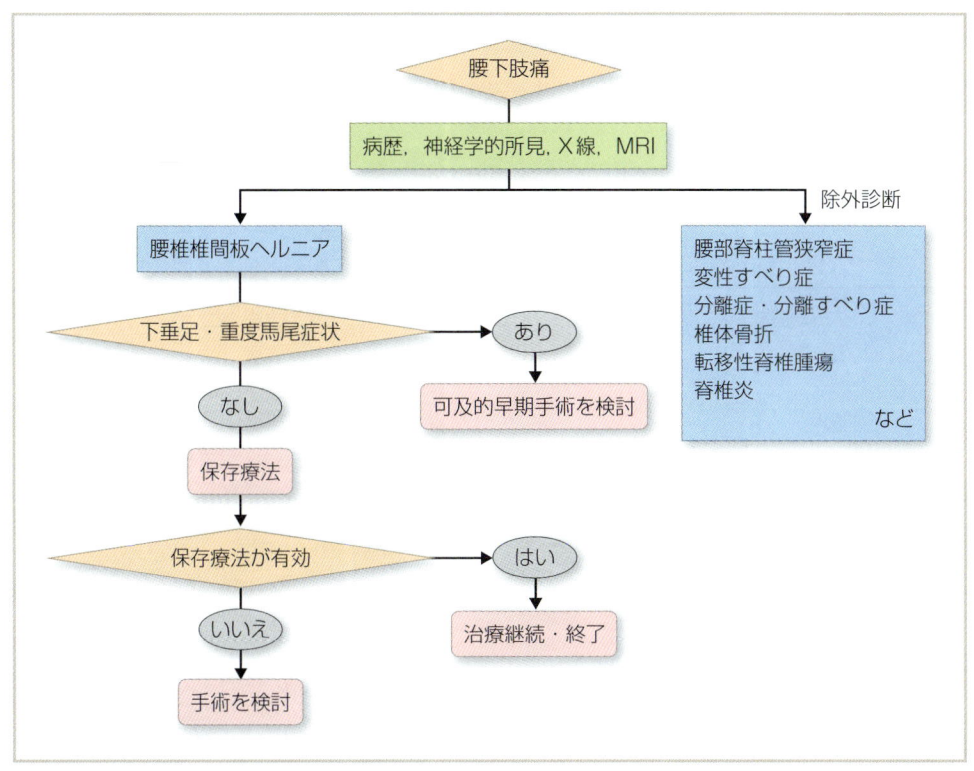

```
                    腰下肢痛

                病歴, 神経学的所見, Ｘ線, MRI
                                                    除外診断
  腰椎椎間板ヘルニア                        腰部脊柱管狭窄症
                                            変性すべり症
    下垂足・重度馬尾症状    ──→  あり        分離症・分離すべり症
                                            椎体骨折
      なし                   可及的早期手術を検討   転移性脊椎腫瘍
                                            脊椎炎
      保存療法                                          など

    保存療法が有効      ──→  はい
      いいえ                治療継続・終了

      手術を検討
```

❷ 腰椎椎間板ヘルニアの診断・治療アルゴリズム

治療：左 L4/5 内視鏡下椎間板ヘルニア摘出術を施行した．手術時間は 32 分，出血量 10 g であった．術後 3 年の MRI で同部位での再発はみられない（**❸** f, g）．

解説

「腰椎椎間板ヘルニア診療ガイドライン（改訂第 2 版）」によれば，腰椎椎間板に対する治療は，可及的早期に手術を選択したほうが望ましい症例を除いて保存療法が選択される．保存療法から手術療法へ切り替える基準について十分なエビデンスがあるとはいえないが，椎間板ヘルニアが自然退縮する時期は 2〜3 か月が少なくない（Grade I）ことに準じて考えるのがよいのではないかと思われる．可及的早期に保存療法から手術療法への切り替えを検討すべき症状として，下垂足や膀胱直腸障害などの重度麻痺を呈する例が挙げられる．保存療法と手術療法の予後の差については，臨床症状に関しては手術療法のほうが長期的にも良好な成績を示すが，10 年後にはその

差は減少する（Grade B）．また，数週間疼痛が持続した症例を対象として，保存療法を継続した群と早期に手術を施行した群とを比較すると，長期的には差が認められないとされている（Grade B）．

手術療法の基本はヘルニア摘出術である．通常のヘルニア摘出術と顕微鏡視下ヘルニア摘出術の治療成績は同等であり（Grade A），通常のヘルニア摘出術と内視鏡視下ヘルニア摘出術とで臨床上の結果に関して有意差はない（Grade B）．ただし顕微鏡視下ヘルニア摘出術は術野が明るく鮮明で止血が容易で，内視鏡視下ヘルニア摘出術は低侵襲であることなど肯定的な報告が多く，否定的な見解はみられないとされている（Grade C）．経皮的内視鏡下ヘルニア摘出術（percutaneous endoscopic lumbar discectomy：PELD）は RCT による治療成績や合併症の比較がなされていないために，他の手技との優劣は述べることができないとされている．今後のエビデンスの蓄積

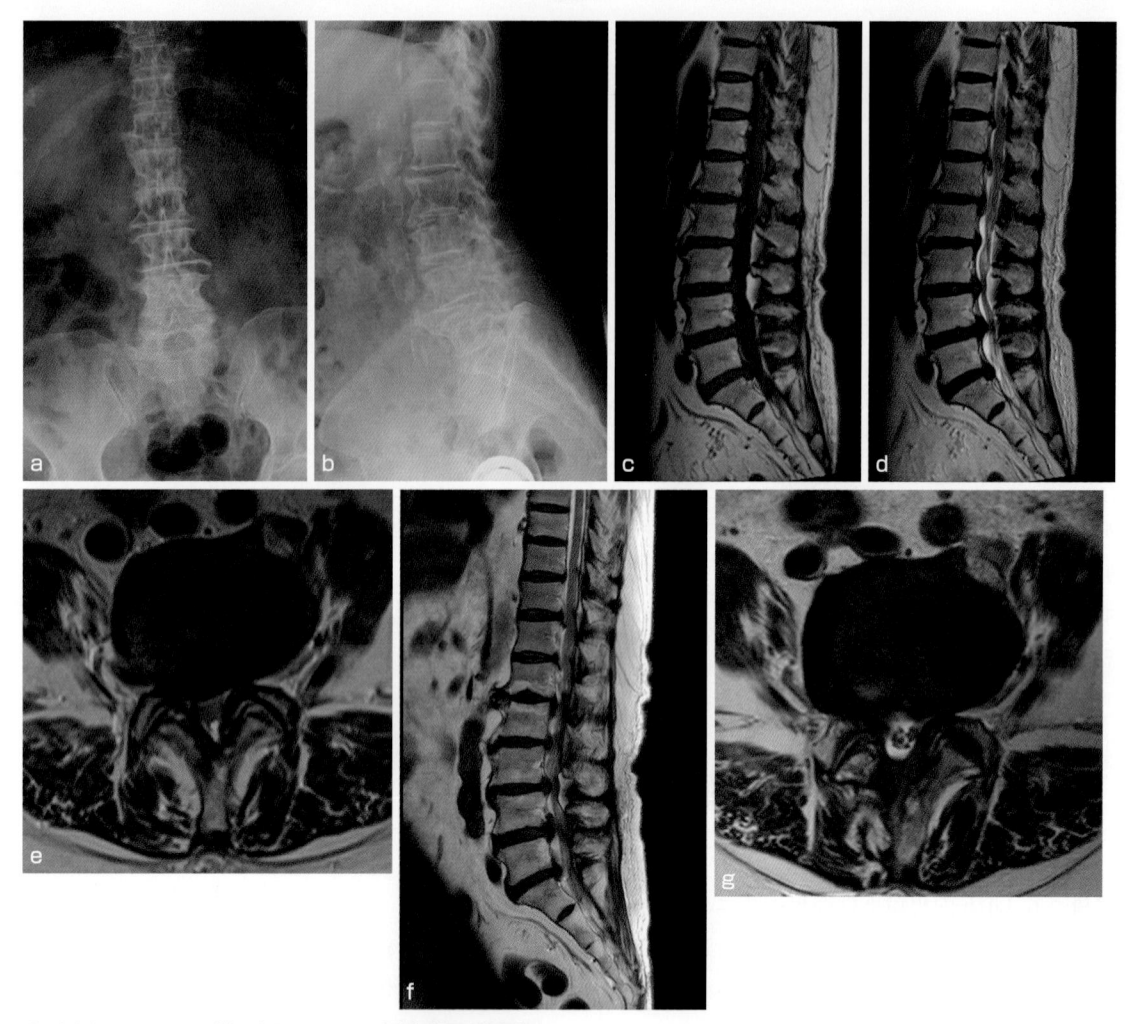

❸ 症例 2：L4/L5 椎間板ヘルニア（内視鏡手術例）
a〜e：初診時の画像. f, g：術後 3 年の MRI.

が待たれる．その一方で，経皮的髄核摘出術は治療成績が劣るとされ，レーザーによる方法は神経合併症の報告もみられており，いずれも推奨されていない．

　手術後の後療法による予後への影響については，腰椎椎間板ヘルニアの初回手術後に活動を低下させる必要はないものの，手術直後から積極的なリハビリテーションプログラムを行う必要性も認められない（Grade A）．術後 1 か月経過したころから開始されるリハビリテーションプログラムは，数か月間は機能状態を改善させ，再就労を早くするという強い証拠があるが，1 年経過時においては，全般改善度において軽い運動と比較し

て差は認められない（Grade B）．積極的な復職指導は就職率の向上に有効である（Grade B）．これらのことから，術後にリハビリテーションをあえて行う必要はなく，重量物の挙上や腰椎の捻り動作を避けるように指導し，可及的早期に社会復帰を促すことが順調な術後経過につながると考える．ヘルニア摘出術後の再手術率は 5 年後で 4〜15％（Grade B），同一椎間での再手術例を再発ヘルニアとすると，再発率は術後 1 年で約 1％，5 年で約 5％である（Grade C）．

患者説明のポイント

　発症直後であれば保存療法が基本となる．ヘルニアサイズが大きい例，ヘルニア遊離脱出例，造影 MRI でヘルニア周囲がリング状に造影される例は高率で自然退縮することが明らかになっている．腰椎椎間板ヘルニアが退縮する具体的な時期は明らかではないが，2〜3 か月で著明に退縮するヘルニアが少なくないと推定されている．

　十分な保存療法を行っても症状の改善がない場合は，経過により手術療法を検討する．一部に保存療法を断念して可及的早期手術を検討することが必要な例があり，下垂足や膀胱直腸障害などの重度麻痺症状の出現が挙げられる．また椎間板ヘルニアの術後再発率は術後 1 年で約 1％，5 年で約 5％である．

現状の問題点と将来への課題

　発生要因に関しては，ある程度遺伝的要因が影響していることは明らかである．今後は患者それぞれの遺伝的要因の影響を考慮に入れて評価を行っていく必要がある．また，日常生活動作や労働による腰椎に対する負荷の量的，質的な評価については，論文によって評価手順が一定ではなく，同一の評価基準のもとで議論する必要がある．

　近年，椎間板ヘルニアに対する保存療法はプレガバリンなどの神経障害性疼痛に対する薬物や椎間板酵素注入療法の登場により，治療の選択肢が増えている．しかしその有効性についてはまだ十分なエビデンスが得られていないので，今後の課題である．

（江幡重人，大場哲郎，波呂浩孝）

文献

1) Haro H, et al. Chondrocyte matrix metalloproteinase-3 is required for the generation of a macrophage chemoattractant : role in macrophage infiltration in a coculture model of herniated disc resorption. J Clin Invest 2000 ; 105 : 133-41.
2) 江幡重人ほか．腰椎椎間板ヘルニアに対する後方進入内視鏡下椎間板摘出術における低侵襲手術としての有用性の検討．整形外科 2008 ; 59 : 343-6.
3) Tonami H, et al. MR imaging of subchondral osteonecrosis of the vertebral body after percutaneous laser diskectomy. AJR Am J Roentgenol 1999 ; 173 : 1383-6.
4) 日本整形外科学会，日本脊椎脊髄病学会監修．腰椎椎間板ヘルニア診療ガイドライン（改訂第 2 版）．南江堂 ; 2011.

強直性脊椎炎

概要

　強直性脊椎炎（ankylosing spondylitis：AS）は仙腸関節や脊椎など体軸の炎症を主病態とする，免疫異常を基盤とした炎症性疾患である．炎症のコントロールが不良であると，脊椎の強直を生じて，日常生活動作に制限をきたす．NSAIDs で効果不十分の場合には生物学的製剤（TNF 阻害薬，IL-17A 阻害薬）の使用が考慮される．生物学的製剤を使用する際には，日和見感染症，結核，B 型肝炎ウイルス，C 型肝炎ウイルス感染症のリスクがないかモニタリングすることが求められている．

診療ガイドラインの現況

　日本における AS の診療ガイドラインとしては，「強直性脊椎炎（AS）に対する TNF 阻害療法施行ガイドライン（2010 年 10 月改訂版）」がある．改訂ニューヨーク基準で AS の確実例と診断され，NSAIDs 通常量を 3 か月以上継続して使用してもコントロール不良（BASDAI スコアが 4 以上）の患者を対象として，TNF 阻害薬を使用する際の用法・用量，注意点などの記載がある[1]．

病態

　AS は仙腸関節炎や脊椎など体軸を構成する部位の付着部炎を主症状とする炎症性疾患である．免疫異常が背景にあると考えられており，ヒト白血球抗原の HLA-B27 との関連性が明らかになっている．AS は約 3：1 と男性に多く，罹患頻度は HLA-B27 の保有率を反映して人種によって大きな差がある．欧米では成人の 0.5〜1% であるが，日本では 0.1% 以下であると考えられ，難病指定疾患である．10〜20 歳代の若い男性に発症することが多く，遅くとも 40 歳代までに発症すると考えられている．

　炎症性腰背部痛（inflammatory back pain：IBP）を主症状とする（❶）．IBP はギックリ腰や疲労性腰痛などとは異なり，原因がはっきりせず潜行性に発症する．安静にすると増悪して，逆に運動すると改善するのが特徴的である．45 歳までに発症して，増悪・軽快を繰り返しながら持続する．IBP 以外の訴えとしては，全身のこわばりや倦怠感を感じたり，軽度ではあるが発熱したりもする．脊椎以外にも股関節などの大関節の関節炎，アキレス腱などの付着部炎を呈することもある．進行すると仙腸関節や脊椎の可動性が徐々に低下し，強直して不可逆的に可動性が失われ，日常生活に多大な支障をきたすようになる．股関節が強直すると，座ることさえも困難となってしまう．関節外症状としては，虹彩炎などのぶどう膜炎，乾癬，Crohn 病や潰瘍性大腸炎などの腸炎を合併することもある．

❶ 炎症性腰背部痛の特徴

- 45 歳ころまでに発症
- 潜行性の発症
- 運動によって改善する
- 安静によって改善しない
- 夜間痛（起床すると改善）

診断

　AS の診断は 1984 年の改訂ニューヨーク基準

が用いられ，臨床基準と単純 X 線画像所見から構成されている[2]（**❷**，**❸**）．この基準で AS 確実例と判断するには仙腸関節が部分的に強直することが必要であり，発症から確定診断に至るまでに時間を要していた．現在では生物学的製剤を使用するようになり，AS を早期に診断して治療を開始することで強直を防ぐことが試みられている．AS の前段階の病変として体軸性脊椎関節炎という病態が考えられ，分類基準が定められている[3]（**❹**）．この分類基準は早期に治療を介入する研究目的に定められたものであるため，基準を満たした症例がすべて AS に進展するわけではない．研究とは異なり，臨床現場では臨床所見，検査所見，経過などを考慮しながら総合的に診断することが重要である．

　鑑別すべき疾患としては，慢性背部痛を呈する病態として線維筋痛症がある．自覚症状は AS に類似するが，線維筋痛症は一般的には客観的所見に乏しい機能的疾患である点が異なる．画像所見が類似した疾患として，びまん性特発性骨増殖症（diffuse idiopathic skeletal hyperostosis：DISH）が高齢者に多くみられる．DISH では胸椎右側に脊椎癒合がみられることが多く，無症候性のこと

❷ 強直性脊椎炎の診断（1984 年改訂ニューヨーク基準）

臨床基準 3 項目と X 線基準から確実例，疑い例と診断する

A．診断
  1．臨床基準
    a．3 か月以上続く腰背部痛とこわばり（安静ではよくならず運動で軽快する）
    b．腰椎可動性の低下（矢状面と冠状面）
    c．胸郭拡張の制限
  2．X 線基準
    仙腸関節炎
    両側で grade 2 以上または片側で grade 3，4
B．確からしさ
  1．確実例：X 線基準と 1 つ以上の臨床基準を満たす
  2．疑い例：a．X 線基準を満たさないが，臨床基準 3 つを満たす
        b．X 線基準を満たすが，臨床基準を満たさない

X 線基準の grade
  grade 0：正常
  grade 1：疑わしい変化
  grade 2：軽度の仙腸関節炎（関節裂隙の変化を伴わない限局的な骨侵食や硬化）
  grade 3：中等度の仙腸関節炎（骨侵食，硬化，裂隙の拡大や狭小化，部分的な強直を伴う）
  grade 4：完全な強直

（van der Linden S, et al. Arthritis Rheum 1984[2] より）

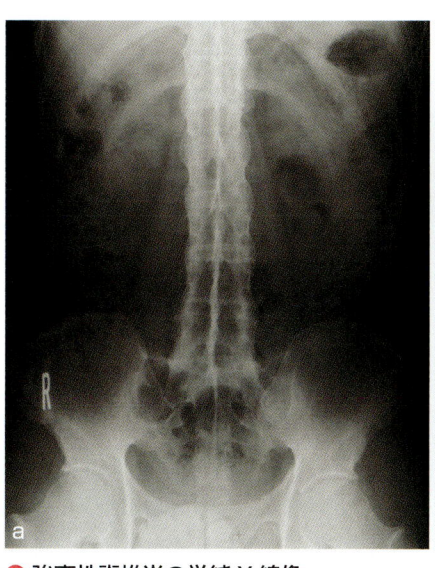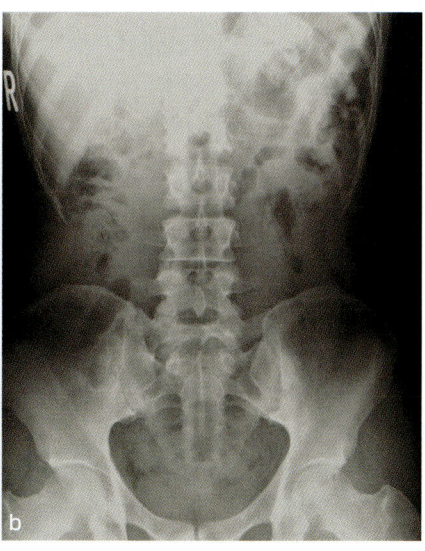

❸ 強直性脊椎炎の単純 X 線像
a：仙腸関節および脊椎の完全強直（両側で grade 4）．
b：左仙腸関節は右に比べて裂隙が開大して硬化がみられる（grade 3）．

❹ 体軸性脊椎関節炎の分類基準（2009 年，ASAS）
45 歳未満で発症した 3 か月以上続く背部痛がみられ，かつ図に示す項目を満たすときに体軸性脊椎関節炎と分類する．
（Rudwaleit M, et al. Ann Rheum Dis 2009[3] より）

が多い．腰痛を訴えて医療機関を受診して，偶然に見つかることが多い．仙腸関節炎と見間違うものとしては硬化性腸骨炎がある．女性に多く，仙腸関節部痛を訴えるが，仙腸関節には異常はなく腸骨側のみに骨硬化がみられる．単純 X 線画像だけでは鑑別が難しいが，CT や MRI などで 3 次元的に判断するとよい．AS や体軸性脊椎関節炎の診断では仙腸関節 MRI の STIR 画像で高信号領域として示される骨髄浮腫が重要であるが，これはあくまでも炎症の存在を示す所見であって原因が明らかになるものではないことに注意する．AS や体軸性脊椎関節炎以外にも，オーバーユース，外傷，感染などでも骨髄浮腫が描出される．

標準診療のポイント

AS の治療は腰背部痛の軽減を図るとともに，脊椎や大関節の可動性を維持するように運動療法を行うことが基本となる．

治療薬の第一選択は NSAIDs またはシクロオキシゲナーゼ 2（Cox2）阻害薬である．NSAIDs は疼痛緩和に有効であるが，NSAIDs または Cox2 阻害薬を 2 種類，通常量で 3 か月以上継続使用しても症状の改善効果が十分ではない場合には，免疫異常を是正する目的で腫瘍壊死因子 α（TNF α）に対する阻害薬やインターロイキン 17A（IL-17A）阻害薬などの生物学的製剤を使用することが推奨されている．同じ免疫異常を基盤とする疾患である関節リウマチに用いるような疾患修飾性抗リウマチ薬は AS に対しては効果が少ないと考えられている．日本で販売されている TNF 阻害薬のうち，AS に対する保険適応を有するものはインフリキシマブ（レミケード®）とアダリムマブ（ヒュミラ®）の 2 剤だけであり，これら TNF 阻害薬使用に関するガイドラインがある[1]．

日常臨床では自覚症状に加えて CRP，赤沈など炎症マーカーを目安に治療効果を判断する．しかしながら自覚症状があっても，血液検査所見で異常がみられないこともあるので，注意を要する．総合的な疾患活動性の指標として BASDAI

（Bath ankylosing spondylitis disease activity index）スコア（❺），ASDAS（ankylosing spondylitis disease activity score）スコア（❻）が用いられる．疾患活動性指標以外にも生活機能評価 BASFI（Bath ankylosing spondylitis functional index）や構造的評価 BASMI（Bath ankylosing spondylitis metrology index）を用いて評価する．

生物学的製剤投与を開始するにあたり，日和見感染症の危険性が高い症例を除外するため，

- 末梢血白血球数 4,000/mm^3 以上
- 末梢血リンパ球数 1,000/mm^3 以上
- 血中 β-D-グルカン陰性

の3項目を満たすことが望ましい．また投与前に結核，B 型肝炎ウイルス，C 型肝炎ウイルスのスクリーニングをすることが望ましい．日本では

❺ BASDAI スコア

A. 疲労感の程度
B. 頸部から殿部，股関節部の疼痛の程度
C. 上記以外の関節の疼痛・腫脹の程度
D. 触れたり押したりしたときに感じる不快感の程度
E. 朝のこわばりの程度
F. 朝のこわばりの継続時間（0〜120 分）

A〜F について VAS（10 cm スケール）により評価し，以下の計算式で算出した値（0〜10）．
BASDAI＝0.2（A＋B＋C＋D＋0.5（E＋F））
BASDAI スコア 4 以上を高疾患活動性と判断する．

特に結核に注意が必要である．胸部 X 線写真，CT で評価をするとともに，クオンティフェロンや T-SPOT 検査など抗原特異的インターフェロン γ 遊離検査も行う．活動性結核は投与禁忌であるが，結核感染リスクが高い患者では，生物学的製剤開始 3 週間前よりイソニアジド予防的内服（原則として 300 mg/日）を 6〜9 か月行う．AS の症状が安定した後には，NSAIDs は連日内服から必要時内服に減量していく．NSAIDs が効果不十分で TNF 阻害薬を追加投与した症例では可能な限り，TNF 阻害薬単独での疾患活動性コントロールを目指す[4]．

AS の治療は薬物療法が中心となるが，病状が進行して強い脊椎後弯変形を生じて歩行が難しくなった場合は矯正骨切り術，股関節の可動域制限が著明な場合は人工股関節全置換術などを行うこともある．生物学的製剤使用は手術に際して創傷治癒，感染に影響がある可能性が指摘されており，インフリキシマブの最終投与より 4 週間の間隔の後，アダリムマブの最終投与 2〜4 週の間隔の後に手術を行うことが望ましい．術後は創がほぼ完全に治癒し，感染の合併がないことを確認できれば再投与が可能である．

関節外合併症としてぶどう膜炎，特に急性前部ぶどう膜炎を呈することがあるので，眼科との診療連携が重要である．また乾癬，Crohn 病や潰瘍

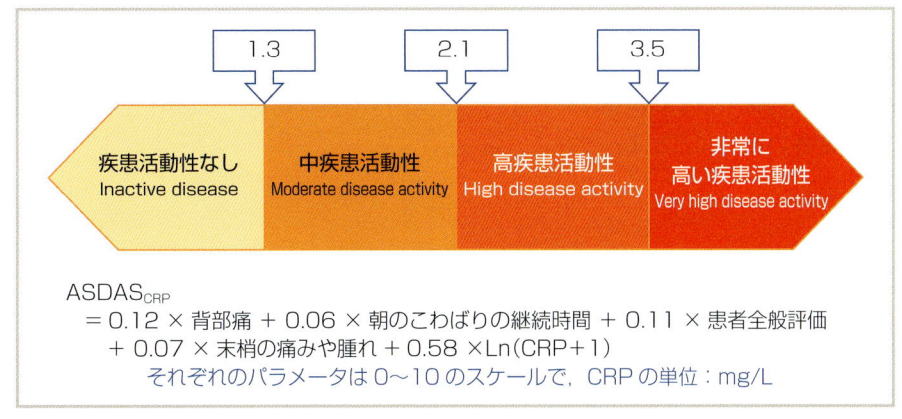

❻ ASDAS スコア

BASDAI スコアの項目に類似した患者主観的評価に加えて，客観的指標である CRP をもとに計算する．1.3 未満を疾患活動性なし，1.3 以上 2.1 未満を中疾患活動性，2.1 以上 3.5 未満を高疾患活動性，3.5 以上を非常に高い疾患活動性と判断する．

性大腸炎など炎症性腸疾患症状を呈することがあるので，皮膚科，消化器科との診療連携も重要である．

患者説明のポイント

ASが難病指定疾患であることを伝えることが重要である．その際には2つ注意点がある．まず，「強直性脊椎炎」という疾患名はすべての症例が強直してしまうという不安をあおる可能性があることを認識する必要がある．全脊椎が強直することもあるが，びらんのみにとどまることもある（❸）．診断によって運命が決まるわけではなく，治療経過を長くみる必要があることを伝える．

また難病認定されて公費助成を受けるためには改訂ニューヨーク基準を満たすことが前提となる．発症早期など画像変化が少ない症例では，難病認定されずに通常の保険診療を行うことになる．

NSAIDsが効果不十分で生物学的製剤を使用する際には，効果，副作用などの説明に加えて，経済的負担についても説明する必要がある．生物学的製剤は強力な免疫抑制作用を有するため，ガイドラインを参考にして感染症をはじめとする副作用について十分に説明することも重要である．

現状の問題点と将来への課題

最近，TNF阻害薬に加えて，新たにIL-17A阻害薬も使用可能となった．早期治療介入によって骨性変化の進行を抑制することが期待されているが，いまだ可能性の段階にとどまっている．新規薬剤の開発によって治療選択肢が増えることは喜ばしいことであるが，いままでのところ短期的な症状改善効果は得られるが強直を止めるだけのエビデンスは得られていない．選択肢が増えたことで，「どのような患者に，そのような薬剤を使用すると一番効果が得られるのか」という課題にも取り組む必要が生じている．

またASでは強直がみられる一方で，骨が脆弱になることも知られている．一見すると相反する現象ではあるが，全身性炎症や不動の影響，骨の弾性低下などが原因として考えられている．臨床現場は症状改善に手一杯であり，骨脆弱性への対策は後回しになっているのが現状である．

（門野夕峰）

文献

1) 一般社団法人日本リウマチ学会 調査研究委員会 生物学的製剤使用ガイドライン策定小委員会．強直性脊椎炎（AS）に対するTNF阻害療法施行ガイドライン（2010年10月改訂版）．

2) van der Linden S, et al. Evaluation of diagnostic criteria for ankylosing spondylitis. A proposal for modification of the New York criteria. Arthritis Rheum 1984；27：361-8.

3) Rudwaleit M, et al. The development of Assessment of SpondyloArthritis international Society classification criteria for axial spondyloarthritis（part II）：validation and final selection. Ann Rheum Dis 2009；68：777-83.

4) Ward MM, et al. American College of Rheumatology/Spondylitis Association of America/Spondyloarthritis Research and Treatment Network 2015 Recommendations for the Treatment of Ankylosing Spondylitis and Nonradiographic Axial Spondyloarthritis. Arthritis Rheumatol 2016；68：282-98.

骨粗鬆症性椎体骨折

概要

　骨粗鬆症性椎体骨折は骨粗鬆症性骨折のなかで最も頻度の高い骨折である．椎体骨折は大腿骨頚部骨折と同様，QOL の低下のみならず死亡率も上昇させる．また骨折数が増加するほど死亡率も上昇するといわれ，その治療，予防は非常に重要である．しかし，治療法に関しては保存治療から外科的治療までコンセンサスが得られていない部分も多い．

診療ガイドラインの現況

　日本では日本骨粗鬆症学会などがまとめた「骨粗鬆症の予防と治療ガイドライン 2015 年版」（ガイドライン委員長：折茂肇）[1] の一部に椎体骨折の診断，治療がまとめられている．

　本項では日本のガイドライン[1] を中心に主要な海外学会（American Academy of Orthopaedic Surgeons：AAOS [2011 年][2]，National Institute for Health and Care Excellence：NICE [2013 年][3]，American College of Radiology：ACR [2018 年][4]）のガイドラインおよびそのレビュー[5] を参考に解説する．

診断

　単純 X 線により半定量的あるいは定量的評価により行う．新規椎体骨折の評価は 2 つの時点で圧潰が進行しているかどうかで判定する．しかし，急性期には椎体変形がなく診断困難な場合や，新規骨折か識別困難な場合には追跡 X 線写真が勧められる．新規椎体骨折では MRI が有用ではあるが，全例に行うことは不可能である．

治療

■ 保存治療

　新鮮椎体骨折例では局所の安静，体幹ギプスやコルセット装着による外固定，鎮痛薬投与が初期治療となる（Grade B）．テリパラチド（連日製剤）の除痛効果は RCT やメタアナリシスで証明されており，投与中止後もその効果は持続する（Grade A）．ビスフォスフォネートの除痛効果に関しては一定の見解は得られていない．一方，

椎体圧潰の予防効果や骨癒合促進効果に関してはテリパラチドでの報告はあるが，いまだ一定の見解は得られていない．物理療法に関しては個々の治療による RCT が少なく検証が必要である（Grade C）．ブロック療法に関してもメタアナリシスの結果ではその効果が確定できない（Grade C）．

■ 骨粗鬆症治療

　適正体重の維持（Grade B），カルシウムをはじめとする食事療法（Grade B），運動習慣（Grade B）や喫煙，過剰飲酒といった生活習慣の改善（Grade B）は一般的な骨粗鬆症の治療として当然推奨されるが，脆弱性骨折を有する者については薬物療法が推奨される．薬物療法の詳細に関しては「第 5 章　炎症・代謝性疾患／骨粗鬆症」を参照されたい．

■ 手術療法

　椎体形成術（vertebroplasty：VP）や後弯矯正術（balloon kyphoplasty：BKP）に関しては，2009 年の偽手術と比較した RCT でその有効

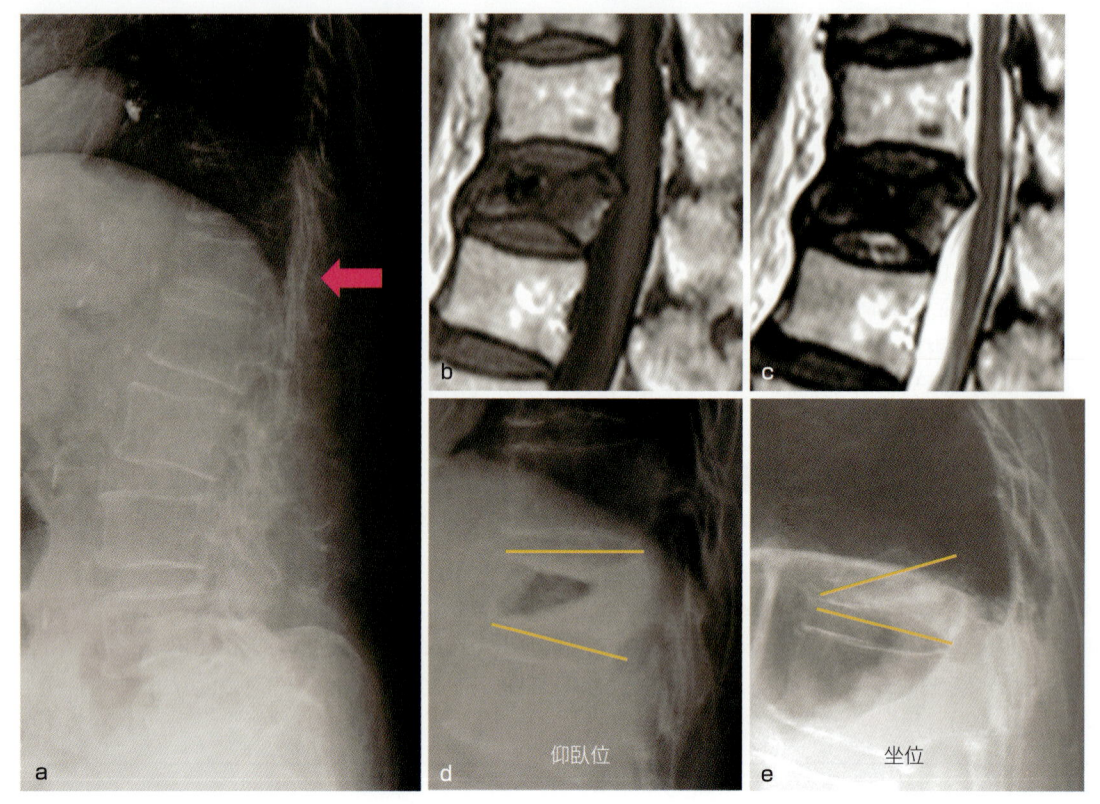

❶ 症例 1：保存治療例
a：受傷時の単純 X 線像．T12 の椎体高の減少を認める．
b, c：T1, T2 強調像で椎体内に低信号変化を広範囲に認めた．
d：受傷後 6 か月の動態撮影で仰臥位で椎体内クレフトを認める．

性が否定されている（Grade C）．インプラントを用いる各種の脊椎固定術は，その患者の状態に応じて決めざるをえないのが現状とされている（Grade C）．

症例 1：保存的治療

症例 1：81 歳，女性．
現症：特に誘因なく強い腰痛を発症した．
治療・経過：発症直後の単純 X 線（❶）で T12 の椎体骨折を疑われ，安静入院および TLSO 型の軟性装具で治療された．発症後 1 週での MRI T1, T2 強調像で椎体内に低信号変化を広範囲に認めた．腰痛 VAS は受傷時 88 mm から受傷後 6 か月にかけて改善を認めたが，VAS 34 mm の疼痛が残存した．受傷後 6 か月の単純 X 線像で椎体内のクレフトを認め，遷延治癒と診断された．ADL に関して，受傷前は独歩可能であったが，受傷 6 か月で押し車歩行となった．

解説

急性期には単純 X 線で椎体骨折がわかりにくいこともあり，高齢者で強い腰背部痛を訴える場合には椎体骨折を念頭に検査や治療を検討しなければならない．日本のガイドラインでは追跡の単純 X 線撮影を推奨しているが，多発骨折があり新規骨折部位の特定が困難な場合や病的骨折が疑われる場合などには MRI が有用である．また，骨粗鬆症性では通常 2〜12 週で疼痛の改善が得られるため，それ以上疼痛が長引く場合には腫瘍や感染などの病的骨折の可能性も念頭におき，MRI, CT などの検査を追加しなければならない．
保存治療に関しては安静や装具，鎮痛薬がある

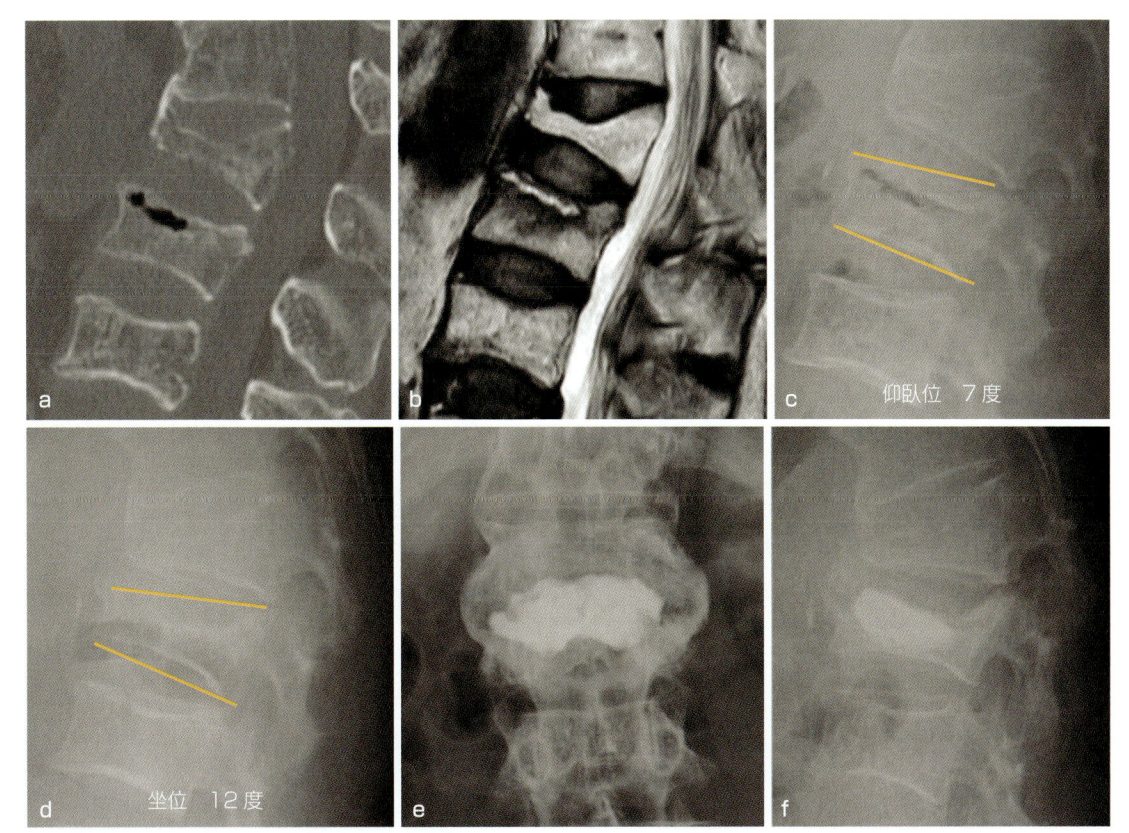

❷ 症例 2：BKP 例
a：受傷後 4 週の CT.
b：MRI T2 強調像で骨折部に高信号変化を認めた.
c, d：術前の動態撮影で 5 度の椎体不安定性を認めた.
e, f：術後 6 か月の X 線像. クレフト内にセメントが充填された. 上位椎との骨架橋形成が得られた.

が, いずれも明確なエビデンスはない. 受傷後 6 か月時点で遷延治癒が発生する割合は 10～20％ 程度と報告されているが, 有効な骨癒合を促す治療法は確立されていない. 遷延治癒や偽関節は腰痛残存や QOL 低下などに悪影響をもたらすため, 疼痛の改善が乏しい場合には動態撮影を検討しなくてはならない.

症例 2：BKP

症例 2：80 歳, 男性, L2 椎体骨折（❷）.
現症：特に誘因なく発症し, 強い腰痛のため離床も困難であった.
治療・経過：受傷後 6 週の保存治療でも改善せず, 画像上でも椎体内クレフトを認めたため,

BKP を実施した. 術翌日より歩行可能であり, 疼痛の改善を認めた. 腰痛 VAS は術前 79 mm から術後に 9 mm まで改善を認めた. 術後 6 か月で上位椎体との骨架橋を認め骨折椎体の安定性が得られた.

解説

AAOS ガイドライン（2011 年）では VP は推奨されず, BKP は弱いエビデンスとされている. NICE や日本のガイドラインでも弱いエビデンスとされている. しかし, その後も VP および BKP の効果を実証する RCT がいくつかなされ, ACR のガイドライン（2018 年）では VP および BKP ともに推奨されている. 一方, Cochrane review[6] ではその効果は疑問視されており, 意見の一致は得られていない. その適応に

a：受傷後3か月のCT. 椎体内にクレフトおよび後壁損傷を認める.

b：T2強調像でクレフトに一致して低信号を認める.

c, d：術前の動態撮影で15度の椎体不安定性を認めた.

e：正面像でも明確なクレフト像を認める.

f, g：術後単純X線像で十分にクレフト内にセメントが充塡されているのが確認される.

h：術後1週の単純X線像で下位終板の破壊, 下位の隣接椎体骨折を認めた.

i：T9からL2まで後方固定術を実施した.

j, k：再手術後1年のCT. 骨折周囲の骨架橋の形成が得られた.

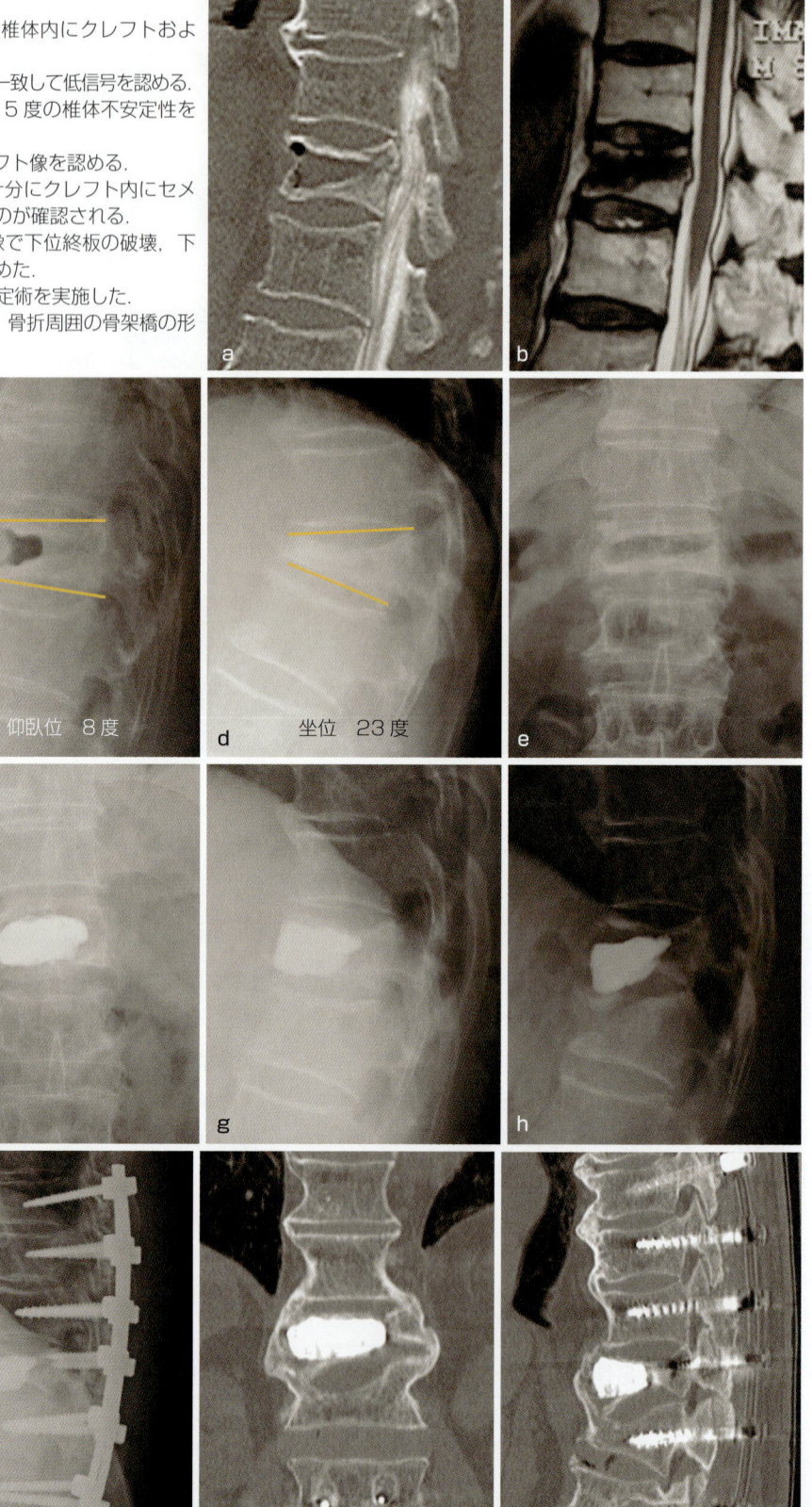

仰臥位　8度

坐位　23度

ついては十分な保存治療に抵抗するものとされ，基本的には後壁損傷はBKPの禁忌とされているが，後壁損傷は軽微なものも含めると多くの症例にみられることがよく知られている．特にBKPが適応となるような疼痛改善不良例ではその頻度は高い可能性がある．本症例のようにCTで軽微な後壁の変形はあるが，後壁の連続性が保たれており，MRIでも後壁の信号変化がわずかな例では，セメントが漏出する可能性は低いと考える．しかし，セメントが脊柱管内に漏出しないよう，常に骨セメントが後壁の近傍に達する前に注入をやめなければならない．また緊急で除圧が実施できる環境も必要である．

症例3：非典型例

症例3：80歳，男性（❸）．
現病歴・現症：T12椎体骨折と診断され硬性コルセットを用いた保存治療がなされたが，強い腰背部痛が受傷後3か月でも改善せず当院に紹介された．受傷後3か月のCTで椎体内にクレフトおよび軽微な後壁損傷を認めた．術前の動態撮影で15度の椎体不安定性を認めた．
治療・経過：当院でBKPを実施し，腰痛の改善を認めたが，1週後に腰痛が再発．BKP術後単純X線像では十分にクレフト内にセメントが充填されているのが確認されたが，術後1週の単純X線で下位終板の破壊，下位の隣接椎体骨折を認めた．セメントの転位を認め，追加手術となった．追加手術としてT9からL2までの後方固定術を実施した．再手術後1年のCTで骨折周囲の骨架橋の形成が得られ，腰背部痛も改善した．
解説
本症例では軽微な後壁損傷を認めたが，慎重にBKPを実施し，術直後は疼痛の改善が得られた．しかし，下位終板の破壊および下位椎体の骨折を認め，再手術となった．BKP後の隣接椎体骨折に対しては多数報告があり，その発生頻度は10〜40%程度で大半が2か月以内の発生と報告されているが，隣接椎体骨折が臨床成績にどのよう

に影響するかは報告によりさまざまである．
BKP後の再手術に関しては，前方後方固定あるいは後方固定が主な選択肢となるが，本症例では後方固定により前方の骨架橋が形成され，骨折部の安定性を得た．BKP後の再手術の原因として，感染や脊柱管内へのセメント漏出がいずれも1%未満の発生率ではあるが報告されている．一方で，画像学的な検討は十分でなく，今後も検討が必要である．

患者説明のポイント

腰背部痛の愁訴があり，骨折リスクを有する患者が受診した場合には，初診時の単純X線で特に骨折を認めなくても再診を勧める．保存治療に関してはいずれもエビデンスレベルは低いため，患者の状態に合わせて鎮痛処置を行い，主治医の判断で装具やギプスを選択する．同時に骨粗鬆症に対する検査や治療が十分でなければ，骨粗鬆症の治療介入あるいは治療変更の必要性を説明する．受傷後1〜2か月経過しても疼痛の改善が乏しい場合は，追加検査あるいは専門医への紹介も視野に入れる．BKPを実施する際には，ガイドラインで明確な結論が出ていないことや，隣接椎体骨折出現の可能性，まれではあるが再手術の可能性があることなどを説明する．

現状の問題点と将来への課題

上述のとおり，保存治療に関してはいずれも優劣つけがたく，最良の治療を選択するにはエビデンスに乏しい．今後は臥床による影響，装具治療の影響，鎮痛薬や骨粗鬆症薬の影響を比較していかなければならない．
BKP後の再手術はセメントの除去や隣接椎体骨折の併発などやや煩雑となるため，初回手術の選択が非常に重要である．❹に術式選択の概要を示すが，脊柱管内へのセメント漏出の危険因子，不安定性の定義，骨折の分類などに関しては曖昧である．画像学的な検討が十分されていない要

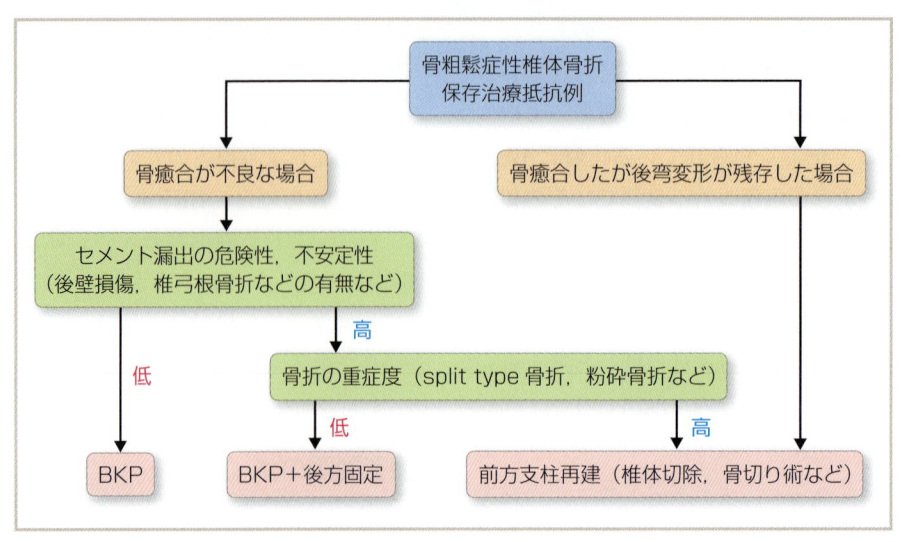

❹ 術式選択のポイント

因として骨粗鬆症性椎体骨折は脆弱性骨折であ
り，一般的な胸腰椎椎体骨折の分類が適応しにく
いことが挙げられる．後壁損傷や椎弓根骨折も日
本では BKP 禁忌としているが，その定義や影響
についての実証が不十分であり，今後も検討が必
要である．このようなエビデンスの積み重ねによ
り，より良い治療選択がなされ，患者の QOL の
改善につながることを期待したい．

（中村博亮，高橋真治，星野雅俊）

文献

1）日本骨粗鬆症学会，日本骨代謝学会，骨粗鬆症財団．
骨粗鬆症の予防と治療ガイドライン作成委員会．骨粗
鬆症の予防と治療ガイドライン 2015 年版．2015．

2）American Academy of Orthopaedic Surgeons. Clinical
Practice Guideline on The Treatment of Symptomatic
Osteoporotic Spinal Compression Fractures.
American Academy of Orthopaedic Surgeons；2010.

3）National Institute for Health and Care Excellence.
Percutaneous vertebroplasty and percutaneous
balloon kyphoplasty for treating osteoporotic
vertebral compression fractures. 2013.

4）Shah LM, et al. ACR Appropriateness Criteria®
Management of Vertebral Compression Fractures. J
Am Coll Radiol 2018；15：S347-64.

5）Parreira PCS, et al. An overview of clinical guidelines
for the management of vertebral compression
fracture：a systematic review. Spine J 2017；17：
1932-8.

6）Buchbinder R, et al. Percutaneous vertebroplasty for
osteoporotic vertebral compression fracture.
Cochrane Database Syst Rev 2018；2018.

成人脊柱変形

概要

　首下がりと腰曲がりの病態が解明されてきた．脊椎・骨盤のパラメーターの解析により，症例ごとに適切な矢状面バランスの獲得が可能となった．固定範囲と代償からの戻り・固定隣接椎間障害など未解決な問題も多いが，治療戦略は明確になりつつあり，劇的に ADL・QOL の改善が期待できる病態である．

診療ガイドラインの現況

　首下がり・腰曲がりともに，海外・日本のいずれにも診療ガイドラインを渉猟しえなかった．日本側弯症学会による分担執筆のテキスト『成人脊柱変形治療の最前線』はあるが，本項ではガイドラインに近いものを国内外で検索し，首下がりの手術治療に関する CSRS（cervical spine research society）-Europe の世界多施設研究[1]（筆者もアジアから唯一参加），および腰曲がりに対する Delphi 法を用いたエキスパートオピニオン[2]（24 か国 53 名の合議）を提示する．

標準診療のポイント

- 首下がりとは，座位，立位時に首（頭部）が前方に下がってしまう症状である．随意的に伸展が可能なこともあるが長続きはしない．このため前方注視・歩行・嚥下などの日常生活に支障をきたす．神経内科疾患を合併することも多く，コンサルテーションが必要．保存治療としては，頚椎から骨盤・四肢の可動性を高める理学療法により改善する症例がある．手術に際しては，胸腰椎で代償できているか否かで矯正・固定の目標が異なる．
- 腰椎変性側弯症では，側方すべり下位椎の上関節突起により神経根は側方より圧迫され下肢症状が惹起される．MRI では各椎間の横断像を得ることが困難であり，このメカニズムを銘記したい．
- 腰曲がりにおいては，病態に応じた手術戦略が確立されてきた．一方で，長時間の全身麻酔や，骨粗鬆症に起因する内固定材のゆるみや椎体骨折など，合併症も多い．トラブルシューティングができる術者と，十分なインフォームド・コンセントが必要である．

典型例 1　首下がり

症例 1：74 歳，女性．

現病歴・現症：1 年前から首下がりと前方注視困難があり，近位にて保存治療（装具装着・薬物・リハビリテーション）を受けるも症状（変形）が進行したため来院した．顎が胸部に接する「chin-on-chest」変形を呈し，常に顎を手で支えている．

診断：明らかな神経学的異常所見はない．X 線写真上（❶ a，b），頚椎後弯（C2-7）は 56 度，C3-5 は骨性に癒合し局所後弯（regional kyphotic angle：RKA）は 43 度，代償性の腰椎の過前弯（74 度）と C7 slope の低下（2 度），C7 plumb line の後方へのシフト（C7-S1 SVA：−50 mm）など，前方注視障害のため胸腰椎での代償がみられている．X 線側面前後屈像では可動性は乏しい．

治療：手術を希望され，前後合併手術を施行，前方からの手術時に枕を通常の 3 倍ほど高くする必

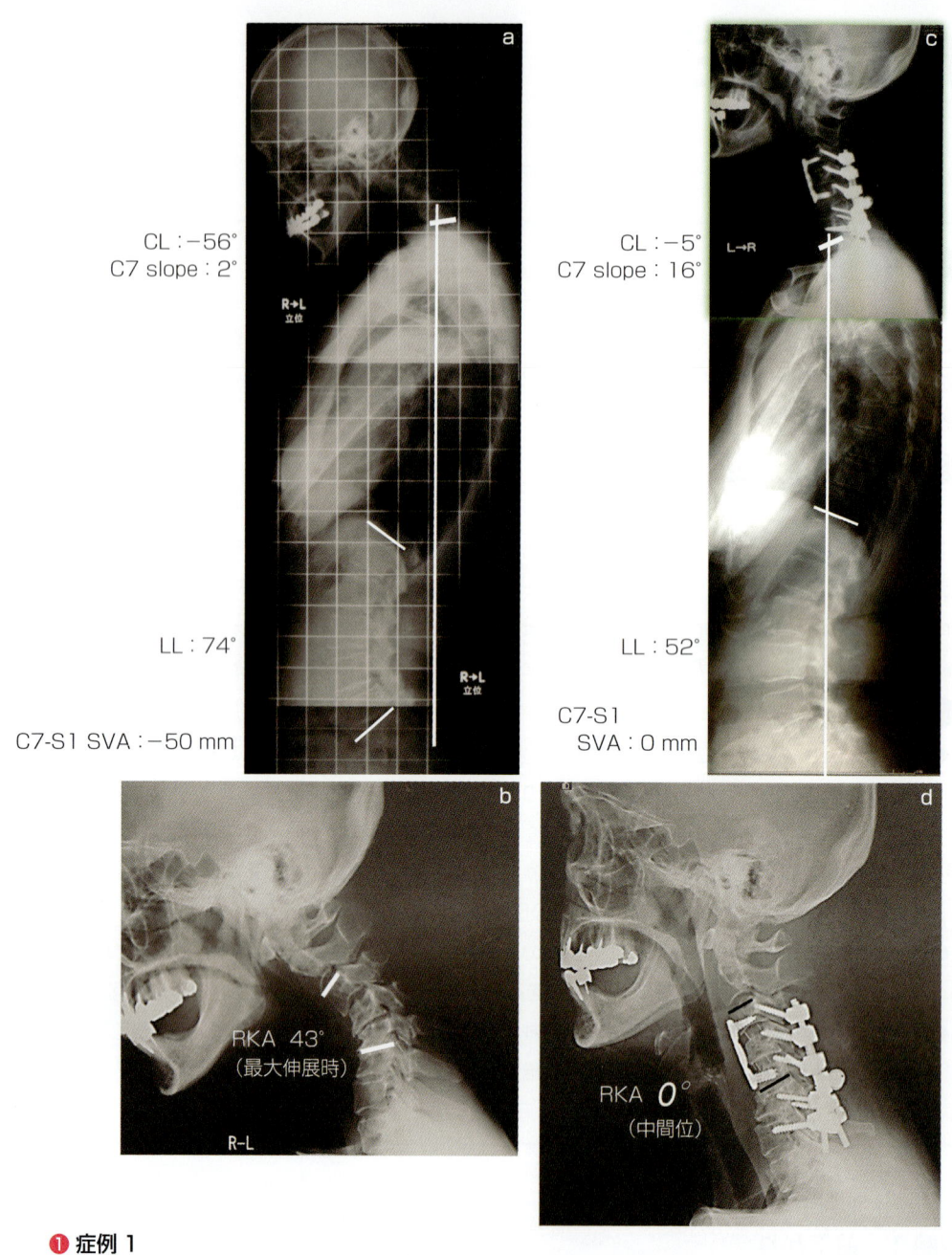

❶ 症例 1
a, b：術前. 前方注視のため胸腰椎での代償がみられている. c, d：術後 5 年. 術前に認められた代償は消失した.

要があり，また進入角度は前下方から後上方に向かっていた．C3-5 の 2 椎間に対して前方椎間解離，剥離子を鉤椎（Luschka）関節の外側に沿って挿入して椎骨動脈を保護しつつノミで鉤椎関節および椎体・椎間板周囲の骨性癒合を切離し，レトラクターで徐々に椎間を開大した．椎間ケー

ジを 2 椎間にそれぞれ挿入しプレート固定後，腹臥位で後方固定および骨移植を行い終了した．
術後の X 線写真上（❶ c, d），C3-5 の RKA は 0 度（43 度改善）で，頚椎後弯（C2-7）は 5 度と術前に比し約 50 度の改善を得た．立位での C7 slope は 2 度 → 16 度，腰椎前弯（LL）は 74 度

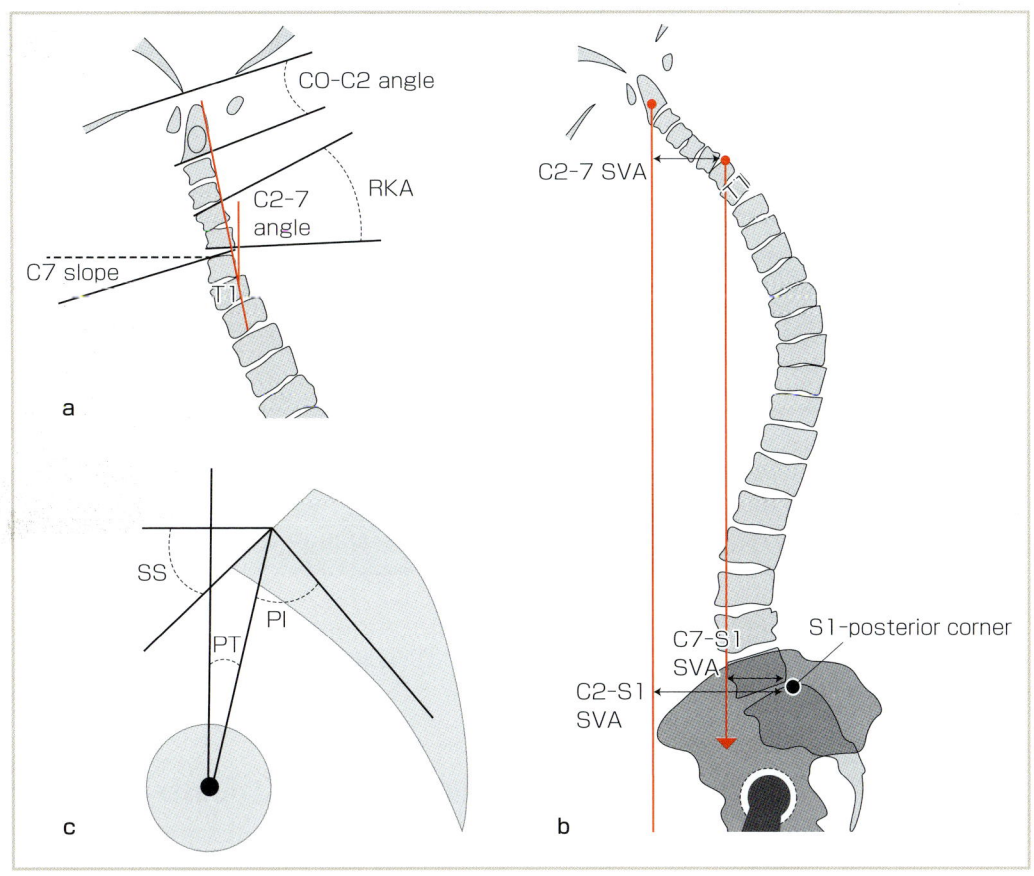

❷ X 線写真上の脊椎・骨盤のパラメーター
RKA（regional kyphotic angle）：局所後弯. SVA（sagittal vertical axis）：仙骨後上縁からの距離. PI（pelvic incidence）：骨盤の形態角. PT（pelvic tilt）：骨盤の傾き角. SS（sacral slope）：仙骨の傾き角.

→ 52 度と，術前に認められた代償は消失した．術後 5 年で合併症なく経過良好で満足度は高い．

解説

　最新の CSRS-Europe の多施設研究では，重度かつ rigid な後弯変形に対する手術 88 例において，局所後弯（RKA，❷a）の矯正は平均 34 度，22％に重要な長期に及ぶ合併症を認め，14％に追加手術が行われた．合併症の危険因子は，術前の RKA が大きい・術前後の RKA の変化が大きい・術後の固定尾側端後弯（distal junctional kyphosis：DJK）の増大であった．骨粗鬆症は術後合併症（分節性の筋力低下と再手術）を増加させた．再手術の危険因子は術後の RKA とすべりの増大であった[1]．

　頚椎の高度後弯に対する矯正手術においては，変形が rigid か flexible か，胸腰椎で代償されているか，頚髄症を伴うか，に基づいて治療方針を決める．後弯に伴う前方注視障害・歩行障害などの ADL 障害に対する変形矯正術において，変形が rigid かつ椎体間での骨性癒合を認める症例に対しては，椎間板と周囲の骨棘および癒合した鉤椎関節を切除し，椎間用ケージによる前方矯正固定を数椎間に行い，後方インストゥルメンテーションを併用する．ケージの利点としては，即時的な安定性が得られるため安静臥床が不要で外固定が簡略化できること，1 椎間あたり約 10 度の前弯の獲得が可能であること，が挙げられる．術中は軟骨終板を丹念に切除する一方で，骨性終板を温存する．軟骨終板を残すと骨癒合が妨げられ，骨性終板を損傷するとケージが沈下（subsidence）

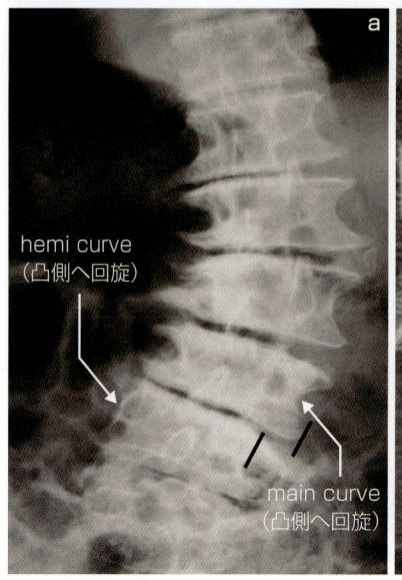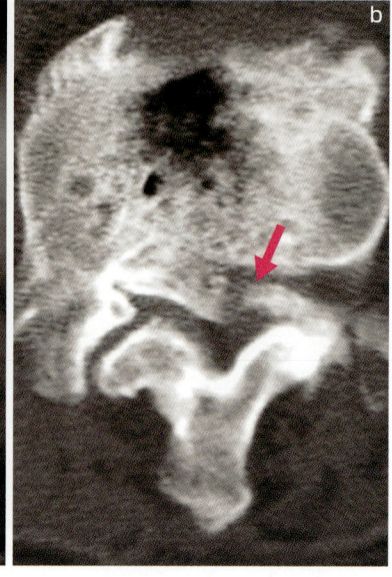

❸ 症例 2

a：腰椎 X 線正面像．L4 椎体の左への側方すべりと，L5/S 椎間板の左側での楔状化を認める．b：脊髄腔造影 CT．L4/5 左側ですべり下位椎（L5）の左上関節突起（矢印）が脊柱管内に陥入し硬膜管を圧排している．

しやすくなる．

目標とするアライメントは，頭尾側の代償性前弯の大きさと可動性（flexibility）により異なる．胸腰椎での代償の指標は C7-S1 SVA（仙骨後上縁からの距離で，前方がプラス）（❷ b）で，これがマイナスの場合には胸腰椎での代償ありと評価される．胸腰椎代償型では提示症例のごとく，変形矯正術の成績は良好である．一方で SVA がプラス，胸腰椎に rigid な後弯が存在し，首下がりを代償できていない場合には，胸腰椎での矯正により C7 plumb line を仙骨後方に移動させたうえで頚椎の矯正を行うことが望ましいが，患者の同意が得られにくい．

術前に代償が働いている症例に対する手術のプランニングにおいては，術後に代償が減弱（正常化）することを考慮する必要があるが，腰椎後弯に対する手術の formula（後述）に相当するものは首下がりにはなく，症例を重ねることで formula を構築していく必要がある．自験例では術後の C2-7 SVA（❷ b）を 25 mm 以下とすることで合併症を回避できることが示されている．

典型例 2　腰曲がりにおける下肢痛のメカニズム

症例 2：76 歳，女性．

現病歴・現症：2 年前から歩行時・安静時に左下肢痛があり，近位にて保存治療を受けるも症状が進行したため来院した．安静時の痛みは座位・左側臥位で強い．

診断：神経学的には左 L5 領域で知覚鈍麻がみられ，長母趾伸筋筋力は低下していた．腰椎 X 線正面像（❸ a）では，L4 椎体の左への側方すべりと，L5/S 椎間板の左側での楔状化を認める．脊髄腔造影 CT 像（❸ b）では L4/5 左側ですべり下位椎（L5）の左上関節突起（❸ b 矢印）が脊柱管内に陥入し硬膜管を圧排している．L4/5 左側の脊柱管狭窄と L5/S 左側での椎間孔狭窄と診断した．

治療：左 L5 神経根ブロックにて徐々に症状の改善が得られた．

解説

腰椎変性側弯症における神経障害は，椎間板外側楔状化（L5/S 左側）と側方すべり（L4/5）が

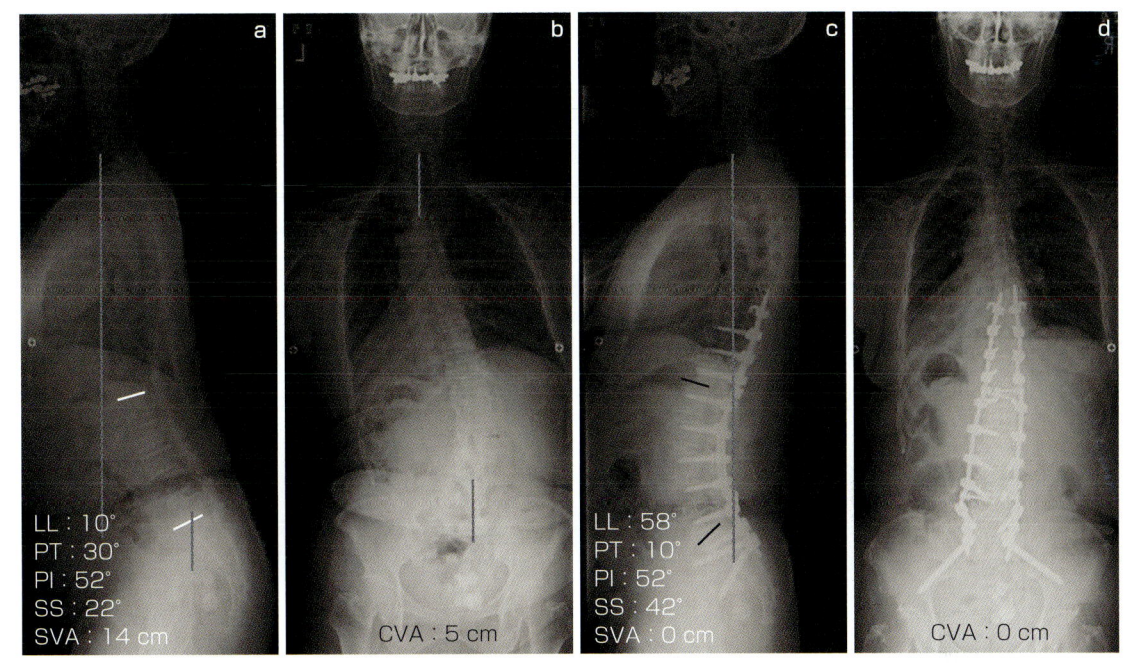

❹ 症例3

a, b：術前．腰椎前弯の減少を骨盤後傾（PT）および胸椎の後弯減少で代償しているが，矢状面バランスはとれていない．
c, d：側方進入椎体間固定術（LIF）とT9-S2AIスクリューによる後方固定を施行後．矢状面バランスは正常化した．同時に冠状面バランスも術前5cmの左への偏位と左肩下がりは消失．

重要である．椎間板外側楔状化（lateral disc wedging）はしばしば椎間孔狭窄症を呈し，安静時痛，特に症状側を下にした側臥位や座位で痛いという特徴がある．側方すべりの病態は回旋性すべりであり，下位椎の上関節突起が脊柱管に陥入し神経根・硬膜管を圧排する．側方すべりとCT上の回旋度は相関する[3]．

保存治療で十分な改善が得られない場合には手術を考慮する．固定術を行う際には，X線前後像でのL3・L4のtilt（傾斜）を5度以下に矯正（水平化）することで，長期的に側弯が改善することが示されており[4]，このことは疫学的な報告でも裏づけられている．

典型例3　腰曲がりにおける腰痛のメカニズム

症例3：74歳，女性．
現病歴・現症：体幹が左前方に偏位し独歩困難となり来院．カートを押してなんとか歩行可．屋内は伝い歩き．炊事などの動作は，左肘をついて行っており，左肘の皮膚が角質化している．

診断：明らかな神経学的異常所見はない．X線写真上（❹ a, b），脊椎・骨盤パラメーター（❷ b, c参照）は，PI：52度，LL（腰椎前弯）：10度，PT：30度，SS：22度，SVA（C7-S1）：14cm．腰椎前弯の減少を骨盤後傾（PT）および胸椎の後弯減少で代償しているが，矢状面バランス（SVA）はとれていない．

治療（❹ c, d）：3椎間（L2/3，3/4，4/5）に側方進入椎体間固定術（LIF）とT9-S2AIスクリューによる後方固定を施行．X線上，LL：58度，PT：10度，SS：42度，SVA：0cmと矢状面バランスは正常化した．同時に冠状面バランスも術前5cmの左への偏位と左肩下がりは消失．症状はほぼ消失し満足度も高い．

解説

病態：ヒトは足を支点としたバランスの円錐（cone of economy）をもっており，頭部がその円錐の中にあれば立位姿勢を維持できるが，逸脱

すると大きな筋力（エネルギー）を必要とし，立位保持が困難となる．腰椎が後弯化すると頭部は前方へ移動し，立位を保持するために頸椎の前弯を増大，胸椎の後弯を減少，骨盤を後傾し股関節を伸展し膝を屈曲する．

こうした代償作用により腰背筋群のコンパートメント内圧が上昇し筋阻血状態となり，筋・筋膜性腰痛と腰痛性間欠跛行を生じる．骨盤後傾と膝屈曲という代償に由来する両大腿前面の痛みを訴えることも多く，脊柱管狭窄症と診断されていることも少なくない．脊柱管狭窄症の腰部前屈姿勢と腰椎後弯を代償している股関節伸展・膝屈曲姿勢との違いを見極めたい．

診断：片肘をついて反対側の手で洗面や炊事を行う，手を大腿の前について歩行する，といった脊柱後弯による立位バランス障害に特有の症状を聴取することが重要である．

脊柱の矢状面バランスを客観的に評価する際に使用されるのが X 線写真上のパラメーターである（**❷**）．PI はヒトそれぞれ固有かつ不変であり，健常時の腰椎と骨盤の形態を教えてくれる指標である．C7-S1 SVA〔4 cm 以下が正常，9.5 cm 以上が逸脱（＋＋）〕は大きければ「とてもひどい」，小さければ「軽い」と判断してはいけない．X 線撮影時に頑張って（代償を働かせて）立つと，SVA が小さくなる．それを見極めるポイントが PT〔20 度以下が正常，30 度以上が逸脱（＋＋）〕であり，PT が小さい場合には代償が少ない（頑張っていない），PT が大きい場合には代償が大きい（頑張って立っている）．SVA に惑わされないこと，代償の指標である PT をしっかり見ることがポイントである．

まれに骨盤後傾なく，胸椎後弯を減少・前弯化して代償している症例が存在するが，術後に非固定胸椎の後弯が増大し（reciprocal change），固定頭側の隣接椎間障害（proximal junctional kyphosis：PJK）や椎体骨折をきたすため，固定範囲に留意する必要がある．

治療：薬物治療・理学療法・物理療法など各種保存治療が行われる．外科的治療は変形矯正と固定

から成る．矯正に関しては，比較的 flexible な後弯・後側弯変形に対する椎体間矯正固定術，特に側方進入椎体間固定術（LIF）が低侵襲かつ矯正力が大きいことから，成人脊柱変形に対して多く用いられている（**❹** c, d）．一方，固定術後または rigid な変形で 30 度以上の矯正が必要な症例に対する椎体の楔状骨切り術（pedicle subtraction osteotomy：PSO）も有用な手技である．左右非対称に骨切りすることで後側弯を同時に矯正することも可能であり，多数回手術症例などにも有用な術式である[5]．

後弯矯正の目標値を算出する計算式（formula）として，Rose らは 2009 年に LL＞PI＋TK－45 を，2012 年の SRS-Schwab 成人脊柱変形分類においては LL＞PI－10 が，良好なバランスの指標として示された[6]．日本人を対象としたデータから導かれた formula もあり，患者固有の至適な腰椎前弯角を教示する．これらの formula を用いることで，術前のプランニングが容易となり，また術後成績の向上が期待できる．

固定範囲に関しては，頭側が T3 と T10 の 2 群では，T3 群で手術期合併症，偽関節，再手術の頻度が高く，T10 群では PJK 発生の頻度が高いとされる．尾側に関しては，S2AI（alar-iliac）スクリューを固定アンカーとする手技の確立とインプラントの普及を受け，固定尾側端でのインプラント関連の合併症は著減したが，靴下を履く・足の爪を切るといった ADL の制限もあり，適応を明確にしていく必要がある．

❺ に最新の 24 か国 53 名の経験豊富な脊柱変形外科医によるコンセンサスの結果を示す．病態・症状に応じた手術法と固定範囲の推奨度が示されており，手術戦略に役立てていただけると幸いである．

現状の問題点と将来への課題

首下がりの病態と治療法に関しては，いまだ確立されているとはいえない．本項で提示した多施設研究のごとく，症例とエビデンスを積み重ねて

❺ 腰曲がりに対する術式選択におけるエキスパートオピニオン

術式 ＼ 考慮すべき因子	脊柱管狭窄症	骨粗鬆症	側弯	変形の進行性	体幹の側方偏位（CTS>4 cm）	体幹の前方偏位（SVA>5 cm）	L5/S椎間板変性	コンセンサス
除圧単独	あり		30°以下（腰椎）	あり		なし		不適切
	あり		30°以下（腰椎）	なし		あり		不適切
	あり		30°以下（腰椎）	なし		なし		×
除圧＋固定（限局）	あり		60°以下（腰椎）	なし		あり		不適切
	あり		60°以下（腰椎）	なし		なし		×
除圧＋固定（長範囲）	あり					あり		適切
	あり		60°以上		あり			適切
固定（下位胸椎 -L5）		なし				なし	なし	適切
8椎間以上の固定・LIV（L5）							あり（症候性）	不適切
T12-S1固定＋L5/S椎体間固定							あり（症候性）	適切
T10-S1固定＋L5/S椎体間固定		なし			あり	あり		適切
T10- 骨盤固定	あり					あり		適切
	あり				あり			適切
L2- 骨盤固定	あり					あり		適切

×は合意に達せず.
（Sigurd H, et al. Eur Spine J 2018[2] より）

いく必要がある．腰曲がりに関しては，矯正の目標を教示する formula のもと，低侵襲かつ十分な矯正を得ることが可能となってきた．とはいえ，高齢者に対する侵襲性の高い手術であり，隣接椎間障害・椎体骨折にインプラントのゆるみなど，多数回手術を余儀なくされることも多く，長期的な予後も明確ではない．成人脊柱変形を治すのではなく人を治すという観点で，どのように折り合いをつけていくかが今後の課題である．

（豊根知明）

文献

1) Koller H, et al. Characteristics of deformity surgery in patients with severe and rigid cervical kyphosis （CK）: results of the CSRS-Europe multi-centre study. European Spine J 2018；28：324-44.
2) Sigurd H, et al. An international consensus on the appropriate evaluation and treatment for adults with spinal deformity. Eur Spine J 2018；27：585-96.
3) Toyone T, et al. Anatomic changes in lateral spondylolisthesis associated with adult lumbar scoliosis. Spine 2005；30：E671-5.
4) Toyone T, et al. Horizontal fixation of the L3 vertebra with a tilt of less than 5 degrees can prevent the long-term curve progression of unfused adult scoliosis：10-year follow-up study of concave PLIF at the wedged disc below the caudal end vertebra. Spine 2015；40：312-5.
5) Toyone T, et al. Asymmetrical pedicle subtraction osteotomy for rigid degenerative lumbar kyphoscoliosis. Spine 2012；37：1847-52.
6) Schwab F, et al. Scoliosis research society-schwab adult spinal deformity classification：a validation study. Spine 2012；37：1077-82.

筋萎縮性側索硬化症

概要

筋萎縮性側索硬化症（amyotrophic lateral sclerosis：ALS）は，上位運動ニューロンと下位運動ニューロンの変性消失による進行性疾患である．病初期は脊椎症などの整形外科疾患との鑑別が困難な症例が多く，脳神経内科への紹介が遅れる傾向がある．根本的な治療はいまだ存在しないが，補助呼吸など進行を遅らせる治療介入を開始するため，整形外科疾患で説明できない徴候に気づくことが正しい診断への鍵となる．

診療ガイドラインの現況

日本で作成された診療ガイドラインは，日本神経学会が作成した「筋萎縮性側索硬化症診療ガイドライン2013」である[1]．本ガイドラインは疫学，診断，告知・終末期ケア，薬物治療，対症療法，嚥下・栄養，呼吸管理，リハビリテーション，コミュニケーション，難病ネットワーク・福祉サービスなどの項から成る包括的ガイドラインである．

疫学

日本における ALS の発症率は 1.1〜2.5 人/10万人/年であり，2010 年に特定疾患医療受給者証を交付された患者数は 8,406 人であるが，種々の理由により申請を行わないことが考えられるため実際の患者はそれより多いことが予想される．

和歌山県には ALS 多発地区が存在するが，それ以外には発症の国内地域差は指摘されていない．遺伝子異常による家族性 ALS は全体の 5% 程度を占めると考えられているが，一見孤発性にみえる常染色体劣性形式をとる遺伝性 ALS も存在する．

発症は比較的男性が多く，喫煙は ALS の確立したリスクである．プロサッカー選手に代表される頭部外傷と ALS 発症との関連は結論が出ていない．

ALS 患者を脊椎疾患と診断し脊椎手術を行うと ALS の進行を早める可能性があることが最近報告され，術前診断の重要性が指摘されている[2]．典型的 ALS 患者で ALS 由来と考えられる症状に対して脊椎手術を受けた症例が患者全体の 4.2% に及び，脊椎手術を受けた症例で症状の改善をきたした患者はわずか 5% であると報告されている[3]．

診断

ALS の診断には，①上位および下位運動ニューロン徴候が広範に認められること，②症状が進行性であること，③他疾患が除外できること，が必要であるが，臨床所見のみでは検出困難な徴候については検査所見を採用する．

①上位運動ニューロン徴候として腱反射亢進，痙縮，病的反射，下位運動ニューロン徴候として，筋萎縮，線維束性収縮が挙げられる．頚椎症や胸椎症患者では，下肢で上位運動ニューロン徴候をきたす可能性がある．また，頚椎症により上肢で，あるいは腰椎症により下肢で下位運動ニューロン徴候をきたす可能性があるため，変形性脊椎症（以下，脊椎症）は ALS の鑑別診断上きわめて重要である．両者の主な鑑別点を以下に述べ

❶ ALS と変形性脊椎症との鑑別

	ALS	変形性脊椎症
上位運動ニューロン徴候 （腱反射亢進・痙縮・病的反射）	（＋） 下顎反射の亢進があれば脊髄より頭側の病変を疑う	（＋） 頚椎症・胸椎症で下肢に認める．下顎反射は亢進しない
下位運動ニューロン徴候 （筋萎縮・線維束性収縮）	（＋） 上位運動ニューロン徴候が優位な例では所見に乏しい	（＋） 神経根障害により，髄節性の筋萎縮を認める （－） 線維束性収縮は通常認めない
脳神経障害	（＋） 進行すれば舌萎縮などを認める （－） 病初期には認めないことがある	（－） 基本的には認めない
自律神経障害	（－）	（＋） 特に排尿障害が鑑別に有用
呼吸障害	（＋） 病初期には認めない	（－）
感覚障害	（－）	（＋） Romberg 徴候や放散痛

る（❶）．

■ ALS と変形性脊椎症の鑑別点

● 上位運動ニューロン徴候は ALS と脊椎症の両方で認めうるが，下顎反射は両者の鑑別に有用である．下顎反射が亢進していれば，脳幹レベルより頭側に病変が存在することが示唆されるため，脊髄症では説明が不可能であり，ALS など広範な病変の可能性が高い．画像上明らかな脊柱管狭窄所見を認めないのに腱反射が亢進していれば，圧迫性脊髄症より ALS を示唆するが，陳旧性脊椎症により腱反射亢進が残存する可能性に注意し，画像所見に依存しすぎない．

● 下位運動ニューロン徴候も ALS と脊椎症の両方で認められる．脊椎症の場合は筋萎縮が髄節性に限局することが多い．ミエロパチーハンドと呼ばれる頚髄症による手の限局性脱力は手指の伸展・屈曲動作の遷延や尺側手指の内転・伸展不全をきたすことが多く，ALS との鑑別に苦慮することがある．線維束性収縮（fasciculation）は筋の不規則なぴくつきであり ALS を強く示唆する特徴的な所見であるが，正常人でも不眠やカフェインの大量摂取な

どで認めることがある．また，偽線維束性収縮（pseudo-fasciculation）と呼ばれる現象は，筋の随意収縮に伴い表面から筋のぴくつきを観察できる現象で，下位運動ニューロン障害と神経再支配による増大した運動単位によることから，高度の脊椎症による神経根障害でも認める場合があることに注意が必要である．

● 脳神経障害は両者の鑑別にきわめて重要である．広範な病変を反映して脳神経障害は ALS で認めることが多く，特に舌の萎縮や発語困難が特徴的である．しかしながら，下肢発症の ALS では脳神経障害は病早期では認めないことが多く，脳神経症状の欠如は ALS を否定しえない．脊椎症では基本的に脳神経障害をきたさないが，三叉神経脊髄路核が上位頚髄レベルまで下降するため，頚髄症でも顔面知覚異常を示す可能性がある．

● 自律神経障害は ALS では基本的には認められない．頚髄症や胸髄症では頻尿などの泌尿器症状を示すことがあり，鑑別に重要である．

● 脊椎症では呼吸障害をきたすことはまれである．ALS では呼吸障害が死因の上位を占める

ほど頻度が高いが，病初期には呼吸機能が維持されることが多い．

- 感覚障害は ALS では基本的に認められないが，運動量の低下に伴う糖尿病神経障害や食思不振に伴うビタミン欠乏性末梢神経障害を併発することがあるので注意が必要である．放散痛をきたす例は神経根症を疑う．感覚失調を示唆する Romberg 徴候は脊髄症による後索機能異常を示唆するため，陽性であれば脊髄症を疑う．

神経伝導検査・針筋電図検査

運動ニューロン障害がごく軽度の場合は診察所見のみで ALS と診断することは困難である．また，脱髄性末梢神経障害の一部で ALS との鑑別が困難な例があることから，神経生理検査は ALS の診断に有用である．

神経伝導検査を行うことで，神経伝導速度の低下や伝導ブロックなど脱髄性神経障害の除外を行う．典型的な ALS では神経伝導検査は以下のような所見をとる：①神経伝導速度は正常で，伝導ブロックや異常な時間的分散などの脱髄所見を示さない，②運動神経伝導検査では複合筋活動電位（CMAP）振幅が低下しうる，③感覚神経伝導検査は正常である．

針筋電図検査では筋安静時と筋収縮時の放電を評価する．ALS では安静時に異常放電を示すことが多く，線維自発電位などの活動性脱神経所見を検出することで活動性脱神経の分布を評価できる．また，fasciculation の検出も行うことができる．筋収縮時には，いわゆる神経原性変化と呼ばれる高振幅かつ持続時間が延長したサイズの大きな筋活動電位を認めることが多く，神経筋再支配を示唆する．しかし，ALS では神経筋再支配が完成する前に運動ニューロン死が起こる結果，筋活動電位のサイズは軽度な増大にとどまることが多い．

筋エコー検査

針筋電図の検出範囲よりもはるかに広い部分をカバーできるため，針筋電図検査よりも fasciculation の検出に優れているのが筋エコーである．針筋電図と比較して非侵襲的であることも有利な点ではあるが，診断基準には筋エコーのみでの検出は認められておらず，補助診断としての役割である．そのため，筋エコーで fasciculation の分布を確認したうえで針筋電図を行うことも考えられる．

診断基準

改訂 El Escorial 診断基準が長らく世界のスタンダードであったが，病初期の ALS 患者の検出に難があることが指摘されている．その欠点を補うために電気生理検査所見を改訂したものが Awaji 基準であり，臨床基準との整合性をもたせた Updated Awaji 基準が最近提唱された．fasciculation の検出を下位運動ニューロン障害の証拠として，より重視する考え方をとっており，病初期 ALS での検出力が増している．今後世界的な診断スタンダードとして認められる可能性が高い．

治療

現状では根本的治療はない．リルゾールとエダラボンが日本で承認されているが，疾患の進行を数か月ほど遅らせる効果がある程度で，効果は限定的である．

呼吸機能が低下する場合は低酸素血症や高二酸化炭素血症を生じ予後不良であるので，呼吸補助装置を使用することが推奨される．

患者説明のポイント

ALS は原因不明で予後不良な神経難病である．広範な筋萎縮や脱力，呼吸困難などが生じるため，早期に脳神経内科を中心とした専門医療機関へ紹介され，適切なケアを受けることが重要である．

筋のぴくつきは ALS を疑うきっかけとなることが多く，嚥下困難など脊椎症では非典型的な症状に気づけば，担当の整形外科医に相談できる体制を整えておくことが望ましい．

課題と展望

ALS は難病中の難病であり，いまだ有効な治療が発見されていない．筆者ら脳神経内科医は iPS 細胞など近年のブレークスルーが現状を突破する好機であると期待している．しかし運動ニューロンが死滅した進行期に入った患者を治療するのは決して容易なことではなく，早期診断・早期治療が ALS 治療へのキーワードである．整形外科疾患と診断されて脳神経内科への紹介が遅れる ALS 患者は決して少なくないため，本疾患の存在を鑑別疾患の一つとして認識していただき，非典型的な経過をたどる場合には脳神経内科へのすみやかな紹介が望まれる.

（野寺裕之，梶 龍兒）

文献

1) 日本神経学会監修. 筋萎縮性側索硬化症診療ガイドライン 2013. https://www.neurology-jp.org/guidelinem/als2013_index.html.
2) Pinto S, et al. Does surgery accelerate progression of amyotrophic lateral sclerosis? J Neurol Neurosurg Psychiatry. 2014；85：643-6.
3) Yoshor D, et al. Incidence and characteristics of spinal decompression surgery after the onset of symptoms of amyotrophic lateral sclerosis. Neurosurgery 2005；57：984-9.

第2章 上肢の疾患・外傷

上腕近位部外傷
──鎖骨骨折，肩鎖関節脱臼，上腕骨近位端骨折

概要

上腕近位部外傷のなかでも，鎖骨骨折，肩鎖関節脱臼，上腕骨近位端骨折は日常臨床においてしばしば遭遇する疾患である．

診療ガイドラインの現況

鎖骨骨折，肩鎖関節脱臼，上腕骨近位端骨折の治療に関しエビデンスレベルの高い臨床報告は少なく，日本，諸外国においても治療ガイドラインは存在しない．近年，鎖骨骨幹部骨折，上腕骨近位端骨折に関するランダム化比較試験が散見されるが，さらなるエビデンスレベルの高い論文の集積が待たれる．

鎖骨骨幹部骨折

鎖骨骨折は遠位端・骨幹部・近位端骨折ごとに治療方針が異なるため部位別に解説する．

■ 診断

鎖骨骨幹部骨折は成人とともに小児発生が多いことも特徴の一つである．

骨折型分類は Robinson 分類（❶）が頻用されている．3D-CT も骨折形態の把握に有用である．

■ 治療

鎖骨骨幹部骨折は保存療法が第一選択とされてきたが，近年，高度転位例や高齢者で保存療法により偽関節・変形治癒が高率に発生することが報告され，手術療法の必要性も指摘されている[1]．

日本における標準的な治療アルゴリズムを❷に示す．保存療法は鎖骨バンド固定が主流であり，既製の鎖骨バンドが装着できない幼小児では8の字包帯固定を行う．手術療法は髄内釘法とプレート法に大別される．両者の術後成績はほぼ同等であるが，プレート固定のほうが機能回復がやや早いとの報告がある[2]．

■ 患者説明のポイント

鎖骨骨幹部骨折の治療は保存療法が基本ではあるが，高度粉砕転位例や高齢者では遷延治癒，偽関節となりやすい．ただし，偽関節となっても無症候性のことも多い．一方，確実な骨癒合・早期外固定除去のためには手術が必要であるが，髄内釘法とプレート法のそれぞれにメリット・デメリットがある（❸）．

■ 課題と展望

保存療法による鎖骨変形治癒はどの程度まで許容されるのか．有症候性と無症候性偽関節の病態の相違は何か，髄内釘法とプレート法の選択基準の確立，プレート至適設置位置（上方，前方）の検証など，多くの解決すべき課題が残されている．

鎖骨遠位端骨折

■ 診断

骨折部の転位が大きい場合，肩鎖関節脱臼と類似した鎖骨遠位端の皮下突出が認められ，突出部を指で押すと沈み込む浮動感（ピアノキー現象）を触知することができる．

骨折型分類は Craig-田久保分類（❹）が頻用されているが，臥位でのX線撮影は骨折転位が過小評価されるため，立位（可能であれば下方ストレス下）で撮影する．3D-CT も骨折形態の把握に有用である．

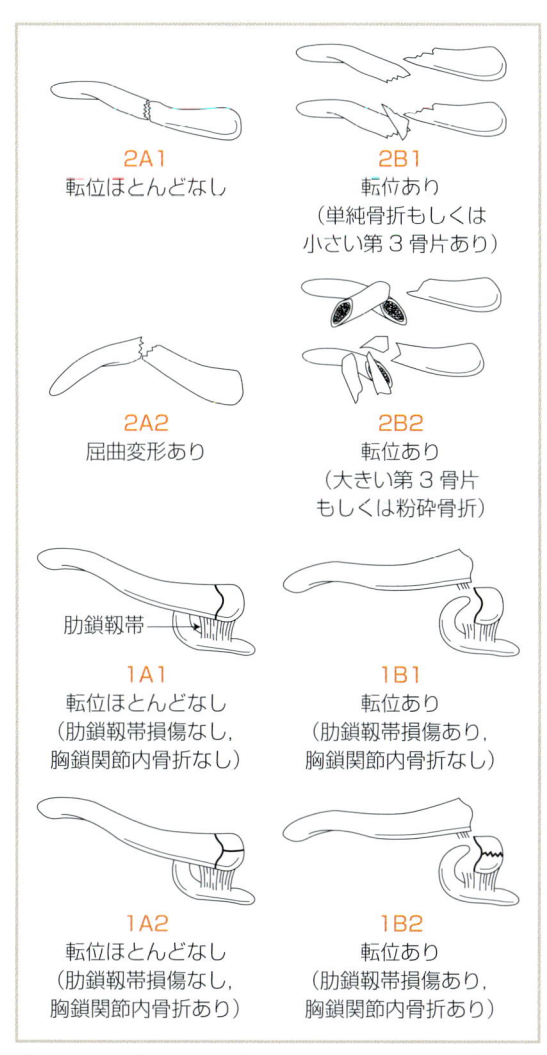

2A1
転位ほとんどなし

2B1
転位あり
（単純骨折もしくは
小さい第3骨片あり）

2A2
屈曲変形あり

2B2
転位あり
（大きい第3骨片
もしくは粉砕骨折）

肋鎖靱帯

1A1
転位ほとんどなし
（肋鎖靱帯損傷なし，
胸鎖関節内骨折なし）

1B1
転位あり
（肋鎖靱帯損傷あり，
胸鎖関節内骨折なし）

1A2
転位ほとんどなし
（肋鎖靱帯損傷なし，
胸鎖関節内骨折あり）

1B2
転位あり
（肋鎖靱帯損傷あり，
胸鎖関節内骨折あり）

❶ 鎖骨骨幹部骨折，近位端骨折 Robinson 分類

治療

日本における標準的な治療アルゴリズムを❺に示す．

烏口鎖骨靱帯の損傷がなく，末梢骨片と中枢骨片の連続性が維持されている安定型骨折（Craig-田久保分類 Type Ⅰ，Ⅲ，Ⅳ）は保存的治療が選択され，2～3週間の三角巾固定にて局所の安静を図り，除痛後早期に肩関節運動を開始する．

不安定型骨折（Craig-田久保分類 Type Ⅱ，Ⅴ，Ⅵ）は手術的に加療される．各種の手術法が試みられているが，主な手術法は❺に挙げたもの

である．

患者説明のポイント

転位の大きな鎖骨遠位端骨折は高率に偽関節となるため，骨癒合を得るためには手術が必要となる．手術法は骨折型により，肩鎖関節をまたがない固定法か，またぐ固定法が選択される．またぐ固定法では抜釘までの一定期間，肩関節の可動域制限が必要である．保存療法で偽関節となっても無症候性のこともあり，高齢者では必ずしも手術は必要でない．

現状の問題点と将来への課題

各種の手術法，固定材が用いられているが，骨折形態ごとの至適治療法，特に肩鎖関節をまたぐ固定法，またがない固定法の適応についての検証が待たれる．近年，鏡視下烏口鎖骨靱帯再建術による骨折治療も試みられている．また，骨癒合後の肩鎖関節（亜）脱臼も比較的高率に発生しており，解決すべき課題として残されている．

鎖骨近位端骨折

診断

鎖骨遠位端骨折は比較的まれな骨折であり，青年期では内側骨端核が存在するため，近位端骨折は骨端線離開の形をとることが多い．

X線像のみでは詳細な骨折形態の把握は困難であり，3D-CT がきわめて有用である．骨折型分類は Robinson 分類が頻用され，肋鎖靱帯損傷の有無により Type A，B に，さらに胸鎖関節内骨折の有無により1，2型に細分類される（❶）．

治療

Type A は鎖骨バンド・三角巾固定により保存的に治療する．Type B は偽関節となることが多いが，無症候性のことが多く，さらなる治療を要することは少ない．高度転位例や疼痛持続例の手術に際し，胸鎖関節を貫く金属固定材は高率に折損し，縦隔に迷入し，肺・心臓・大血管損傷を引き起こす危険性があるため用いるべきではない．固定材としては，対側の骨皮質を貫通せずスクリュー固定が行えるロッキングプレートを使用する．

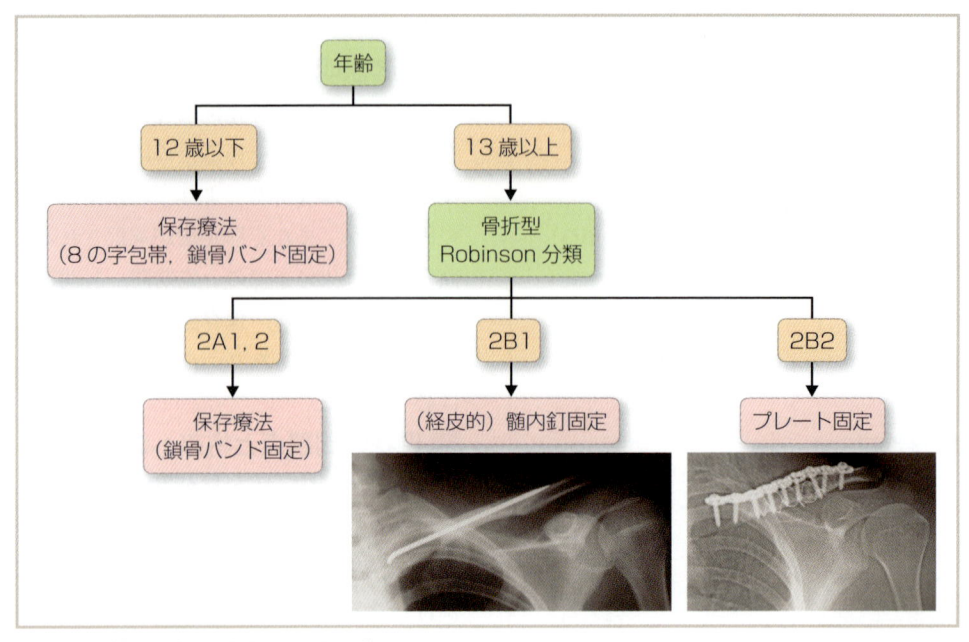

❷ 鎖骨骨幹部骨折の治療アルゴリズム

❸ 鎖骨骨幹部骨折に対する髄内釘，プレート固定の特徴

	メリット	デメリット
髄内釘	●小侵襲 ●骨癒合が早い ●抜釘が容易 ●創部瘢痕が小さい	●ピンの back out ●ピン突出部痛 ●回旋固定性不良 ●骨折部の短縮 ● X 線被曝（経皮的） ●（外固定の追加）
プレート	●解剖学的整復 ●固定性良好 ●早期疼痛軽減 ●早期可動域回復	●手術侵襲大（手術瘢痕・鎖骨上神経損傷） ●骨癒合が遅い ●画像上の骨癒合に時間を要する ●抜釘侵襲大（抜釘後再骨折）

■ 患者説明のポイント

大多数の症例は保存的に治療可能である．金属材料を用い骨接合を受けた場合は，必ず術後外来受診を継続しなければならない．

■ 現状の問題点と将来への課題

手術適応の検証ならびに安全な手術法，内固定材の開発が望まれる．

肩鎖関節脱臼

肩鎖関節は肩鎖靱帯（肩峰～鎖骨間），烏口鎖骨靱帯（烏口突起～鎖骨間），三角筋・僧帽筋（鎖骨遠位部に付着）の各靱帯・筋肉によりその安定性が維持されている．肩峰が衝撃的に下方へ引き下げられる直達外力により，鎖骨遠位端に付着する靱帯・筋肉が損傷し肩鎖関節脱臼が生じる．

■ 診断

完全脱臼例では外観上，鎖骨遠位端が著明に上方突出し，突出部を指で押すと沈み込む浮動感（ピアノキー現象）を触知することができる．

肩鎖関節脱臼の分類は Rockwood 分類（❻）が頻用されるが，鎖骨遠位端骨折同様，立位撮影（下方ストレス下）が望ましい．

■ 治療

日本における標準的な治療アルゴリズムを❼に示す．

Type Ⅲの治療法に関しては今なお議論が続いており，若年者や上肢を過使用するスポーツマン・肉体労働者では手術を考慮する．最近の保存療法と手術療法を比較した多施設共同前向きランダム化試験では，保存療法のほうが合併症が少な

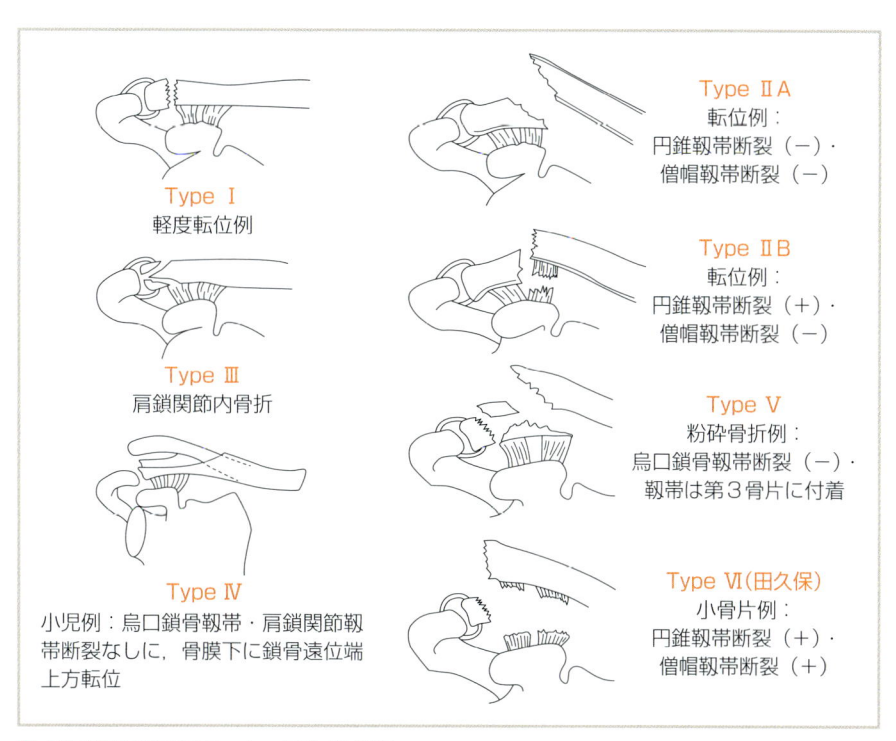

❹ 鎖骨遠位端骨折 Craig- 田久保分類

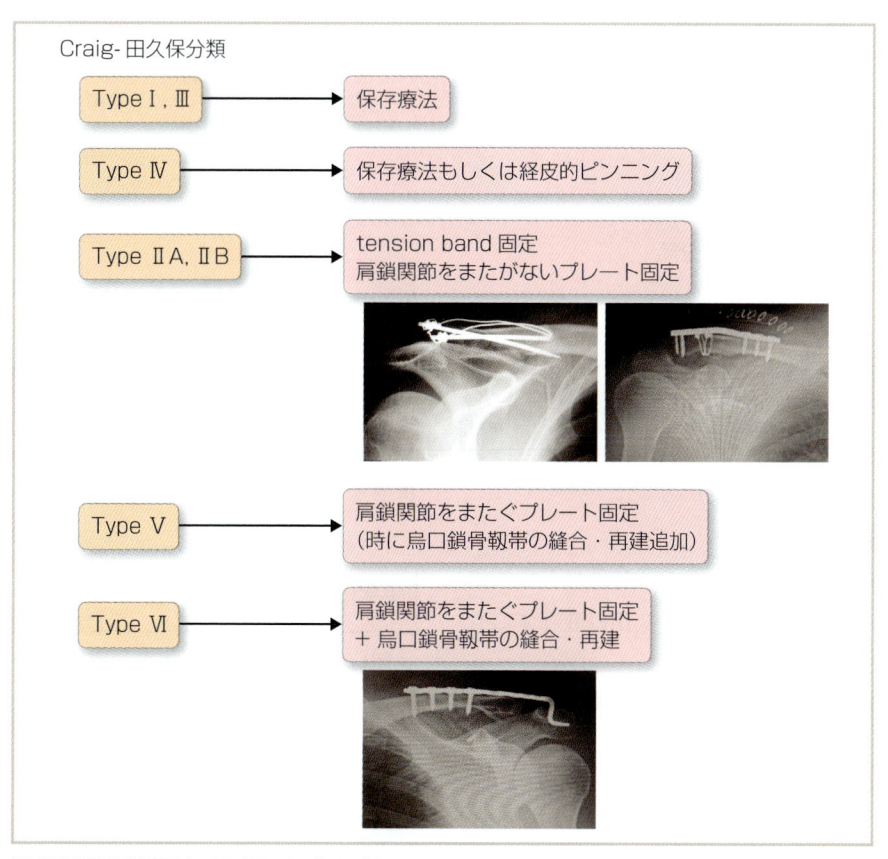

❺ 鎖骨遠位端骨折の治療アルゴリズム

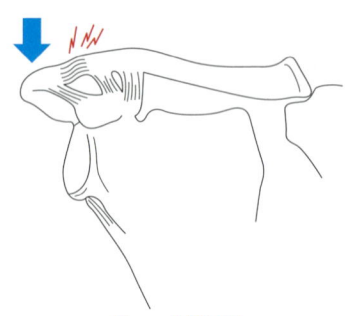

Type I（捻挫）

肩鎖靱帯のみの伸張. 烏口鎖骨靱帯・三角筋・僧帽筋は正常. X線像では転位を認めないが, 肩鎖関節部の腫脹・圧痛・運動時痛を有する.

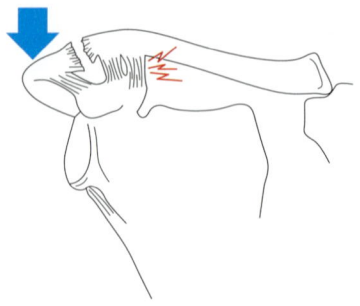

Type II（亜脱臼）

肩鎖靱帯は断裂. 烏口鎖骨靱帯は伸張. 三角筋・僧帽筋は正常. X線像では鎖骨遠位端の上方転位を認めるが, 鎖骨の厚み以内である.

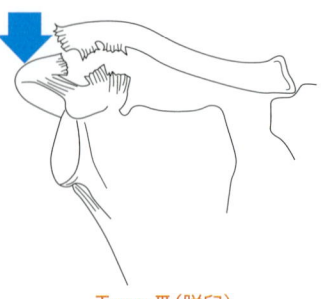

Type III（脱臼）

肩鎖靱帯・烏口鎖骨靱帯は断裂. 三角筋・僧帽筋も鎖骨遠位端より剥離. X線像では鎖骨遠位端は肩峰の上縁を越えて転位し, 烏口鎖骨間距離は健側の25〜100%増しとなる.

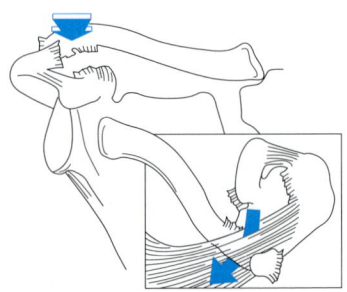

Type IV（後方脱臼）

肩鎖靱帯・烏口鎖骨靱帯は断裂. 三角筋・僧帽筋も鎖骨遠位端より剥離. 鎖骨遠位端は後方の僧帽筋内へ転位.

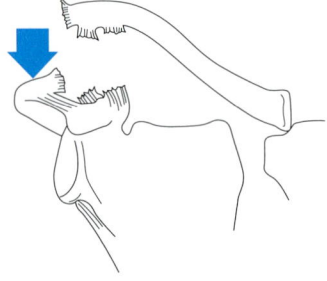

Type V（高度脱臼）

Type IIIの高度損傷例で, 三角筋・僧帽筋は鎖骨外側半分より剥離. X線像では烏口鎖骨間距離は健側の100〜300%増しとなる.

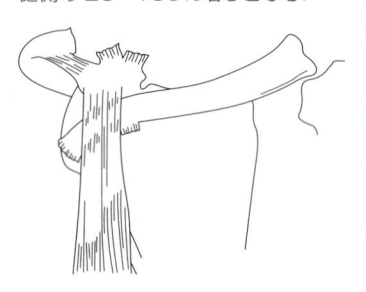

Type VI（下方脱臼）

肩鎖靱帯・烏口鎖骨靱帯は断裂. 三角筋・僧帽筋も鎖骨遠位端より剥離. 鎖骨遠位端は肩峰もしくは烏口突起の下方へ転位. 非常にまれな脱臼である.

❻ 肩鎖関節脱臼 Rockwood 分類

く, 早期成績に優れ, 早期復職が可能であったと報告されている[3].

また, 鏡視下手術も試みられ, 従来法とほぼ同等の手術成績が報告されている[4].

■ 患者説明のポイント

症例の多くを占める Type I〜IIIは保存療法で対処可能であり, 鎖骨遠位端の突出は残存するものの機能的予後は良好である.

■ 現状の問題点と将来への課題

日常臨床でよく遭遇する外傷であるが, 今なお治療法の一致がみられていないのが本症の特徴ともいえる. まったく治療が必要でないという医師, 保存療法を薦める医師, 手術療法が最善であると考える医師がおり, 意見の不一致の幅は広い. 現在, 整形外科分野のなかでも, エビデンスレベルの高い臨床研究報告が最も不足している疾患であり, 今後の臨床研究が待たれる.

上腕骨近位端骨折

超高齢社会の到来により, 著しい骨粗鬆症を有した上腕骨近位端骨折が増加している. 近年, 本骨折用の横止め髄内釘やロッキングプレートが開発され治療成績が向上してきている.

■ 診断

肩関節部の強い疼痛と運動制限を主訴とし, 時

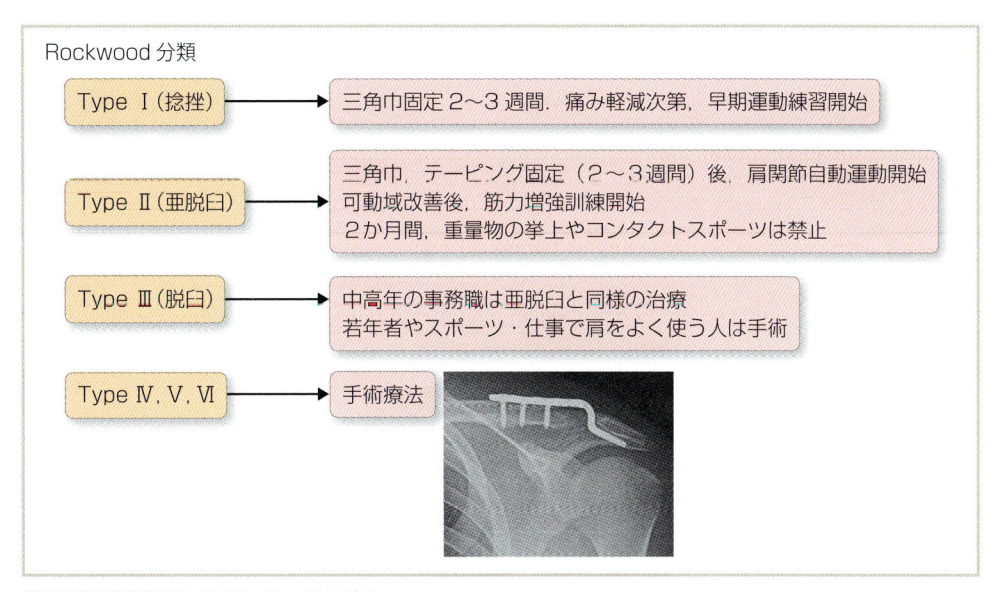

Rockwood 分類

Type Ⅰ（捻挫）	→	三角巾固定 2～3 週間．痛み軽減次第，早期運動練習開始
Type Ⅱ（亜脱臼）	→	三角巾，テーピング固定（2～3 週間）後，肩関節自動運動開始 可動域改善後，筋力増強訓練開始 2 か月間，重量物の挙上やコンタクトスポーツは禁止
Type Ⅲ（脱臼）	→	中高年の事務職は亜脱臼と同様の治療 若年者やスポーツ・仕事で肩をよく使う人は手術
Type Ⅳ，Ⅴ，Ⅵ	→	手術療法

❼ 肩鎖関節脱臼の治療アルゴリズム

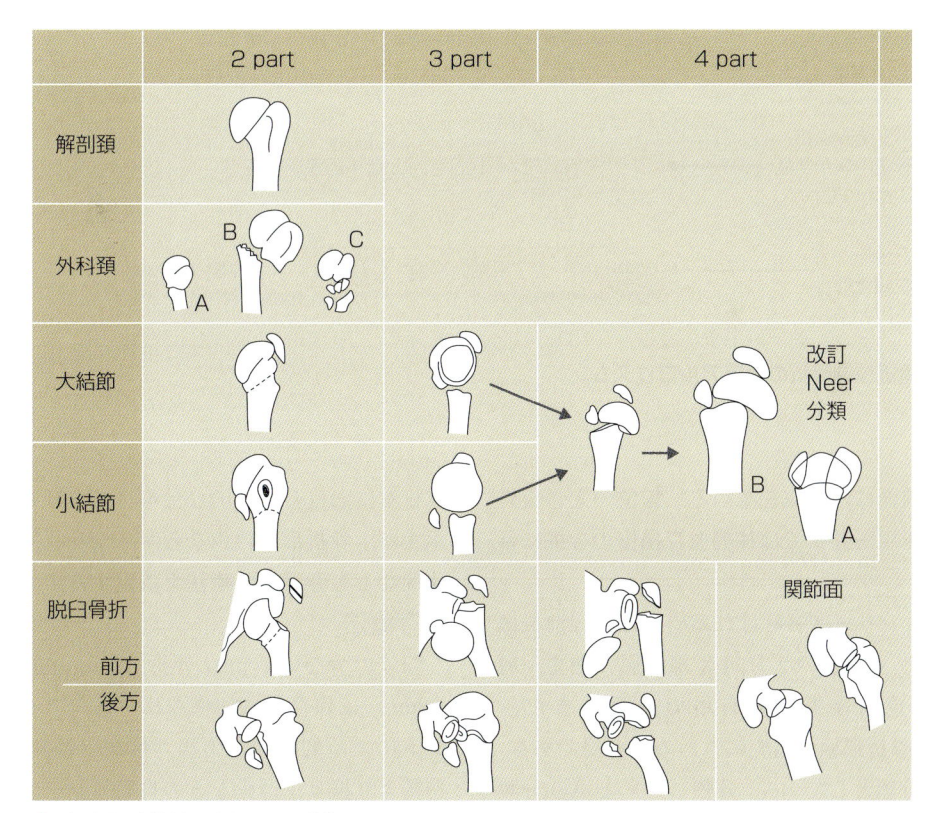

❽ 上腕骨近位端骨折 Neer 分類

Neer 分類では上腕骨近位端は上腕骨頭，小結節，大結節，骨幹端部の 4 つの部分より構成されるとし，各部位に 1 cm 以上の転位があるか，45 度以上の角状変形がある場合を一つの part と数えると定義している．つまり，骨折線があっても上記の定義を満たさない場合は minimal displacement として 1 part 骨折と称される．転位した骨片の数により，2 part 骨折，3 part 骨折，4 part 骨折とされ，各骨折に脱臼が組み合わされ分類されている．なお，改訂 Neer 分類（2002 年）では 4 part 骨折のうち，外反陥入骨折を細分類している．

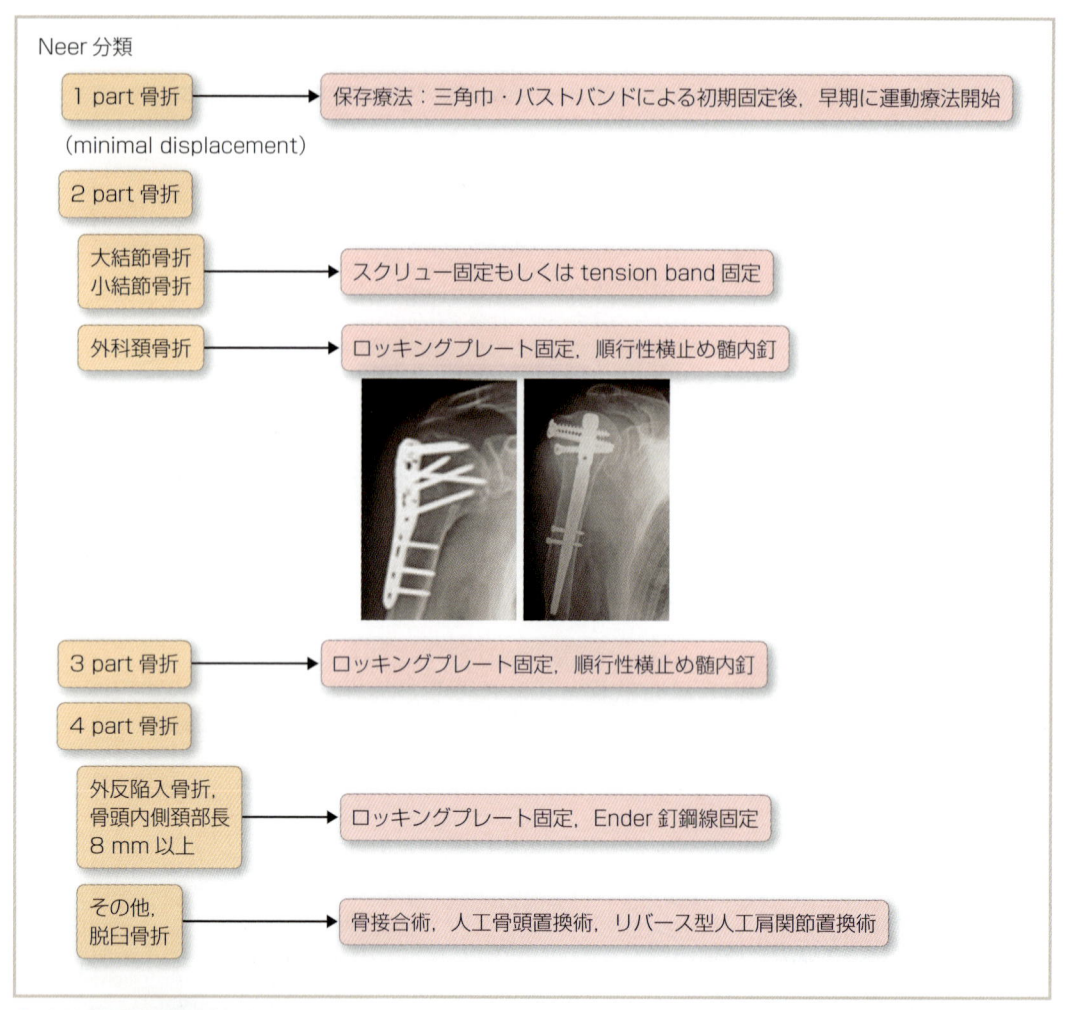

Neer 分類

1 part 骨折 ──→ 保存療法：三角巾・バストバンドによる初期固定後，早期に運動療法開始
(minimal displacement)

2 part 骨折

大結節骨折
小結節骨折 ──→ スクリュー固定もしくは tension band 固定

外科頚骨折 ──→ ロッキングプレート固定，順行性横止め髄内釘

3 part 骨折 ──→ ロッキングプレート固定，順行性横止め髄内釘

4 part 骨折

外反陥入骨折，
骨頭内側頚部長
8 mm 以上 ──→ ロッキングプレート固定，Ender 釘鋼線固定

その他，
脱臼骨折 ──→ 骨接合術，人工骨頭置換術，リバース型人工肩関節置換術

❾ 上腕骨近位端骨折の治療アルゴリズム

に肩関節前面に内出血を認める．転位の大きな外科頚骨折や脱臼骨折では神経血管損傷の合併に留意する．

Trauma シリーズと呼ばれる肩関節接線前後撮影と肩甲骨 Y 撮影の 2 方向 X 線撮影に加え，肩関節内旋位前後撮影も有用である．また，3D-CT は骨折形態の精査にきわめて有用である．

骨折型分類として Neer 分類（❽）と AO 分類が頻用されているが，AO 分類は 2018 年に改訂され，Neer 分類に類似した比較的シンプルな分類法となった．

■ 治療

本項では Neer 分類に従い治療法を解説する．

日本における標準的な治療アルゴリズムを❾に示すが，骨折形態のみならず，全身状態，社会的状況なども考慮し治療法を決定する．

保存療法

転位の少ない 1 part 骨折（minimal displacement）は保存的に加療され，三角巾・バストバンドによる初期固定の後，疼痛の軽減する 1〜3 週後より振り子運動などの自動運動を開始する．

手術療法

大結節単独骨折，小結節単独骨折：肩峰下インピンジメント予防のため大結節前方部は 3〜5 mm のわずかな転位でも手術を考慮すべきである．大骨片はスクリューにて，小骨片は軟鋼線にて固定

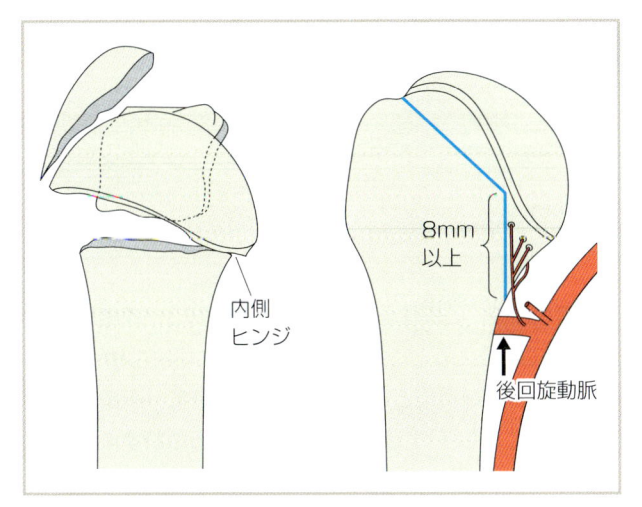

❿ 骨接合術の適応となる 4 part 骨折

する．小結節単独骨折はきわめてまれで，見逃されることが多く，高度転位例は手術適応となる．

外科頚 2 part 骨折，3 part 骨折：順行性横止め髄内釘とロッキングプレートにて治療されることが多いが，骨頭内反矯正と頚部内側骨皮質のコンタクトが手術成功の鍵である（❾）．なお，両手術法の治療成績は同等であると報告されている[5]．

4 part 骨折：骨接合が難しく，高率に骨頭壊死が生じるため，人工骨頭置換術の適応とされているが，人工骨頭置換術の成績が不良であること，骨癒合に伴う骨頭への再血流により骨頭壊死を免れる症例があること，骨頭壊死が生じても機能障害が少ないことから，若年者では骨接合が試みられることも多い．特に 4 part 骨折のなかでも外反した骨頭と上腕骨頚部内側がヒンジ状につながっている外反陥入骨折や内側頚部長が 8 mm 以上残存している骨折は，血流が維持され骨頭壊死が生じにくいため骨接合術の適応である（❿）．また近年，高齢者の 4 part 骨折に対するリバース型人工肩関節置換術の良好な治療成績も報告されている[6]．

■ 患者説明のポイント

骨折形態のみならず，全身状態，社会的状況な

ども考慮し治療法を決定する．保存療法，手術療法にかかわらず，良好な成績を得るためには早期リハビリテーションが重要である．

■ 現状の問題点と将来への課題

Neer 分類は骨片間に働く力学的関係や骨頭に供給される血流の状態などの予後判定，治療方針の決定に有用であるが，X 線像から 1 cm や 45 度の測定が困難なため，複数検者間での合致率や同一検者での再現率が低いことが問題視され，3D-CT を加味し合致率の向上が試みられている．粉砕骨折に対する，骨接合術，人工骨頭置換術，リバース型人工肩関節置換術の適応に関し，さらなるエビデンスの集積が待たれる．

（仲川喜之）

▶ **文献** ・・・・・・・・・・・・・・・・・・

1) Tamaoki MJS, et al. Treatment of displaced midshaft clavicle fractures：figure-of-eight harness versus anterior plate osteosynthesis：a randomized controlled trial. J Bone Joint Surg Am 2017；99：1159-65.

2) van der Meijden OA, et al. Operative treatment of dislocated midshaft clavicular fractures：plate or intramedullary nail fixation? A randomized controlled trial. J Bone Joint Surg Am 2015；97：613-9.

3) Canadian Orthopaedic Trauma Society. Multicenter dandomaized clinical trial of nonoperative versus operatine treatment of acute acromioclavicular joint dislocation. J Orthop Trauma 2015；29：479-87.

4) Minkus M, et al. Arthroscopic reconstruction after acute acromioclavicular separation injuries. JBJS Essent Surg Tech 2017；7：e7.

5) Gracitelli MEC, et al. Locking intramedullary nails compared with locking plates for two- and three-part proximal humeral surgical neck fractures：a randomized controlled trial. J Shoulder Elbow Surg 2016；25：695-703.

6) Cuff DJ, Pupello DR. Comparison of hemiarthroplasty and reverse shoulder arthroplasty for the treatment of proximal humeral fractures in elderly patients. J Bone Joint Surg Am 2013；20：2050-5.

肩関節周囲障害

概要

　肩関節周囲障害として特に頻度が高い疾患に，腱板断裂，石灰性腱炎（石灰沈着性腱炎），凍結肩（肩関節周囲炎）がある．単に「肩周囲の痛み」としてとらえるとこれらの疾患の鑑別は難しいが，各々の臨床的特徴を把握することで症状のみからでも鑑別が可能となる場合もある．特に，高齢者では画像検査においていくつかの病的所見が混在することも多く，画像所見のみにとらわれずに身体所見を含めた総合的な診断が重要である．

診療ガイドラインの現況

　肩関節周囲障害に関連した国内のガイドラインとしては，肩関節周囲炎に対して「理学療法診療ガイドライン」が存在する．一方，腱板断裂や石灰性腱炎に対する日本からの診療ガイドラインは存在しない．

凍結肩（肩関節周囲炎）の呼称について

　日本および海外でも複数の呼称が存在し，凍結肩，肩関節周囲炎，癒着性関節包炎などさまざまである．近年では，アメリカ整形外科アカデミー（AAOS）や国際関節鏡・膝・整形外科スポーツ医学会（ISAKOS）において，肩の可動域制限を stiff shoulder（拘縮肩）とし，そのなかで特発性のものを frozen shoulder（凍結肩），外傷や術後など二次性のものを secondary stiff shoulder（二次性拘縮肩）として呼称を統一することを推奨している[1-3]．

疫学

　肩関節周囲障害を網羅的に疫学調査した報告はない．腱板断裂に関して，日本の住民検診による疫学調査では50歳代では約10％，80歳代では30％以上に腱板断裂が存在したとする報告があり，加齢により発生頻度が増加することが明らかとなっている．また，外傷歴や喫煙歴は腱板断裂発生の危険因子として知られており，飲酒歴や糖尿病，高脂血症についても関連性が報告されている．

　石灰性腱炎の罹患率は，肩痛のある患者の7〜17％との報告があるが，発生機序などいまだ不明な点が多く，無症候性患者を含めた石灰沈着の発生頻度はわかっていない．罹患患者は，40〜60歳代の女性に多いとされる．

　凍結肩に関しては，明確な診断基準がないため詳細な発生頻度や罹患年齢など不明な点が多い．海外からは，発生頻度は総人口の2〜5％と報告されており，女性にやや多いものの男性患者では症状が長期化する傾向があるとされる．糖尿病患者での高い罹患率の報告に加えて，甲状腺機能異常や心疾患（心筋梗塞），肺疾患（肺結核や肺気腫），悪性腫瘍，Parkinson病，脳出血，薬剤（抗HIV薬），喫煙，Dupuytren拘縮などと本症との関連性が報告されている．

臨床症状

　腱板断裂では，断裂部が肩峰と衝突することから，有痛弧やインピンジメント徴候，インピンジメントテストが陽性となる．また，断裂が内旋筋である肩甲下筋腱や外旋筋である棘下筋腱，小円

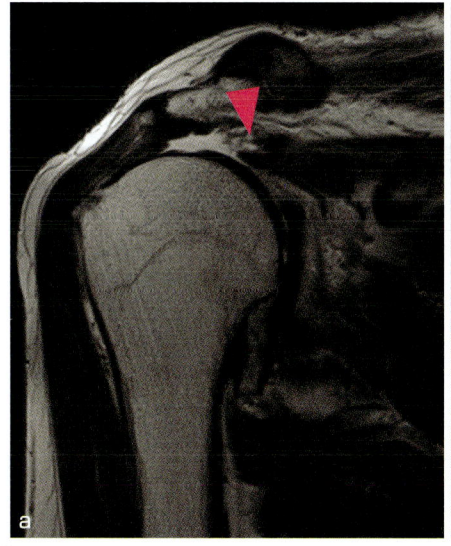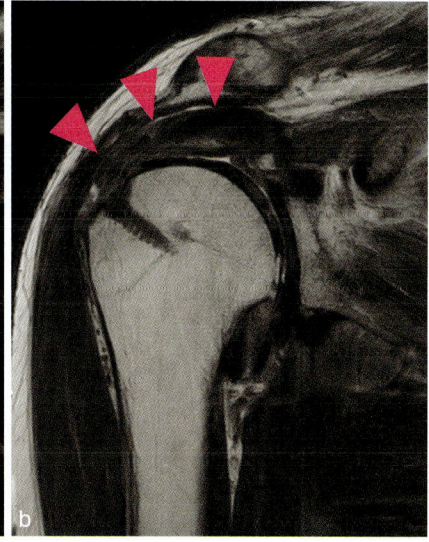

❶ 症例 1：腱板断裂
a：術前 MRI．断裂部断端（矢頭）．
b：術後 2 年での MRI．大腿筋膜を用いて上方関節包再建術を行い，良好に被覆されている（矢頭）．

筋腱に及ぶと，内旋や外旋筋力の低下を引き起こす．この際，他動的には可動域制限はないか，あっても軽度な場合が多い．

石灰性腱炎では，急性期では炎症反応が惹起され激烈な症状を呈することが多く，肩関節の自動運動がまったくできない場合もある．慢性期には，沈着した石灰のために腱板が肥厚し，肩峰との衝突による有痛弧やインピンジメント徴候がみられるようになる．

凍結肩は，典型的には炎症期，拘縮期，回復期に大別される．炎症期では安静時，夜間痛ともに強く，動作時痛は全方向においてみられる．一方，拘縮期になると動作時痛は最終可動域での疼痛となる場合が多い．拘縮期における可動域制限に関して，ISAKOS Upper Extremity Committee では global limitation を，前方挙上 100 度以下，外旋 10 度以下，内旋 L5 以下のうち 2 方向以上での可動域制限が自動，他動運動ともにみられるもの，と定義している．

治療

腱板断裂，石灰性腱炎，凍結肩に対する治療として，保存療法と手術療法がある．治療方針に関して一定の見解はないが，原則として保存療法が第一選択である．しかしながら，保存療法を選択した際にどのタイミングで手術療法を検討すべきかについてなど，一定の見解はないのが現状である．

典型例 1　腱板断裂

症例 1：74 歳，男性．
現症：養殖業の作業後に肩の重苦感を自覚．2 日後に疼痛が出現し，徐々に増悪し夜間痛が出現したため，整形外科クリニックを受診後に当院に紹介となった．
診断：自動運動では疼痛のため肩挙上は 90 度に制限され，有痛弧やインピンジメント徴候がみられた．他動的に可動域制限はみられず，外旋での疼痛はなかった．単純 X 線像では，肩峰下面の骨硬化像および肩峰骨頭間距離の狭小化がみられ

た．MRI では，棘上筋から棘下筋にかけて腱板の広範囲断裂がみられた（**❶** a）．

治療：肩峰下滑液包への注射や理学療法などの保存治療を半年間行い，夜間痛は消失したもののインピンジメント徴候が残存し，日常生活動作での疼痛が持続したため，手術治療として大腿筋膜を用いた上方関節包再建術を行った．術後2年での外来受診時に疼痛や可動域制限はなく，MRI では

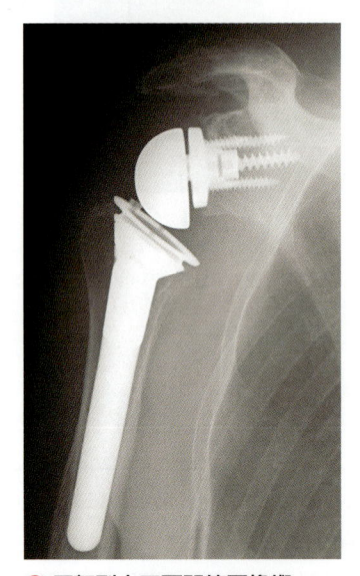

❷ 反転型人工肩関節置換術

再断裂はみられない（**❶** b）．

解説

本症例では，有痛弧やインピンジメント徴候が陽性である一方，他動運動では制限がなく内外旋での疼痛もみられないことから肩峰下での病変が示唆されており，画像所見により腱板断裂と診断した．

本症例では，半年間の保存療法で症状が残存したため，手術療法を選択した．術式については，腱板修復術が第一選択となっており，近年では関節鏡での手術が一般的である．一方，一次修復が困難な進行症例に対する術式については議論が分かれており，断裂部を部分的に修復する部分修復術や大腿筋膜を用いて被覆する大腿筋膜パッチ法や上方関節包再建術，高齢者に対しては反転型人工肩関節置換術（**❷**）が選択肢となりうる．

典型例2　石灰性腱炎

症例2：52歳，男性．

現症：誘因なく肩痛が出現し，激痛のため当院救急外来を受診した．5年前にも誘因なく疼痛があったが，医療機関を受診せずに症状は軽快してい

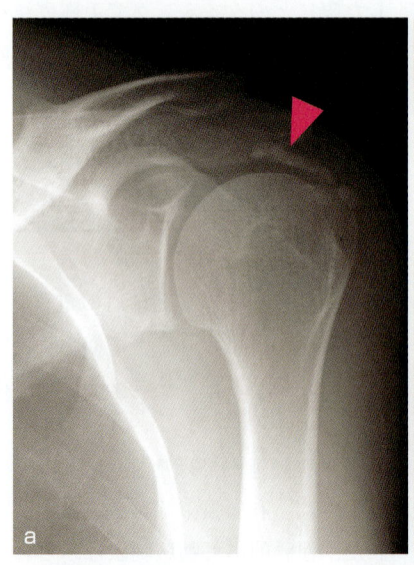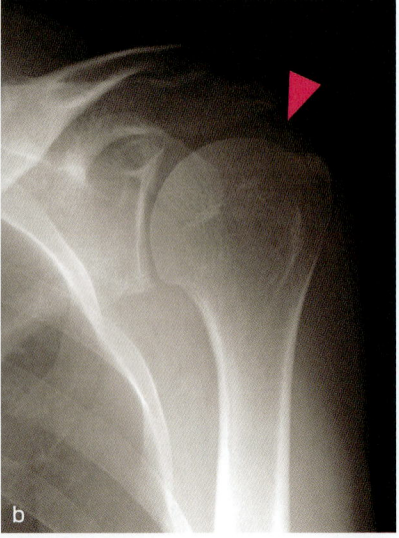

❸ 症例2：石灰性腱炎
a：初診時単純X線像．腱板内の石灰沈着（矢頭）．
b：穿刺吸引処置後5か月．大部分の石灰は吸収されている（矢頭）．

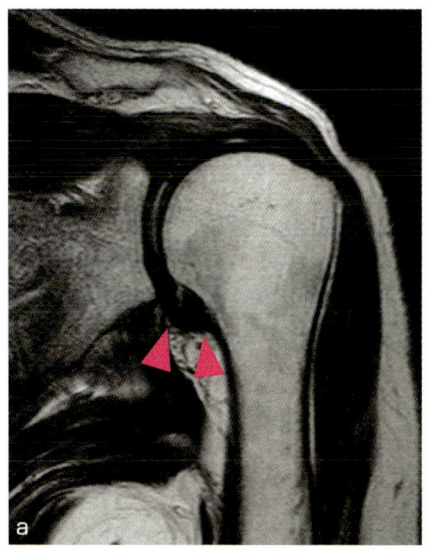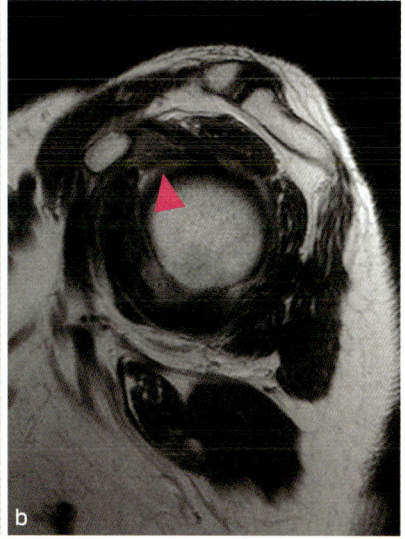

❹ 症例3：凍結肩
a：MRI 斜位冠状断像．下方関節包の肥厚（矢頭）．
b：MRI 斜位矢状断像．烏口下脂肪三角の閉鎖（矢頭）．

た．
診断：安静時痛，夜間痛があり，激痛を伴う強い可動域制限がみられた．初診時の単純 X 線像および超音波検査では，棘上筋腱内に石灰沈着がみられたため，石灰性腱炎と診断した（❸a）．

治療：超音波ガイド下に石灰の穿刺吸引処置を行い，疼痛は著明に軽快した．処置後5か月の再診時には，単純 X 線像において石灰は大部分消失していた（❸b）．

解説

　石灰性腱炎に対する治療として，急性期には石灰沈着部への穿刺吸引が有効である．石灰が硬く穿刺吸引が困難な場合には，乱刺法（石灰部を何か所か穿刺する）を選択することで経時的に吸収が誘導され，除痛，可動域の改善が得られる場合も多い．保存療法として，シメチジンなどの内服により石灰の吸収が促進されることが知られている[4]．慢性期において明らかなインピンジメント徴候を呈する症例には，手術療法として肩峰下除圧術や石灰摘出術を検討するが，保存療法に対する臨床成績での優位性に関してエビデンスは乏しい．

典型例3　凍結肩

症例3：57歳，女性．

現症：誘因なく肩痛が出現し，1か月後から夜間痛が出現した．整形外科クリニックで「五十肩」の診断で物理療法を3か月間受けたが症状は軽快せず，徐々に可動域制限が強くなったため当院を受診した．

診断：安静時痛や夜間痛が強く，自動・他動運動は挙上，外旋，内旋ともに疼痛を伴う可動域制限がみられた．MRI（❹）では腱板断裂や石灰性腱炎などの所見はなく，凍結肩における炎症と拘縮の混在と診断した．

治療：肩甲上腕関節内へのステロイド注射により炎症を沈静化した後に，理学療法を開始した．当院初診から半年後には，可動域は著明に改善し夜間痛は消失した．自宅での運動訓練を指導し，現在も定期的に当院外来で経過観察を行っている．

解説

　本症例では，凍結肩に特徴的な臨床所見がみられている．ただし，凍結肩は除外診断なので画像検査は必須と筆者は考えており，腱板断裂や石灰性腱炎などの異常がないことを確認する．MRI

では，腋窩嚢の肥厚や烏口下脂肪三角の閉鎖など凍結肩に特徴的な所見がみられる場合が多い．

治療に関しては，保存療法が第一選択である．消炎鎮痛薬内服の有用性を示すエビデンスは乏しい．肩甲上腕関節内のステロイド注射は除痛効果において有用である．一方，6回以上の注射や高濃度薬剤の使用に関しては，効果は乏しいとの報告がある．理学療法は除痛や可動域改善に有用であり，その際疼痛を誘発せず行う運動訓練が重要である．

手術療法については，6〜12か月の保存療法が奏功しない患者に対して適応を検討することが多い．非観血的授動術においては，上腕骨骨折の発生などの合併症に注意が必要である．鏡視下授動術は，線維化した関節包を適切に切離することができ，可動域改善が期待される．特に，腕神経叢ブロック下に行う覚醒下手術（awake surgery）は患者に可動域の変化を認識させ，術後，後療法を早期に行ううえで有用との報告がある．

（八田卓久，山本宣幸，井樋栄二）

文献

1) Zuckerman JD, et al. Frozen shoulder. In：Masten FA III, et al., eds. The Shoulder：A Balance of Mobility and Stability. American Academy of Orthopedic Surgery；1993. p.253-68.
2) Endres NK, et al. Stiff shoulder. In：Rockwood CA Jr, et al., eds. The Shoulder. 4th ed. Saunders/Elsevier；2009. p.1405-35.
3) Itoi E, et al. Shoulder stiffness：current concepts and concerns. Arthroscopy 2016；32：1402-14.
4) Yokoyama M, et al. Cimetidine for chronic calcifying tendinitis of the shoulder. Reg Anesth Pain Med 2003；28：248-52.

上腕骨外側上顆炎

概要

　上腕骨外側上顆炎は，手関節および指伸筋群，特に短橈側手根伸筋（ECRB）起始部の腱付着部症（enthesopathy）であり，肘外側部痛を呈する疾患である．

　大部分は保存療法で軽快するが，一部に難治性のものがあり，手術療法が行われている．

診療ガイドラインの現況

　日本では2006年に診療ガイドラインが作成されたが，現在改訂作業が終了し，まもなく改訂版[1]が発刊予定である．

標準診療のポイント

● 圧痛，疼痛誘発テストで診断は比較的容易である．

● 薬物療法は内服薬，外用薬ともに短期的に一定の疼痛改善効果があり，症例に応じて用いる．ステロイド注射は短期的には有効であるというエビデンスがあり，痛みの強い患者には推奨される．

● 日常生活動作の指導，ストレッチングなどの理学療法やテニスバンドを用いて長期的視点で治療すれば，大部分の患者の予後は良好である．保険適応のない治療法としてPRP局所注射は有用性がある．

● 一部に難治例がある．前腕回内位で手を握る作業は悪化要因であり，活動性の高い重労働者が難治性になりやすい．難治例に対しては手術療法が勧められる．直視下手術と関節鏡視下手術の術後成績は同等で，おおむね良好である．

疫学

　好発年齢は30歳代後半から50歳代で，一般成人では性別，利き手，喫煙，飲酒歴などに有意なものはないが，高血糖が発症に関与している可能性があるとの報告がある．労働がリスク因子であり，利き手の前腕回内位で手を握るような作業に従事することが発症要因と考えられていて[2]，活動性の高い労働者では有病率が高く，重労働者が難治性になりやすいことが報告されている．

　上腕骨外側上顆炎は別名テニス肘ともいわれるが，日本の報告では重量物運搬により発症した症例が38%と最も多く，テニスによる発症は10〜12%と比較的少ない[3]．一方，テニスやバドミントンなどラケットスポーツでの上肢障害では上腕骨外側上顆炎の発症が最も多く，テニスプレーヤーでは30〜50%が本症の経験を有するとの報告がある．

病態

　狭義では手関節および指伸筋群，特に短橈側手根伸筋起始部の障害，腱付着部症と考えられている（❶）．近年，腱付着に連続し影響する腕橈関節の病変（滑膜ひだ障害・滑膜炎，腕橈関節軟骨変性，輪状靱帯損傷など）を含め，広義の上腕骨外側上顆炎ととらえる考え方がある．

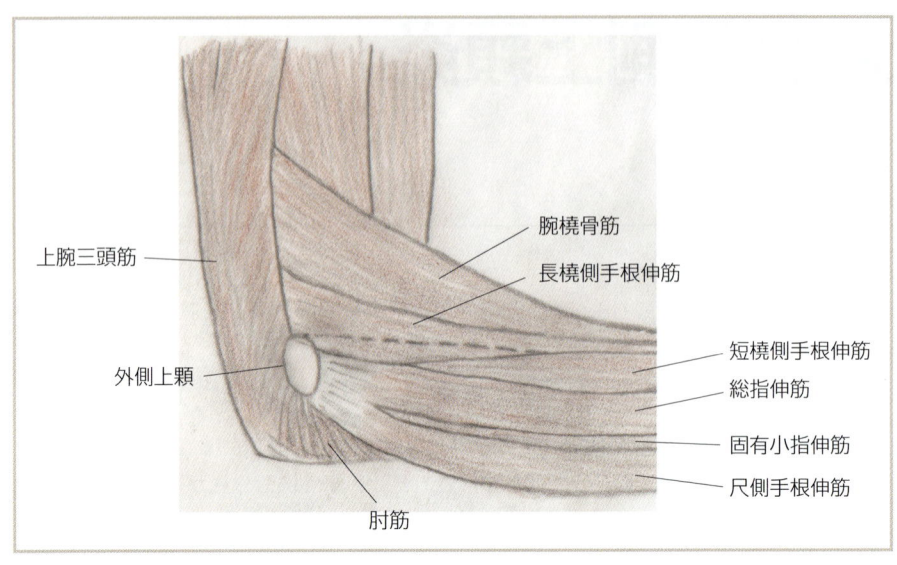

❶ 肘外側の解剖と上腕骨外側上顆炎の病変部（右肘）
上腕骨外側上顆からは，前方から短橈側手根伸筋（ECRB），総指伸筋，固有小指伸筋，尺側手根伸筋，肘筋が起始する．このうち前4者の筋は共通腱を形成している．また，長橈側手根伸筋は外側上顆のすぐ近位から起始していて，最遠位部は短橈側手根伸筋腱部の一部に被さっている．上腕骨外側上顆炎の病変部は共通腱の最も前方に位置する短橈側手根伸筋腱付着部であり，ときに総指伸筋腱付着部まで及ぶことがある．

（図中ラベル）
腕橈骨筋
長橈側手根伸筋
上腕三頭筋
短橈側手根伸筋
総指伸筋
固有小指伸筋
尺側手根伸筋
外側上顆
肘筋

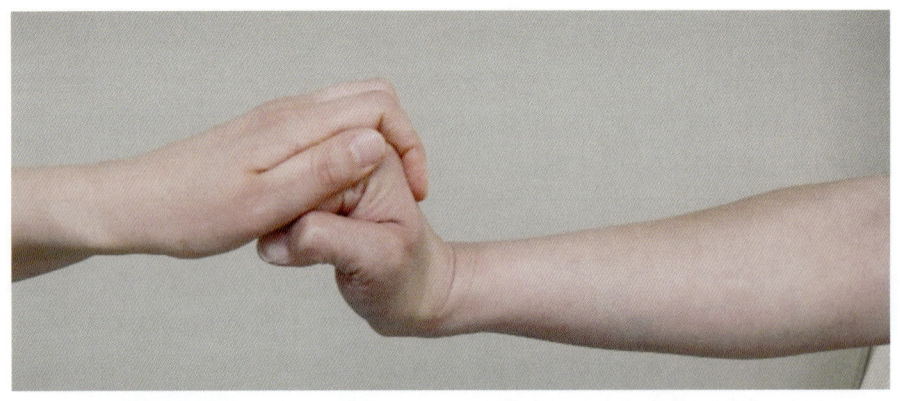

❷ 抵抗下手関節背屈テスト（いわゆる Thomsen テスト）
被検者に肘伸展位で指を握らせ，検者は手の背側から抵抗を加えながら被検者に手関節を背屈させる．上腕骨外側上顆に痛みが生じれば陽性とする．

診断

診断基準は2006年版で定義され，改訂版でも踏襲されている[1]．
①外側上顆の伸筋群起始部に最も強い圧痛がある．
②抵抗下手関節背屈運動で肘外側に疼痛が生じる．
③腕橈関節の障害などの伸筋群起始部以外の障害によるものは除外する．

誘発テストである抵抗下手関節伸展テスト（いわゆる Thomsen テスト，❷）は，肘関節伸展位かつ前腕回内位で行うと陽性率が高いと報告されている[4]．chair テストも同様である．このほか，中指伸展テストが一般に行われている．握力低下も重要な所見で，疼痛の VAS との関連が示されている．

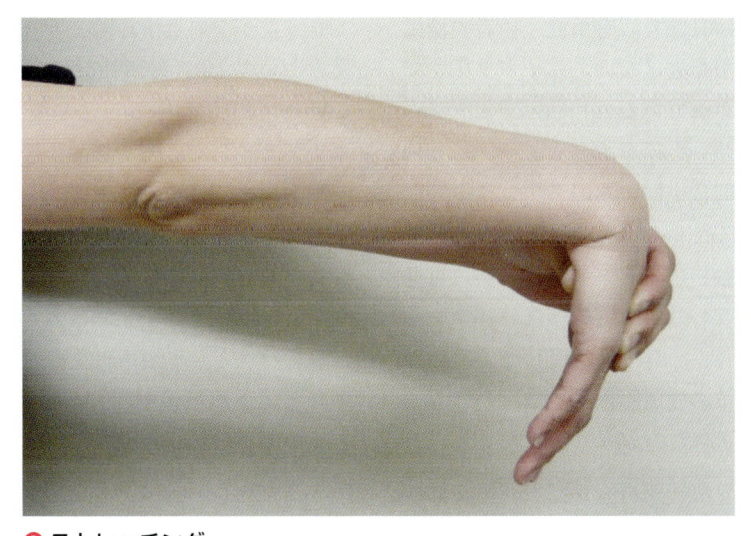

❸ ストレッチング
肘伸展・前腕回内位で手関節を他動的に掌屈させ前腕伸筋群をストレッチする.

■ 画像検査

単純 X 線：石灰化がみられることがあるが，有用性はない.

MRI：伸筋群起始部に T2 強調/脂肪抑制像で高輝度病変を認めることが多い[5]. しかし健側や健常者でも同様の所見を認める場合がある[5] ため，臨床所見を加味したうえで評価する必要がある. 滑膜ひだの描出に有用で，ひだが橈骨頭の 25% を超えると，高い感度で滑膜ひだを判別できたとの報告がある. MRI 所見が症状の重症度と相関するかに関しては，意見が一致していない. 術前 MRI T2 強調像で高輝度病変を認めた症例のほうが関節鏡視下手術の術後成績が良かったという報告がある[6].

■ 機能評価

疼痛の visual analogue scale（VAS），握力，ADL 評価（DASH など）で評価する.

治療

■ 保存療法

薬物療法：内服，塗布薬，貼付薬が用いられるが，エビデンスのある論文は少ない. 短期的には疼痛の軽減がみられるが，長期的に有用かどうか

は明らかでない. ガイドラインでは弱く推奨するとされている[1].

理学療法：運動療法（ストレッチング，筋力訓練，用手操作［manipulation］，授動術［mobilization］，マッサージなど），物理療法（超音波療法，温熱療法，アイシングなど）など複数の方法の報告があり，それらの有用性が報告されている[7]. 他の治療法との比較研究では，ステロイド注射との比較が多く行われていて，短期的にはステロイド注射のほうが有効であったとする報告が少数あるが，1 年以上の経過では理学療法のほうが成績が良いとする報告が多い. 理学療法どうしの比較研究も行われているが，どの理学療法が最も有効であるかは明らかでない. 用手操作，授動術，マッサージは海外の論文で特別な手技が報告されているが，日本では一般にストレッチング（❸）や筋力訓練が行われている[8]. また，経過観察と比較した研究があり，1 年後には有意差がなかったと報告しており，自然経過と差がない可能性が示唆されている. 理学療法は害がなく比較的低コストで効果があることから，ガイドラインでは強く推奨するとされている[1].

テニスバンド：安価で容易に入手でき，症状の改善が得られることを示す研究が複数あり，有効性

が認められている．長期での有用性，患者の満足度についての明確な結論はない．ガイドラインでは弱く推奨するとされている[1]．

ステロイド注射：強い疼痛を訴える患者には奏功する．大部分の研究は1回のみのステロイド局所注射の効果を検討している．6か月未満の短期的効果はありとする強いエビデンスがあるが，再発率が高く，6か月以上の長期効果はないとする強いエビデンスがある[9]．副作用に関して，軽微なものとして注射部位の皮膚脱色や萎縮，かゆみ，湿疹，発赤，皮膚過敏などがあり，重篤なものとして感染，伸筋腱付着部断裂，肘の不安定性の発生などがある．ステロイドの種類や使用量，注射回数についての検討はなく，安全性に問題がある．短期間に高頻度で行うことや高用量のステロイドの注射は行うべきでない．ガイドラインでは短期的な投与を行うことを弱く推奨するとされている[1]．

レーザー治療：ガイドライン策定委員が行った3編のRCTを用いたメタアナリシスでは，治療終了直後・最終経過観察時にプラセボと比較して疼痛については有意差を認めなかったが，握力・ADL評価（DASH）では優れているという結果であった[1]．これらRCTで用いられている低出力レーザーは現在日本国内で販売が承認されているものと波長が少し異なるものであり，ガイドラインでは弱く推奨するとされている[1]．

体外衝撃波：短期的に有効であるとする論文があるが，長期的にはプラセボと有意差がない，有意な改善がないとする論文があり，有効性についてのメタアナリシスではエビデンスは非常に弱い．一方，体外衝撃波は生体に対し侵襲的な治療であり，有害事象として，局所の疼痛，皮膚の発赤など一過性の軽い症状のほか，痛み，気分不良や失神により中止せざるをえない場合や骨への影響の可能性も示唆されている．ガイドラインでは明確には推奨できないとされている[1]．

多血小板血漿（platelet rich plasma：PRP）
局所注射：対照群局所注射（ステロイド・末梢血全血・局所麻酔薬・生理食塩水）との比較において有意差がないとする論文があるが，すべての論文においてPRP局所注射は長期的に有用とされている．PRPの作製方法や濃度は一定でない．ガイドラインでは弱く推奨するとされている[1]．

末梢血全血局所注射：RCTは少ないが，ステロイド注射より有用，PRPと有意差がない，という論文がある．簡便で低コストであるが，保険適応がない．ガイドラインでは弱く推奨するとされている[1]．

骨髄濃縮液局所注射：case seriesで有効であるとする論文がある．ガイドラインでは，推奨を判断するエビデンスが不十分であるとされている[1]．

その他：鍼治療，ラジオ波，ボツリヌス毒素投与などの治療報告があるが，ガイドラインでは明確な推奨はできないとされている[1]．

■ 手術療法

一般に保存療法が無効な場合に手術療法が行われる．手術療法は日本では直視下手術，関節鏡視下手術が行われているが，海外では経皮的切腱術も報告されている．直視下手術と関節鏡視下手術を比較したRCTは存在しない．

直視下手術：直視下手術が有効であるという報告は多く存在する．術式を比較検討した論文が大半を占めるが，どの術式が最も有効かという結論は出ていない．日本ではNirschl法（短橈側手根伸筋腱起始部の変性部切除・ドリリング[10]あるいは切除後切除端を隣接腱に縫着）とその変法がよく行われている．Nirschl法は病態に応じた手術法と考えられる．そのほか，Bosworth法（伸筋群共同腱起始部切離，術中所見に応じて関節包，輪状靱帯の一部切除，滑膜切除を追加），Boyd法（Bosworth III変法の改良法），伸筋筋膜切開術（長・短橈側手根伸筋の筋膜横切），伸筋腱のV-Yスライド法，短橈側伸筋腱延長術など種々の術式の報告がある．手術成績はおおむね良好で，75〜90数％がgood以上である．ガイドラインでは弱く推奨するとされている[1]．

関節鏡視下手術：直視下手術よりも低侵襲であり，近年普及している．case seriesで術後成績が多く報告されている[6]．ガイドライン策定委員

が行ったメタアナリシス[1]では，術後疼痛の
VASは有意に低下し，安静時疼痛と労作時疼痛
が消失した患者の割合はそれぞれ88％，64％で
あった．ADL評価も術後有意に改善し，MEPS
（Mayo Elbow Performance Score）でgood以上
を獲得した率は73％であった．術後成績の記載
がある12研究のメタアナリシスで，fairに達し
ていないと考えられる症例は10％であった．関
節鏡視下手術は経験と技量を十分積んで行うこと
が肝要である．ガイドラインでは弱く推奨すると
されている[1]．

予後

保存療法の予後

多くの症例で保存療法の予後は良好である．保
存療法と自然経過を比較した論文で，有意差なく
改善すると報告したものがあり，上腕骨外側上顆
炎は疾患自体がself-limitingであり，自然回復す
るので積極的な治療は不要であるとする意見があ
る[11,12]．

予後に影響する職場因子を調べた研究では，治
療法と予後の間に関連はなく，手指労働，高い肉
体負荷を及ぼす労働，初診時の疼痛が強いこと，
利き手罹患が疼痛改善に影響していたと報告して
いる[13]．また，難治例の背景因子として生活保護
受給者や労災保険受給者が有意に多く，疾病利得
が関与している可能性が示唆されている．

手術療法の予後

上腕骨外側上顆炎に対する手術療法の成績はお
おむね良好である．保存療法と比較すると成績不
良例，再発例についての報告は少ない．直視下手
術，関節鏡視下手術ともに，成績良好で再発の記
載がない報告がある一方，成績不良で再手術を要
した，あるいは再発のために再手術を要したとの
報告もみられる．

患者説明のポイント

多くの場合，手関節および指伸筋群，特に短橈

側手根伸筋起始部の外側上顆腱付着部の炎症や変
性が原因である．前腕回内位で手を握ったり，重
量物を把持する（手関節が背屈する）動作で痛み
が増悪する．ほとんどの場合，保存療法で改善す
る．

重要なことは，疼痛が増悪する動作や作業（具
体的には，前腕回内・手関節背屈位で強く握った
り，物を把持する動作）を行わないようにするこ
とである．それに加えて，内服薬，外用薬，スト
レッチング，テニスバンドなどで治療し，痛みが
強い場合はステロイド注射が著効する．

痛みが良くなっても，手の使い方に注意してい
ないと再発する．仕事上，疼痛が増悪する作業を
続けなければならない場合，難治性になる可能性
が高く，治らなければ手術が必要となる．

現状の問題点と将来への課題

多くの症例には保存療法が有効で，自然回復す
るという意見まである．しかし，症状の改善には
時間を要する場合がある．一方，一定数の保存療
法抵抗例が存在し，それらが現在手術適応となっ
ている．保存療法にはPRP療法，ヒアルロン酸
注射など保険適応となっていない新しい治療法が
ある．これらが症状を早期に改善させられるか，
あるいは保存療法抵抗例を減らせられるかは今後
の課題である．

保存療法有効例と抵抗例は病態が異なる可能性
があるが，保存療法抵抗例を早期に診断する方法
はいまだない．手術適応例を早期に診断できるよ
うになれば有用である．

難治例に対する手術療法の予後はおおむね良好
であるが，一部に改善しない例があり，その原因
はなお不明である．このほか，関節内病変の関
与・合併も指摘されているが，いまだ明らかでな
い点が多い．治療成績向上のためには，これらの
解明が求められる．

（西浦康正）

文献

1) 日本整形外科学会診療ガイドライン委員会，上腕骨外側上顆炎ガイドライン策定委員会編．上腕骨外側上顆炎診療ガイドライン改訂第2版．南江堂；2019．（印刷中）

2) Fan ZJ, et al. The association between combination of hand force and forearm posture and incidence of lateral epicondylitis in a working population. Hum Factors 2014；56：151-65.

3) 柏木大治．テニス肘について．整形外科 MOOK 27 スポーツ障害．金原出版；1983．p.98-115.

4) 佐竹寛史ほか．上腕骨外側上顆炎における前腕肢位による手関節背屈抵抗テストの陽性率．日手会誌 2015；31：759-60.

5) Psternack I, et al. MR findings in humeral epicondylitis. A systematic review. Acta Radiol 2001；42：434-40.

6) Wada T, et al. Functional outcomes after arthroscopic treatment of lateral epichondylitis. J Orthop Sci 2009；14：167-74.

7) Trudel D, et al. Rehabilitation for patients with lateral epicondylitis：a systematic review. J Hand Ther 2004；17：243-66.

8) 射場浩介．外側上顆炎．MB Orthop 2015；28：15-20.

9) Smidt N, et al. Corticosteroid injections, physiotherapy, or a wait-and-see policy for lateral epicondylitis：a randomized, controlled trial. Lancet 2002；359：657-62.

10) Nirschl RP, et al. Tennis elbow. The surgical treatment of lateral epichondylitis. J Bone Joint Surg 1979；61A：832-9.

11) Sims SEG, et al. Non-surgical treatment of lateral epicondylitis：a systematic review of randomized controlled trials. Hand 2014；9：419-46.

12) Sayegh ET, et al. Does nonsurgical treatment improve longitudinal outcomes of lateral epicondylitis over no treatment? A meta-analysis. Clin Orthop Relat Res 2015；473：1093-107.

13) Haahr JP, et al. Prognostic factors in lateral epicondylitis：a randomized trial with one-year follow-up in 266 new cases treated with minimal occupational intervention or the usual approach in general practice. Rheumatology 2003；42：1216-25.

肘関節不安定症（骨折・脱臼を伴う肘複合不安定症）

概要

　外傷性肘関節脱口や単純な骨折では，保存療法と手術療法のいずれかを行う[1]のが一般的である．一方，尺骨鉤状突起は肘関節の後方 translation への制動の key stone であり，肘関節 terrible triad 損傷（①腕尺関節脱臼，②橈骨頭骨折，③尺骨鉤状突起骨折）に代表される脱臼骨折は手術により解剖学的な整復が得られても成績の分かれる不安定症とされる．

　この肘関節不安定症の病態には続発して肘関節拘縮と変形性肘関節症，尺骨神経麻痺が生じる頻度が高い．この損傷パターンは尺骨鉤状突起を中心に後外側回旋メカニズムにより後方へ腕尺関節が脱臼して生じるとされる[2-5]．これに対し肘関節の一次的安定化要素（primary stabilizer）とされる内側側副靱帯（MCL）は外反ストレス損傷に対する一次的安定化要素であり，terrible triad 型の外傷で MCL が完全断裂することはまれである．よって，解剖学的な肘関節の再建と外側靱帯 complex を修復すれば MCL はたとえ損傷があったとしても理論上，保存的治療で最低限の良好な成績が得られる．

診療ガイドラインの現況

　肘関節不安定症に関する診療ガイドラインは，国内・海外とも作成されていない．

典型例

症例1：23歳，男性．

現症：スノーボードにて受傷．受傷時，腕尺関節脱臼と内反動揺性を認めた．

診断：Regan type II（25%）の尺骨鉤状突起骨折（❶）．

治療・経過：前方アプローチによりヘッドレススクリューで鉤状突起を内固定した．術後1年6か月，最終可動域は屈曲140度，伸展0度となった．

■ 解説

尺骨鉤状突起の機能解剖と骨折分類

　関節軟骨を代表とする関節構成体と MCL を代表とする靱帯成分は内外側方向の安定性に50%ずつ寄与している．これらの構成体が複数部位障害を受けた場合に肘複合不安定症が生じる．すなわち肘複合不安定症は関節内骨折と靱帯損傷の組み合わせにより生じる肘不安定症である．肘関節脱臼に伴う MCL および外側側副靱帯（LCL）の剥離（裂離）骨折の頻度は約12%，尺骨鉤状突起骨折の合併頻度は10%程度とされている．

　近年，肘関節構成体のなかでも関節内の中央に位置する尺骨鉤状突起が注目されてきたのは，terrible triad 損傷をはじめとする外科的治療の選択にあたり Regan-Morrey 分類として扱われ，最も重要な解剖学的部位（key stone）だからである．尺骨鉤状突起は肘関節の前後方向への安定性に寄与しているだけでなく，橈骨頭との関節面を有し，基部は上腕筋が付着している．通常単純 X 線側面像にて腕尺関節面の基底部を0点とし，尺骨鉤状突起の頂点を100%としたとき，肘頭の頂点は50%の高さである[6-9]．このように尺骨鉤状突起の50%ラインは肘頭の頂点をメルクマールにすることができ，これよりも基部では上腕筋が停止するため50%よりも基部に近いレベルでの骨折は不安定となる．

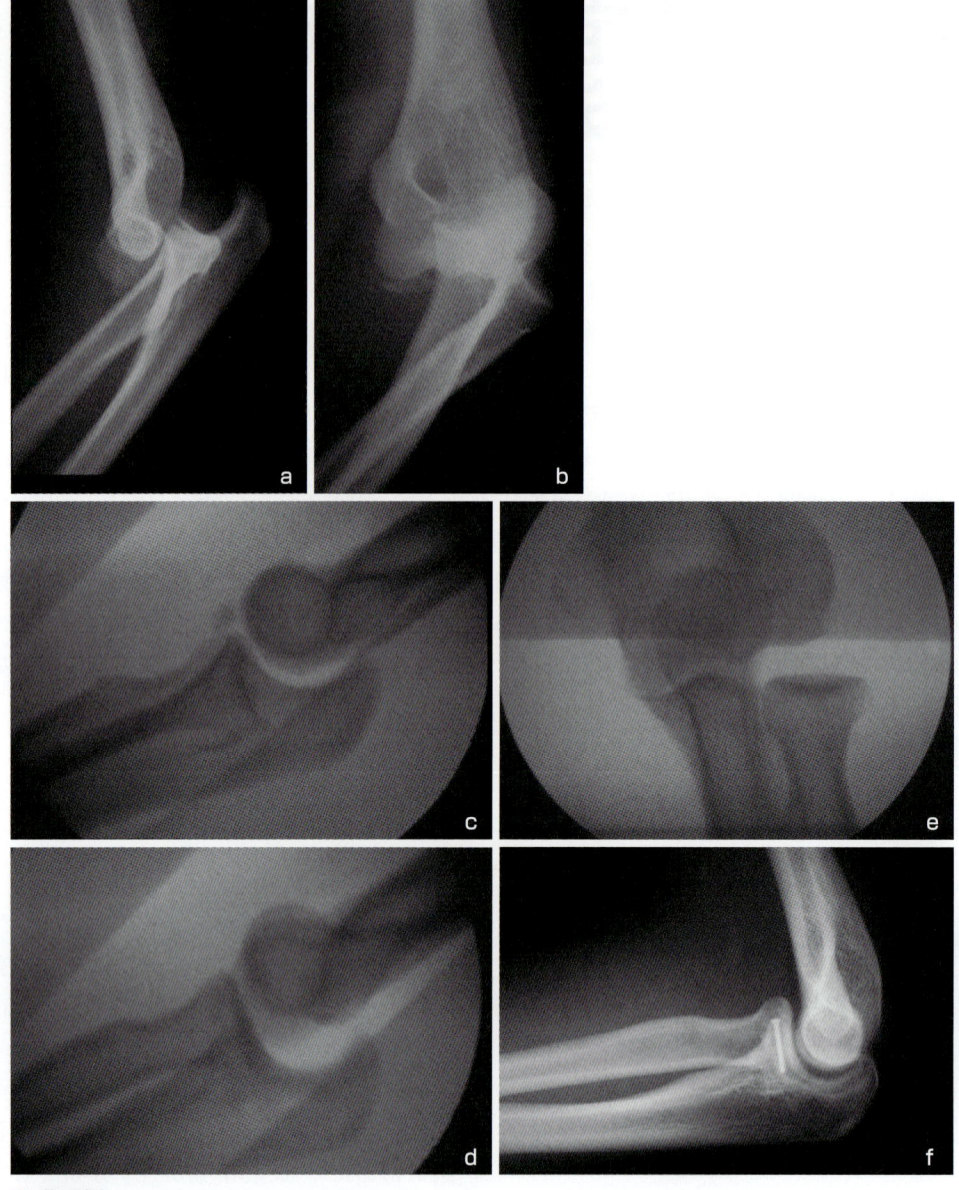

❶ 典型例
a：受傷時側面像．肘関節後方脱臼を認める．
b：受傷時正面像．腕橈関節脱臼を認める．
c：Regan 分類 Ⅰ型（整復後）．
d：回旋にて亜脱臼を呈す．
e：内反不安定性も呈した．
f：術後，尺骨鉤状突起骨接合と LCL 縫合により，安定化が得られた．

後方不安定性に対する一次的および二次的安定化要素

　肘関節後方脱臼に伴う複合骨折モデルでは，尺骨鉤状突起が一次的安定化要素（primary stabilizer）であり，二次的安定化要素（secondary stabilizer）としては橈骨頭と LCL が重要な構成体である．二次的安定化要素だけの修復では肘不安定症が発生してしまうので，尺骨鉤状突起の再建と二次的安定化要素の修復の組み合わせで最低限の肘関節の安定性が担保される[5,10-16]．

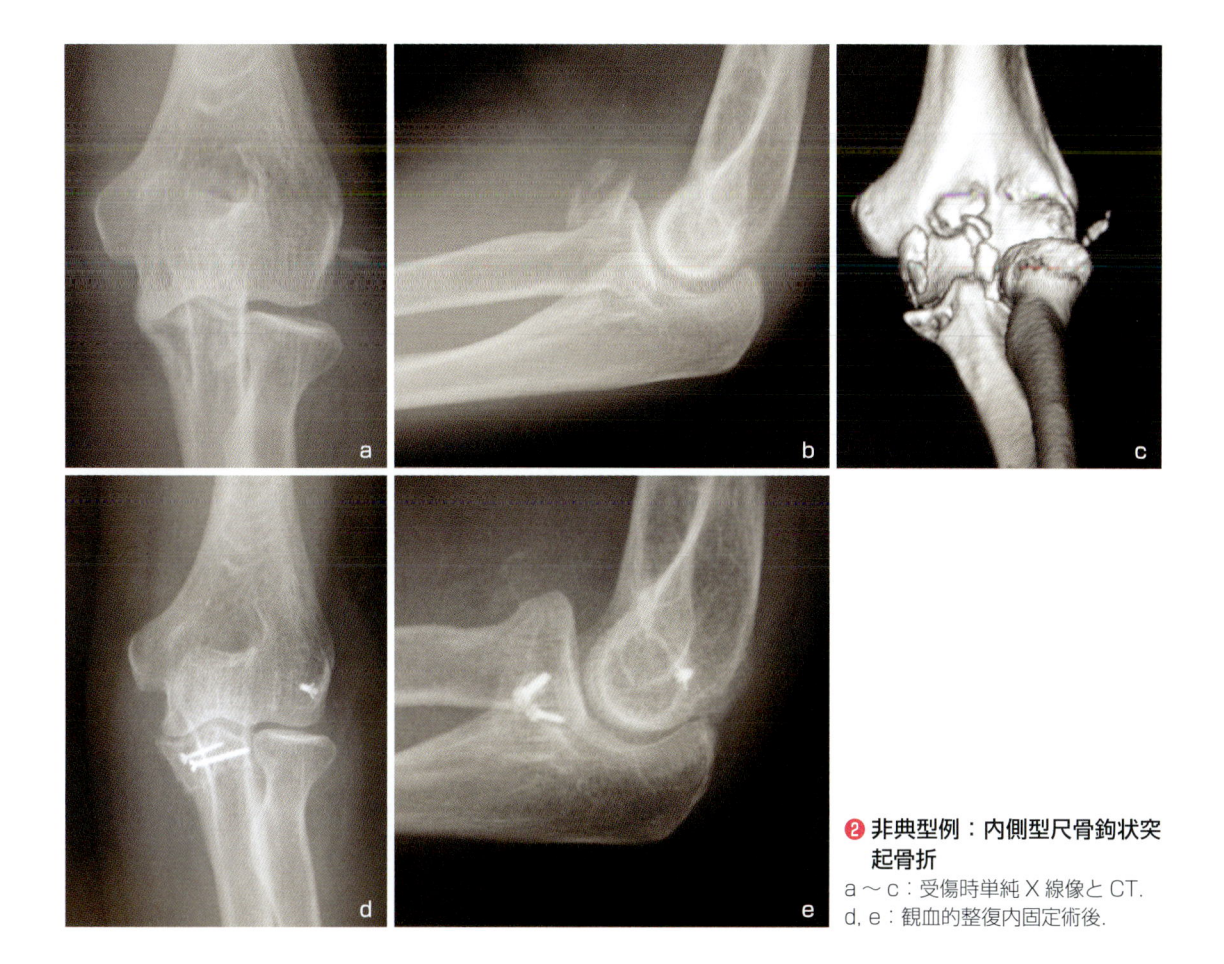

❷ 非典型例：内側型尺骨鉤状突起骨折
a〜c：受傷時単純 X 線像と CT.
d, e：観血的整復内固定術後.

　一般に terrible triad 損傷のような肘関節後方脱臼に伴う複合骨折の損傷メカニズムでは MCL は最後まで保たれ，MCL を中心に回旋脱臼が生じるために，損傷があっても保存的治療で十分なことが多い[16].

非典型例

症例 2：53 歳，男性.
現症：転倒受傷.
診断：内側型尺骨鉤状突起骨折（❷）.
治療：観血的整復内固定術を行った.

■ 解説

　まれな損傷パターンである．内側の尺骨鉤状起が骨折している場合，急性期にも整復が困難な場合があり，整復後も関節をまたぐ軸圧と関節応力により 3 年程度で早期に二次性変形性肘関節症に至ることが多い.

（稲垣克記）

文献

1) Linscheid RL, O'Driscoll SW. Elbow dislocations. In：Morrey BF, ed. The Elbow and Its Disorders. WB Saunders；1993. p.441-52.

2) O'Driscoll SW, et al. Elbow subluxation and dislocation. A spectrum of instability. Clin Orthop Relat Res 1992；280：186-97.

3) O'Driscoll SW. Elbow dislocations. In：Morrey BF, Sanchez-Sotelo J, eds. The Elbow and Its Disorders. WB Saunders；2009. p.436-49.

4) Morrey BF, O'Driscoll SW. Complex instability of the elbow. In：Morrey BF, Sanchez-Sotelo J, eds. The Elbow and Its Disorders. WB Saunders；2009. p.450-62.

5) O'Driscoll SW, et al. Biomechanics of coronoid in complex elbow fracture dislocations. Abstract in American Academy of Orthopaedics Surgeons. American Shoulder and Elbow Surgeons（Fourteenth

Meeting). p.26. 1993.

6) Regan W, Morrey B. Fractures of the coronoid process of the ulna. J Bone Joint Surg Am 1989 ; 71 : 1348-54.

7) Morrey BF. Current concepts in the treatment of the radial head, the olecranon, and the coronoid. Instr Course Lect 1995 ; 44 : 175-85.

8) Dchneeberger AG, et al. Coronoid process and radial head as posterolateral rotator stabilizer of the elbow. J Bone Joint Surg 2004 ; 86-A : 975-82.

9) Morrey BF. Anatomy of the elbow. In : Morrey BF, ed. The Elbow and Its Disorders. WB Saunders ; 1993. p.28-30.

10) Pugh DM, et al. Standard surgical protocol to treat elbow dislocations with radial head and coronoid fractures. J Bone Joint Surg 2004 ; 86-A : 1122-30.

11) Mckee MD, et al. The pathoanatomy of lateral ligamentous disruption in complex elbow instability. J Shoulder Elbow Surg 2003 ; 12 : 391-6.

12) 稲垣克記ほか. 成人の肘関節骨折・脱臼　尺骨鉤状突起骨折を中心に. 骨折 2001 ; 23 : 244-6.

13) 稲垣克記ほか. 肘関節脱臼・尺骨中枢端部骨折における肘不安定症の危険因子. 日整会誌 2002 ; 76 : S432.

14) 稲垣克記. 尺骨近位端骨折の診断と治療―尺骨鉤状突起骨折と肘不安定性を中心に. MB Orthop 2005 ; 18 : 45-50.

15) 稲垣克記. 不安定型肘関節脱臼・骨折の治療戦略―尺骨鉤状突起骨折からみた肘複合不安定症. MB Orthop 2008 ; 21 : 19-23.

16) 稲垣克記ほか. 尺骨鉤状突起骨折に伴う複合型肘関節脱臼骨折と肘不安定症. 日整会誌 2010 ; 84 : S9.

橈骨遠位端骨折

概要

橈骨遠位端骨折（distal radius fracture）は現在日本で年間約 11 万人の発症とされており，大腿骨近位部骨折とともに整形外科医にとって遭遇する頻度の高い骨折である．

診療ガイドラインの現況

「橈骨遠位端骨折診療ガイドライン」の初版[1] は 2012 年に上梓された．これは 2008 年までに発表された論文にエビデンスを求め作成したものである．しかしその後，橈骨遠位端骨折の治療を取り巻く状況の急激な変化，進展に応じて見直しが必要となり，2017 年の改訂に至った[2]．その変化とは，社会の高齢化，核家族化，早期社会復帰の要望に伴う手術適応の変化，CT，MRI，超音波機器を使用した診断，治療への応用，内固定材料の変化と合併症，鏡視下手術の発展，後療法の早期化やエビデンスの高い論文の蓄積などである．今後さらに増加が予想される高齢者の本骨折に対する治療戦略と，現在，手術治療の gold standard である掌側ロッキングプレート（volar locking plate：VLP）の使用とその成績の評価，さらに合併症に対する理解と対策は最重要課題である．

標準診療のポイント

- 本骨折受傷後 1 年以内に続発する大腿骨近位部骨折の発生率は通常の 5.67 倍になる．本骨折の受傷を契機にドミノ骨折の予防を行うことが重要である．
- 整復の目標は palmar tilt −10 度以上，ulnar variance は健側と比較し 2 mm 以内の差異，関節面の整復は X 線にて 2 mm 未満の gap，step-off という指標があるが，青壮年者や活動性の高いものではより良好な整復が必要である．
- CT は関節内骨折の診断に加え，関節面の整復法を計画するのに有用である．しかし CT 検査の放射線被曝のリスクよりも，得られる情報の有益性が勝ると判断した場合にのみ行うべきである．
- 高齢者は上記整復の指標より許容範囲は大きいが，さまざまな社会環境（独居，配偶者と二人，世話人を抱える等）を鑑み手術適応を決定する．VLP で強固に固定した場合の利点は大きい．
- VLP 固定が現時点での gold standard な手術法である．
- その際の術後の合併症には十分注意する必要がある．合併症を防止するには標準的な手術手技を習得する必要がある．その概念は①解剖の熟知，② atraumatic な手術手技，③インプラントの特徴に精通することである．具体的には，①正確なアプローチ（一般的には経橈側手根屈筋腱鞘と呼ばれる Henry のアプローチ），②関節面を含めた骨折部の正確な整復，③プレートの正確な設置（各種プレートによって適切な設置位置が異なる），④スクリューによる固定の際，背側へ突出させない（伸筋腱損傷予防のため），⑤屈筋腱床の再建（intermediate fibrous zone，橈骨骨膜，方形回内筋の再建）によりプレートと屈筋腱の接触を防止する[3]．
- 尺骨茎状突起骨折，三角線維軟骨複合体（triangular fibrocartilage complex：TFCC）損傷が合併する場合は遠位橈尺関節の不安定性を認めた場合のみ，その一期的治療を考慮する．

典型例

症例 1：92 歳，女性．

診断：AO 分類 A3 の骨折で転位も強くはなく，ギプス固定による保存治療の適応であるが，患者は一人暮らしで利き手の受傷のため手術を希望した．

治療：上肢のブロック麻酔にて VLP による固定を行った（❶）．手術時間は 36 分，当日のみの 1 泊入院であった．術後 3 日目には ADL 上不自由ない可動域の回復が得られ，書字も可能であった（❷）．

症例 2：18 歳，男性．

診断：尺骨小窩断裂の一期的修復例である．左 C1 の骨折に TFCC 尺骨小窩断裂を合併していた．

治療：骨接合と同時に鏡視下に尺骨小窩への縫着を行った．術後 3 か月にて可動域，握力ともにほぼ正常に回復し，術後 6 か月の抜釘時に尺骨小窩部での靱帯の良好な復元を確認した（❸）．

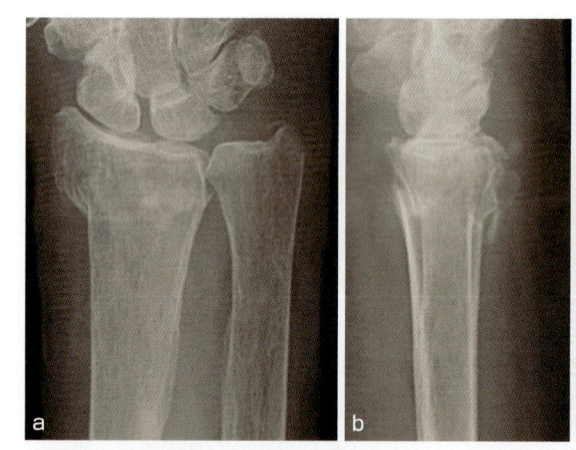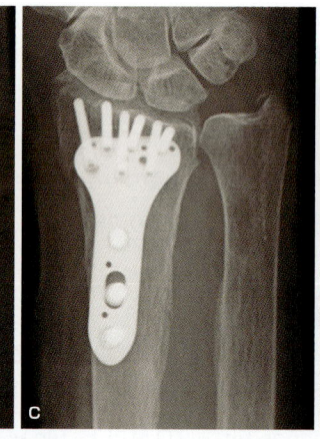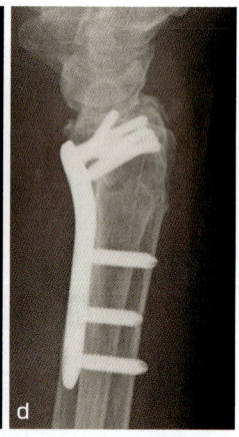

❶ 症例 1：92 歳，女性，A3 骨折
a：術前 X 線前後像．b：術前 X 線側面像．c：術直後 X 線前後像．d：術直後 X 線側面像．

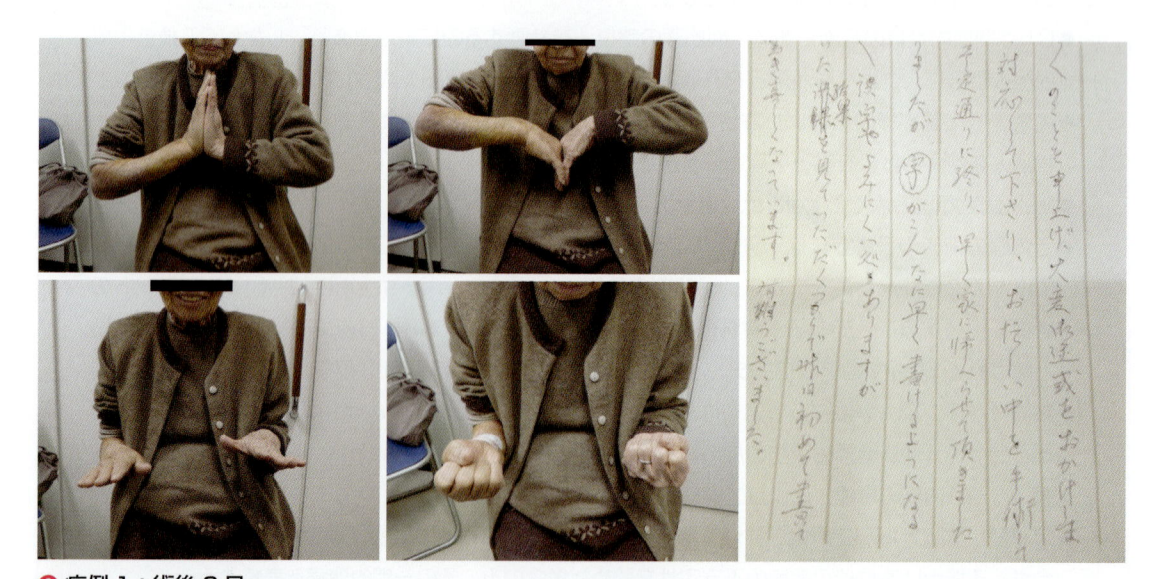

❷ 症例 1：術後 3 日
術後 3 日目での手関節可動域と自筆した手紙．

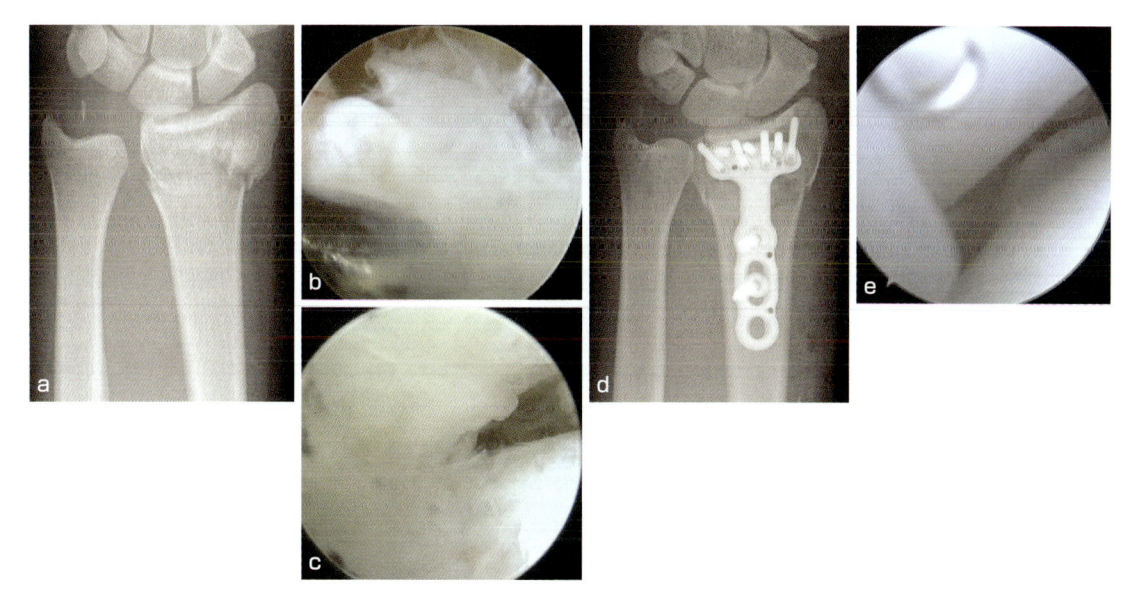

❸ 症例２：18歳，男性，C1骨折
a：術前X線前後像．b：尺骨小窩断裂部．c：鏡視下縫合後（遠位橈尺関節鏡視による尺骨小窩部）．d：術後X線前後像．e：抜釘時（術後６か月）の尺骨小窩部．

ガイドライン非対応例

「橈骨遠位端骨折診療ガイドライン2017」では関節内粉砕例，volar marginal fracture と呼ばれる遠位骨片が小さい症例に対する治療方針が提供できていない．

症例３：38歳，男性．

診断：両側罹患の左手関節はC3で関節面が粉砕し，掌側の骨折線はwatershed lineにあった．

治療：尺側遠位の骨片を固定すべくAcu-Loc 2遠位型プレート（日本メディカルネクスト）にて固定し，掌側関節包をプレートに縫合した（❹）．術後6.5か月にて掌尺側の骨片が沈み込みスクリューが関節内に突出した．肋軟骨を移植し再建した（❺）．

患者説明のポイント

本骨折の治療は保存療法が基本である．適切な麻酔下に牽引，徒手整復を行い整復位が得られたらギプス固定を行う．固定期間は青壮年では3〜4週，高齢者では4〜6週となる．ギプス内での骨折部の転位を察知するため頻回にX線撮影によりチェックを行う．先述したアライメントで骨癒合すれば機能回復はおおむね良好である．当初の整復操作で適切なアライメントが得られない，あるいはギプス内転位が生じた場合には手術治療を考慮する．以上が治療の一連の流れである．しかし昨今，青壮年では早期に社会復帰をしなければ職場での地位が危うくなり，高齢者では一人暮らしや配偶者の介護の必要性から早期自立を要望する場合もある．社会的適応から手術治療を必要とすることもある．

現時点では手術治療はVLP固定が一般的であり，適切に手術が行われれば術後の外固定はほとんど必要なく，症例1のように高齢者といえども軽作業程度の生活動作はすぐに可能となる．ただし本法にはさまざまな合併症も伴う．その内訳と合併頻度は最大値にして，伸筋腱損傷30％，手根管症候群，正中神経障害9.9％，長母指屈筋腱（FPL）断裂9.3％，複合性局所疼痛症候群（CRPS）8.7％，スクリューの関節内穿破・関節内刺入7.1％，感染5.6％，橈骨神経浅枝障害0.7％，である．

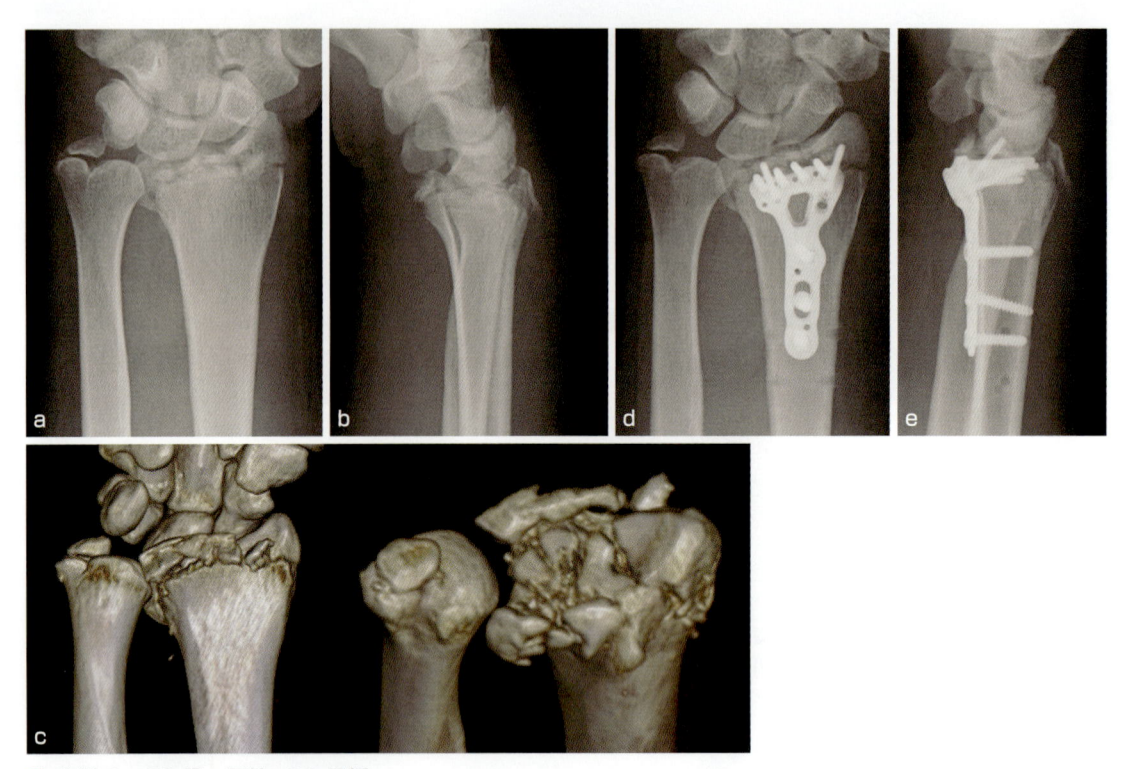

❹ 症例 3：38 歳，男性，C3 骨折
a：術前 X 線前後像．b：術前 X 線側面像．c：術前の 3D-CT．d：術直後 X 線前後像．e：術直後 X 線側面像．

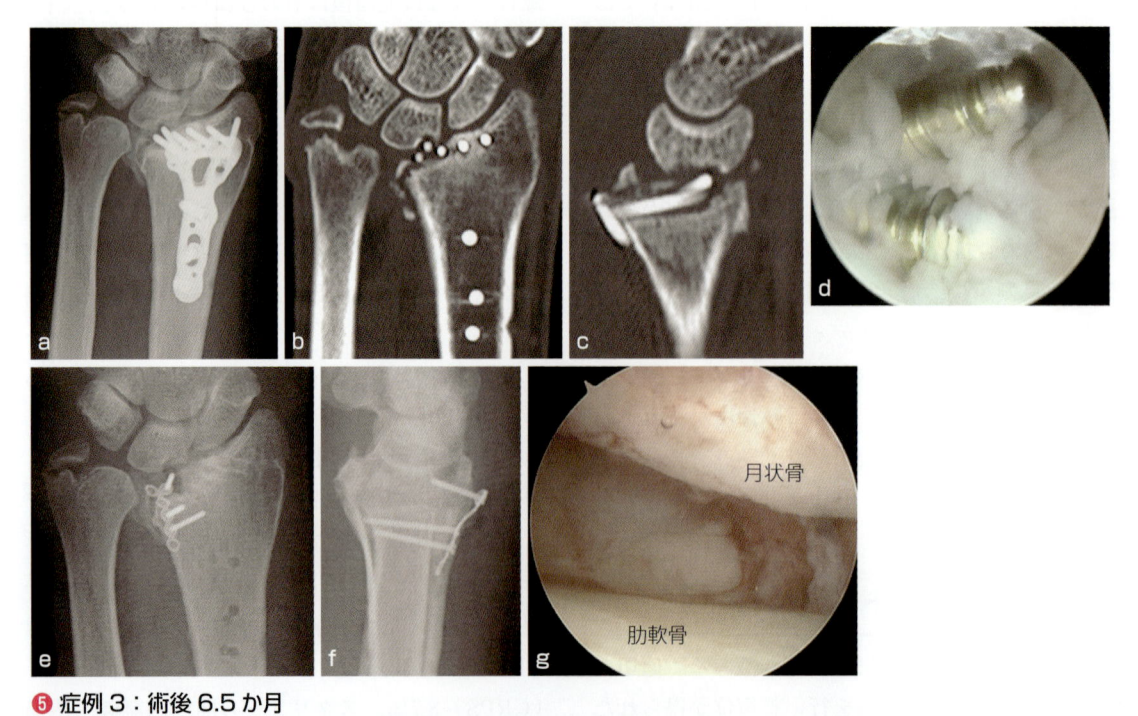

❺ 症例 3：術後 6.5 か月
掌尺側骨片が落ち込んでスクリューが関節内に突出した．a：X 線前後像．b：CT 前後像．c：CT 側面像．d：鏡視像．e：肋軟骨移植による再建後，X 線前後像．f：側面像．g：肋軟骨移植後の鏡視像．

長母指伸筋腱（EPL）皮下断裂は，手術の有無にかかわらず，本骨折の重要な合併症である．その発症の at risk sign として代田らは❻の5項目を提唱している[4]．

症例4：79歳，女性．

診断：A3の骨折で骨幹端部は粉砕し，骨片は背側に突出していた．

治療：VLPにて固定した．スクリューの背側へ

❻ EPL 皮下断裂の at-risk sign

1) Lister 結節部のわずかな骨不整像
2) 第2, 3区画遠位部の限局性腫脹
3) Lister 結節付近の限局した圧痛
4) 母指運動時痛（前腕背側に放散）
5) EPL 活動時の crepitation/snapping

（代田雅彦ほか．日手会誌 2004[4] より）

の突出はなかった．術後3週で母指の伸展不全を生じた．再建術の際に EPL は背側で摩耗，断裂していた．受傷時の骨片による損傷の結果と思われた．示指固有伸筋腱の移行にて再建した（❼）．

VLP 固定の典型的合併症

症例5：72歳，女性．

治療・経過：C3に対し Acu-Loc 1 プレートにて固定した．プレートは橈骨遠位端より掌側に張り出していた．術後の機能回復は良好であったが，術後3年で FPL の皮下断裂を生じた．再建術の際の肉眼的所見ではプレート遠位が橈骨掌側より浮いており，同部で FPL は摩耗断裂していた（❽）．

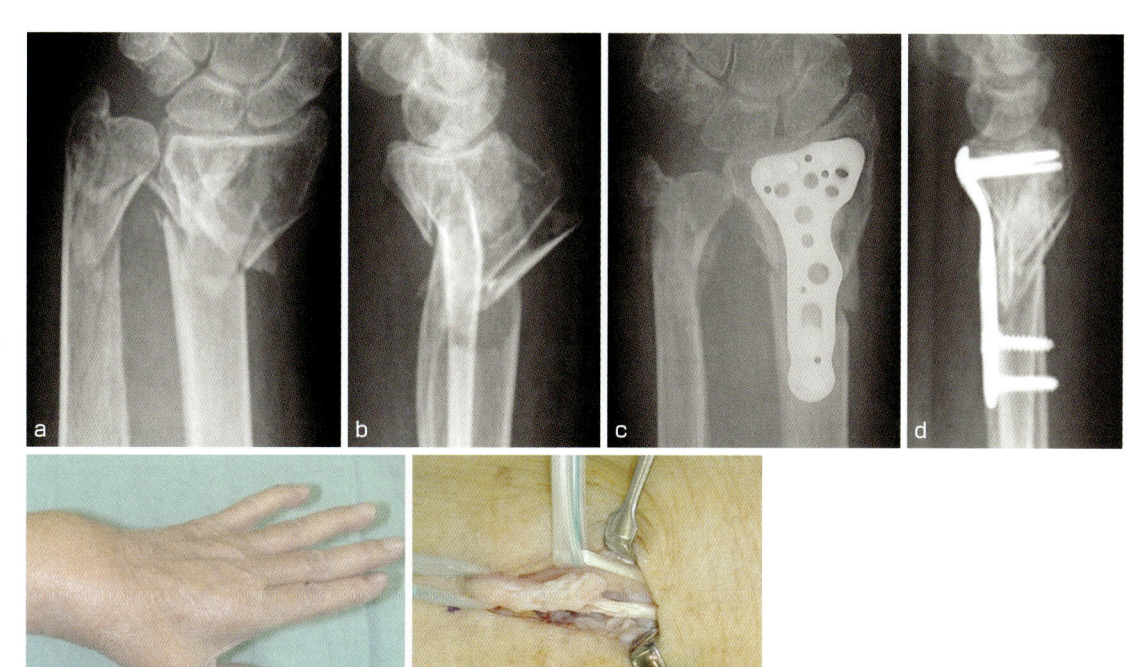

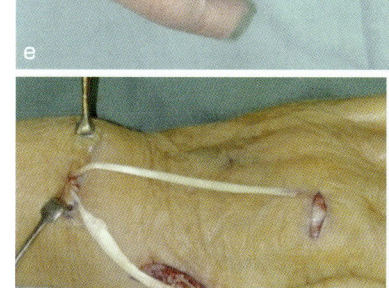

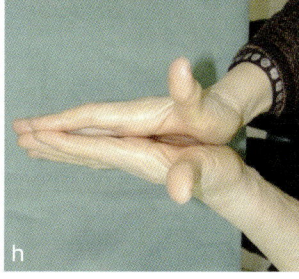

❼ **症例4：79歳，女性．骨接合術後3週で EPL が断裂**

a：術前X線前後像．b：術前X線側面像．c：術直後X線前後像．d：術直後X線側面像．e：母指伸展不全．f：EPL は摩耗，肥厚し，断裂していた．g：示指固有伸筋腱の移行により再建．h：術後1年．母指の伸展は健側と同様．

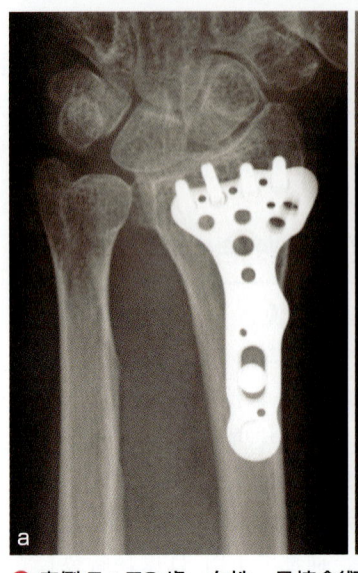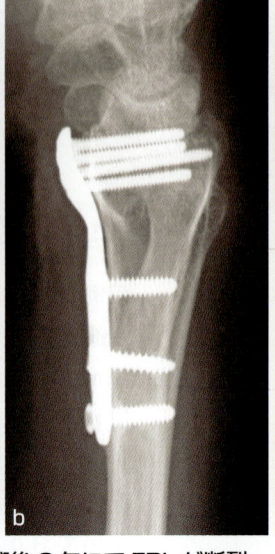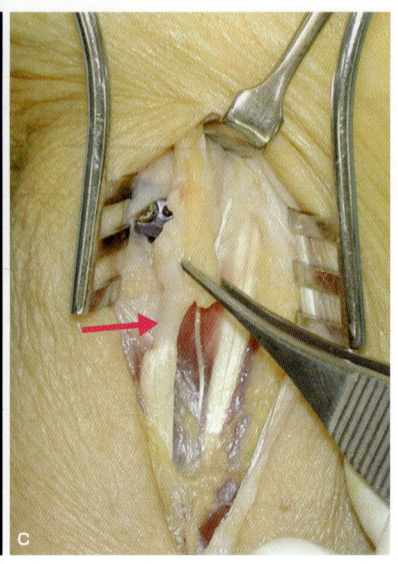

❽ 症例5：72歳，女性．骨接合術後3年にてFPLが断裂

a：術後3年のX線前後像．b：側面像，プレート遠位が掌側へ突出している．c：術中所見．矢印：FPLはプレートに接触し断裂していた．

プレートを橈骨掌側骨皮質に必ず密着させること，術後に超音波検査などにてモニタリングを行うこと，不安な場合はプレートの抜去を行うこと，が肝要である．

現状の問題点

手術療法にて骨折部を固定する場合，VLP固定が一般的である．経皮的鋼線固定は簡便ではあるが，術後の矯正位損失の危険性がある．髄内釘固定は多骨片を有する骨折型には対応できない．VLPには多くの種類があり，大別すると①遠位or近位設置，② single or double tiered（最近はほとんどが double tiered），③ fixed or variable angle，に分類できる．骨折の特徴により使用するプレートを選択する．掌側転位型や掌側骨片が小さいもの，volar marginal fracture では遠位型あるいは専用プレートを選択する．variable angle plate は関節内多骨片を有する骨折型にfragment specific fixation の観点から使用する．多様な骨折型に適したプレートの選択が必要である．

舟状月状骨靱帯，TFCC その他の関節内軟部組織の合併損傷に対する治療方針は定まっていない．TFCC 損傷では遠位橈尺関節に不安定性のある場合のみ（つまりこれは尺骨小窩断裂の合併であるが）一期的治療を考慮することは先に述べたが，他の損傷型ではどうするのか，エビデンスの集積が必要である．

将来への課題

橈骨遠位端骨折の骨折型はさまざまなバリエーションがあり，これらに対応したプレートのデザイン開発も行われている．現在，固定が難しいと考えられているのは volar marginal fracture のような掌側骨片が小さく通常のプレートでは固定が困難な骨折型である[5]．さまざまなプレートが開発されており，これらプレートの固定性，術後成績のエビデンスが必要である．今後，高齢者の増加に伴い本骨折の症例数の増加も予想されている．いかに予防するか，また発症後の他の骨折の発症を防止するために，骨粗鬆症に対する対策は重要と考えられる[6]．

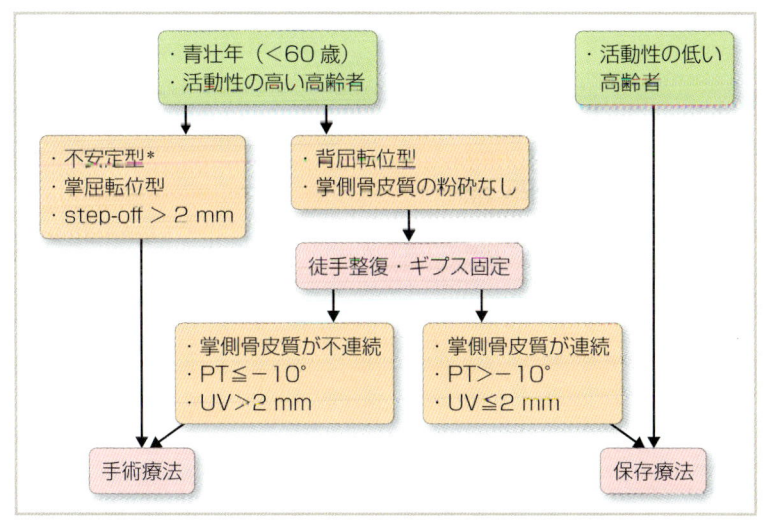

❾ 橈骨遠位端骨折の治療アルゴリズム

＊：Ｌａｆｏｎｔａｉｎｅ らの基準（Lafontaine M, et al. Stability assessment of distal radius tractures. Injury 1989；20：208-10）．A. 背屈転位＞20度，B. 背側皮質骨の粉砕，C. 関節内骨折，D. 尺骨骨折の合併，E. 年齢＞60歳．以上のうち，3つ以上が陽性の場合には再転位のリスクが高い．

（金城養典．治療戦略．安部幸雄編．橈骨遠位端骨折を究める－診療の実践 A to Z．南江堂；2019[7]より）

❿ 児玉の scoring system

●骨折部形態
1. 骨幹端部の粉砕　　1点
　　（ただし，粉砕された背側骨片が海綿骨内に嵌入している場合　　2点）
2. 整復後の掌側骨皮質の不適合性（1 mm 以上のずれ）　　あり　1点，　なし　0点
3. 関節面の step-off（gap）
　　　　2 mm 以上　1点，　1 mm 以上 2 mm 未満　0.5点，　1 mm 未満　0点
4. 尺骨頚部骨折（茎状突起基部は含まない）　　あり　1点，　なし　0点

●Ｘ線パラメーター
1. 整復前の volar tilt が−20度以下　　1点
2. 整復後の volar tilt　背屈転位型（Colles）　　−10度未満　1点，　−10度以上　0点
　　　　　　　　　　　　掌屈転位型（Smith）　　20度以上　1点，　20度未満　0点
3. 整復後の ulnar variance（対健側）　　4 mm 以上　1点，　4 mm 未満　0点

●二次的因子
1. 年齢　60歳以上70歳未満　1点
　　　　　70歳以上80歳未満　0.5点
　　　　　80歳以上　　　　　0点
2. 利き手　0.5点，　非利き手　0点
3. 職業：manual worker あるいは早期社会復帰を希望する患者　0.5点

●75歳以上の高齢者はさらに下記の因子を評価する
　・手術に対するリスク
　　　基礎疾患など　　ハイリスクあり　−1点，　リスクあり　−0.5点，　なし　0点
　・患者の社会的背景　　独居　0点，　同居　−0.5点
　・受傷前の活動性（日常生活自立度の基準＊を用いる）　　自立，J1，J2　0点，　A1以下　−1点
　　＊：日常生活自立度の基準，J1：生活は自立しており，交通機関等を利用して外出する，J2：生活は自立しており，隣近所へなら外出する，A1：屋内での生活はおおむね自立，介助により外出し，日中はほとんどベッドから離れて生活する

総合評価　　4点以上：手術適応（強く手術を勧める）
　　　　　　3点以上4点未満：基本的には手術を勧める．あるいは保存療法を行う場合は，再転位する可能性があることを説明し，転位した場合は手術を勧める．
　　　　　　2点以上3点未満：手術療法／保存療法どちらでもよい（患者の意志によるところが大きい）
　　　　　　1点以上2点未満：基本的には手術は必要ない（例外はある）
　　　　　　1点未満：手術適応なし

（児玉成人．保存療法　1．総論．安部幸雄編．橈骨遠位端骨折を究める－診療の実践 A to Z．南江堂；2019[8]より）

診療アルゴリズム

ガイドライン上で推奨する診療アルゴリズムはまだない．ここではガイドライン委員会のメンバーの一人である金城がさまざまな文献を調査して作成したアルゴリズム（❾）[7]と，個人の健康状態および社会性をより具体的に考慮した，やはりメンバーの一人である児玉の提唱した scoring system（❿）[8]を提示する．

まとめ

橈骨遠位端骨折の治療を手掛けたことのない整形外科医はいない，といわれるほど一般的な外傷であるが，その治療は10年前と比較して大きく様変わりしている．VLP による好成績により，また社会環境の変化により，手術適応が拡大している．一方，治療の施行者は手の機能，再建に精通した医師ばかりではない．一般整形外科医，外傷外科医あるいは研修医さえも治療に携わる．治療する医師によって治療結果が大きく異なってはいけない．本骨折の治療に従事する医師はガイドラインを熟読し，標準的治療をしっかりと会得したうえで診療に臨むべきである．本項がその一助となれば幸いである．

（安部幸雄）

文献 ....

1) 日本整形外科学会診療ガイドライン委員会，橈骨遠位端骨折診療ガイドライン策定委員会編．橈骨遠位端骨折診療ガイドライン 2012．南江堂；2012.
2) 日本整形外科学会診療ガイドライン委員会，橈骨遠位端骨折診療ガイドライン策定委員会編．橈骨遠位端骨折診療ガイドライン 2017（改訂第 2 版）．南江堂；2017.
3) 今谷潤也ほか．橈骨遠位端骨折に対する"標準的"掌側ロッキングプレート固定法．日手会誌 2013；30：487-91.
4) 代田雅彦ほか．橈骨遠位端骨折に続発する長母指伸筋腱断裂の予防法．日手会誌 2004；21：542-8.
5) 川崎恵吉ほか．橈骨遠位端 Marginal Fracture に対する 19 種のプレート設置位置の検討．日手会誌 2017；33：685-9.
6) Sakai A, et al. Shorter unipedal standing time and lower bone mineral density in women with distal radius fractures. Osteoporos Int 2010；21：733-9.
7) 金城養典．治療戦略．安部幸雄編．橈骨遠位端骨折を究める−診療の実践 A to Z．南江堂；2019.
8) 児玉成人．保存療法 1．総論．安部幸雄編．橈骨遠位端骨折を究める−診療の実践 A to Z．南江堂；2019.

尺側手関節痛

概要

　尺側手関節痛は，手関節尺側の遠位橈尺関節，尺骨手根関節，手根中央関節尺側，第4および第5 CM 関節に疼痛を生じる疾患群の総称であり，三角線維軟骨複合体（triangular fibrocartilage complex：TFCC）損傷，尺骨突き上げ症候群，遠位橈尺関節（distal radioulnar joint：DRUJ）不安定症，尺側手根伸筋（extensor carpi ulnaris：ECU）腱脱臼および障害，陳旧性 DRUJ 脱臼，陳旧性 Galeazzi 骨折，前腕回内外拘縮，月状骨三角骨間（lunotriquetral：LT）靱帯損傷，第4-5 CM 関節陳旧性脱臼骨折などの疾患が含まれる．発生頻度としては TFCC 損傷と尺骨突き上げ症候群が多い．

診療ガイドラインの現況

　尺側手関節痛について国内外ともガイドラインは存在しない．含まれる疾患群も多岐にわたり，統一したガイドラインの作成は難しい．

　以下，個別の疾患について解説したうえで，最も頻度の高い TFCC 損傷と尺骨突き上げ症候群に関して，現状でのエキスパートコンセンサスによる診療の進め方などについて解説する．

病態

■ TFCC 損傷

　TFCC は三角線維軟骨（TFC）を中心にその周囲の靱帯組織から成る尺側手関節支持の要の線維軟骨－靱帯複合体で（❶)[1]，TFCC 損傷は外傷および加齢変性に伴い発生する，頻度の高い疾患である．外傷性断裂は交通事故や転落による場合が多く，橈骨遠位端骨折にも高い頻度で併発する．変性損傷は後述する尺骨突き上げ症候群に発生することが多い[2]．

　現在，広く用いられている分類は橈骨手根関節鏡所見に基づいた Palmer 分類[3]で，外傷性損傷を Class 1，変性損傷を Class 2 に分類し，Class 1 は損傷部位によって 1A：中央部損傷，1B：尺側部損傷，1C：遠位部損傷，1D：橈側損傷に細分

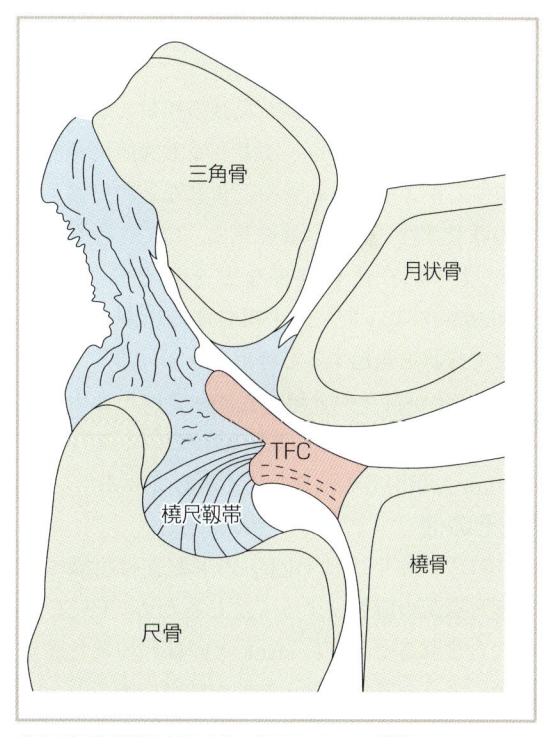

❶ 三角線維軟骨複合体（TFCC）の構造
TFCC は三角線維軟骨（TFC）を中心に橈尺靱帯などの靱帯が周囲を囲む構造を呈する．

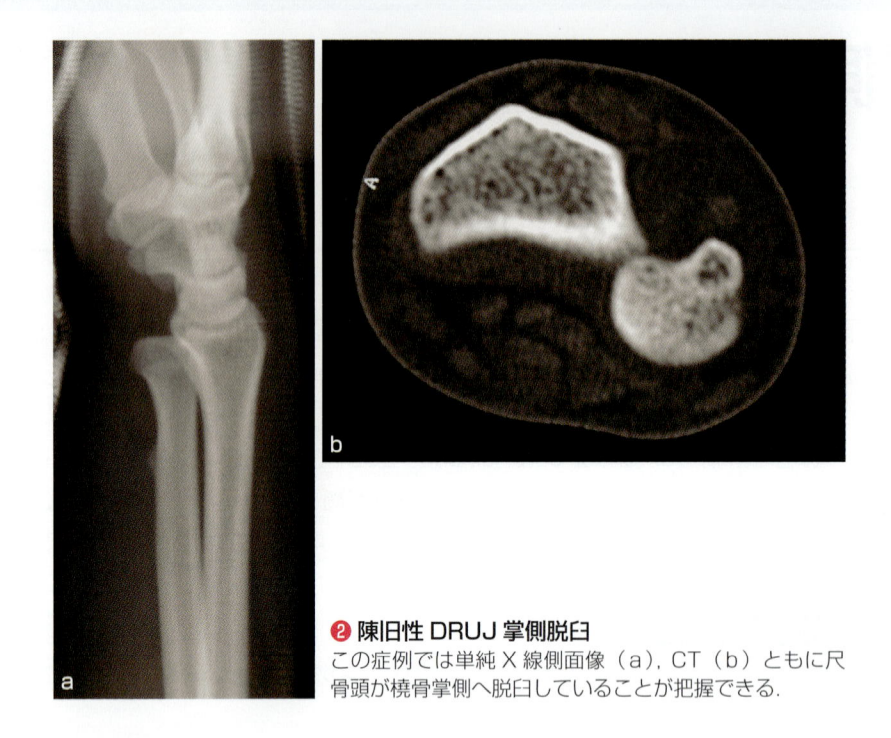

❷ 陳旧性 DRUJ 掌側脱臼
この症例では単純X線側面像（a），CT（b）ともに尺
骨頭が橈骨掌側へ脱臼していることが把握できる.

類し，Class 2 は TFC の変性の程度と LT 靱帯損傷の合併の有無で細分類している.

■ 尺骨突き上げ症候群

尺骨突き上げ症候群は，尺骨の相対長が橈骨よりも長い plus variance によって手関節尺側部痛を呈する疾患で，月状骨や三角骨などの尺側手根骨の軟骨変性，欠損，囊腫形成，TFCC の変性損傷や尺骨頭の軟骨障害などを生じる. plus variance によって尺骨手根骨間の圧が上昇することで症状を惹起すると考えられている[4].

Palmer が自身の分類の Class 2 は尺骨突き上げ症候群の分類であると明記しているように，Palmer 分類がその病態をよく表している[3].

■ その他

DRUJ 不安定症は DRUJ の主要支持組織である橈尺靱帯の断裂によって生じるため，TFCC 損傷に含まれるが，特に slack と呼ばれる尺骨頭が抜けるような感覚を訴えるのが特徴である[5].

DRUJ 脱臼はまれな病態で，DRUJ 不安定症同様，橈尺靱帯が断裂し，尺骨頭が橈骨尺骨切痕を乗り越え，整復できなくなった状態[6]および反復性のある一定の回内または回外肢位で尺骨頭が脱臼する病態である（❷）.

陳旧性 Galeazzi 骨折は，Galeazzi 骨折に伴う橈骨骨幹部骨折が変形治癒し，さらに DRUJ の脱臼が遺残した病態である.

ECU 腱脱臼や障害は，ECU 腱が第6コンパートメントから逸脱したり，腱自体の菲薄化や断裂を生じる病態である（❸）.

前腕回内外拘縮は，DRUJ の亜脱臼や裂離した TFCC の尺骨小窩への malpostion などが原因となって前腕回旋可動域のうち回内または回外および双方向の可動域が制約される[7]. TFCC（橈尺靱帯）が DRUJ 内に嵌頓する DRUJ locking も回内外拘縮を生じうる[8].

LT 靱帯損傷は Mayfield の perilunate 損傷の stage 1[9] で SL 損傷の mirror image と考えるとわかりやすい. TFCC 損傷から連続した外力が LT 靱帯部に及ぶ場合もあるが，尺骨突き上げ症候群から生じる場合もある（❹）.

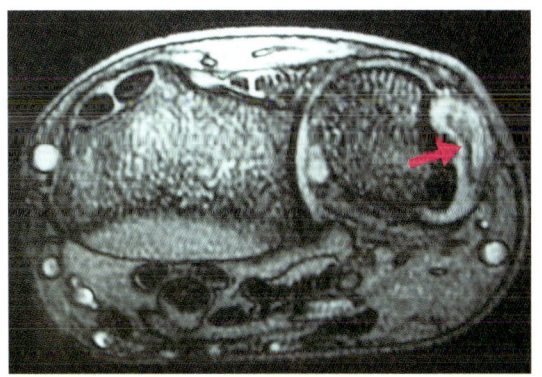

❸ 尺側手根伸筋（ECU）腱障害
ECU 腱周囲には滑膜増生に伴う MRI 高信号領域を認め，腱自体は扁平化している（矢印）．

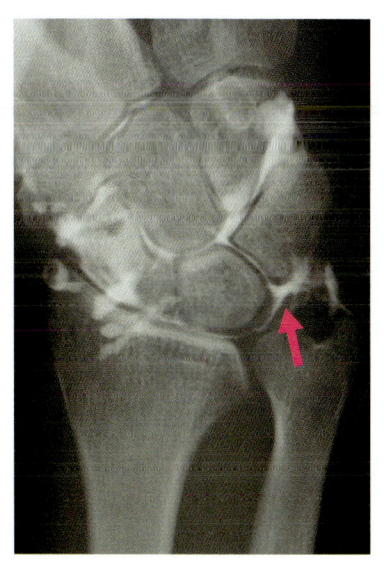

❹ 月状骨三角骨間（LT）靱帯損傷
橈骨手根関節造影により LT 靱帯損傷に伴う造影剤の手根中央関節への漏出を認める（矢印）．

診断の進め方

■ 臨床症状

　TFCC 損傷の場合には臨床症状としては手関節尺側部の痛み，前腕回内外可動域制限，DRUJ不安定性を呈することが多い．尺側部痛には安静時痛，運動痛があり，特に手関節のひねり操作（タオル絞り，ドアノブ）での疼痛を訴える．回内外可動域制限は 10〜20 度程度にとどまることが多い．DRUJ 不安定性は自覚的には DRUJ のclick として感知することが多く，重度になってくると人に物を渡す際や動作を開始する際などに手が抜ける感じ（slack）を呈する．

　尺骨突き上げ症候群では疼痛や可動域制限を認めることが多く，DRUJ 脱臼，前腕回内外拘縮，陳旧性 Galeazzi 骨折は著明な回内外制限を認めることが多い．

■ 徒手検査

　TFCC 損傷や尺骨突き上げ症候群では，手関節を他動的に尺屈させる尺屈テスト，さらに回外操作を加える尺屈回外テストなどの TFCC ストレステスト（ulnocarpal stress test）の陽性率が高い．橈尺靱帯断裂を生じると DRUJ 不安定性検査が陽性となる[5]．

■ 画像検査

　脱臼や骨折の場合には X 線で把握可能である．TFCC 損傷では MRI と関節造影が有用で，

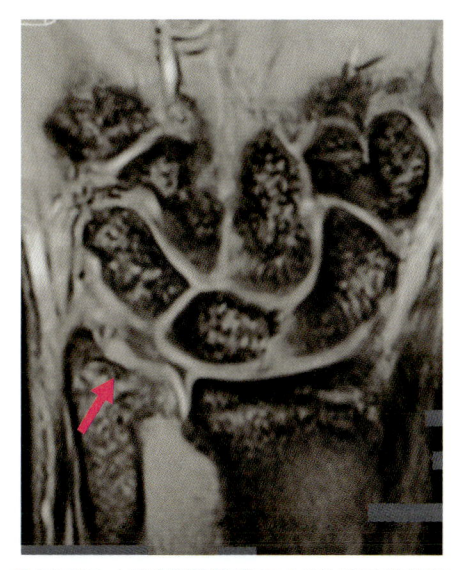

❺ TFCC 小窩部裂離損傷の MRI T2* 強調像

X 線では TFCC を描出できない．MRI では脂肪抑制 T1 強調像，グラディエントエコー T2* 強調像で TFCC 損傷が描出可能である（❺）[10]．高解像度 MRI で TFCC 損傷の診断率が向上すると考えられている[11]．関節造影では橈骨手根関節およびDRUJ に造影剤を注入する double injection を行い，TFCC 遠位面および近位面の損傷を診断する．橈骨手根関節から DRUJ への造影剤の漏出

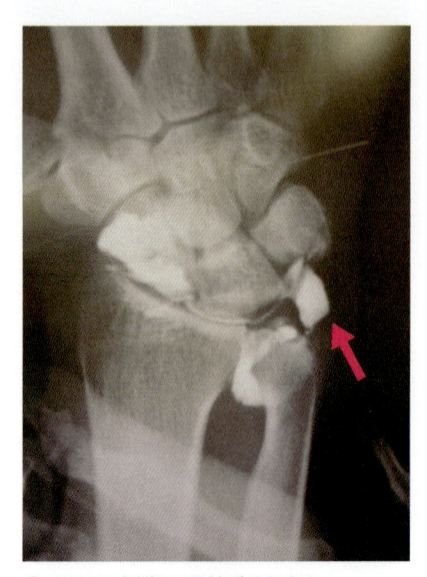

❻ TFCC 損傷の関節造影所見
TFCC は尺側辺縁損傷している（矢印）.

する部位，TFCC 構造体内への造影剤の侵入（❻），小窩部の pooling 像などが TFCC 損傷を示す所見である[12]．

尺骨突き上げ症候群は TFCC の変性損傷を生じやすく，両者はオーバーラップすることが多い．MRI では尺側手根骨に囊腫形成や TFCC の変性所見を呈する．関節造影では TFC に穿孔を認める場合が多い．

■ 手関節鏡

最終診断は手関節鏡で行う．現在，橈骨手根関節，手根中央関節，DRUJ などすべての手関節が鏡視可能であり[13]，TFCC 損傷，尺骨突き上げ症候群などの正しい診断が可能になっている．TFCC 損傷の場合には橈骨手根関節鏡視とDRUJ 関節鏡視で損傷部位の診断を行う．尺骨突き上げ症候群では尺側手根骨の軟骨変性や障害，TFCC の変性損傷，尺骨頭軟骨面の傷害を認める．LT 靱帯損傷では橈骨手根関節鏡視や手根中央関節鏡視で LT 間の不安定性や gap の開大，靱帯の断裂が確認できる．

治療の実際

■ 保存療法

TFCC 損傷の保存療法は安静，消炎鎮痛薬投与，サポーター固定，シーネ固定，ギプス固定などが挙げられる．サポーター固定は有効で，われわれが開発したサポーター（リストケアプロ®）ではほぼ 70％の有効率を認めた[2]．

■ 手術療法

3 か月以上保存療法を行っても症状が改善しない場合には手術療法を考慮する．現時点では X線や関節造影，MRI による画像診断と手術のはじめに手関節鏡を行い，正しい診断を導く必要がある．これによって良好な治療成績が期待できる．

具体的には，DRUJ 不安定性のない線維軟骨部の損傷には鏡視下での部分切除，橈尺靱帯の小窩部での新鮮断裂には鏡視下 TFCC 縫合術，亜急性から陳旧性の橈尺靱帯断裂で縫合可能例では直視下 TFCC 縫合術，陳旧例で縫合不可能な橈尺靱帯断裂では TFCC 再建術が選択される．

尺骨突き上げ症候群では，尺骨の plus variance の解消と併存する TFCC の変性損傷に対して尺骨短縮術を適応することが多い．DRUJ 不安定症や陳旧性 DRUJ 脱臼では関節の整復と損傷している橈尺靱帯の修復または再建を行い，前腕回内外拘縮では関節授動術を行う．LT 靱帯損傷には尺骨短縮術を適応する場合が多いが，靱帯修復または再建の報告もある．

鏡視下 TFCC 部分切除術

disc 内の中央部，橈側，掌側，背側の各 slit 損傷で DRUJ 不安定性がなく，尺骨 variance がneutral か minus の場合には鏡視下 TFCC 部分切除術の適応で，鏡視下に slit 損傷部周囲の最小限の部分切除を行うことで良好な成績が得られる[14]．一方，DRUJ 不安定症例や plus variance例，TFCC 変性損傷例では長期に安定した成績が得られない．

尺骨短縮術（❼）

尺骨 plus variance で DRUJ 不安定性がない例や，DRUJ 不安定性が中程度で end point がある

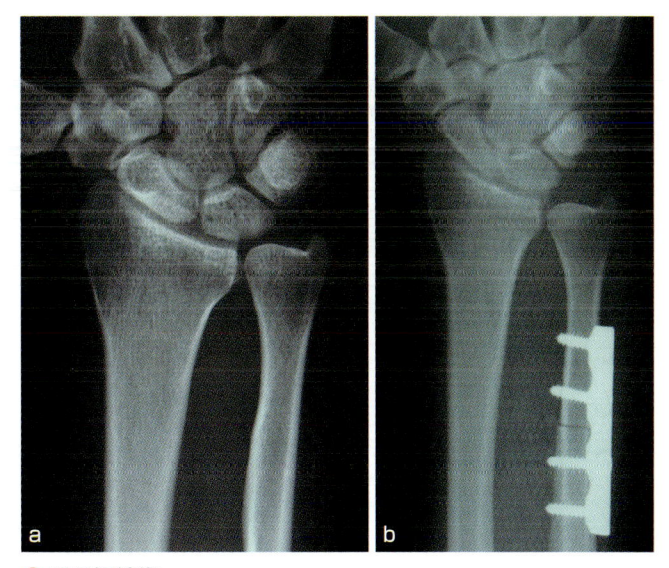

❼ 尺骨短縮術
a：術前．b：術後．尺骨を短縮することで，尺骨手根骨間の支持性
を向上させると同時に，TFCC の緊張を高め，DRUJ の安定性を得る．

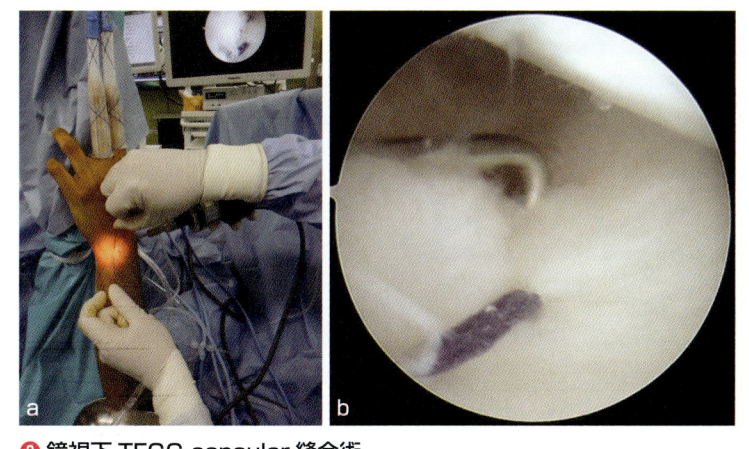

❽ 鏡視下 TFCC capsular 縫合術
鏡視下に TFCC 1B 損傷部を関節包に縫合する方法．
a：縫合中の様子．b：関節鏡視所見．水平マットレス縫合（青色の糸）後，プ
ローブで 1B 損傷部の緊張をチェックしている．

例，TFCC の変性損傷例が適応である[15]．尺側手根骨間の除圧と同時に TFCC を引き下げる効果により DRUJ の安定化が得られる[16]．一方，minus variance（尺骨の相対長が短い）例では適応できないうえ，DRUJ の変形性関節症性変化や偽関節，抜釘後の再骨折などの合併症が報告されている[17]．

鏡視下 TFCC capsular 縫合術（❽）

　手関節鏡視下に TFCC 尺側を関節包に縫合する方法で，TFCC が関節包から裂離した peripheral 損傷（Class 1B）の場合に適応となる[18]．良好な成績が得られるうえ，侵襲も小さく良い手術であるが，損傷部位を正確に把握する必要がある．

鏡視下 TFCC transosseous 縫合術

　重度 DRUJ 不安定性を伴う，または尺骨短縮術後にも重度の DRUJ 不安定性が残存する例では橈尺靱帯が尺骨小窩から完全断裂していることが多く，新鮮例の場合，鏡視下の transosseous

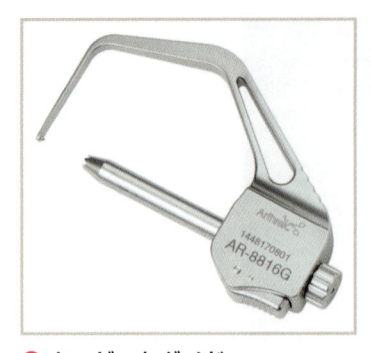

⑨ ターゲットガイド（Arthrex 社製）
このガイドを用いると尺骨から TFC に向かって正確に骨孔を作成できる.

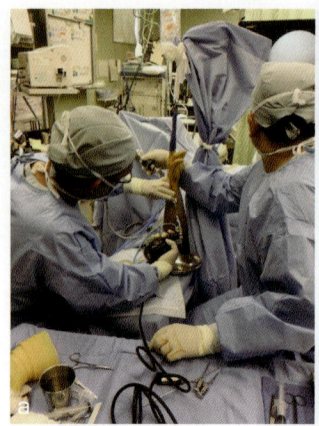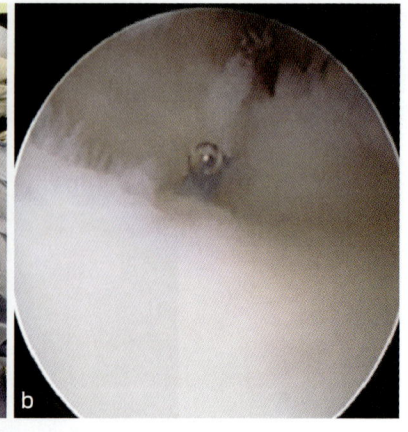

⑩ 鏡視下 TFCC transosseous 縫合術
a：ターゲットガイドを用いて尺骨尺側から K-wire で骨孔を作成する様子. b：TFCC を尺骨小窩に強く縫着する.

縫合[5] の適応となる. ターゲットガイド（Wrist drill guide：Arthrex 社）（⑨）の使用で正確に TFCC を小窩に縫着できる（⑩）.

直視下 TFCC 縫合術

直視下縫合術[5] は亜急性期から陳旧期の TFCC 損傷で縫合可能な場合に行う. 小窩部の新鮮化および骨孔を正確に作成できる利点があるが，鏡視下縫合法に比較すると侵襲がやや大きくなる. 成績は良好である.

TFCC 再建術

陳旧例が適応となり，解剖学的な再建術として近年，尺側手根伸筋腱半裁腱[18-20] や長掌筋腱[21] を用いた方法が報告されている. 縫合術に比較すると成績がやや落ちるので，適応には慎重を要する.

患者説明のポイント

まず，患者の主訴を正確に把握する必要があり，受傷機転，どこが痛いのか，どのような動作で痛みが誘発されるのか，手関節の外観などから手関節尺側のどの部位に問題があるのかを把握する. 徒手検査，X 線検査，MRI，関節造影と診断を進め，できるだけ診断を絞る.

保存療法を行うのであれば，その期間を説明する. 新鮮例であれば鏡視下での TFCC 縫合が可能であり，陳旧性になると TFCC 再建術や尺骨短縮術などの大きな手術になることや，保存療法を 3 か月程度行っても改善が得られない症例が高率で手術に移行することを考えると，保存療法開始後 3 か月たった時点で手術加療を提案するのがよい.

手術法の選択は最終的に関節鏡所見によることや，損傷部位が把握でき，TFCC の状態が比較的良好であれば鏡視下縫合術を，尺骨の plus variance の影響が強ければ尺骨短縮術を，橈尺靱帯断裂が鏡視下縫合できない場合には DRUJ を開け，縫合可能か再建術になるかは手術所見により決定すること，を説明したうえで手術を行う.

今後の展望

TFCC の構造が判明し，正しい診断がなされれば，良好な治療成績が得られるようになってきた. 手関節尺側部痛を生じる他の疾患との鑑別も各種画像診断や関節鏡を駆使することで可能になってきたことから，今後，診療ガイドラインの策定が求められる.

（中村俊康）

▶ 文献
1) Nakamura T, et al. Functional anatomy of the

triangular fibrocartilage complex. J Hand Surg 1996；21B：581-6.

2）松村　昇ほか．TFCC損傷に対する保存療法の治療成績．日手会誌 2011；27：775-8.

3）Palmer AK. Triangular fibrocartilage complex lesions：a classification. J Hand Surg 1989；14A：594-606.

4）Palmer AK, Werner FW. Biomechanics of the distal radioulnar joint. Clin Orthop Relat Res 1984；187：26-35.

5）Nakamura T, et al. Repair of foveal detachment of the triangular fibrocartilage complex：Open and arthroscopic transosseous techniques. Hand Clinics 2011；27：281-90.

6）小野宏之ほか．骨傷のない遠位橈尺関節掌側脱臼の病態と治療経験．日手会誌 2001；18：579-582.

7）Mok D, et al. Causes of a block to forearm rotation after distal radius fractures. J Wrist Surg 2013；2：180-5.

8）Takahashi Y, et al. Subluxation of the palmar radioulnar ligament as a cause of blocked forearm supination：a case of DRUJ locking. J Wrist Surg 2013；2：83-6.

9）Mayfield JK, et al. Carpal dislocations：pathomechanics and progressive perilunar instability. J Hand Surg 1980；5A：226-41.

10）Nakamura T, et al. Fat suppression magnetic resonance imaging of the triangular fibrocartilage complex — Comparison with spin echo, gradient echo pulse sequence and histology. J Hand Surg 1999；24B：22-6.

11）Tanaka T, et al. Comparison between high-resolution MRI with a microscopy coil and arthroscopy in triangular fibrocartilage complex injury. J Hand Surg

Am 2006；31：1308-14.

12）中村俊康．手関節造影．MB Orthop 2018；31：17-24.

13）Nakamura T, et al. Arthroscopy of the distal radioulnar joint. Handchir Mikrochir Plast Chir 2014；46：295-9.

14）中村俊康．三角線維軟骨複合体（TFCC）新鮮損傷に対する手術―鏡視下TFCC部分切除術，鏡視下TFCC縫合術および直視下三角靭帯縫合術．新OS NOW 1998；1：142-52.

15）Nakamura T, et al. Long-term results of ulnar shortening procedure for triangular fibrocartilage complex tear. J Jap Soc Surg Hand 2002；19：219-24.

16）Nishiwaki M, et al. Ulnar shortening effect on the distal radioulnar stability：a biomechanical study. J Hand Surg 2005；30A：719-26.

17）中村俊康．三角線維軟骨複合体（TFCC）損傷に対する尺骨短縮骨切り術．整形外科 2017；68：720-5.

18）Nakamura T. Anatomical reattachment of the TFCC to the ulnar fovea using an ECU half-slip. J Wrist Surg 2015；4：15-21.

19）Nakamura T, Obara Y. The clinical outcome of anatomical re-attachment of the TFCC to the ulnar fovea using an ECU half-slip and interference screw. Handchir Mikrochir Plast Chir 2015；47：290-6.

20）Nakamura T, et al. Medium- to long-term outcomes of anatomical reconstruction of the radioulnar ligament to the ulnar fovea. J Hand Surg 2017；42E：352-6.

21）Adams BD, Berger RA. An anatomic reconstruction of the distal radioulnar ligaments for posttraumatic distal radioulnar joint instability. J Hand Surg 2002；27A：243-51.

手根不安定症

概要

　手根不安定症（carpal instability）は，日常生活において静的・動的に手根骨間での力学バランスが障害され手関節部での正常なアライメントが消失した状態と定義されている[1]．通常は外傷などを契機とし，靱帯が損傷することにより関節のアライメント異常が生じるか，骨折変形癒合に続発する形で生じる[2]．この状態となると正常な関節運動が制限され，放置すると関節変性・慢性疼痛につながる[3]．

　手根不安定症の頻度はそれほど多くはないが，手根骨および intrinsic と extrinsic ligament を含めて手関節の機能解剖を熟知し，手根不安定症が all-or-none ではなく spectrum な病態を呈していることを念頭におく必要がある．診断・治療についても単一の方法があるのではなく，問診・理学所見と各種画像所見を組み合わせて診断し，患者のおかれた状況ならびに局所所見を考慮して治療法を選択する．

診療ガイドラインの現況

　現在，日本および海外において手根不安定症に対する診療ガイドラインは存在しない．画像検査については American College of Radiology（ACR）によるガイドラインが存在している（ただし手関節に対するもので手根不安定症に対するものではない）．

疫学

　月状骨周囲脱臼や舟状月状骨解離などの靱帯損傷等，高エネルギー損傷の結果としての外傷によるものは若年者に多く，関節リウマチなどの炎症疾患や変性によるものは高齢者に多い[4,5]．そして靱帯損傷や骨折によって生じた手根不安定症は関節症に進行する可能性が高いとされる．外傷以外では慢性の繰り返すストレス（対麻痺などによる上肢への荷重増加など）[6]，Kienböck 病などの無腐性壊死，偽痛風などの結晶沈着なども原因となりうる[2]．

　疫学調査としてのデータは存在していないが，橈骨遠位端骨折の3割以上に合併して生じるとされ，また Dobyns らは手関節外傷のうち 10% が不安定性を生じるとしており，過去の報告をまとめると手関節外傷のうち 10～30% ほどと見込まれている[2,7,8]．近年の報告では，転倒して手をついて救急外来を受診した患者を2年後に確認すると単純 X 線画像・誘発テスト上は約4割に手根不安定症を認めており，思ったより多かったとしている（注：平均年齢48歳，34% の追跡率で，調査に参加しなかったものがすべて手根不安定症を発症していないと仮定すると 10% 弱の発生率となる）[9]．

現状でのエキスパートコンセンサスによる診療の進め方

■ 解剖

　手根骨は，舟状骨・月状骨・三角骨から成る近位手根列と有鉤骨・有頭骨・大菱形骨・小菱形骨から成る遠位手根列に分けられ，近位手根列には腱が付着しない "intercalated" な部分となってい

❶ Larsen 分類

区分 I (期間)	区分 II (安定度)	区分 III (病因)	区分 IV (部位)	区分 V (方向)	区分 VI (形態)
急性：1 週未満 (治癒する可能性が高い)	Predynamic	Congenital	Radiocarpal	VISI rotation	解離性 (CID)
	Dynamic	Traumatic	Proximal intercarpal	DISI rotation	非解離性 (CIND)
亜急性：1〜6 週 (治癒する可能性がある)	Static reducible	Inflammatory	Midcarpal	Ulnar translation	複合性 (CIC)
	Static irreducible	Neoplastic	Distal intercarpal	Dorsal translation	適合性 (CIA)
慢性：6 週以降 (治癒する可能性が低い)		Iatrogenic	CMC	Other	
		Miscellaneous	Specific bones		

注：横軸方向は特に関連なし．例）3 か月前に転倒し受傷した，X 線上アライメント良好，ストレスで離解を示す SLD の場合，区分 I から VI：慢性・Dynamic・Traumatic・Proximal intercarpal・DISI rotation・CID となる．
(Larsen CF, et al. J Hand Surg 1995[3] より)

る．この特徴的な構造により，損傷部位や程度によってさまざまな手根配列異常をきたす．

手根部は多くの異なる関節面と靱帯をもつ複雑な関節であり，靱帯は2つの隣接する骨を連結している "intrinsic ligament" と，少し離れた骨間ないしは前腕や中手骨と手根骨との間を連結する "extrinsic ligament" から成る．これらは単独で損傷して症状を生じるのではなく，intrinsic および extrinsic ligament の両者が合併して損傷することで不安定性が生じる[10]．つまり "intrinsic ligament" と "extrinsic ligament" の損傷は互いに関連して不安定症に関与するとされている[11]．

■ 分類

手根不安定症は❶に示すように，発症からの期間，安定度，原因，解剖学的部位，不安定性の方向，アライメント不良の形態について，それぞれを判定する Larsen の分類を用いることが多い[3]．

手根不安定症としての治療が必要となるのは解離性手根不安定症（CID）が最も多く，その代表が舟状月状骨解離（SLD）と月状三角骨解離（LTD）である．橈骨遠位端骨折変形癒合により生じるものが代表的である適合性手根不安定症（CIA）では，原疾患（ここでは橈骨変形）に対する治療が優先される．頻度は低いが非解離性手根不安定症（CIND）では手根中央関節や橈骨手根関節に不安定性を生じる．また，これらが複合した形態のものも外傷後には認められ（複合性手根不安定症：CIC），代表的なものは月状骨周囲脱臼であり，手関節背屈・尺屈，手根骨の回外強制により生じる（❷）[12]．

舟状月状骨（SL）間の主たる stabilizer は舟状月状骨間靱帯（SLIL）で，その損傷は最も手根不安定症の原因となり，また月状骨三角骨（LT）間の主たる stabilizer は月状三角骨間靱帯（LTIL）で，両者ともに機能的に最も重要とされている[2,13]．しかし，新鮮凍結死体標本による研究では，SLIL のみの損傷では単純 X 線像上の SLD は生じないとしている[14]．同様に LTIL のみが完全に断裂しても LTD にはならないとされ，LTIL 断裂に加え背側の extrinsic ligament を切除して初めて静的な LTD が生じるとされる[15]．なお，SLIL および LTIL の中間部（膜様部）は加齢とともに断裂していることがしばしばあり，診断には注意が必要である[10]．

■ 診断

手根不安定症はまだまだ日本では報告が少なく，治療にはいまだに議論が残るが，この数年で手根不安定症に関する知見は広がってきている．

手根不安定症を認めても，握力や可動域が保持されていれば機能制限は少なく，多くの患者は治

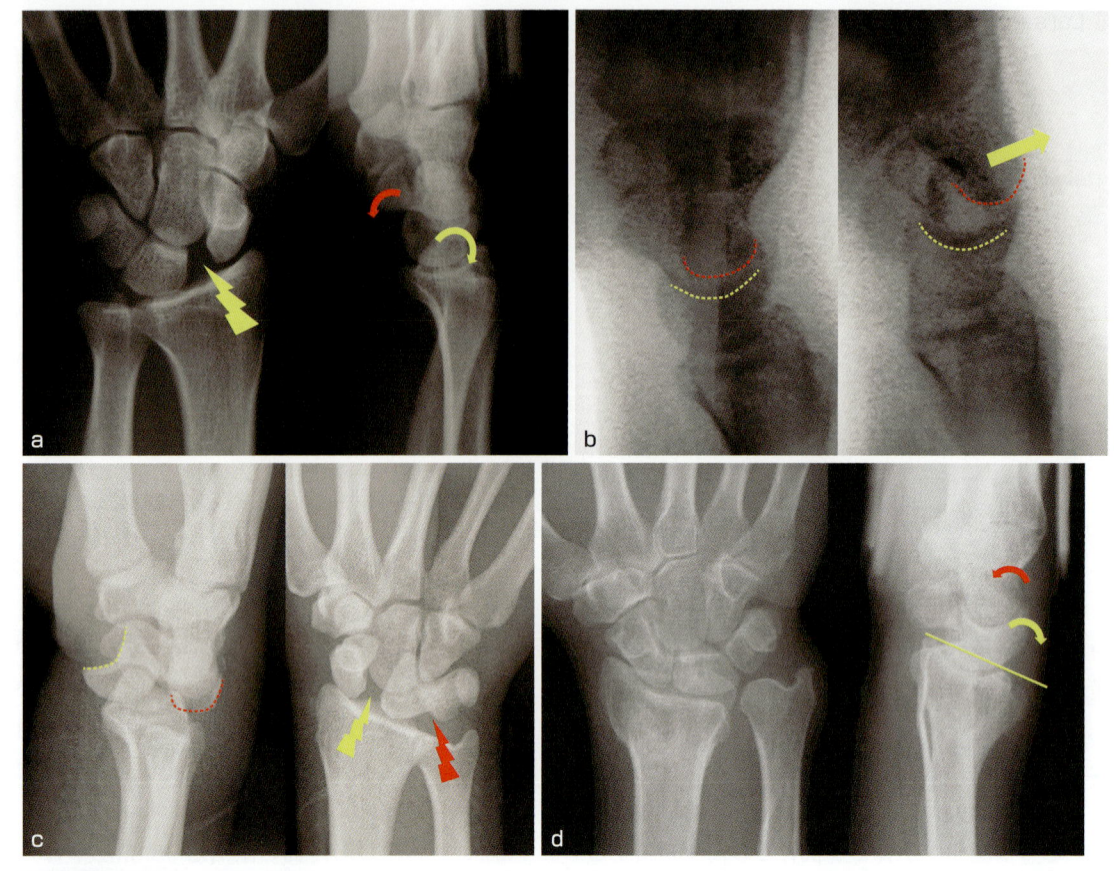

❷ 手根不安定症

a：解離性手根不安定症．舟状月状骨解離（黄色）．月状骨は背屈（黄色矢印）し，舟状骨は掌屈（赤色矢印）する．近位手根列内での異常．

b：非解離性手根不安定症．midcarpal instability．負荷により遠位手根列は背側（黄色矢印）へ移動する．近位手根列と遠位手根列，手根列間の異常．

c：複合性手根不安定症．月状骨周囲脱臼．近位・遠位手根列間の破綻と舟状月状骨間・月状三角骨間の離開で手根列内と手根列間両方の異常．

d：適合性手根不安定症．橈骨遠位端骨折変形癒合．手根靱帯は正常で，見かけ上のアライメント異常．

療を通常は必要としないが，疼痛や不安定性があるときに治療対象となりうる[2]．また，明らかな不安定性を呈している場合を除くと画像診断が困難な場合もあり，注意を要する．手根不安定症自体は all-or-none ではなく，spectrum な損傷であり，症状と画像所見・不安定性は必ずしも一致せず，その症状発生の機序についてもいまだ解明されていないことも考慮すべきである．ゆえに治療に際しては症状が発生した状況を問診にて把握し，スポーツ歴・外傷歴など外的要因の有無や，病因ならびに急性/慢性の判断について確認し，総合的に判断することが重要である．

新鮮外傷としては橈骨遠位端骨折・舟状骨骨折をはじめ尺骨遠位骨折・三角線維軟骨複合体（TFCC）損傷などとの鑑別が必要であり，慢性的なものは遠位橈尺関節（DRUJ）の変形性関節症・不安定症や尺側手根伸筋（ECU）腱鞘炎/亜脱臼，各種炎症性疾患などを鑑別疾患として念頭において診断を進める．

身体所見

臨床症状は運動時の疼痛が主となることが多く，手根不安定症での疼痛発生の機序は不明であるが，手関節の伸展・屈曲の強制により疼痛の増悪を認める．痛みを伴う clunk，クリック感，

「抜けるような」感覚と表現することもある．適切な治療にはどの靱帯が損傷しているかを正確に判断することが不可欠であり，診断上最も有効なのは損傷している靱帯部の圧痛の存在だとされる[2]．よって手関節の解剖を熟知し体表面からのランドマークをよく理解したうえで，触診での位置と疼痛・圧痛の部位を確認することが重要となる．

また，症状を再現し診断するうえでは，ストレスを加え症状を誘発させることもポイントとなる．詳細は他書に譲るが，下記テストが代表的なもので，各種の誘発テストはどの靱帯に損傷が生じているかの判断に有効であるとされているが，異論もある[16]．

- **舟状月状骨間靱帯に対するWatson's scaphoid shift test**：検者の母指を舟状骨結節に置き，患者の手関節を尺屈やや背屈位から橈屈やや屈曲位に動かす．通常では橈屈時に舟状骨は掌屈し検者の母指に触れる．掌側から舟状骨結節を圧迫すると通常の掌側回転に対抗する形で背側に亜脱臼する．圧迫を取り除くと整復され，ときに痛みや"clunk"を触知する．laxityの影響を除去するため両側で行うことが勧められている[17]．正常でもclunkを生じることがあり（36％），有頭骨月状骨間の動きをみている可能性があるので注意が必要で，透視下の確認が勧められている．痛みと舟状骨の亜脱臼が認められる場合dynamic SLDの兆候として有用で，月状骨と舟状骨間の回旋をみる[18]．
- **月状三角骨間靱帯に対するlunotriquetral ballottement test/Reagan test/Reagan shuck test**：三角骨を母指と示指などで固定させ，月状骨を掌側・背側両方に移動させる．疼痛・laxity・crepitusがある場合を陽性とする．
- **月状三角骨間靱帯に対するKleinman's shear test**：手関節を中間位とし，検者の母指を豆状骨に置いて掌側から圧迫し背側へ，月状骨を掌側へ移動させ，症状を再現する．健側

とも比較する[19]．

多くの徒手検査は手根不安定症の診断には有用でないとする報告もあり[20]，Watson's scaphoid shift testは施行を勧められるが，LTに関するものは勧められないとされている[16]．なお，外傷直後では腫脹が強く診断が困難となることがあるが，2～3週間すれば通常の徒手検査が可能となる[2]．

画像所見

ACRによるガイドライン[21]

手根不安定症ではないが舟状骨骨折を想定したものは下記のとおりである．

- 急性期外傷においては単純X線写真をまず優先
- 単純X線写真が正常な場合はMRI（造影剤なし）ないしは2週間程度のギプス外固定，またはCT（造影剤なし）
- 2週間の外固定で症状継続の場合はMRIないしはCT（いずれも造影剤なし）

なお，超音波検査が評価に役立つとの報告もあるが現時点では検査実施にあたり熟練が必要であるとし，MRIによる手根靱帯損傷の評価は追加処置が必要かどうかの判断には役立たないとしている．

慢性手関節痛に関しては下記のとおりである．

- 単純X線写真
- MRI（造影剤なし）
- 単純X線写真が正常な場合はMR関節造影またはCT関節造影

透視下診断は関節造影下に行うべきとされ，関節造影は単純X線だけではなくCTなどと組み合わせる必要があるとしている．超音波は関節外病変には有用であるとしている．

一般的には，単純X線写真は通常の正面・側面像と斜位像に加え，clenched-fist（強く握らせた肢位）像，機能撮影（掌背屈・橈尺屈）を組み合わせることでより不安定性をとらえることが可能となり，さらにCT/MRIによる診断と併せて関節造影で動的診断と靱帯の断裂を確認する（方向/安定度と形態の確認）．橈骨手根関節・手根中

❸ Geissler 分類

I	橈骨手根関節から靱帯に出血やゆるみは確認できるが，手根中央関節から関節不適合のない状態
II	I の状態で関節不適合や step-off を認めるが，プローブの入らない程度の gap が存在
III	関節不適合や step-off を橈骨手根関節・手根中央関節から認め，プローブが通る gap が存在
IV	関節不適合性が明らかで不安定性を触知でき，2.7 mm の関節鏡が通る gap が存在

(Geissler WB, et al. J Bone Joint Surg 1996[22] より)

央関節・遠位橈尺関節（RCJ/MCJ/DRUJ）の 3 つの関節腔を同時に造影する tri-compartmental 関節造影は，以前は gold standard と考えられていたが，現在は MRI に置き換わりつつある．

しかし，さまざまな画像技術の進歩により詳細な映像が得られるようになってはいるものの，CT/MRI による靱帯断裂の完全な描出は現状では不可能であり，手根不安定症の診断と治療には手関節鏡が gold standard と考えられている[10]．通常 RCJ，MCJ を中心に鏡視し，尺骨手根骨間についての不安定性の評価には DRUJ の鏡視も必要である．現状では鏡視下の不安定性の評価は Geissler の分類が用いられている（❸）[22]．手根不安定症の診断と治療における手関節鏡の役割は，①直視下に不安定性を確認し，②プローブを用いて触知して判断，③動的検査を行い手根不安定症の状態を正確に判断することである．

■ 治療

手根骨の解剖は複雑であり，治療は困難である．多くの症例で保存療法が選択されるが，優先事項は機能温存である．特殊な治療はなく，外科医の経験に基づいて症例ごとに適切に対応する[3]．

原則：治療の最終目標は症状改善・機能回復である．すなわち，関節アライメントを改善し可能な限り解剖学的修復をすることが望ましいと考えられる．また，関節変性が進行している場合には部分関節固定などサルベージ手術の適応となる．手根不安定症の原因およびその程度により，また患者の活動性を加味して治療にあたる必要がある．

軽度不安定性にはデブリドマン・ピンニング，高度不安定性には靱帯再建を行うとする報告が多いが，現在までに手根不安定症の治療方法について明確な基準はない．最も多いとされる SLD に関して，解離の状態に即した分類とその治療アルゴリズムを Garicia-Elias らが報告しており，① SL 背側（primary stabilizer）が正常か，② SL 背側（primary stabilizer）が修復/再建可能か，③舟状骨の状態は正常か，④手根配列異常が修復可能か，⑤ RCJ・MCJ の軟骨の状態，についてそれぞれ判断し，その状態に沿って治療すべきとしている[23]．なお，手根配列異常については secondary stabilizers である extrinsic ligaments などの状態にも注意を払う必要がある．

保存療法

手関節の捻挫は日常よく見かけるもので，1 つかそれ以上の靱帯損傷の結果として手根不安定症となりうる．単純 X 線像が正常な手関節の多くは一時的な外固定で改善するとされ[10]，日常生活指導とスプリント治療が主となる．可動域および握力が健側比 80％以上あれば保存療法は受け入れられる．

手術療法

詳細は他書に譲るが，手術としては準保存療法としてのピンニング，thermal shrinkage，解剖学的修復である靱帯縫合，capsulodesis，靱帯再建，RASL，そして各種のサルベージ手術が行われている．手根不安定症は spectrum な損傷であり明確な区別は困難であるが，おおよそ病態の慢性度および損傷状況により現在治療されていることが多いと考えられる．

保険適応については，靱帯断裂縫合術，靱帯断裂形成術，関節形成術，関節固定術，関節滑膜切除術などで適応がある．また，術式によっては鏡視下手術が認められている．

合併症としての関節症

過去の報告では，月状骨周囲脱臼の多くで単純 X 線像上の関節症の発生は 50〜100％とされるが，最短 15 年の長期成績では 70％に関節症がみられ，可動域・握力は健側の 7 割ほどであり，関節症の進行と臨床症状は関連せず，無症状である

ことも多いと報告されている[24].

患者説明のポイント

　残念ながら現状においては手根不安定症に対するガイドラインは存在しておらず，過去の経験・報告に基づいた治療がなされている．なお，手根不安定症は関節リウマチや先天性靱帯弛緩などによっても発生しうるが，最も頻度が高いのは外傷性手根靱帯断裂によると考えられている．手根不安定症の状態および症状は多彩であり，患者のおかれている状況（身体的・社会的）に応じて治療を選択している実状にあることを理解していただき，病態ならびに治療についての説明を行う必要がある．

ガイドライン作成の問題点

　手根不安定症のガイドラインを作成するには疫学調査を含めエビデンスレベルの高い論文が現状では少なく困難な状況にある．

課題と展望

　手根不安定症はまだまだ日本では報告が少なく，海外においても治療ガイドラインに相当するものが存在せず，診断・治療にはいまだに議論が残る．手根不安定症自体が all-or-none ではなく spectrum な損傷であることをよく理解する必要がある．またその症状発生の機序についてもいまだ解明されていないことも考慮すべきである．このような背景を十分に理解したうえで，実際の患者の愁訴を把握していないと治療方法を誤る可能性がある．現時点では手根不安定症の診断に最も有効とされているものは関節鏡であり，関節鏡技術をしっかりと身につけて診断・治療にあたる必要がある．将来的には患者登録システムなどを利用し，疫学調査を含めた取り組みが必要であると考えている．

（建部将広）

文献

1) Anatomy and Biomechanics Committee of the IFSSH. Position statement : definition of carpal instability. J Hand Surg 1999 ; 24A : 866-7.

2) Trail IA, et al. Twenty questions on carpal instability. J Hand Surg 2007 ; 32E : 240-55.

3) Larsen CF, et al. Analysis of carpal instability : 1. Description of the scheme. J Hand Surg 1995 ; 20A : 757-64.

4) Herzberg G, et al. Perilunate dislocations and fracture-dislocations : a multicenter study. J Hand Surg 1993 ; 18A : 768-79.

5) Kremer T, et al. Open reduction for perilunate injuries — clinical outcome and patient satisfaction. J Hand Surg 2010 ; 35A : 1599-606.

6) Schroer W, et al. Carpal instability in the weight-bearing upper extremity. J Bone Joint Surg 1996 ; 78A : 1838-43.

7) Tang JB. Carpal instability associated with fracture of the distal radius. Incidence, influencing factors and pathomechanics. Chin Med J (Engl) 1992 ; 105 : 758-65.

8) Jones WA. Beware the sprained wrist. The incidence and diagnosis of scapholunate instability. J Bone Joint Surg 1988 ; 70B : 293-7.

9) O'Brien L, et al. Cumulative incidence of carpal instability 12-24 months after fall onto outstretched hand. J Hand Ther 2018 ; 31 : 282-6.

10) Geissler WB, Burkett JL. Ligamentous sports injuries of the hand and wrist. Sports Med Arthrosc Rev 2014 ; 22 : 39-44.

11) Katz DA, et al. Capsuloligamentous restraints to dorsal and palmar carpal translation. J Hand Surg 2004 ; 28A : 610-3.

12) Mayfield JK. Mechanism of carpal injuries. Clin Orthop 1980 ; 149 : 45-54.

13) Kitay A, Wolfe SW. Scapholunate instability : current concepts in diagnosis and management. J Hand Surg 2012 ; 37A : 2175-96.

14) Mayfield JK, et al. The ligaments of the human wrist and their functional significance. Anat Rec 1976 ; 186 : 417-28.

15) Horii E, et al. A kinematic study of luno-triquetral dissociations. J Hand Surg 1991 ; 16A : 355-62.

16) Valdes K, LaStayo P. The value of provocative tests for the wrist and elbow : A literature review. J Hand Ther 2013 ; 26 : 32-42.

17) Watson HK, Black DM. Instabilities of the wrist. Hand Clin 1987 ; 3 : 103-11.

18) Park MJ. Radiographic observation of the scaphoid shift test. J Bone Joint Surg 2003 ; 85B : 358-62.

19) Kleinman WB, Carroll C. Scapho-trapezio-trapezoid arthrodesis for treatment of chronic static and dynamic scapho-lunate instability : a 10-year

perspective on pitfalls and complications. J Hand Surg 1990 ; 15A : 408-14.

20) Prosser R, et al. Provocative wrist tests and MRI are of limited diagnostic value for suspected wrist ligament injuries : a cross-sectional study. J Physiother 2011 ; 57 : 247-53.

21) https://acsearch.acr.org/list

22) Geissler WB, et al. Intracarpal soft-tissue lesions associated with an intra-articular fracture of the distal end of the radius. J Bone Joint Surg 1996 ; 78A : 357-65.

23) Garcia-Elias M, et al. Three-ligament tenodesis for the treatment of scapholunate dissociation : indications and surgical technique. J Hand Surg 2006 ; 31A : 125-34.

24) Krief E, et al. Results of perilunate dislocations and perilunate fracture dislocations with a minimum 15-year follow-up. J Hand Surg 2015 ; 40A : 2191-7.

102 ○ 第2章　上肢の疾患・外傷

手の変形性関節症

概要

　手の変形性関節症（osteoarthritis：OA）は，IP 関節，MP 関節，CM 関節に発生する変形性関節症の総称である．手は膝関節，股関節と並び OA の好発部位とされ，DIP，PIP 関節に発生する Heberden 結節，Bouchard 結節は一般臨床医にもなじみが深い．手の OA は無症候のものも少なくないが，symptomatic OA と呼ばれる疼痛・手指機能障害を呈する患者群に対して適切な治療介入が求められる．関節炎を伴う手の OA は，関節リウマチ，乾癬性関節炎などとの鑑別を要する．また，手の OA のなかには erosive OA と呼ばれる一群が存在し，関節リウマチに匹敵する ADL 障害を起こすことにも注意が必要である．

診療ガイドラインの現況

　アメリカリウマチ学会（ACR）およびヨーロッパリウマチ学会（EULAR）から手の OA の診断，治療，および鑑別が必要となる早期関節炎に対して複数のガイドラインが示されている．残念ながら手の OA に対する日本発の診療ガイドラインは存在しない．

　本項では，海外で示されているガイドラインをもとに診断，治療について詳述する．なお，保険適応外の治療薬（コンドロイチン硫酸，グルコサミンなど）については，混乱を避けるため記載していない．

疫学

　手の OA の疫学を知ることは，診療に大きな意味をもつ．年齢（高齢），性別（女性），肥満は手の OA のリスク因子である．日本の一般人口を対象にした調査で，70 歳以上の男性・女性ともに，手指のなかで少なくとも 1 つの関節に X 線写真上の OA 変化を認める症例はほぼ 100％であったと報告された[1]．X 線写真で確認される OA は radiological OA とされるが，これらがすべて症状を有するわけではない．疼痛や手指の機能障害をきたしたものは symptomatic OA と呼ばれ，その有病率は 2.0～20％と報告されている[2]．X 線所見上の重症度は必ずしも臨床症状と一致しないため，臨床の場では，画像所見のみにとらわれない患者評価が必要である．

診断

　手は露出部であり，「目の前にいる患者が手の OA を有するか否か？」を診断することは比較的容易である．EULAR の「手の OA に対する診断ガイドライン」に沿って，診断のポイントを示す[3]．

■ 身体所見

　DIP，PIP 関節の後外側にできる硬結をそれぞれ Heberden 結節，Bouchard 結節という．これに加え，骨性の隆起，IP 関節の側方への変形や，母指の内転拘縮などは典型的な手の OA の外観である．手の診察に際し，関節の腫脹，疼痛，こわばりなどの炎症性変化の有無の確認が重要となる．

早期関節炎

　手の OA 患者のなかには関節の腫脹・熱感な

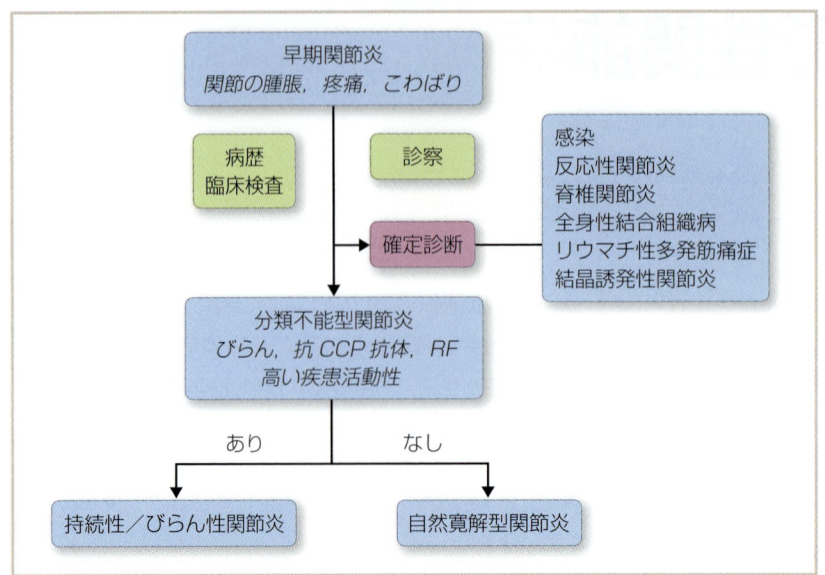

❶ **早期関節炎症例に対する診断アルゴリズム**
（Combe B, et al. Ann Rheum Dis 2016[4] より）

どの関節炎症状を強く呈する症例があり，ほかに手指の関節炎を起こす疾患との鑑別を要する．EULAR はこれらを早期関節炎としてまとめ，早期介入が可能となるよう別個にガイドラインを示している[4]．早期関節炎の診断にあたっては感染，全身性結合組織病，乾癬性関節炎，血清反応陰性脊椎炎，リウマチ性多発筋痛症，痛風など確定診断がなされるものと，分類不能型関節炎（持続性およびびらん性関節炎または自然寛解型関節炎）に分けている（❶）．持続性およびびらん性関節炎には関節リウマチなども含まれ，早期介入の重要性が強調されている．このなかで，手の OA は自然寛解型関節炎（一部が持続性およびびらん性関節炎）に分類される．ガイドラインでは，早期関節炎患者は発症 6 週以内にリウマチ専門医の診察を受けることが勧められている．

■ 単純 X 線

手の OA に対する形態学的な評価の gold standard は両手正面の X 線撮影である．関節裂隙の狭小化，骨棘，軟骨下骨の骨硬化・嚢胞の存在などの変化を確認する（❷）．X 線所見上の重症度は必ずしも臨床症状と一致しないため，臨床の場では，画像所見のみにとらわれない患者評価が必要である．

erosive OA

erosive OA は IP 関節に生じる軟骨下骨の骨びらん，骨吸収像を認める．骨びらんは通常関節中央部に認められ，gull wing appearance，saw tooth appearance など特徴的な所見を呈する（❸）．進行例では強直に至る．erosive OA は非 erosive OA の症例と比較し，X 線，臨床所見ともに予後が悪いとされる．

■ 血液検査

手の OA の診断に血液検査は必須ではない．赤沈，RF，CRP などは一般的に正常もしくは極軽度の上昇を認めるのみである．これらの異常は炎症性関節炎の存在を示唆するため，他の疾患を鑑別するためのスクリーニングとして有用である．

■ 手の機能評価

手の OA が引き起こす手の機能障害は，関節リウマチに匹敵するとされる．手の OA 患者を評価する際に，各関節に注目するだけではなく，手全体の機能を評価することが求められる．ガイドラインでは，手の機能評価票の例として，関節リウマチ患者に用いる HAQ や，手の OA に特異的な評価表である FIHOA（Functional Index for Hand Osteoarthritis），AUSCAN™（Australian/Canadian Hand Osteoarthritis Index）などを挙

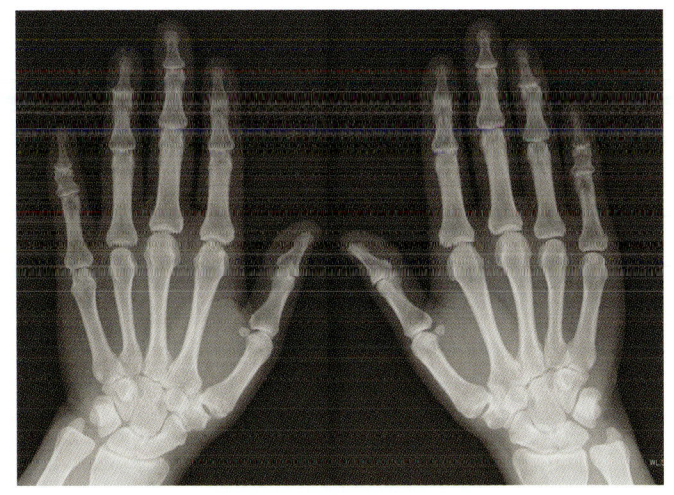

❷ 両手部 X 線正面像
両側 DIP 関節を中心に，関節裂隙の
狭小化，骨棘，軟骨下骨の骨硬化を
認める．

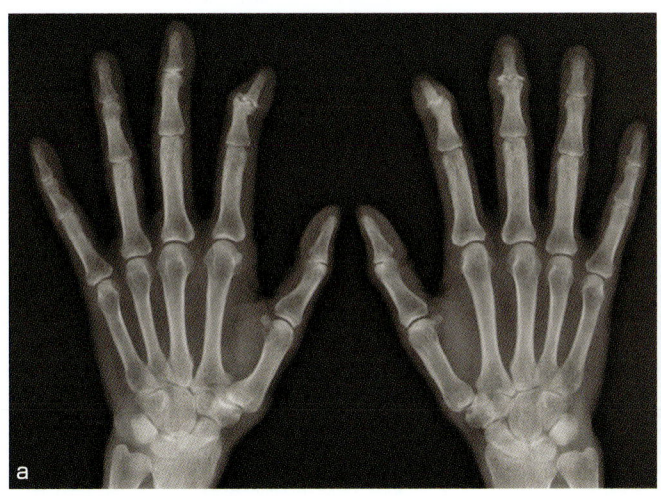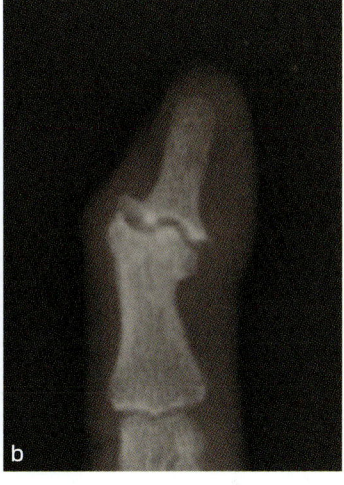

❸ erosive OA の X 線像
a：両手部 X 線正面像．右示指，中指，左示指 DIP 関節に erosive な変化を認める．
b：gull wing appearance.

げている．日本では，DASH，Hand20，MHQ などの上肢機能評価票を用いることが多い．筆者らは日本語版 FIHOA の作成・妥当性検証を行っており，今後日常診療・研究の場で広く用いられることが期待される[5]．

■ 手以外に発生する OA

複数の手指関節に OA を認める症例は，有意に膝関節，股関節を含む他の OA の有病率が高いことが示されている．手の OA 患者の診療にあたる際には，手部以外の関節の評価も考慮すべきとされている．

治療

治療に関しては，ACR が「手，膝関節，股関節 OA に対する保存療法に関するガイドライン 2012 年度版」[5]，EULAR が「手の OA に対する治療ガイドライン 2018 年度改訂版」[6] をそれぞれ示している．各項目で EULAR のガイドラインより推奨のもととなるエビデンスレベル（❹），推奨度（❺），およびガイドライン策定委員会メンバーの同意のレベル（Level of agreement：LoA ＝ 0〜10）の平均値を示している．

Ia	ランダム化比較試験のシステマティック・レビュー
Ib	少なくとも1つのランダム化比較試験
IIa	コホート研究のシステマティック・レビュー
IIb	少なくとも1つのコホート研究
IIIa	症例対照研究のシステマティック・レビュー
IIIb	少なくとも1つの症例対照研究
IV	症例集積研究
V	エキスパートコンセンサス

原則

手のOA患者に対する治療の目標は,疼痛・こわばりなどの症状をコントロールし,手の機能を最適化することで,日常の活動,社会への参加や生活の質（QOL）を最大化することである（LoA 9.7）.

理学療法・エクササイズ

関節保護指導,ホームエクササイズは手指機能・筋力の改善,疼痛の軽減のためすべての手のOA患者に推奨される（エビデンスレベルIa,推奨度A,LoA 9.1）.指導内容として関節の運動・休息のバランスを維持し,多くの関節を用いることで関節への負荷を分散し,大きい関節を安定した位置で使用することが挙げられる.具体的には,タオルを絞る際には手掌を使って手全体で絞る；書字に際してはグリップの太い筆記具を用いる・補助器具を併用する；瓶やペットボトルの蓋は滑り止めシートを用いて開けるなどである.また,エクササイズは,関節可動域と筋力の強化を主な目的とする.例として,握りこぶしを作る；IP関節屈曲位・MP関節伸展位のhook gripを作る；IP関節伸展位・MP関節屈曲位のtabletopを作る；母指の指腹を示指から小指の各指腹に順々につけていく（pinch）；手掌を机に置いた状態で手指をできるだけ広げる（外転）；母指の指尖を小指MP関節につける（対立）などであるが,詳細は他書も参考にされたい[8].

また,温熱療法,超音波療法については,膝関節・股関節のOAのデータに基づくエキスパートコンセンサスが主であり,手のOAを対象としたエビデンスがないことから,今回の改訂版では推奨される治療法から削除された.

装具療法

母指CM関節症に対する装具療法は,疼痛の軽減に効果があり,長期間の使用が推奨される（エビデンスレベルIb,推奨度A,LoA 9.3）.装具の種類に関しては,硬性と軟性,固定範囲等で明確な優劣はないとされている.同様に,使用方法（日中,夜間,常時,活動中等）についても,現時点で明確なコンセンサスはない.明らかなことは使用期間と効果の関係であり,短期間の装具療法は有効性がなく,3か月以上の使用で効果が示されている.個々の症例ごとにアドヒアランスを考慮に入れ,長期に使用が可能となるような工夫が必要であるといえる.IP関節に対する装具療法は,エビデンスの不足から今回のガイドラインで推奨の記載はないが,局所安静目的のテーピング,スプリントなどを検討してもよいと考えられる.

薬物療法

外用薬は,特に軽度〜中等度の疼痛や罹患関節が少数の症例に対して有効かつ安全な治療であり,治療の第一選択肢となる.特にNSAIDsを含む外用薬での除痛,手指機能改善が推奨されている（エビデンスレベルIb,推奨度A,LoA 8.6）.手のOAに対する経口鎮痛薬に関しては,症状緩和のため短期間での使用が推奨されている（エビデンスレベルIa,推奨度A,LoA 9.4）.経口鎮痛薬の代表であるNSAIDsでは,特に高齢者,胃腸障害のある患者,心血管系リスクのある患者への使用には注意が必要である.改訂前のガイドラインで第一選択の経口鎮痛薬とされたアセトアミノフェンは,比較的効果が少ないこと,肝

障害などのリスクがゼロではないことから，改訂後には NSAIDs 禁忌などの限られた症例で，期間を限定して投与するように勧められることとなった．トラマドールはエビデンスの不足からガイドライン上での推奨はないが，内服治療の選択肢の一つとして挙げられている．

■ 抗リウマチ薬

手の OA に対して，いわゆる抗リウマチ薬・生物学的製剤は使用すべきではない（エビデンスレベル Ia，推奨度 A, LoA 8.8）．本推奨は，近年実施された TNF 阻害薬（エタネルセプト，アダリムマブ），抗 IL-1 抗体（lutikizumab，国内未承認），ヒドロキシクロロキン（国内では手の OA の適応なし）などを対象としたランダム化比較試験に基づく．これらの抗リウマチ薬・生物学的製剤は有効性を示すことができなかった．erosive OA の初期など，関節炎症状が強く，関節破壊の進行が早い症例に対して，抗リウマチ薬は OA の進行を抑制する可能性がある薬剤であり，現在でも複数の RCT が進行中である．現時点で抗リウマチ薬は推奨されない治療薬であるが，今後のエビデンスの蓄積が待たれる領域である．

■ 関節内注射

長時間作用型ステロイドの関節内注射は，疼痛の強い IP 関節症に有効である（エビデンスレベル Ia ～ Ib，推奨度 A, LoA 7.9）．改訂前後で関節内注射に対する推奨は大きく様変わりした．関節内注射は大きく母指 CM 関節症に対するもの，IP 関節に対するものに分けられる．母指 CM 関節症に対するステロイドの関節内注射は，ここ数年で実施された複数の RCT にて有効性を示すことができなかった．これとは逆に，IP 関節症に対するステロイドの関節内注射は除痛，可動域の改善をもたらしている．実臨床を鑑みると，母指 CM 関節症例でもステロイドの関節内注射により短～中期の症状コントロールを得られる症例が一定数存在する．いずれにせよ，関節内注射は明らかな関節炎症状を呈する，比較的症状の強い症例を選んで実施されるべきであり，すべての手の

OA の患者に適応される治療法ではないことに留意が必要である．

■ 手術療法

手術療法は保存的治療が奏功しない重症例に対して考慮されるべきである．母指 CM 関節症には大菱形骨切除術，IP 関節症に対しては関節固定もしくは関節形成術が有効な治療選択肢として挙げられている（エビデンスレベル V，推奨度 D, LoA 9.4）．手術療法については，手術自体の有用性，治療方法間の比較を行ったエビデンスが存在せず，本推奨はエキスパートコンセンサスに基づいている．以下に挙げる各治療法は，それぞれに長所・短所を有し，一概にどの方法が優れているとは言えない．臨床の場では各患者の状態に応じた治療法の選択が必要である．

母指 CM 関節に対する手術療法

手術方法は，関節固定術，関節形成術，中手骨伸展骨切り術に加え，近年では鏡視下関節形成術，インプラント（Mini TightRope®：Arthrex 社）を用いた関節形成術など幅広い選択肢が挙げられる．

関節固定術：除痛，ピンチ力の維持が期待できる．CM 関節の動きを代償する MP 関節，STT 関節に拘縮を生じている際には慎重に適応を見極めなければならない．関節固定により，机に手掌をつけなくなること，手術後の骨癒合まで thumb spica を用いた外固定を行うことを了承してもらう必要がある．

関節形成術：大菱形骨切除単独，靱帯再建・組織挿入術（LRTI 法：ligament reconstruction and tendon interposition arthroplasty），suspension arthroplasty など多くの術式が存在する．母指の安定に長母指外転筋腱，長橈側手根屈筋腱，長掌筋腱などを用いるが，近年，自家組織を代用するインプラント（Mini TightRope®）を使用した suspension arthroplasty で良好な短～中期成績が報告されている[9]．

IP 関節に対する手術療法

DIP 関節の OA に伴う粘液嚢腫（mucous cyst）に対しては，骨棘切除が行われる．DIP 関節症

の手術療法については，現在でも関節固定術が一般的である．PIP 関節症については，人工関節置換術，関節固定術が選択肢として挙げられる．PIP 関節は手指運動の要となる関節であり，患者の希望，目標となる可動域と関節の安定性，各術式の限界などを十分考慮しなければならない．

患者説明のポイント

手の OA では「どのようなことに困っているのか？」「ADL・仕事上のゴールは何か？」など，手の機能を考慮し，各患者に応じたアセスメントを行う．

母指 CM 関節症は手術の選択肢が多く，それぞれ一定の治療成績を収めている．比較的早期の CM 関節症では，関節を温存する靱帯再建，中手骨伸展骨切りが選択肢に入る．進行した CM 関節症で，周囲の関節（MP 関節，STT 関節）に OA がなく，力仕事が必要となる症例には関節固定を勧めることが多い．残念ながら IP 関節症に対する人工関節の適応は限定的である．除痛・関節安定性を長期的に提供できる術式は，いまだに関節固定術のみと考えてよい．

手の OA では膝関節，股関節 OA に対する人工関節のような決定的な治療法がないため，保存療法に抵抗する症例では，患者の希望を明確にしたうえで，手外科医を交えた治療方法の検討が望ましい．

課題と展望

手の OA 対する日本発の診療ガイドラインは存在しない．膝関節，股関節などの OA に対する国内のガイドラインが出版・改訂されていることと比較すると，手の OA は取り残されているのが現状である[10]．欧米では，ここ数年で手の OA に関するいくつかの質の高い研究がなされ，

2018 年に EULAR のガイドラインが約 10 年ぶりに改訂された．しかし，特に外科治療については十分なエビデンスレベルがなく，エキスパートコンセンサスを示しただけの項目も少なくない．

筆者らは，ガイドライン策定の基となるエビデンスの蓄積のため，手の OA 患者の機能評価の標準化が必要であると考えている．現在，日本手外科学会研究プロジェクトとして，国際的な診断・評価ツールである FIHOA の日本語版作成と妥当性評価を行っている[5]．

（中川泰伸，平田　仁）

文献

1) Kodama R, et al. Prevalence of hand osteoarthritis and its relationship to hand pain and grip strength in Japan：The third survey of the ROAD study. Mod Rheumatol 2016；26：767-73.
2) Kloppenburg M, Kwok WY. Hand osteoarthritis — a heterogeneous disorder. Nat Rev Rheumatol 2011；8：22-31.
3) Zhang W, et al. EULAR evidence-based recommendations for the diagnosis of hand osteoarthritis：report of a task force of ESCISIT. Ann Rheum Dis 2009；68：8-17.
4) Combe B, et al. 2016 update of the EULAR recommendations for the management of early arthritis. Ann Rheum Dis 2016；76：948-59.
5) 中川泰伸ほか．手の変形性関節症に対する診断・評価ツール．整形・災害外科 2018；61：517-22.
6) Hochberg MC, et al. American College of Rheumatology 2012 recommendations for the use of nonpharmacologic and pharmacologic therapies in osteoarthritis of the hand, hip, and knee. Arthritis Care Res（Hoboken）. 2012；64：465-74.
7) Zhang W, et al. 2018 update of the EULAR recommendations for the management of hand osteoarthritis. Ann Rheum Dis 2018；78：16-24.
8) 池口良輔．手の変形性関節症に対する理学療法・エクササイズ．整形・災害外科 2018；61：581-9.
9) Yao J, Cheah AE. Mean 5-year follow-up for suture button suspensionplasty in the treatment of thumb carpometacarpal joint osteoarthritis. J Hand Surg Am 2017；42：569. e1-e11.
10) Zhang W, et al. OARSI recommendations for the management of hip and knee osteoarthritis, Part II：OARSI evidence-based, expert consensus guidelines. Osteoarthritis Cartilage 2008；16：137-62.

外傷性スワンネック，ボタンホール変形

概要

　スワンネック変形（白鳥のくび変形）は近位指節間（PIP）関節が過伸展し遠位指節間（DIP）関節が屈曲した状態で（**❶**），ボタンホール変形（ボタン穴変形）では PIP 関節が屈曲し DIP 関節が過伸展する（**❷**）．その原因は慢性関節リウマチをはじめとする炎症性疾患と考えられているが，しばしば外傷にも起因する．適切な治療が施されない場合，拘縮を伴った不可逆性の変形へ進行し著明な手指機能障害を生じる．これらの手指変形を正しく診断し，治療へ結びつけるためには，まず手指の複雑な伸展機構の解剖を理解する必要がある（**❸**）．そのうえで各変形の病態に合わせた治療を選択することが重要である．

診療ガイドラインの現況

　スワンネック変形とボタンホール変形に対する日本および海外の診療ガイドラインは存在しない．

　本項では，現状でのエキスパートコンセンサスをもとに外傷性スワンネック変形，ボタンホール変形の診断，治療について詳述する．また，慢性関節リウマチをはじめとする炎症性疾患に起因する変形については，その発生機序や治療方法が外傷のものと異なるので混乱を避けるため記載しない．

スワンネック変形

■ 原因と変形機序

　外傷性スワンネック変形の原因を Zancolli は 3 つのタイプに分類した．

①中節骨へ過度な伸展力が作用するタイプ（マレット指［槌指］，手関節もしくは中手指節［MP］関節の屈曲拘縮）：マレット指は終止腱が末節骨付着部で腱実質や骨折を伴ってその連続性を失うことで生じる．適切な治療が施されない場合，損

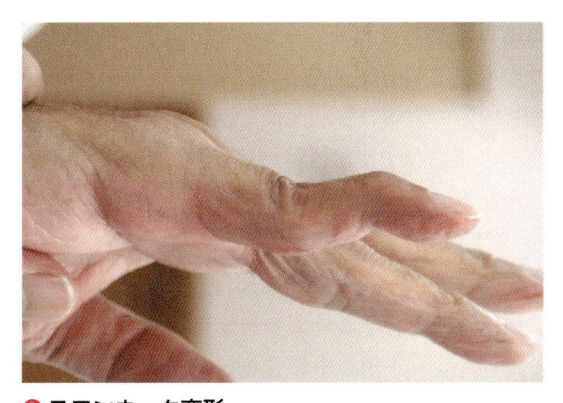

❶ スワンネック変形

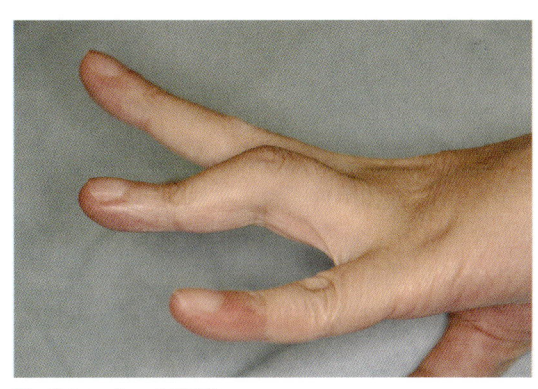

❷ ボタンホール変形

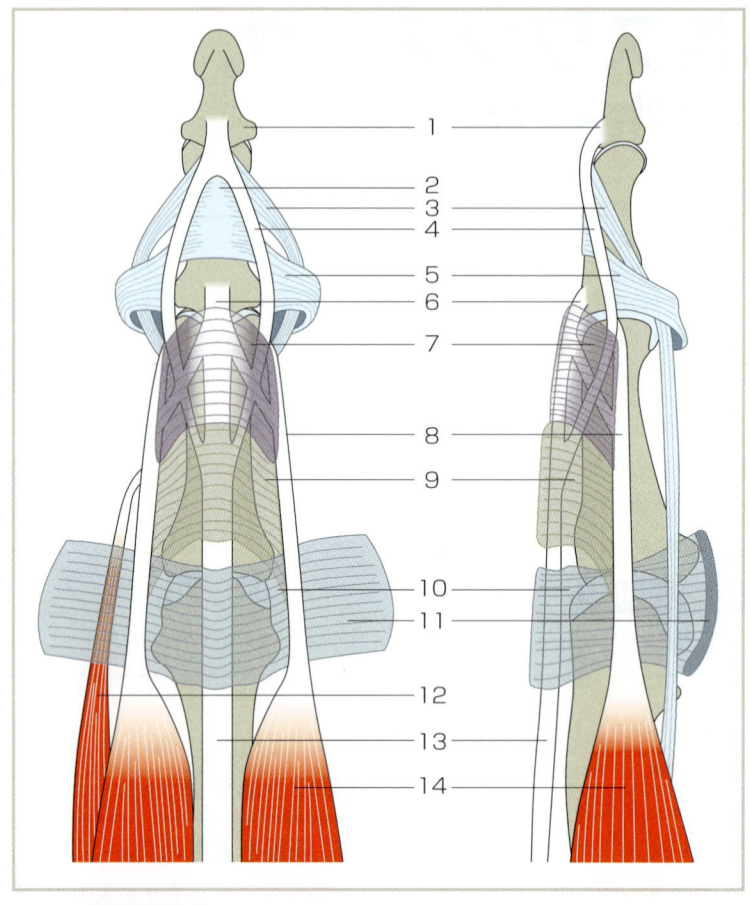

❸ 手指伸展機構の解剖
1：終止腱，2：三角靱帯，3：斜支靱帯，4：側索，5：横支靱帯，6：中央索，7：指背腱膜腱帽，8・9：骨間中央索，10：矢状索，11：深横中手靱帯，12：虫様筋腱，13：総指伸筋腱，14：背側骨間筋．

傷された終止腱は短縮し指への伸展力はすべてcentral slip（中央索）に負荷される．このためPIP関節は過伸展し，この過伸展変形はlateral band（側索）の背側偏位も引き起こす．深指屈筋腱（flexor digitorum profundus：FDP）によるDIP屈曲力も加わり，PIPの過伸展変形とDIP関節の屈曲変形が進行する．外傷後の手関節・MP関節の屈曲拘縮例では総指伸筋腱の緊張が増すことでcentral slipを介したPIP関節の過伸展変形が生じる．

②**内在筋の過緊張・拘縮により生じるタイプ（MP関節の掌側亜脱臼，コンパートメント症候群）**：MP関節の慢性的な掌側亜脱臼やコンパートメント症候群では，手内在筋の過緊張や虚血性の拘縮を介してPIP関節の過伸展変形が生じる．

③**PIP関節掌側構造物の弛緩や損傷により生じるタイプ（PIP関節過伸展損傷，浅指屈筋腱損傷）**：PIP関節への過伸展損傷では掌側板や掌側関節包が損傷されることでPIP関節の掌側安定性が破綻し過伸展変形が生じる．浅指屈筋腱もPIP関節の掌側の安定性に寄与しており，浅指屈筋腱の損傷はPIP関節の過伸展変形を生じる一因となる．

■ 診断

マレット指，浅指屈筋腱損傷，PIP関節の過伸展損傷など先行する外傷の有無を確認する．

骨性マレット指，中節骨基部掌側板付着部剥離骨折の同定は重要であり，X線などの画像診断を

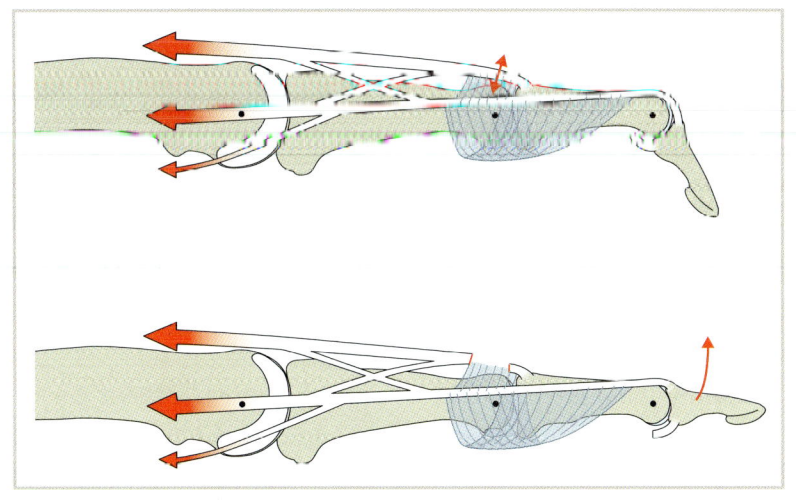

❹ central slip tenotomy（Fowler 法）
central slip を切離することで中節骨にかかる伸展力が減少する．その伸展力は
lateral band を介して終止腱に作用するため DIP 関節の伸展が可能となる．
（Bellemère P. Chir Main 2015[1] より）

行う．骨片の大きさによって観血的手術が必要になるためである．内在筋拘縮の有無を評価することは重要であり，Bunnel[2] の内在筋テストは有用である．内在筋は通常 MP 関節の回転中心の掌側を走行し，PIP 関節の回転中心の背側を通過する．つまり，内在筋が収縮すれば MP 関節は屈曲，PIP 関節は伸展する．このため内在筋に過緊張を生じた場合，MP 関節を他動伸展で保持すると PIP 関節は自動，他動ともに屈曲が制限される．内在筋が拘縮した場合，MP 関節の肢位によらず PIP 関節の屈曲が制限される．

■ 治療

PIP 関節の可動域と X 線所見に基づくスワンネック変形の分類（Type Ⅰ～Ⅳ）は治療法を選択するうえで有用である[3]．

Type I：full range of motion/no intrinsic tightness/no functional limitations

PIP 関節過伸展位から屈曲する際に背側に転位した lateral band が PIP 関節顆部を乗り越えて掌側に移動するため屈曲困難感やクリックを生じる場合がある．しかし，PIP 関節は完全自動屈曲可能であり，PIP 関節の過伸展を防止する silver ring splint が適応される．本装具は薄く，着脱も

容易，整容的にも指輪のようであり受け入れられやすい[4]．

装具療法を好まない場合や，より変形が重度の場合は，PIP 関節の過伸展を抑制する目的で軟部組織による矯正手術が選択される．最も多く行われているのが浅指屈筋腱による腱固定である．これは浅指屈筋腱の尺側成分を近位で切離して折り返し A2 pulley 遠位部に縫着して PIP 関節を 20～30 度屈曲へ矯正する方法である．マレット指に起因するスワンネック変形の場合，central slip tenotomy（Fowler 法，❹）とその変法の有用性が報告されている[5,6]．

しかし，25 度を超えるような PIP 関節伸展変形を認める場合は Fowler 法での矯正は困難であり，斜支靱帯の再建が必要となる[6-8]．斜支靱帯の再建は PIP 関節の過伸展変形に有用な方法である．尺側の lateral band を近位で切離し，反対側の Cleland 靱帯の深層を通し，PIP 関節の回転軸の掌側を通して PIP 関節を 30 度屈曲位に制動し，屈筋腱の腱鞘に縫合する．理論上は PIP 関節の過伸展変形を矯正することに加えて DIP 関節の屈曲変形も矯正する．PIP 関節の掌側板が損傷された場合は掌側板の縫合を行う．

Type II : intrinsic tightness

MP 関節を伸展位で保持した場合に PIP 関節の屈曲制限を認める内在筋テスト陽性例では，Type I に対する手術手技に加えて，内在筋の切離を行う．通常内在筋の切離は基節部の背側尺側遠位で行われる．

Type III : stiff PIP in all positions of the MP joint, joint space preserved

MP 関節の肢位によらず PIP 関節の屈曲制限を生じている場合，変形治療の前に他動運動制限を改善させておく必要がある．リハビリテーションを行っても PIP 関節屈曲角度が 80～90 度に至らない場合は central slip と lateral band の間を剥離し，lateral band を掌側へ誘導する．これらの方法で他動 PIP 関節屈曲が得られれば，二次的な屈筋腱癒着による滑走障害の有無について検討する．屈筋腱の癒着も改善されれば PIP 関節過伸展に対する前述した手技を追加するが，内在筋剥離も多くの場合必要となる．

Type IV : severe arthritic change

X 線で著明な関節変形や破壊がある場合は，人工関節（中指から小指）や関節固定（示指）が適応となる．人工関節が適応された場合は PIP 関節の過伸展変形を抑制するために軟部組織のバランスを整える必要がある．

ボタンホール変形

■ 原因と変形機序

外傷によるボタンホール変形は，central slip や指三角靭帯損傷に対して未治療もしくは適切な治療が行われなかった場合の慢性経過例で生じる．その受傷機転は PIP 関節背側での開放損傷，PIP 関節の掌側脱臼，PIP 関節伸展位で屈曲矯正力が負荷された場合，PIP 関節が屈曲位で直接 PIP 関節背側が殴打された場合，central slip の中節骨付着部での剥離骨折などである．

central slip の損傷により中節骨への伸展力は減少，PIP 関節は屈曲する．失われた中節骨への伸展力は lateral band を介して DIP 関節の伸展

力として作用する．また，lateral band は横支靭帯に牽引されて掌側にシフト，この変化がさらに PIP 関節の屈曲変形を助長する．central slip による吊り上げ効果を失った lateral band は虫様筋や骨間筋の作用で短縮し DIP 関節の伸展変形を増強させる．本変形による最大の機能損失は，DIP 関節が屈曲できないことにより握り込み動作ができなくなる点である．

■ 診断

Elson テストは急性のボタンホール変形を診断するのに最も優れた方法である[9]．検者は PIP 関節を 90 度屈曲位に保持して，被検者に DIP 関節を自動伸展するように指示する．正常な手指伸展機構であれば lateral band はゆるむため DIP 関節の伸展はできない．しかし，ボタンホール変形を生じた患者は central slip が損傷されており lateral band にゆるみは生じない．central slip に生じていた伸展力が lateral band を介して終止腱へ伝わるため DIP 関節は自動伸展可能となる．

一方，Boyes テストは慢性のボタンホール変形を診断するのに有用な方法である．central slip が損傷し lateral band へその張力が移行している場合は PIP 関節伸展位保持すると DIP 関節の自動他動屈曲運動が制限される．一方，PIP 関節屈曲位では lateral band がゆるむため DIP 関節の屈曲運動は可能となる．

鑑別診断としては，PIP 関節の過伸展損傷後に生じる掌側板や掌側関節包の瘢痕形成による PIP 関節の屈曲拘縮が挙げられる．手指伸展機構には影響がないため DIP 関節の動きは良いことが鑑別の参考となる．これらの鑑別にも Elson テストや Boyes テストが有用である．PIP 関節の過伸展損傷によるボタンホール様変形の場合は積極的な可動域訓練が必要となるが，真のボタンホール変形の場合は固定が必要であり治療方法が 180 度異なるので，診断は重要である．

画像診断として単純 X 線は central slip の中節骨付着部での剥離骨折の有無を検索するのに有用である．また，臨床的に気づかれないような微小な DIP 関節での過伸展変形を診断することも可

能である.

■ 治療

急性ボタンホール変形

急性の閉鎖性ボタンホール変形へは4〜8週間の PIP 関節伸展位固定が薦められる（K-wire での仮固定も可能）．DIP 関節の自動屈曲運動は lateral band の掌側偏位を抑制し，その短縮予防効果もあり早期から行う．その後は PIP 関節の屈曲運動も開始するが夜間 PIP 関節の伸展固定は4〜6週間追加する．

開放性ボタンホール変形の場合，デブリドマンを行った後に central slip の直接縫合もしくは bone anchor を用いて中節骨基部背側に縫着する．術後は6週間の PIP 関節伸展位固定が必要である（K-wire での仮固定も可能）．もし腱欠損などで縫着できない場合は，後述する central slip の再建法を用いて再建する．骨片を伴った central slip 損傷の場合，小骨片であれば前述の保存療法が適応され，スクリューや K-wire で固定可能な大きさの骨片であれば手術療法が選択される．また骨片の転位の程度，患者のコンプライアンスなども考慮すべきである．

慢性ボタンホール変形

慢性ボタンホール変形に対する手術療法は注意を要する．完全な機能回復は困難であり，手術を行うことで PIP 関節の伸展拘縮を生じ，機能障害を悪化させる危険性がある．このため経験を積んだ手外科医が手術を行わなければならない．治療のゴールは DIP 関節の屈曲改善であり，PIP 関節の伸展不足角度は30度未満であれば許容される．装具やリハビリテーションでこれらの目標が達成されない場合は手術療法が適応される．手術では，①終止腱の延長，② lateral band の掌側偏位の矯正，③ central slip の機能再建，④ PIP 関節拘縮の改善の4つを考慮しながら計画する．

終止腱の延長と central slip 機能の再建を最も単純に施行できる手術方法は Fowler/Dolphin tenotomy である[10,11]．終止腱を切離することで DIP 関節を過伸展させる伸展力は消失し，その力は中節骨へ central slip を介して伝達され PIP 関節の伸展不全が改善する．術後は DIP 関節の伸展位固定を6〜8週間行う．DIP 関節の屈曲改善を希望する場合や PIP 関節伸展不足角度が30度未満で central slip の機能再建を希望される場合が最も良い適応となる[12,13]．本法で DIP 関節屈曲は40度以上得られ，50%で PIP 関節の屈曲変形は改善することが報告されている[10,11]．

central slip が直接縫合できない場合は central slip を再建する．周囲組織を使用して再建する方法（❺）として Snow 法[14]，Matev 法[15]，Littler-Burkalter-Aiache 法[16,17]，Littler-Eaton 法[18] などが報告されている．Littler-Eaton 法は lateral band を横支靭帯から剥離して背側で縫合する手法であり，拘縮のないボタンホール変形例の60%に有用で，PIP 関節の伸展不足角度は平均10度未満に改善したと報告されている[12]．しかし，拘縮のあるボタンホール変形では50%は成績不良であり，良や最良はなかったと報告されている[19]．長掌筋腱などを用いた腱移植や固有示指伸筋腱（extensor indicis proprius：EIP）を用いた腱移行で central slip を再建する方法も報告されているが，直接縫合の成績を超えるものはない．

リハビリテーションや装具療法でも改善しない30〜40度を超える PIP 関節屈曲拘縮を認める場合は，伸筋腱剥離を含めた関節授動術を優先し拘縮解除を行う．リハビリテーションや装具療法を追加し，関節可動域が安定して改善した後に二期的に伸展機構に対する再建を行う[12,14]．

PIP 関節に痛みを伴う関節症性変化を認める場合は人工関節や関節固定が適応される．その際，Fowler/Dolphin tenotomy を併用し DIP 関節の屈曲運動を獲得できるようにする．

患者説明のポイント

スワンネック変形，ボタンホール変形ともに関節拘縮を伴っている場合は，拘縮解除を行ったうえで変形矯正を行う必要がある．スワンネック変形は PIP 関節の完全屈曲が可能であれば silver

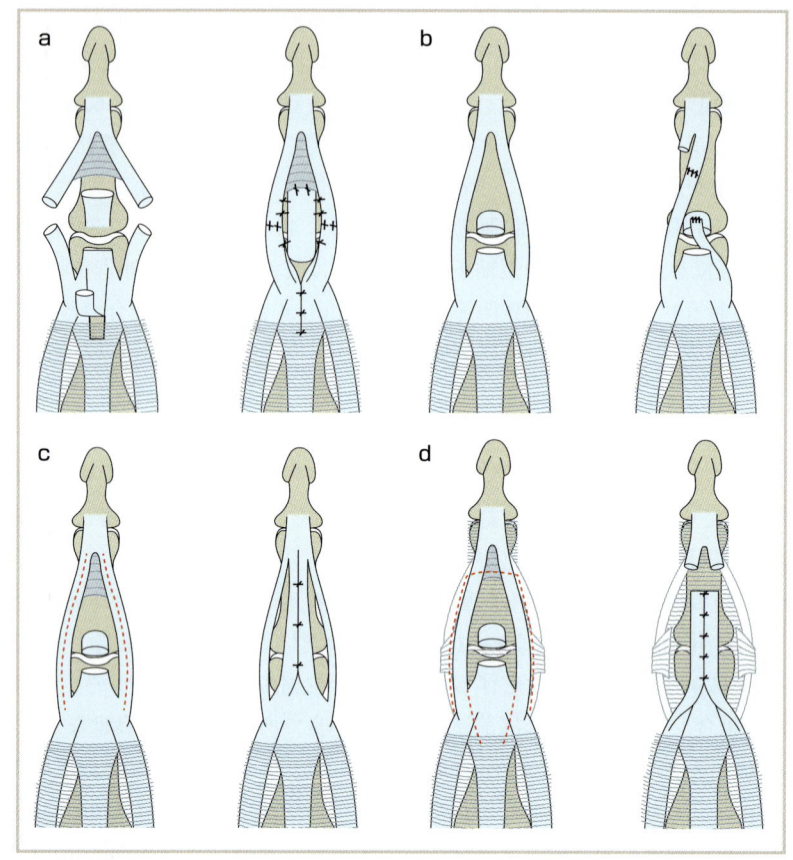

❺ 周囲組織を利用した central slip 再建法
a：Snow 法
b：Matev 法
c：Littler-Burkalter-Aiache 法
d：Littler-Eaton 法
（Bellemère P. Chir Main 2015[1]より）

ring splint を使用した保存療法が適応できる可能性がある．ボタンホール変形では PIP 関節の完全な変形矯正が困難な場合が少なくない．central slip の再建方法には種々のものがあるが，どれも優劣をつけられる研究結果は示されていない．

また，どんな治療法を施行しても長期間にわたる装具装着が必要となる可能性，PIP 関節の腫脹，痛み，関節拘縮といった合併症が生じる可能性がある．治療のゴールを DIP 関節の屈曲改善とし，PIP 関節の伸展不足角度は 30 度未満であれば許容されることを患者に十分説明しておく必要がある．痛みを伴い X 線で PIP 関節の関節症

性変化を認める場合は人工関節や関節固定が適応され，人工関節を適応した場合は軟部組織のバランス調整も追加する必要がある．

このように本変形の治療には，複雑な手指伸展機構の機能解剖を熟知した経験ある手外科医が治療にあたることが望ましい．

課題と展望

外傷性スワンネック変形，ボタンホール変形に対する診療ガイドラインは存在しない．症例数も決して多くないため，十分なエビデンスレベルを有さず，ほぼエキスパートコンセンサスを示した

だけの報告が多いためである．特にボタンホール変形のcentral slip再建は種々のものがあり，これらの優劣を決めるには多施設共同研究が必要であろう．今後は多施設研究などを通して日本発の診療ガイドライン作成を行っていきたい．

（四宮陸雄，砂川　融）

文献

1) Bellemère P. Treatment of chronic extensor tendons lesions of the fingers. Chir Main 2015；34：155-81.
2) Bunell S. Ischaemic contracture, local, in the hand. J Bone Joint Surg Am 1953；35：88-101.
3) McKeon KE, Lee DH. Posttraumatic boutonnière and swan neck deformities. J Am Acad Orthop Surg 2015；23：623-32.
4) van der Giesen FJ, et al. A qualitaitive study on the patients' perspectives on hand function problems and fingers splints. Musculoskeletal Care 2010；8：179-88.
5) Bowers WH, Hurst LC. Chronic mallet finger：the use of Fowler's central slip release. J Hand Surg Am 1978；3：373-6.
6) Rozmaryn LM. Central slip tenotomy with distal repair in the treatment of severe chronic mallet fingers. J Hand Surg Am 2014；39：773-8.
7) Lucas GL. Fowler central slip tenotomy for old mallet deformity. Plast Reconstr Surg 1987；80：92-4.
8) Thompson JS, et al. The spiral oblique retinacular ligament (SORL). J Hand Surg Am 1978；3：482-7.
9) Elson RA. Rupture of the central slip of the extensor hood of the finger：A test for early diagnosis. J Bone Joint Surg Br 1986；68：229-31.
10) Meadows SE, et al. Treatment of the chronic boutonniere deformity by extensor tenotomy. Hand Clin 1995；11：441-7.
11) Stern PJ. Extensor tenotomy：A technique for correction of posttraumatic distal interphalangeal joint hyperextension deformity. J Hand Surg Am 1989；14：546-9.
12) Curtis RM, et al. A staged technique for the repair of the traumatic boutonniere deformity. J Hand Surg 1983；8：167-71.
13) To P, Watson JT. Boutonniere deformity. J Hand Surg Am 2011；36：139-42.
14) Vaienti L, Merle M. Chirurgie secondaire de l'appareil extenseur des doigts. In：Merle M, Dautel G, eds. La Main Traumatique 2, Chirurgie secondaire. Masson；1995. p.93-113.
15) Matev I. Transposition of the lateral slips of the aponeurosis in treatment of long-standing "Boutonnière deformity" of the fingers. Br J Plast Surg 1964；17：281-6.
16) Aiache A, et al. Prevention of boutonniere deformity. Plast Reconstr Surg 1970；46：164-7.
17) Slesarenko YA, et al. Suture anchor technique for anatomic reconstruction in chronic boutonniere deformity. Tech Hand Up Extrem Surg 2005；9：172-4.
18) Littler JW, Eaton RG. Redistribution of forces in the correction of the boutonniere deformity. J Bone Joint Surg Am 1967；49：1267-74.
19) Le Bellec Y, et al. Traitement chirurgical de la déformation en boutonnière des doigts longs. Étude d'une série rétrospective de 47 patients. Chir Main 2001；20：362-7.

上肢絞扼性神経障害

概要

　上肢絞扼性神経障害（entrapment neuropathy）は最も頻度の高い単ニューロパチーである. 手根管症候群（carpal tunnel syndrome）とは，手関節部の屈筋支帯と手根骨によって囲まれた手根管内で手根管内圧の上昇によって正中神経が圧迫される絞扼性神経障害である. また，肘部管症候群（cubital tunnel syndrome）とは，肘関節内側部で上腕骨尺骨神経溝を底とし，天蓋を滑車上肘靱帯と尺側手根屈筋の上腕頭と尺骨頭を結ぶ筋膜（Osborne バンド）で形成される肘部管で尺骨神経が圧迫される絞扼性神経障害である. 両疾患とも糖尿病性ニューロパチーのような全身性のアンギオパチーを伴い，生命予後に影響を与える疾患ではないものの，看過されたり放置されたりすれば手の巧緻運動障害や握力低下など日常生活動作（ADL）障害を生じる危険性が高い. また，頚椎疾患や神経内科疾患との鑑別が必要であり，時に頚椎症性脊髄症・神経根症が合併した double crush syndrome を呈することもあって，的確な診断と治療方針の決定が重要である.

診療ガイドラインの現況

　手根管症候群に対しては日本神経治療学会の診療ガイドラインが 2007 年に作成されている[1]. アメリカ整形外科学会（AAOS）は 2016 年に Management of Carpal Tunnel Syndrome Evidence-Based Clinical Practice Guideline[2] を，イギリス内科学会およびカナダ整形外科学会は 2016 年，2018 年に推奨文を発表している[3-5]. 一方，肘部管症候群の診療ガイドラインはこれまでない. 日本の手根管症候群の診療ガイドラインが作成されてから 10 年以上が経過しており，基礎・臨床研究結果も蓄積されていることから，ガイドラインの改訂や肘部管症候群の診療ガイドラインの新たな作成が望まれる.

手根管症候群

■ 疫学

　最多の単ニューロパチーであって，一般人口における有病率は約 4％である. 中年女性に多く，男性の 3～10 倍罹患しやすいとされる[1].

■ 病因

　特発性であるが，多くは手根管狭小を基盤に手関節屈伸時の物理的負荷による手根管内圧上昇によって起こる絞扼性神経障害である[1]. 誘因には，①手根管内腔を狭める局所因子（手の使いすぎによる屈筋腱腱鞘炎，関節リウマチによる腱鞘滑膜炎，人工透析患者のアミロイド沈着，ガング リオン，骨折，腫瘍など），②神経の脆弱性（糖尿病性その他の多発ニューロパチーなど），③全身的要因（妊娠，浮腫，甲状腺疾患，原発性アミロイドーシスなど）が挙げられ[1]，高い BMI（body mass index）と手関節の頻繁使用が発症危険因子とされる[2].

■ 診断

症状

　夜間・早朝に増悪する手のしびれ感や痛みがあり，しばしば痛みのために夜間に覚醒する. 手を使う際に症状は増悪し，手を振ること（flick 徴候）や肢位を変えることによって軽快する[1,2]. 異常感覚の範囲は初期には部分的であることが多

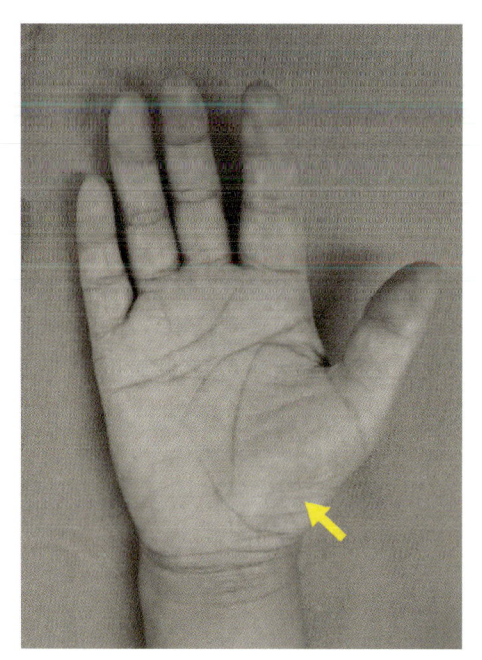

❶ 猿手（ape hand）
母指球の筋萎縮（矢印）.

く，手根管部から前腕，時には上腕に達する放散痛を訴えることがある．進行すると母指球の筋萎縮を認め，短母指外転筋が麻痺すると，つまみ（ピンチ）動作が困難になる（猿手，❶）[1, 2]．ガングリオンなどによる局所性圧迫や一側の手（特に利き手）の過運動負荷でなければ，多くは両側性である[1]．

身体所見

母指・示指・中指・環指橈側（正中神経領域）のしびれや感覚低下（定量的には Semmes-Weinstein テストや二点識別［two-point discrimination：2PD］テストが用いられる．ただし，正中神経手掌枝は手根管近位で分枝することが多く，母指球の感覚障害はない），Tinel 様徴候（指やハンマーでの手根管部正中神経タップによる指への蟻走感），Phalen 徴候（手関節の屈曲位を維持した場合の異常感覚の増悪），reverse Phalen 徴候（手関節背屈位維持での異常感覚の増悪），短母指外転筋の筋力低下，母指と示指でO の字を作るといびつになる（perfect O 徴候）などの症状があれば，本症の診断はほぼ確実であ

る．ただし，これらの所見の有無単独で本症の確定診断や除外診断とすることは推奨されていない[2]．

電気生理学的検査

神経伝導検査が有用であり，手根管部における局所性の神経伝導遅延から確定診断ができる[1]．また軸索変性の程度を確認できることから治療法の選択に重要な情報が得られる[1]．特に，臨床所見が非典型的な症例では他疾患を鑑別するのに有用で本法が推奨される[1]．また，手術患者では医学的根拠を明らかにするためにも術前に電気生理学的所見を得るべきである[1, 5]．また，術後の悪化例・成績不良例の要因や合併症の有無を検索する際にも術前に電気生理学的評価を行うべきである[1]．

画像検査

MRI あるいは超音波検査は，ガングリオンや腫瘍などの原因を特定できる利点があるものの，軸索変性の程度や予後の推定は現時点では困難であり，手根管症候群の確定診断・予後判定のための研究が必要である[1, 2]．

鑑別診断

常に他の神経疾患や合併による複合的な病像を呈している可能性を念頭におくべきである．特に頚椎症性脊髄症や神経根症や糖尿病性多発ニューロパチーと合併しているような二重圧迫症候群（double crush syndrome）や多発圧迫性神経障害（multiple compression neuropathy）では主病態の判別に苦慮することが多い[1]．頚椎 X 線像，CT，MRI および血液生化学検査所見から総合的に鑑別診断を行う．

病期分類

電気生理学的所見を中心とした病期分類が提唱されている（❷）[1]．

■ 治療

自然経過

手根管症候群の自然経過に関する報告は少ない[1]．Italian CTS study group の報告では，10〜15 か月の観察期間において 35％に改善が認められ，45％で症状進行はみられなかったとい

❷ 手根管症候群の重症度分類

1) Stevens（1997）の3段階分類

mild：DSL 延長のみ（比較法での異常も含む）

moderate：DSL, DML 延長

severe：SNAP 消失，もしくは，CMAP 低振幅ないし消失

2) Padua et al.（1997）の6段階分類

normal：電気生理学的検査すべて正常

minimal：比較法や segmental な test のみで異常

mild：DSL 延長，DML 正常

moderate：DSL, DML 共延長

severe：SNAP 消失，DML 延長

extreme：CMAP, SNAP 消失

3) Bland（2000）の7段階分類

grade 0（normal）

grade 1（very mild）：most senstivie tests のみ異常

grade 2（mild）：DSL 延長，DML 正常

grade 3（moderate）：DML 延長 6.5 msec 以下，SNAP 保たれる

grade 4（severe）：DML 延長 6.5 msec 以下，SNAP 消失

grade 5（very severe）：DML 延長 6.5 msec を超える

grade 6（extremely severe）：CMAP 0.2 mV 未満

DSL, SNAP：ルーチンの指～手首間の感覚神経伝導での潜時ないし伝導速度と SNAP

DML, CMAP：ルーチンの母指球（短母指外転筋）記録での運動遠位潜時と CMAP

DSL：指～手首間の感覚神経伝導の伝導速度，DML：運動神経遠位潜時，SNAP：感覚神経活動電位，CMAP：複合筋活動電位，
（日本神経治療学会監修，標準的神経治療：「手根管症候群」作成委員会編．標準的神経治療：手根管症候群．2007[1] より）

う[1]．しかし 68％が就労，趣味に支障をきたし，32％が職業の変更や趣味の中止を要していた[1]．日本でも 30％で自然軽快が認められることが報告されている[1]．罹病期間が短いこと，若年発症，一側性，Phalen 徴候陰性が本症の軽快因子に挙げられている[1]．

保存的治療

スプリント，ステロイド手根管内注入，NSAIDs が中心である．

スプリント：夜間スプリントや終日スプリントは症状や機能改善に有効であり，AAOS のガイドラインでは強く推奨している[2]．

ステロイドの手根管内注入：ステロイドの手根管内注入は 1～3 か月時では症状軽快と機能改善に有効であるものの，1 年後では有効性は有意でなくなり[1,2]，内服ステロイドや消炎薬にスプリントを併用する方法の効果をそれほど大きく凌駕するものではない[1]．

内服薬：ビタミン B_6, B_{12}, 利尿薬，ガバペンチンなどの内服薬の有効性は明らかでない[1,2]．AAOS のガイドラインでは疼痛緩和に NSAIDs が有効とされ，ステロイドは 1 か月間の内服が NSAIDs や偽薬よりも有効であったとされているものの，長期成績は不明であって，各薬剤の有害事象に関するリスクを考慮しなければならない[1,2]．

その他：超音波療法，レーザー療法の有効性は限定的であり[2]，運動療法の有効性を示すエビデンスはない[1]．

手術的治療

重症例や保存的治療に抵抗するものでは手術的治療が勧められる[1,2]．手術的治療の原則は手根管内の容積拡大あるいは神経除圧を目的とし屈筋支帯を切離する．手術的治療はシーネ固定や NSAIDs 内服，ステロイド単回注射に対して 6, 12 か月時で有意に有効であるという[2]．

手術方法についてはさまざまな改善が試みられているものの，従来の open carpal tunnel release（OCTR）よりさらに有効な手術方法はない．内視鏡的手術（endoscopic CTR：ECTR）に関しては優劣さまざまな報告があり[1,2]，一過性にせよ神経合併症率が高く，高コストであって，症例によっては実施不能例があるなどの問題がある[1]．OCTR の手術手技の難易度は決して高いものではないが，手術による神経損傷は重大な ADL 障害の原因となりうる．また，ECTR での神経・血管損傷は迅速な OCTR への変換とマイクロサージャリーの技術が必要である．このため手術治療は習熟した整形外科医・手外科医が行うべきである[1]．なお，術後 2 週間のシーネ固定は不要で，むしろ長期間の固定は勧められない[2,4]．

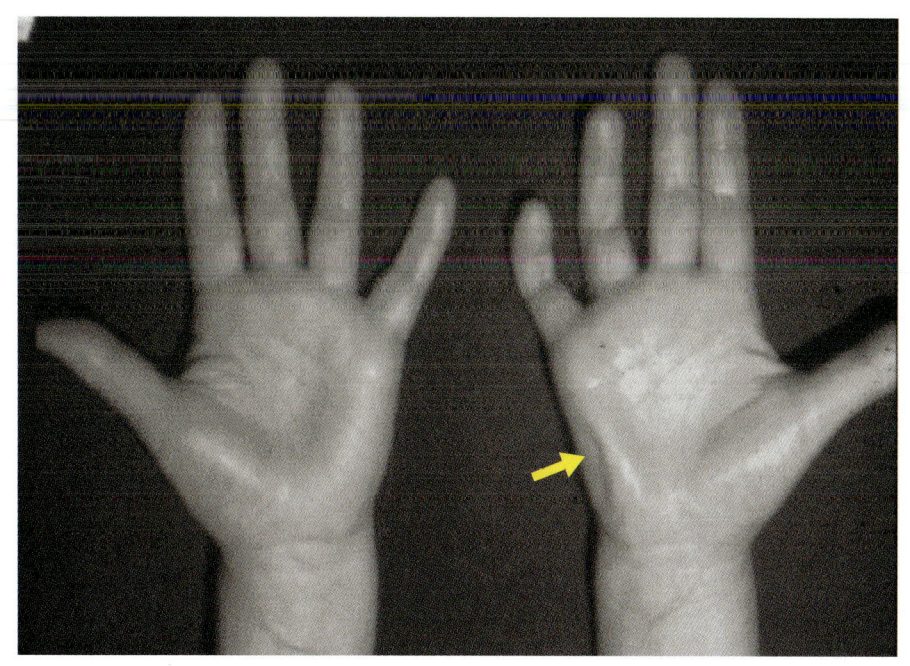

❸ 右鉤爪手
小指球の筋萎縮（矢印）.

肘部管症候群

■ 疫学

本症は手根管症候群の次に多い絞扼性神経障害であって，アメリカでは 19～25/10 万人の有病率で，男性に多いという[7]．

■ 原因

変形性肘関節症による骨棘形成やガングリオンによる肘部管内での尺骨神経の圧迫や関節リウマチによる変形や不安定性などによって生じる．また，外反肘変形による尺骨神経の肘部管内での牽引も原因となる．肘部管内圧は肘関節 90 度屈曲によって伸展位よりも約 3 倍高くなるという[6,7]．

■ 診断

症状

環指尺側 1/2 から小指，手背尺側のしびれや感覚低下，骨間筋の萎縮，骨間筋麻痺による環指・小指の鉤爪変形（claw deformity）を認める（❸）．握力低下や爪切り動作の困難を生じる[6,7]．

診断

上記感覚障害や鉤爪変形，指交差テスト（cross finger test；骨間筋萎縮により指交差ができない），Froment 徴候（両手の母指と示指で紙をつまみ横に引くと母指内転筋筋力低下のため母指深指屈筋で代償しようとし母指指節間 [IP] 関節が過屈曲となる），肘部管での尺骨神経のTinel 様徴候，小指の内転困難（Wartenberg 徴候）などが陽性となる[6,7]．誘発テストでは，肘関節最大屈曲位・手関節背屈を 5 分間維持させると環・小指の疼痛が誘発される肘屈曲テスト（elbow flexion test）があり，Tinel 様徴候とともに特異度が高いという[6]．

電気生理学的検査

電気生理学的検査では肘部管を挟んで尺骨神経伝導速度検査を行い，伝導速度の遅延があれば本症を疑う[6,7]．伝導速度が 50 m/秒未満あるいは肘部管を挟んで 10 m/秒以上の差があれば確定的である[7]．また，肘部管より近位から 1 cm 間隔で尺骨神経刺激部位を変えて伝導速度を測定し（インチング法），神経伝導速度の変化によって圧迫部位の局在を診断する[6]．

鑑別診断

上記症状があっても環・小指深指屈筋の筋力と手背の感覚が正常であれば Guyon 管症候群である[7]. 環・小指から前腕尺側までの感覚障害や頚椎神経根圧迫テスト，Jackson テスト，Spurling テスト，反射異常などがあれば頚椎疾患を疑う. 胸郭出口症候群では胸郭出口での圧痛や Allen テスト，Roos テストなどの誘発試験で鑑別する.

病期分類

McGowan and Dellon 分類では，しびれはあるが感覚障害や筋力低下のないものが1型（mild），ピンチ力や握力の低下があるものが Dellon 2 型（McGowan 2A 型），筋力低下が3以下のものが McGowan 2B 型，筋萎縮や感覚障害が著明なものが McGowan 3 型，指交差のできないものが Dellon 3 型とされる.

■ 治療

保存的治療

肘関節の長時間の屈曲や上腕三頭筋の過度の筋力トレーニングの禁止などの教育や夜間シーネ固定だけでは転帰を変えない[7]. Dellon らによれば軽症例で 21%，中等度症例で 33%，重症例で 66%が手術を必要とするという[7].

手術的治療

保存的治療無効例や麻痺進行性例であれば手術的治療が適応である. 特に変形性肘関節症，ガングリオン，外反肘変形に生じた場合，進行性であり，筋萎縮が著明になると回復は不良であるため早期手術が必要である[6].

手術には単純除圧，上腕骨内側上顆骨切除，皮下・筋層下尺骨神経前方移所術，内視鏡視下肘部管開放術などがある[6,7]. 術後成績の優劣は不明であり，術式の正常組織への侵襲性や再手術の可能性を患者に説明し承諾を得てから行うべきである[7].

再手術は前回手術時の不良原因や悪化因子が明らかであれば考慮してもよいが，神経障害の改善は必ずしも得られるとはいえず，予後と患者の期待度を注意深く検討しておかねばならない[7].

（内尾祐司）

文献

1) 日本神経治療学会監修，標準的神経治療：「手根管症候群」作成委員会編. 標準的神経治療：手根管症候群. 2007.
2) American Academy of Orthopaedic Surgeons Board of Directors. Management of Carpal Tunnel Syndrome Evidence-Based Clinical Practice Guideline. 2016.
3) Royal College of Physicians. Recommendation 6. http://www.choosingwisely.co.uk/i-am-a-clinician/recommendations/#1528717718592-17c3e7e1-94f2 (2018年2月閲覧)
4) The Canadian Orthopaedic Association, The Canadian Arthroplasty Society, and Arthroscopy Association of Canada. Ten Things Physicians and Patients Should Question. https://choosingwiselycanada.org/orthopaedics/ (2018年2月閲覧)
5) Canadian Association of Physical Medicine and Rehabilitation. Six Things Physicians and Patients Should Question. https://choosingwiselycanada.org/physical-medicine-rehabilitation/ (2018年2月閲覧)
6) 金谷文則. 肘部管症候群. 標準整形外科学. 第13版. 医学書院；2017. p.468-9.
7) Staples JR, Calfee R. Cubital tunnel syndrome：current concepts. J Am Acad Orthop Surg 2017；25：e215-e224.

橈骨神経障害

概要

　橈骨神経（C5-T1）は腕神経叢後神経束からの線維で構成される．橈骨神経は上腕近位で大円筋と上腕三頭筋長頭の間を上腕骨の後方へ向かう．上腕後方の皮枝，上腕三頭筋の長頭と内側頭へ筋枝を出し上腕骨三角筋粗部の内側を外側遠位へと上腕骨の橈骨神経溝に沿って斜走する．その間，上腕後外側への皮枝，前腕後方への皮枝，外側頭，内側頭と肘筋へ筋枝を出す．上腕骨遠位 1/3 レベルで前方へと回旋し，腕橈骨筋と上腕二頭筋間を遠位へ走る．前方へ出てから上腕筋（筋皮神経と二重支配），腕橈骨筋，次いで長・短橈側手根伸筋へ筋枝を出す．いわゆる橈骨神経麻痺発症で最も多いのは上腕後方で神経が骨と最も接している橈骨神経溝部位であり，上腕骨骨幹部骨折や睡眠時の圧迫（Saturday night palsy）で生じやすい．橈骨神経は肘関節の遠位で感覚枝である浅枝と運動枝の後骨間神経に分かれる．感覚枝は主に手背橈側の感覚をつかさどる．

　後骨間神経麻痺は Frohse のアーケードと呼ばれる回外筋入口部の狭いトンネルを通り，回外筋，尺側手根伸筋，指伸筋，小指伸筋，示指伸筋，長母指・短母指伸筋，長母指外転筋に筋枝を出す．近位橈尺関節の炎症やガングリオンなどの腫瘤で圧迫されることにより後骨間神経麻痺を生じうる．また Frohse のアーケードより近位で橈骨神経本幹から後骨間神経レベルで神経の"くびれ"が認められ，麻痺を生じることがある．最近では腕神経叢炎である神経痛性筋萎縮症との関連が示唆されている[1,2]．後骨間神経麻痺様の症状を呈する症例のなかに，神経痛性筋萎縮症の末梢単麻痺型としてとらえるべき症例が存在する．これら非外傷性麻痺は特発性後骨間神経麻痺と呼ばれる．

診療ガイドラインの現況

　橈骨神経麻痺や後骨間神経麻痺に関するガイドラインはない．現在，前・後骨間神経麻痺前向き多施設研究（iNPS-JAPAN）により症例の蓄積がなされており，特発性後骨間神経麻痺については 76 例登録され，将来なんらかの指針が出されると思われる．神経痛性筋萎縮症に関しては臨床診断ガイドラインがある[1]．診断基準としては中核項目として，①一側の頚部，肩，上肢，前腕の神経痛（数日〜数週間持続）で発症する，②神経痛の軽減後に，同側上肢の筋萎縮・筋力低下を生じる，③腕神経叢の部分的/不完全な障害や腕神経叢の分枝の障害，またはそれらの合併が推定される，の３つが挙げられ，少なくともこれらをすべて満たす必要がある．

標準診療のポイント

①橈骨神経麻痺

- 下垂手，下垂指がみられ，感覚障害の範囲は主に手背橈側である．
- 睡眠時の圧迫や上腕骨骨折に伴い発症することが多く，骨折時に麻痺を伴う確率は約12%である[3]．
- 睡眠時の圧迫では保存療法が原則で，Seddon 分類の一過性神経伝導障害（neurapraxia；3週間以内に回復）か，軸索断裂（axonotmesis；3〜4か月で近位から回復）であるため，予後は良い．
- 非開放骨折で骨折に対して保存療法を行ったときの麻痺の自然回復は約 71% に認められるため，神経麻痺に対して保存的に経過観察を推奨する文献が多いが，神経断裂（neurotmesis）の場合

もあり，骨折後早期に神経を展開する手術をすべきかどうかは個々に検討する[3,4].

- 保存療法では関節拘縮を予防することと，手関節伸展位を保つ装具療法を行う.

②後骨間神経麻痺

- 手関節伸展は可能だが，手指や母指伸展はできない（下垂指）. 感覚障害はない.

- 近位橈尺関節の滑膜炎，腫瘍により，Frohse のアーケードで圧迫される.

- 特発性後骨間神経麻痺は，Frohse のアーケードより近位の後骨間神経，橈骨神経本幹，さらには腕神経叢レベルでの障害と考えられている. いわゆる神経のくびれを呈するものがある.

- 麻痺に先行して患側上肢の疼痛を訴えることが多いが，32％では疼痛の訴えがない[5].

- 占拠病変が原因であれば手術でこれを除去する.

- 特発性の場合には保存療法が原則であるが，3〜6 か月たっても回復徴候が認められない場合で，超音波や MRI など画像上くびれが疑われれば，手術による神経剥離，あるいは神経移植の適応がある.

- 長期にわたる橈骨神経麻痺，後骨間神経麻痺で神経回復が困難な例では腱移行が行われ，機能的には満足すべき結果が得られる.

典型例 1　上腕骨骨折に伴う橈骨神経麻痺

症例 1：左上腕骨骨折で当科初診.

検査所見：単純 X 線像では上腕骨の螺旋粉砕骨折が認められた（❶）. 身体所見では上腕の不安定性と，左手関節と手指，母指の自動伸展不能，

手背橈側の感覚障害が認められた. 上腕三頭筋と肘筋の随意収縮は触れた. 手指屈曲は可能で橈骨動脈も触知可能であった.

治療・経過：骨折に対しては全身麻酔で髄内釘による骨接合術を施行（❷）. 術後も橈骨神経麻痺

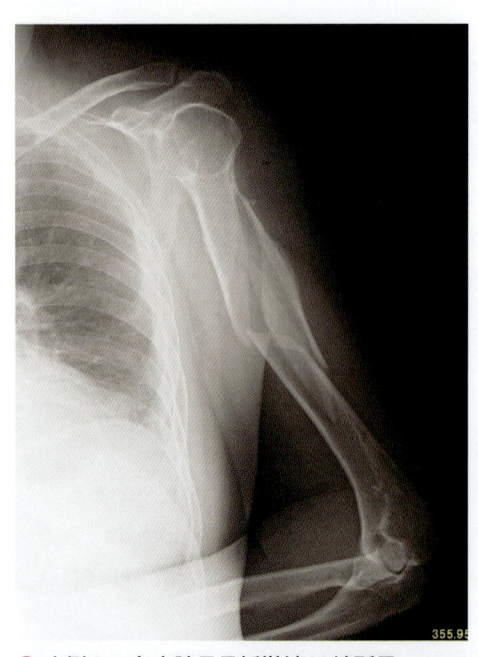

❶ 症例 1：左上腕骨骨折単純 X 線所見
螺旋状骨折で，骨片は大きく 4 つに分かれている.

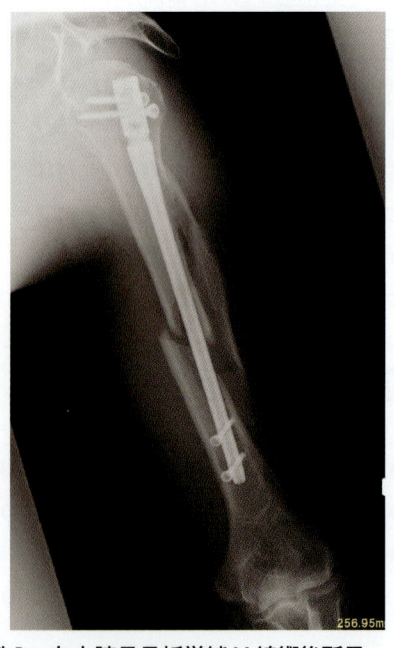

❷ 症例 1：左上腕骨骨折単純 X 線術後所見
上腕骨近位より髄内釘を挿入し固定した. 骨折部の安定が得られた. 神経の確認は行っていない.

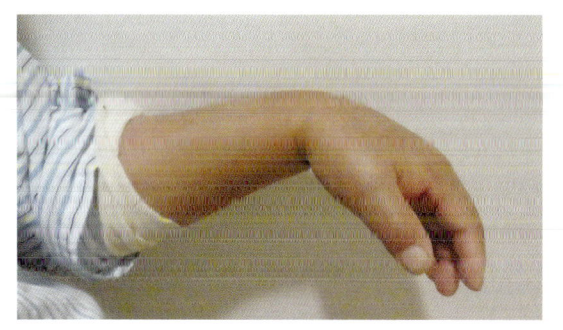

❸ 症例1：術後の手関節自動運動
自動伸展は不可であり，いわゆる下垂手である．

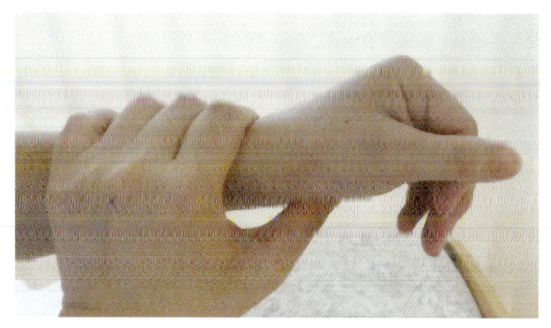

❹ 症例2：術前の手指自動伸展
手関節自動伸展は可能だが，手指および母指の伸展は不可である．

は変わらず認められた（❸）．現在，上腕にファンクショナルブレース，手関節にコックアップスプリントを装着し，経過観察している．術後4週の時点での針筋電図では，わずかだが腕橈骨筋に活動電位が認められている．

典型例2　くびれを呈した特発性後骨間神経麻痺

症例2：左手指と母指の伸展ができない．
現病歴：スキーで転倒して左上腕骨外科頸骨折を受傷し，保存療法を受けていた．1週間後患肢の肘から前腕にかけて激痛が生じ，その後手指と母指の伸展が不能になった．3か月たっても改善しないため当科紹介された．
現症・検査所見：初診時，手関節の伸展は可能であるが手指伸展，母指伸展は不能であった（❹）．感覚障害はなかった．肘橈側前方に圧痛があり，超音波検査では橈骨神経に hourglass appearance（砂時計様くびれ）が認められ，同部位でのくびれの存在を示唆していた（❺）．
治療・経過：発症後4か月で手術を行い，肘関節よりやや近位レベルの橈骨神経を構成する線維束の一つにくびれがあり（❻），それを切除して腓腹神経移植を施行した．現在経過観察中である．

患者説明のポイント

睡眠中の圧迫による橈骨神経麻痺の治療原則は

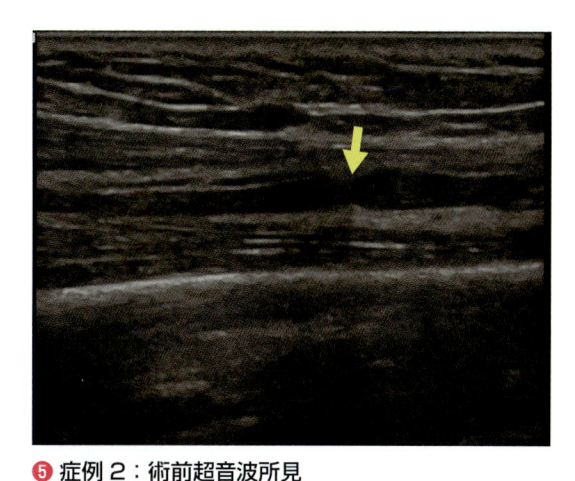

❺ 症例2：術前超音波所見
橈骨神経の縦断像．神経に hourglass appearance が認められる．矢印：橈骨神経の絞扼部．右が近位で左は遠位，肘関節より5cm近位レベル．

保存療法であり，予後は良い．
　上腕骨骨折に伴う麻痺は原則保存療法だが，手術を行う場合もあり，専門医の判断が必要である．
　後骨間神経麻痺については障害レベル，麻痺の原因究明が重要であり，専門医の判断が必要である．

橈骨神経麻痺

　外来診療で最も遭遇する確率が高いのは，Saturday night palsy と呼ばれる睡眠時に上腕後方を圧迫することにより生ずる麻痺である．これについてはほとんどが自然回復すると考えられている．

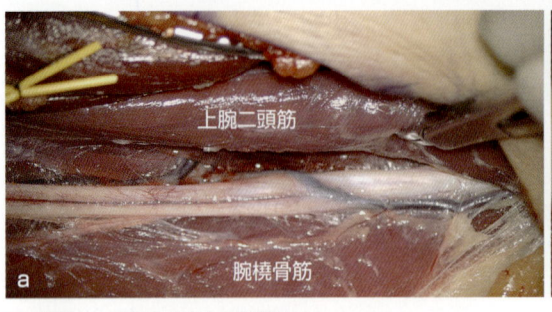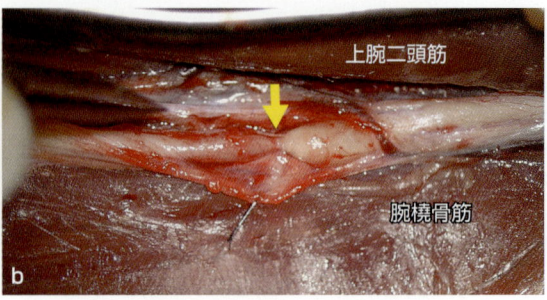

❻ 症例2：橈骨神経の肉眼所見
a：肘関節より5cm近位レベル．神経剥離前はやや腫脹が認められる．右が近位で左が遠位．
b：神経上膜剥離後，神経線維束の一部にくびれが認められる（矢印）．右が近位，左が遠位．

　問題となるのは非開放性上腕骨骨折に伴う麻痺である．保存療法適応の骨折では約70%に自然回復が認められるため，早期に神経を確認する手術はすべきではないという考えがある[3]．しかし残りの30%では十分な回復が得られない可能性がある．後日手術により神経を確認した報告では骨片に引っかかっていた例は6〜25%，断裂が20〜42%に認められ，このことから早期の神経確認が必要であるという意見もある[4]．骨折型としては中央から遠位レベルで遠位骨片が近位橈側に転位した例に多い[4]．受傷直後の状態で橈骨神経損傷の状態を把握することは困難であるが，徒手筋力テスト（MMT）などの身体所見（麻痺の重症度），超音波所見，骨折型により総合的に判断すべきである．

　神経に対する早期手術の適応は，開放骨折，整復ができない非開放骨折，血管損傷合併例などであるが，非開放性骨折の手術適応についてはさらなる検討が必要である．

後骨間神経麻痺

　iNPS-JAPANにより特発性後骨間神経麻痺の病態解明は進みつつある[5]．

　臨床上後骨間神経麻痺に一致する所見があっても，必ずしも病変が解剖学的な後骨間神経の絞扼ポイントにあるわけではないことに注意する．Frohseのアーケードより近位である場合が多く，さらに近位の腕神経叢レベルである可能性も

ある．神経麻痺の病態としては神経の炎症や"くびれ"などがある．くびれは手術所見で約半数に認められる[6]．

　障害レベルを推測するうえで上肢MMTが必要で，後骨間神経支配の筋のほか，それより近位の筋も評価することが重要である．通常感覚障害は認められない．

　病態として，腕神経叢炎である神経痛性筋萎縮症の末梢単麻痺型としてとらえる考えがあるが，iNPS-JAPANの76例では前駆痛は32%において認められなかった．神経痛性萎縮症のガイドラインでは前駆痛の存在が必須であるという条件には合わないところもあり，さらなる検討が必要である[5]．

（内山茂晴，加藤博之）

文献

1) 池田修一．腕神経叢炎の病態と治療．臨床神経 2013；53：969-973．
2) 池田修一．神経痛性筋萎縮症の概要：疫学，症候，病態．Peripheral Nerve 末梢神経 2018；29：176-7．
3) Shao YC, et al. Radial nerve palsy associated with fractures of the shaft of the humerus. A systematic review. J Bone Joint Surg Br 2005；87-B：1647-52.
4) Ljungquist KL, et al. Radial nerve injuries. J Hand Surg Am 2015；40：166-172.
5) 越智健介ほか．特発性前骨間神経麻痺と特発性後骨間神経麻痺の前向き多施設臨床研究（iNPS-JAPAN）調査報告：前駆痛の特徴．Peripheral Nerve 末梢神経 2018；29：258.
6) 加藤博之ほか．特発性前・後骨間神経麻痺に対する外科的治療アプローチ．Peripheral Nerve 末梢神経 2018；29：186.

第 3 章

下肢の疾患・外傷

変形性股関節症

概要

　変形性股関節症（股関節の osteoarthritis：OA）は，「股関節に対する力学的あるいは生物学的な原因によって関節軟骨の変性が惹起され，引き続き関節周囲の骨変化および二次性の滑膜炎を生じて股関節の変形が徐々に進行するに伴い，疼痛，圧痛，可動域制限，関節水腫などの症状を生じる非炎症性疾患」である[1]．日本における X 線学的有病率は男性 18.2％，女性 14.3％との報告があるが[2]，治療対象となる有症状例は 9 割近くが女性である[3]．

　小児股関節疾患や外傷，感染など，種々の股関節疾患が OA の原因となるが，80％以上が寛骨臼形成不全（acetabular dysplasia：AD）による[1,3,4]．したがって，若年の非進行例に対しては，大腿骨頭の被覆を改善させ，股関節合力の軽減を図る各種骨切り術が治療の選択肢に含まれる．

　近年，OA の一因として，大腿骨寛骨臼インピンジメント（femoroacetabular impingement：FAI）が注目されている．pincer 変形（寛骨臼の後方開きや被覆過多）と cam 変形（大腿骨頭・頚部移行部のくびれの平坦化ないしは膨隆）があり，特に後者と OA の関係を示すエビデンスが蓄積されつつある[4]．

診療ガイドラインの現況

　診療ガイドラインは，日本においては 2008 年に初版が，2016 年に改訂第 2 版[4] が刊行された．疫学・自然経過，病態，診断，保存療法，関節温存術，人工股関節全置換術（total hip arthroplasty：THA）の各章に加え，改訂版では FAI の章が設けられた．

標準診療のポイント

- 股関節痛の初発は 30〜60 歳代が多い．発育性股関節形成不全や股関節 OA の既往歴・家族歴は診断上重要である．重労働やスポーツ，肥満も発症危険因子となる．骨粗鬆症と股関節 OA との関係は不明だが，萎縮型 OA は進行危険因子でもあり，骨粗鬆症の評価・治療にも留意する．
- 主訴としては鼠径部痛が多く，Trendelenburg 徴候や股関節可動域制限，Patrick テスト陽性などが特徴的身体所見である．病態把握・鑑別診断目的に CT・MRI や採血を行う．脊椎疾患による疼痛との鑑別には，局所麻酔薬の股関節内注射が有用である．
- 患者教育と運動療法は全例に適用される．種々の薬物療法は疼痛緩和に有用であるが対症療法であり，特に長期投与は慎重に行う．
- 手術術式は年齢と X 線病期（前→初期→進行期→末期）に患者ニーズを加味して選択する．
- AD による青壮年期（15〜44 歳）の前・初期股関節症では関節温存術が第一選択となる．CE 角 ＜10 度は OA 進行のリスクが高い．
- 保存療法に抵抗性で，関節温存術適応外の進行期・末期例や 50 歳代以上の患者では，THA が推奨される．
- OA の危険因子と考えられる cam 型 FAI では，cam 病変に対する骨軟骨形成術が適応となりうるが，AD 合併が成績不良因子であることに注意を要する．

典型例1 保存治療→THA

症例1：57歳，女性．

既往：幼少期に発育性股関節形成不全に対するギプス治療歴あり．

現症：54歳ごろから誘因なく左股関節部痛を生じ徐々に増悪，右股関節も軽度の痛みを生じるようになった．

診断：左 Trendelenburg 徴候および両側 Patrick テスト陽性．股関節可動域は右は保たれていたが，左は屈曲55度，伸展−10度，外転10度，内旋−10度と高度の制限を認めた．単純 X 線で左は亜脱臼位の末期 OA，右も AD による進行期 OA であり，両側性形成不全性股関節症と診断された（**❶**）．

治療：等尺性訓練を中心とした股関節周囲筋力増強訓練とストレッチ，左インソールによる補高，および NSAIDs による保存治療の結果，右股関節痛はほぼ消失したが，左股関節痛の改善は不十分であり，左 THA を施行した．左股関節痛は消失し，可動域も屈曲100度，外転25度と改善した．右股関節は，運動療法と外用 NSAIDs による保存治療でコントロールされたが，13年後に疼痛が悪化し末期 OA となり（**❷**），THA を施行，再び長距離歩行も可能となっている（**❸**）．

解説

　股関節 OA の治療目標は，症状緩和と OA の進行抑制である（**❹**）．保存治療は常に第一選択となるが（**❺**），本例の左股関節は，保存治療による症状改善が困難で，57歳という年齢も考慮して THA が施行された．一方，右股関節も最終的には THA となったものの，保存治療により10年以上良好な関節機能が維持された．

　股関節 OA における THA の要否は，X 線病期よりも患者の ADL・QOL 低下次第で判断される．手術のなかでもとりわけ THA は最終手段であるべきだが，近年では術後20年以上でも90%以上の生存率が期待でき，施行件数も増加傾向が続いている．

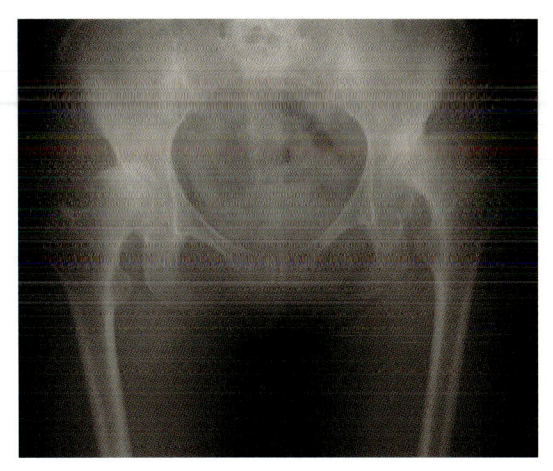

❶ 症例1：初診時単純 X 線像

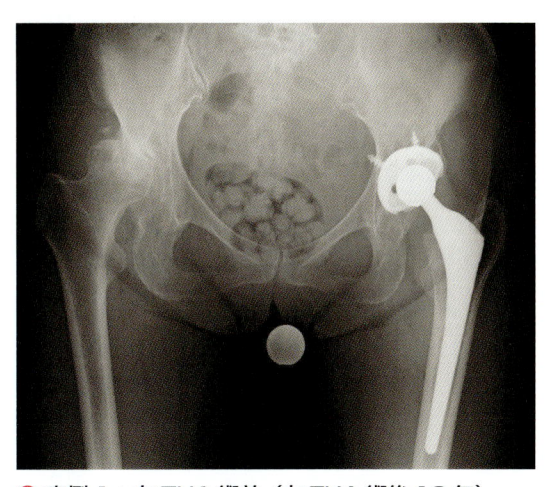

❷ 症例1：右 THA 術前（左 THA 術後13年）

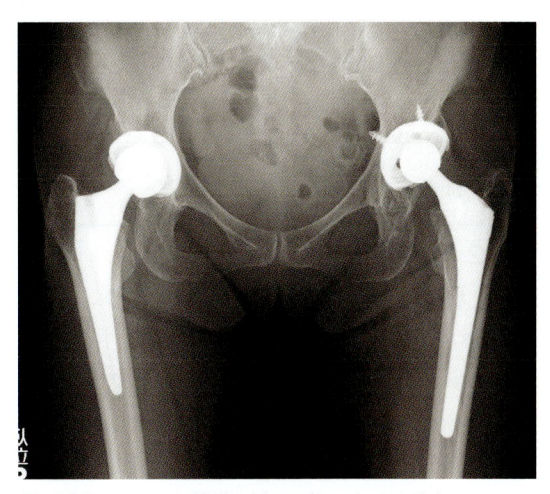

❸ 症例1：THA 術後（右3年，左16年）

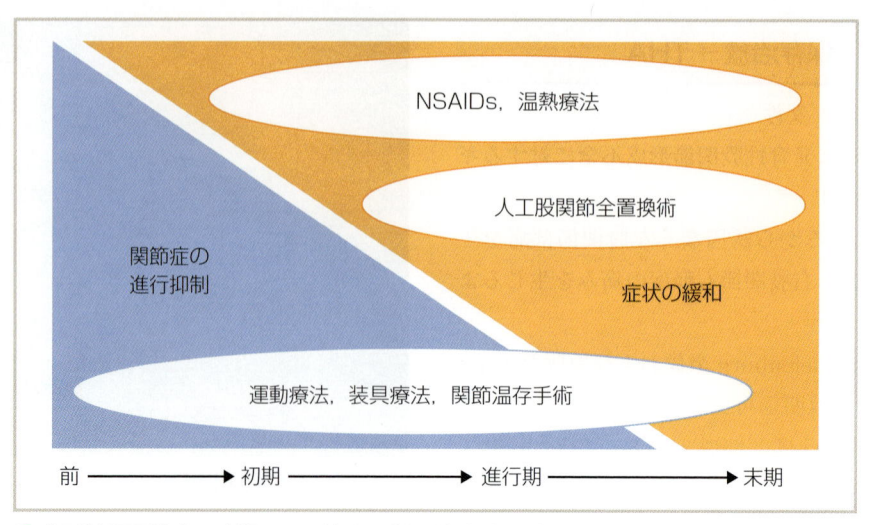

❹ 変形性股関節症の病期による治療目標と治療法の例
(神野哲也, 久保俊一. 股関節学. 金芳堂；2014. p.603[1] より)

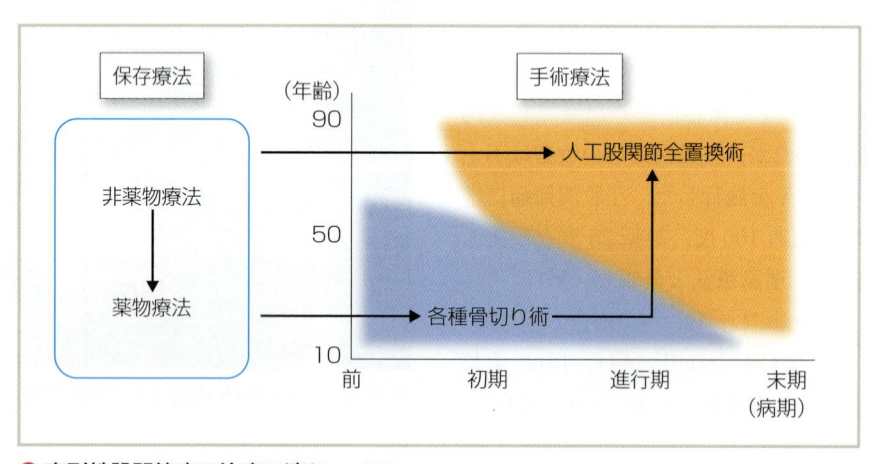

❺ 変形性股関節症の治療の流れ
(神野哲也, 久保俊一. 股関節学. 金芳堂；2014. p.603[1] より)

典型例2　関節温存術

症例2：34歳, 女性.

既往・現症：幼少期の股関節疾患治療歴はない. 1年来の右股関節痛にて受診.

診断：歩容や股関節可動域は正常であったが, 右股関節 Scarpa 三角に圧痛を認め, Patrick テストおよび FADIR テスト（股関節屈曲内転内旋での疼痛誘発）陽性. X線では両股関節ともに CE 角は10度以下であった（❻a）. 両側 AD（前股関節症）と診断された.

治療：股関節周囲筋の筋力増強訓練を開始, 疼痛は軽減されたが再燃もみられた. 若年であり, AD の程度からも OA 進行が危惧されたことから, 寛骨臼回転骨切り術（rotational acetabular osteotomy：RAO）を施行, 右に遅れて発症した左側に対しても RAO を施行した. 54歳の現在, 両股関節痛はなく, OA 変化も出現していない（❻b）.

解説

THA の長期成績は向上したが[4], 若年者や前・初期股関節症例においては, 関節温存術がま

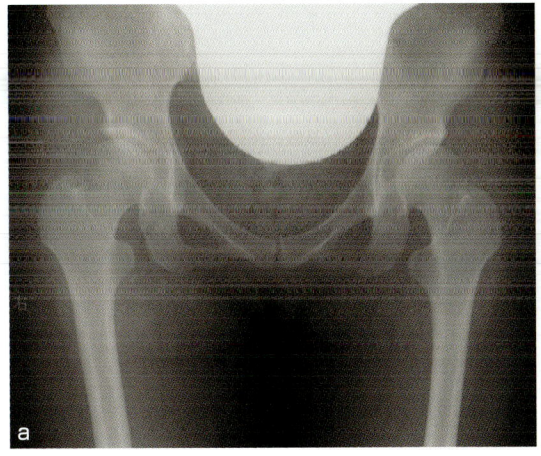
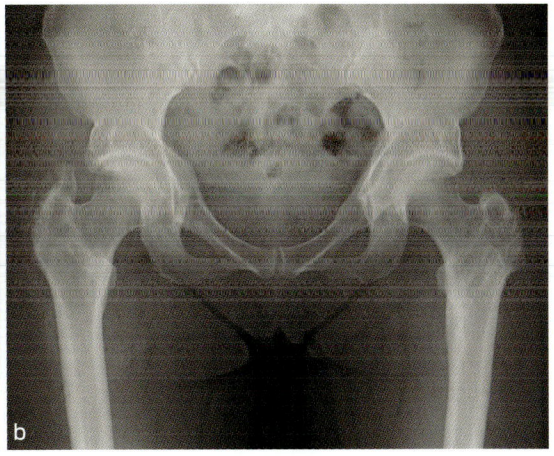

❻ 症例 2
a：術前．b：両側 RAO 後 20 年．

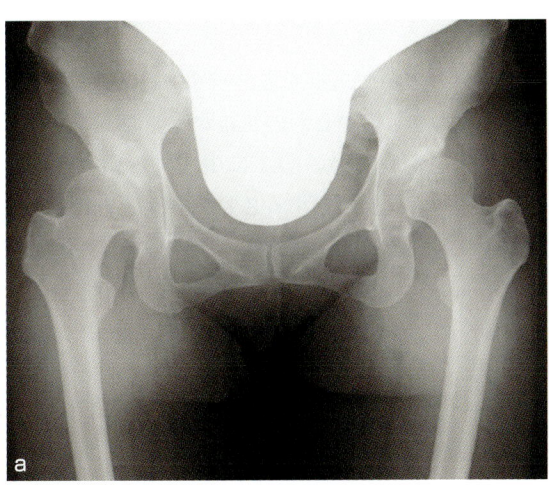
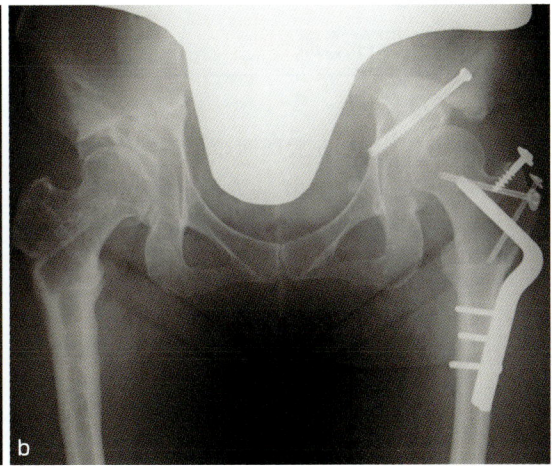

❼ 参考症例
a：術前（39 歳）．右進行期・左初期 OA.
b：Chiari 骨盤骨切り術＋大腿骨減捻骨切り術後，右 7 年，左 3 年．

ず考慮されるべき術式である（❹）[1,4]．ただし，若年者においては学業や仕事，出産や育児などの社会的要因から，比較的長期の後療法を要する骨切り術は困難であることも少なくない．その場合は，保存治療で可及的に OA の進行抑制ならびに症状緩和を図り，それでも進行し症状が高度であれば，THA が行われる（❺）．本例は RAO が施行され，術後 20 年時点でも OA 発症の兆候は認めず経過良好である．RAO のほか，関節の形態や関節症の進行度によっては，Chiari 骨盤骨切り術や寛骨臼形成術も選択肢となる．さらに大腿骨側の骨切り術（外反，内反，減捻など）が選択ないしは併施されることもある（❼）[1]．

FADIR テストは，FAI の診断指針[4] にも含まれる前方インピンジメントテストと同様のテストである．股関節痛を有する AD の大部分に股関節唇損傷があり[4]，本例においても股関節唇損傷による症状が誘発されたものと思われる．このような症状も，骨切り術後には関節唇への負荷が減ることで，消失する．

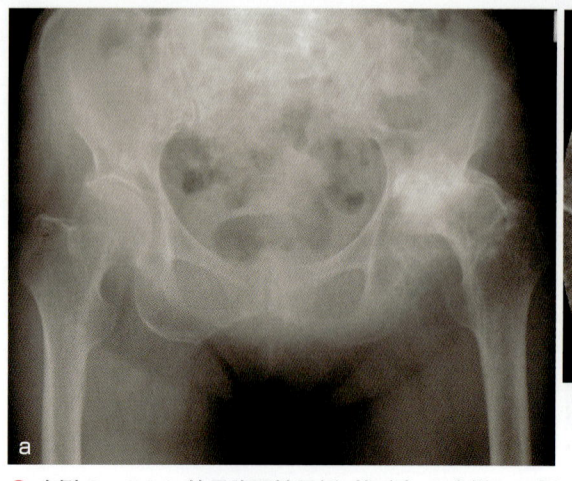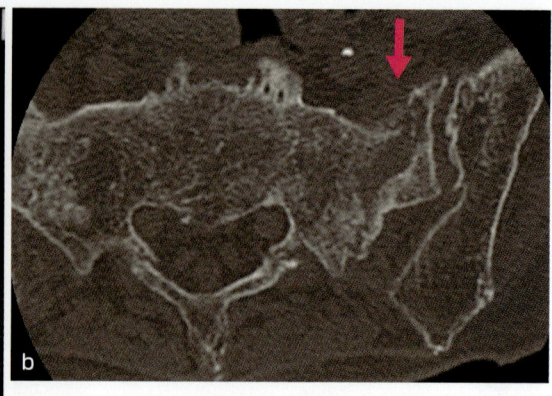

❽ 症例3：OA に仙骨脆弱性骨折（矢印）を合併した例

非典型例　保存治療

症例3：85歳，女性.

既往・現症：末期の左股関節 OA のため，20年来整形外科に通院していた．左股関節の可動域制限は高度であったが，不良肢位拘縮はなく疼痛も軽度で，杖で一人で外出もしており，ADL・QOL は維持されていた．1週間前から左殿部痛の急性増悪を認め歩行困難となり，THA 目的で紹介された．

診断：疼痛のため歩行は困難，座位でも強い疼痛を認めたが，Scarpa 三角の圧痛は軽度で主訴を再現するようなものではなかった．左股関節の自・他動運動で疼痛が増強した．単純 X 線では左股関節に末期 OA を認めたが（❽a），持参された過去数年の画像に比し変化を認めなかった．左股関節へのリドカイン注射では症状の軽減は得られなかった．股関節以外に由来する疼痛を疑い精査したところ，CT で仙骨に骨折を認め（❽b），仙骨脆弱性骨折の診断となった．

治療：安静と対症療法で疼痛は消失し，ADL も発症前レベルに回復した．再発予防目的に骨粗鬆症に対する治療が開始された．

解説

　一般に，股関節 OA における股関節痛は病期とともに増悪するが，末期 OA でも疼痛が目立たない場合もある[4]．したがって，X 線所見で OA が明らかであっても，ADL・QOL 低下にどの程度寄与しているかの判断が重要である．さらに，疼痛が股関節の OA に由来するかどうか，常に身体所見で確認する必要があり，判断に迷う場合はリドカインテストや MRI，CT などの精査を追加する[4]．高齢の股関節 OA 患者においては腰椎疾患との鑑別が時に問題となる．逆に，腰椎疾患と安易に診断され，股関節 OA が見逃されていることも珍しくない．

　股関節拘縮は骨盤への応力を増大させることから，本例のような股関節周囲脆弱性骨折も，高齢の股関節 OA 患者における疼痛増悪時に鑑別すべき疾患・外傷の一つである．

患者説明のポイント

　運動療法は保存治療の柱であるが，体操を口頭で指示する程度では，患者はその意義を理解していないことが多い．患者教育には，杖は健側，荷物は患側に持たせるといった ADL 指導のほか，等尺性訓練やジグリングなど，具体的な運動療法の方法も含める必要がある．一方，薬物療法は患者からは治療法として認識されやすいが，対症的な補助療法であること，長期間慢性的に使用すべきではないことを説明し，長期にわたる場合は腎

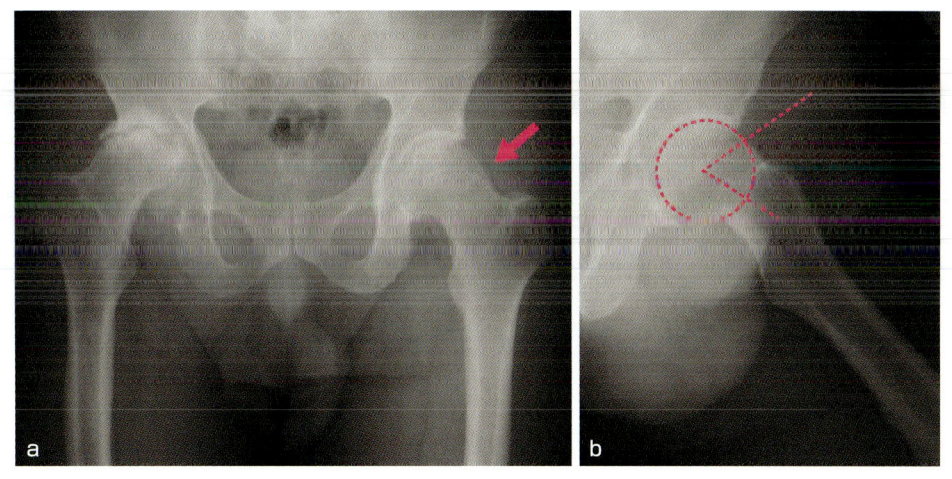

❾ cam 型 FAI が疑われる両股関節 OA

45 歳，男性.

a：X 線正面像．右は末期，左は初期の OA．左大腿骨近位部は pistol grip 変形を呈する（矢印は cam 病変）.

b：左股関節側面像．cam 変形の程度を示す α 角は 65 度であり，cam 型 FAI が示唆される.

機能検査なども行う必要がある.

症例 1 のように，50 歳代以降や進行期以降の場合は，若年の前・初期例に比し骨切り術の推奨度は下がる（Grade C：行うことを考慮してもよい）．THA を想定する場合は，患者の望む ADL・QOL が維持できていれば，保存治療を行いながら手術の要否を月単位ないしは年単位で検討していけばよい．ただし，高度拘縮をきたしてからの THA では，可動域改善は不十分となる.

症例 2 のように，若年の AD による前・初期股関節症であれば，RAO をはじめとする骨切り術の適応となる．病期が進行する前のほうが好成績を期待できるため，できるだけ早期に行うべき点が THA と異なる．症状緩和効果に加え，関節症の進行抑制，さらには根治効果も期待できる．仮に術後長期経過で OA が進行しても，THA による改善が可能であるし，time saving 効果もある[1].

参考症例（❼）として示したような若年の進行例に対しては，骨切り術も THA も選択肢となりうる．骨切り術は THA に比し後療法が長い点が問題となるが，術後の離床や退院は，術式の工夫などにより THA と大差のない時期にも可能であ

る．一方で，人工関節材料の改良などにより，近年では若年者にも THA が行われ（Grade C），若いというだけで THA の適応外とはならない．術式選択に際しては対側も含めた股関節の状態のほか，患者のニーズや価値観も考慮される.

現状の問題点と将来への課題

関節リウマチや骨粗鬆症と異なり，OA に対する疾患修飾薬はなく，薬物療法は対症療法である．慢性進行性疾患であることから，漫然と保存治療を継続せずに手術の要否を考える必要がある.

THA は，主として摺動面材料の改良から長期成績が向上した．手術手技の改善も加わり，脱臼をはじめとする合併症も軽減しつつある．膝の人工関節手術よりも術後の愁訴は少ない．これらを背景に，スポーツを含めた活動性の高い患者や若年者にも適応されやすくなった．ただし，感染や人工関節周囲骨折など，非感染性弛み以外の原因による再置換が問題となりつつある.

一方で，RAO をはじめとする各種関節温存術は，THA に比し後療法が長いこともあり，適応が厳選される傾向にある．手術手技の継承は課題

であるが，小児を含め若年患者には，依然として第一選択となる術式である．

　FAI については，cam 変形は OA の危険因子として認識されつつあるが（❾），pincer 変形と同様に無症候例も多く，診断・治療方法が確立しているとはいえない．特に，CE 角 25 度未満の AD の合併が疑われる例では慎重に診断する必要がある．現時点では，診療ガイドラインにも引用されている日本股関節学会提唱の診断指針を参考に，慎重に診断することが推奨される[4]．

（神野哲也）

文献

1) 久保俊一編著．股関節学．金芳堂；2014.
2) Iidaka T, et al. Prevalence of radiographic hip osteoarthritis and its association with hip pain in Japanese men and women：the ROAD study. Osteoarthritis Cartilage 2016；24：117-23.
3) Jingushi S, et al. Multiinstitutional epidemiological study regarding osteoarthritis of the hip in Japan. J Orthop Sci 2010；15：626-31.
4) 日本整形外科学会，日本股関節学会監修．変形性股関節症診療ガイドライン 2016．南江堂；2016.

小児股関節疾患

概要

　小児股関節疾患は多岐にわたるが，各疾患の発生頻度は少ない．一方で，小児股関節疾患には，適切なタイミングで適切な診断・治療が行われないと疼痛，跛行や関節可動域制限などを生じ，日常生活だけでなくその後の長い人生における社会生活でも制限を余儀なくされるような疾患が少なからず存在する．また，そもそも年少児では症状を訴えることができず，股関節の疾患へたどり着くだけでも難易度が高い場合もある．

　本項では，小児股関節疾患全体のなかでは日常診療で遭遇する可能性が比較的高いと思われる発育性股関節形成不全，Perthes 病，大腿骨頭すべり症について述べる．

診療ガイドラインの現況

　発育性股関節形成不全に関しては，国内ではガイドラインが作成されていないが，新生児期から生後 6 か月までを対象とした診断および保存的加療のガイドラインがアメリカ整形外科学会（American Academy of Orthopaedic Surgeons：AAOS）から出されている[1]．また股関節脱臼の診断において重要な，小児科医による乳児健診（一次健診）と整形外科医による二次検診について，日本整形外科学会と日本小児整形外科学会に承認されたパンフレットが作成されている[2,3]（日本小児整形外科学会ホームページからダウンロード可能［http://www.jpoa.org/公開資料/]）．Perthes 病と大腿骨頭すべり症については国内・海外ともに診療ガイドラインが作成されていないが，北米小児整形外科学会（Pediatric Orthopaedic Society of North America：POSNA）のホームページにある Physician Education（POSNA Study Guide［https://posna.org/Physician-Education/Study-Guide]）で取り上げられている．本項では，これらのガイドライン・パンフレット等の内容を含めて述べる．

発育性股関節形成不全

■ 疾患概要

　発育性股関節形成不全は，先天性股関節脱臼，先天性股関節亜脱臼，寛骨臼形成不全の総称である．本項では主に脱臼について取り上げる．股関節脱臼は，新生児期や生後 3～4 か月児の乳児健診（一次健診）で小児科医によりスクリーニングされ，脱臼を疑われた症例が整形外科に紹介される（二次検診）．しかし歩行を開始してから診断される症例が少なからず存在し，診断遅延が問題となっている．

　二次検診で脱臼を含め異常を認めた場合や，診断に自信がない場合，また歩行開始後の症例で脱臼と診断した場合は，本疾患の治療経験のある小児整形外科医または股関節外科医へ紹介することが望ましい．

■ 疫学

　脱臼の発生頻度は 1,000 出生に対して 1～28 人と報告されている[1]．リスク因子として骨盤位出生，発育性股関節形成不全の家族歴，股関節開排制限，足部変形，女児，おくるみの使用，大きい児，第一子などが考えられている[1]．

　日本における一次健診では，股関節開排制限が

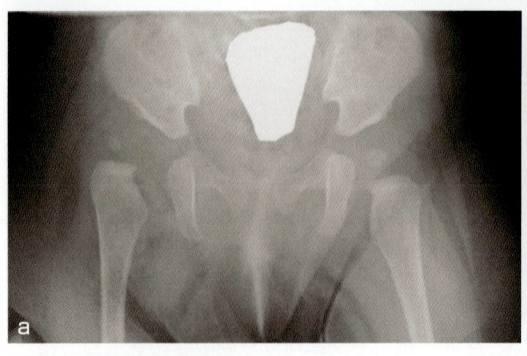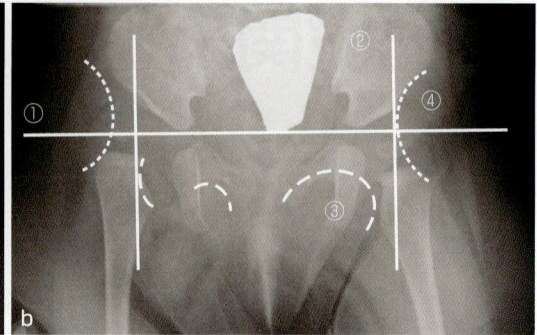

❶ 右先天性股関節脱臼
4か月，女児．aとbは同一画像で，bは補助線を追加した．① Hilgenreiner 線，② Ombrédanne 線，③ Shenton 線，④ Calvé 線．脱臼側では健側に比べ大腿骨頭骨端部が上方および外方へ移動し，Shenton 線および Calvé 線が不整となっている．

陽性，または，大腿または鼠径皮膚溝の非対称・股関節疾患の家族歴・女児・骨盤位分娩（帝王切開時の肢位を含む）のうち2項目以上陽性である場合に，二次検診へ紹介することが推奨されている[2]．

診断

身体所見

股関節開排制限（開排角度が70度以下の場合を開排制限とする[2]），大腿部・鼠径部の皮膚溝の左右差，Allis 徴候（股関節・膝関節を屈曲し，児の踵を床面につけた際の膝の高さの左右差があれば陽性）を確認する[3]．

画像診断

単純X線もしくは超音波検査を用いる．超音波検査は手技に習熟が必要だが被曝のない点が利点であり，アメリカのガイドラインでも超音波検査の代わりに単純X線を使用することは limited evidence とされている[1]．

単純X線（❶）：乳児期の股関節は軟骨成分が多く，特に大腿骨頭の骨化が乏しく大腿骨頭と寛骨臼の関係性がわかりにくい場合が多いので，Hilgenreiner 線，Ombrédanne 線，Shenton 線，Calvé 線などの補助線が有用である[3]（❶）．

超音波検査：Graf 法が広く用いられている．大腿骨頭の骨化が進むと診断が難しい．

治療

二次検診を受診した児については，向き癖を直す，縦抱きをする（コアラ抱っこ），きついおむつや衣服の着用を避ける，などの育児指導をまず行う[4]．

脱臼に対する治療としてはリーメンビューゲル装具，牽引，手術などの選択肢があり，おおむねリーメンビューゲル装具が第一選択ということが共通見解と思われるが，それぞれの治療の適応，方法は各施設によって異なるのが現状である．整復のための治療により少なからず大腿骨頭壊死症のリスクがあること，脱臼が整復されても寛骨臼形成不全がしばしば残存することに留意し治療にあたる．

患者説明のポイント

二次検診を受診した児の保護者には，児が下肢を十分に動かすことのできるような環境をつくることが股関節の発育に大切であることを説明し理解してもらう．また乳児期に股関節脱臼と診断がついた場合はおおむね順調に経過する症例が多く，そのような場合は通常体育を含めた学校生活も支障なく過ごすことができると説明し保護者の不安を少しでも取り除くことが望ましい．その一方で，股関節脱臼が整復されても寛骨臼形成不全が残存する場合もあり，長期の経過観察が重要であることも併せて説明する．

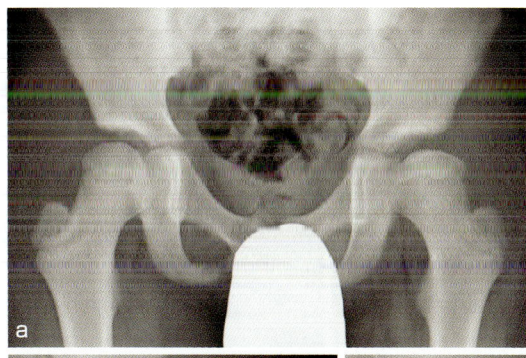
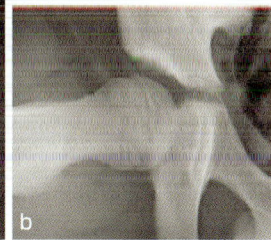
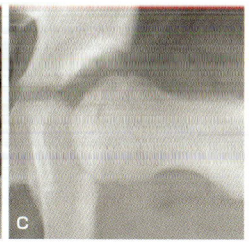
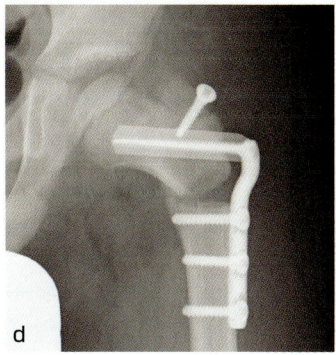
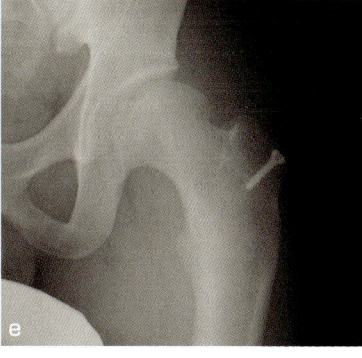

❷ 左 Perthes 病

8歳5か月発症.
a〜c：初診時（8歳8か月）. 正面像で左大腿骨頭骨端部は健側に比べ硬化し高さが低い. 側面像上, 患側では健側に比べ前方 1/2 の圧壊を認める. d：9歳0か月時. containment 療法として大腿骨転子部内反骨切り術を施行した. e：18歳4か月時. 楕円骨頭となったが寛骨臼との適合は良く, 痛みなく経過観察中である.

Perthes 病[5]（❷）

■ 疾患概要

　Perthes 病は小児の大腿骨近位骨端部に阻血性壊死を生じる疾患である. 骨端部に壊死が生じ, 壊死骨が吸収され, 新生骨が出現し徐々に増加し, 治癒に至る. 幼児から小中学生が, 股関節痛, 大腿部痛, 膝部痛, 跛行などを主訴に受診した場合は, 本疾患も鑑別に挙げて診察を行う.

　本疾患は年齢や重症度により治療方法, および治療のタイミングの見極めがとても重要なので, 本疾患を疑ったら治療に習熟している小児整形外科医または股関節外科医に紹介することが望ましい.

■ 疫学

　原因は明らかになっていないが, 血液凝固機能異常, 遺伝的要因, 受動喫煙などとの関連が考えられている. 発生率は 0〜14 歳人口 10 万人あたり年間 3〜15 例と報告されているが, 人種差もある. 好発年齢は 4〜7 歳とされているが, より年少例, 年長例も珍しくない.

■ 診断

身体所見

　跛行や疼痛を認める. 跛行は主に疼痛回避性跛行で, 疼痛は鼠径部だけでなく大腿前面や膝に訴えることも多い. 関節可動域は主に屈曲, 伸展, 外転, 内旋が制限されることが多い.

画像診断

　基本的に単純 X 線で行い, 必ず正面像・側面像の 2 方向を撮影する. 単純 X 線所見から病期, 壊死範囲の評価を行う. 初期には骨端部の硬化像, 軟骨下骨折線を認め, その後硬化像として見えていた壊死骨が徐々に吸収され（透亮像となる）, その後に新生骨が出現し, 新生骨による修復が完了すると治癒となる. 診断や経過観察は基本的に単純 X 線に基づいて行うが, 近年, MRI に関する研究も報告されている[6].

■ 治療

　治療の目的は最終的に求心性が良く球形の大腿骨頭を獲得することである. そのためには, 骨端部が壊死しその後修復が進み十分な強度をもつ新生骨に至るまでの間に, いかに骨頭の圧壊を防ぎ骨頭形態を球形に保つかが重要であり, 大腿骨頭

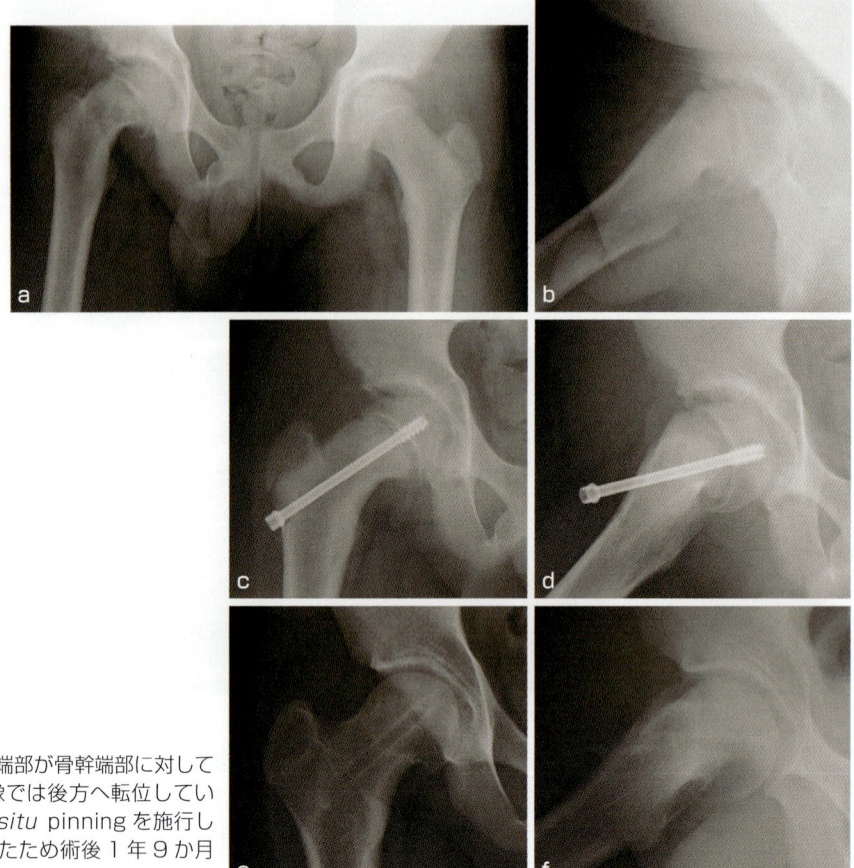

❸ 右大腿骨頭すべり症

13歳5か月，男児.

a，b：初診時．大腿骨頭骨端部が骨幹端部に対して正面像では内側へ，側面像では後方へ転位している．c，d：初診同日に *in situ* pinning を施行した．e，f：骨端線が閉鎖したため術後1年9か月でピン抜去を施行した.

を寛骨臼内に入れリモデリングを促す contain-ment 療法が基本的な治療方針となる.

　治療は保存治療と手術治療に分かれ，発症年齢，壊死範囲に応じて重症度を判断し治療を選択していく．保存治療には，可及的な安静で注意深く経過観察のみを行う supervised neglect 法，装具療法，ギプス療法などが含まれる．手術治療としては大腿骨骨切り術，骨盤骨切り術，それらの合併手術などが行われる.

■ 患者説明のポイント

　治療の選択，タイミング，予後予測が難しいこと，それもあって慎重な経過観察のうえで治療法を決めていくこと，しばらくは運動のみならず（装具装着などにより）通常の歩行も許可できないこと，数年単位での治療となることなどを説明し，事の重大さを保護者によく理解してもらう必要がある．しかし一方で，治療がうまくいけば部

活動を含めた運動もできる状態まで回復する可能性が十分あることも併せて説明する.

大腿骨頭すべり症[7]（❸）

■ 疾患概要

　大腿骨頭すべり症は，成長軟骨板を境に，大腿骨近位骨端部が骨幹端部に対して後内側にすべる疾患である．しかし骨端部は円靱帯により寛骨臼とつながっているため，骨幹端部が骨端部に対して前外側にすべる疾患と考えるのが合理的である．反対方向へすべる症例はまれである.

　骨成長が活発である思春期に多く，性別は男子に多い．肥満や，寛骨臼および大腿骨頸部の後捻がリスク因子とされる．成長期にある児が，股関節，大腿部，膝などの痛みや，跛行を主訴に来院した場合には，本疾患を疑う．大腿骨頭壊死症，

軟骨溶解症，大腿骨寛骨臼インピンジメントなどの合併症があり，長期にわたる経過観察を行うべき疾患である．

診断・治療の遅れが予後を大きく悪くする疾患であるため，思春期の股関節疾患として鑑別診断に挙げられること，診断がついたら（それ以上のすべりを予防するために）すみやかに歩行を禁止し，入院させるか治療可能な施設へ紹介することが望ましい．

■ 疫学

アメリカでの有病率は 10 万人あたり 2〜11 人とされている．アフリカ系アメリカ人，男児，肥満児に多いとされ，好発年齢は男児が 12〜15 歳，女児が 11〜14 歳である．10 歳以下で発症する場合には，基礎疾患として内分泌学的異常がないかどうかを疑う．内分泌学的異常や腎疾患，成長ホルモン治療，放射線治療の既往，Down 症候群も本疾患のリスク因子とされる．おおよそ1/3の症例で，1〜2 年以内に反対側も本疾患を発症するといわれている．

■ 診断

身体所見

股関節，大腿部，膝などの痛み，そとわ歩行となる跛行，股関節の屈曲・外転・内旋可動域制限と外旋可動域の増大などを認める．先述した基礎疾患も確認する．股関節を屈曲していくと外旋する Drehmann 徴候が特徴的である．

患児が（松葉杖などを使っていたとしても）歩行可能な場合を安定型，歩行不能な場合を不安定型と評価し，不安定型は一般的に大腿骨頭壊死症のリスクも高く重症である．

画像診断

単純 X 線で行う．正面像，側面像を撮影する（不安定型の場合には，意図しない整復を避けるため cross-table lateral view[8] で代用する）．正面像では骨端線の開大，不整，骨端部と骨幹端部のアライメント不良，などがみられる．側面像では Southwick の head-shaft angle を計測する．健側とのこの角度の差が 30 度未満を mild slip，30 度から 60 度までを moderate slip，60 度より大きい場合を severe slip とする（両側罹患の場合には 10 度を引く）．

MRI は，発症初期で単純 X 線では診断が難しい場合や，骨頭血流の評価のために用いる．骨頭の血流評価のためには骨シンチグラフィーも使用される．CT は，診断には使用しないが，残存した変形に対する骨切り術の術前評価などでは必須である．

■ 治療

初期治療の目的は手術により骨端部を安定化させることである．治療の golden standard は（整復操作はせず）*in situ* pinning であり，安定型においては最も推奨される．不安定型については現在さまざまな意見があり，観血的整復術を含めた種々の術式が報告されているが，難易度の高い手術も含まれるため，筆者はできれば不安定型の治療経験の多い施設に紹介することが望ましいと考えている．また *in situ* pinning で挿入したスクリューの抜去は，骨端線が閉鎖したことを確認してから行う．

反対側の予防的ピンニングについては，基礎疾患のある症例，経過観察中にドロップアウトしてしまいそうな症例，若年発症例，症状はないが反対側も単純 X 線上すべりが認められる症例では検討すべきである．

■ 患者説明のポイント

本疾患は，大腿骨頭壊死症や大腿骨頭の遺残変形など長期的に問題となる重篤な合併症が生じる可能性のある，慎重な治療と経過観察を要する疾患である．しかし，患者の多くは思春期であり，そのような年代の患者とその保護者に対して，事の重大性を理解してもらうのは必ずしも容易ではない．初診時に，手術が必要であること，手術をしても一定期間スポーツ活動は禁止せざるをえないこと，長期の慎重な経過観察が必要なことなどを十分に説明し，理解してもらうことが大切であると筆者は考えている．

課題と展望

　小児股関節疾患は，症例数が日本よりも圧倒的に多いアメリカですらガイドラインが作成されていないことからも，その難しさがうかがえる．絶対数が少ないこと，成人と異なり発症年齢によっての差異が大きいこと，経験のある施設間でも治療方針の相違が少なからず存在することなどから，日本でのガイドライン作成は容易ではないと考える．

（瀬川裕子，西須　孝）

文献

1) Detection and nonoperative management of pediatric developmental dysplasia of the hip in infants up to six months of age. Evidence-based clinical practice guideline. Adopted by the American Academy of Orthopaedic Surgeons. Board of Directors, 2014.
2) 平成 27 年度日本医療研究開発機構研究費　成育疾患克服等総合研究事業　乳幼児の疾患疫学を踏まえたスクリーニング等の効果的実施に関する研究．乳児健康診査における股関節脱臼一次健診の手引き—推奨項目の診かたと二次検診への紹介—．http://www.jpoa.org/ 公開資料 /
3) 平成 29 年度日本医療研究開発機構研究費　成育疾患克服等総合研究事業　乳幼児の疾患疫学を踏まえたスクリーニング等の効果的実施に関する研究．乳児健康診査における股関節脱臼二次検診の手引き．http://www.jpoa.org/ 公開資料 /
4) 日本整形外科学会，日本小児整形外科学会．先天性股関節脱臼予防パンフレット．http://www.jpoa.org/ 公開資料 /
5) POSNA Study Guide. Legg-Calve-Perthes Disease. https://posna.org/Physician-Education/Study-Guide/Legg-Calve-Perthes-Disease
6) Kim HK, et al. Perfusion MRI in early stage of Legg-Calvé-Perthes disease to predict lateral pillar involvement：A preliminary study. J Bone Joint Surg Am 2014；96：1152-60.
7) POSNA Study Guide. SCFE (Slipped Capital Femoral Epiphysis). https://posna.org/Physician-Education/Study-Guide/SCFE-(Slipped-Capital-Femoral-Epiphysis)
8) Clohisy JC, et al. A systematic approach to the plain radiographic evaluation of the young adult hip. J Bone Joint Surg Am 2008；90 Suppl 4：47-66.

大腿骨頚部/転子部骨折

概要

　股関節周囲に生じる大腿骨骨折を大腿骨近位部骨折と呼ぶ．大腿骨近位部骨折は，股関節に近い側から，①骨頭骨折，②頚部骨折（骨頭下骨折を含む），③頚基部骨折，④転子部骨折（転子貫通骨折，転子間骨折が主である），⑤転子下骨折に分類できる．骨頭骨折と転子下骨折は，主に高エネルギー外傷により生じ，頚部骨折・頚基部骨折・転子部骨折は主に高齢者の骨粗鬆症と転倒を背景とする低エネルギー外傷により生じる．

　いずれの骨折も，早期離床による全身合併症の軽減と移動能力の再獲得が治療の目標であり，原則として手術治療を行う．大腿骨頚部骨折では，骨折型により骨接合術と人工骨頭置換術のいずれかを行う．大腿骨転子部骨折は，骨折型に関係なく骨接合術を行う．

　理想的な治療目標達成のため，そして二次骨折予防のため，骨折リエゾンサービス（Fracture Liaison Service）の重要性が指摘されている[1]．

診療ガイドラインの現況

　「大腿骨頚部/転子部骨折診療ガイドライン」[2]は，高齢者の大腿骨頚部骨折と大腿骨転子部骨折についてのガイドラインである．2019年2月現在，「大腿骨頚部/転子部骨折診療ガイドライン」は，改訂第3版の作成中である．第3版の特徴は，医療行為によるアウトカム評価の「益」と「害」のバランスを考慮している点である．

標準診療のポイント

- 高齢者に発生する大腿骨近位部骨折には，関節内骨折である大腿骨頚部骨折と，関節外骨折である大腿骨転子部骨折とがある．全身合併症の軽減と移動能力の再獲得のために，いずれの骨折に対しても，受傷後早期の手術治療が原則である[2]．
- ほとんどの大腿骨近位部骨折は，X線写真で確定診断できるが，X線写真だけでは診断を確定できない骨折（radiographically occult fracture）が数％あり，早期診断にはMRIが必要になる[1]．
- 大腿骨頚部/転子部骨折は，準緊急手術として，受傷後24時間以内に手術を行うことを目指す．
- 大腿骨頚部骨折は，非転位型と転位型に分類して手術方法を決める．非転位型に対しては骨接合術，転位型に対しては人工骨頭置換術が第一選択である[2]．
- 大腿骨転子部骨折は，骨折型にかかわらず，骨接合術が第一選択である[2]．
- 大腿骨頚部/転子部骨折患者は，二次骨折予防のために骨粗鬆症の治療をしっかり行う．
- 治療成績を向上させるためには，整形外科医だけでなく，老年内科やリハビリテーション科を含む他科，看護師，理学療法士，ソーシャルワーカーや薬剤師などのコメディカルとの多職種間の密な連携が必要である[1]．

典型例 1　転位型の頚部骨折，人工骨頭置換術

症例 1：83歳，女性．受傷前の ADL は，屋外活動自立レベル．

現病歴：夕方，屋外を歩行中に転倒し，右殿部を打撲した．右股関節周囲の疼痛が強く立位・歩行不能になった．近くを歩いていた人が救急要請し，当院へ搬送された．

家族：独居，近くに娘夫婦がいる．

既往症・併存症：気管支喘息（呼吸器科で抗アレルギー薬，気管支拡張薬を服用中），高血圧（アンジオテンシンⅡ受容体拮抗薬［ARB］と利尿薬を服用中）．

診断：両股関節単純 X 線写真で，転位型の右大腿骨頚部骨折と診断した（❶）．

治療：受傷翌日に，全身麻酔下に後方アプローチで右人工骨頭置換術を施行した（❷）．術翌日から立位訓練，術後1週で平行棒内歩行訓練，術後2週で全荷重歩行訓練を開始した．術後4週に，一本杖歩行レベルで自宅へ退院した．

解説

　大腿骨頚部骨折は，非転位型骨折と転位型骨折の2群に分類するのが現在のスタンダードである．股関節の X 線正面像で4群に分類する Garden stage は，検者間の診断一致率が低いことから，非転位型（Garden Ⅰ＋Ⅱ）と転位型（Garden Ⅲ＋Ⅳ）の2群に分類するのが，スタンダードに

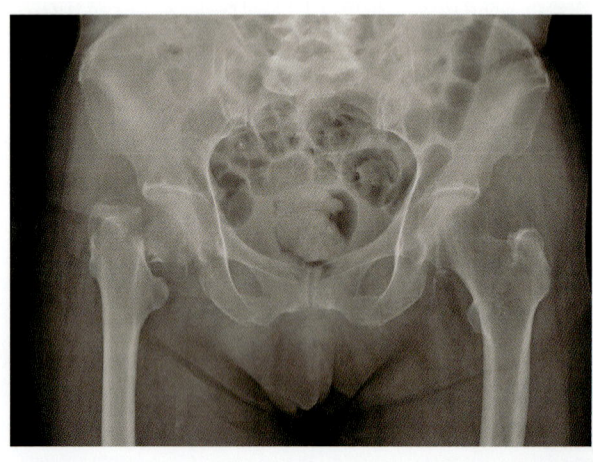
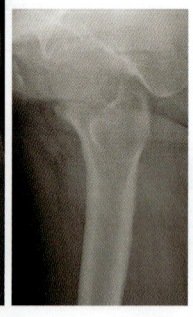

❶ 症例 1：右大腿骨頚部骨折（転位型）

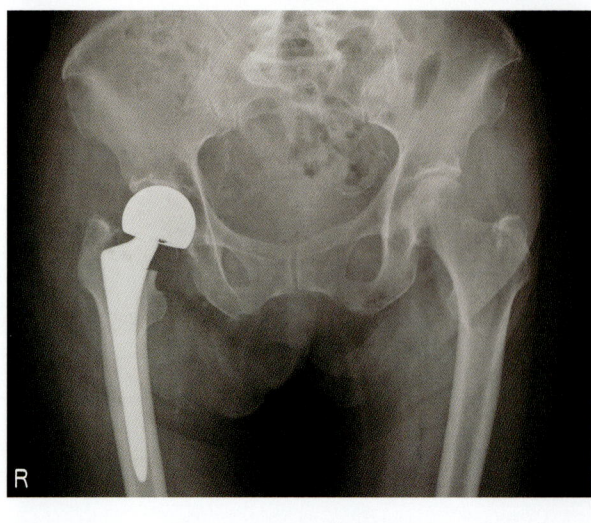
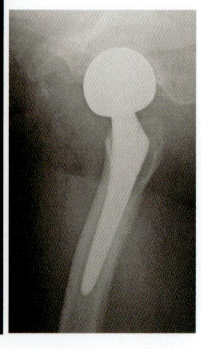

❷ 症例 1：右大腿骨頚部骨折に対する人工骨頭置換術

なっている[2]．この２群分類でも曖昧さは残っているのだが[3]，臨床的には大きな問題になっていない．本例のような転位型の大腿骨頚部骨折は，整形外科医なら見逃すことはまずない．

　移動能力の再獲得を目指す場合，大腿骨頚部/転子部骨折の治療は，手術治療が第一選択となる．

　大腿骨頚部骨折の手術方法としては，骨接合術（≒整復内固定術）と人工物置換術（人工骨頭置換術，人工股関節全置換術）とがある．診療報酬点数表では，「人工骨頭挿入術」という用語が使用されているが，人工骨頭置換術と同義である．患者の年齢，身体・活動能力，全身状態と骨折型を考慮して手術方法を選択する（❸）．患者の身体・活動能力は，必ずしも暦年齢と一致しない．❸では，便宜上 65 歳を基準として表記してあるが，患者の身体・活動能力を見積もって治療法を選択する．

　大腿骨頚部骨折に対して人工物置換術を行う場合，人工股関節全置換術のほうが人工骨頭置換術より機能や耐久性能で優れているが，高齢者の場合には人工股関節全置換術により得られるメリットは少ない．手術侵襲と医療費を考慮すれば，高齢者に対しては人工骨頭置換術を第一選択にすべきである．

　手術までの待機期間には，全身状態，既往歴，併存症の把握と，疼痛コントロールを行う．高齢者の周術期における疼痛コントロールでNSAIDs を投与する場合は，消化管出血・肝機能障害・腎機能障害に留意する．骨折や手術に伴う出血量で説明できないような貧血の進行がある場合には，消化管出血を念頭におく必要があるが，NSAIDs 投与中は腹痛がマスクされることがあり要注意である．降圧薬を服用している場合には，投薬内容をしっかりとチェックする．レニン‐アンジオテンシン系降圧薬（ARB およびアンジオテンシン変換酵素［ACE］阻害薬），利尿薬，NSAIDs の 3 剤併用は，triple whammy（三段攻撃）と呼ばれ，薬剤誘発性腎障害を発生させるリスクが NSAIDs を投与しない場合に比べて有意に高くなる．

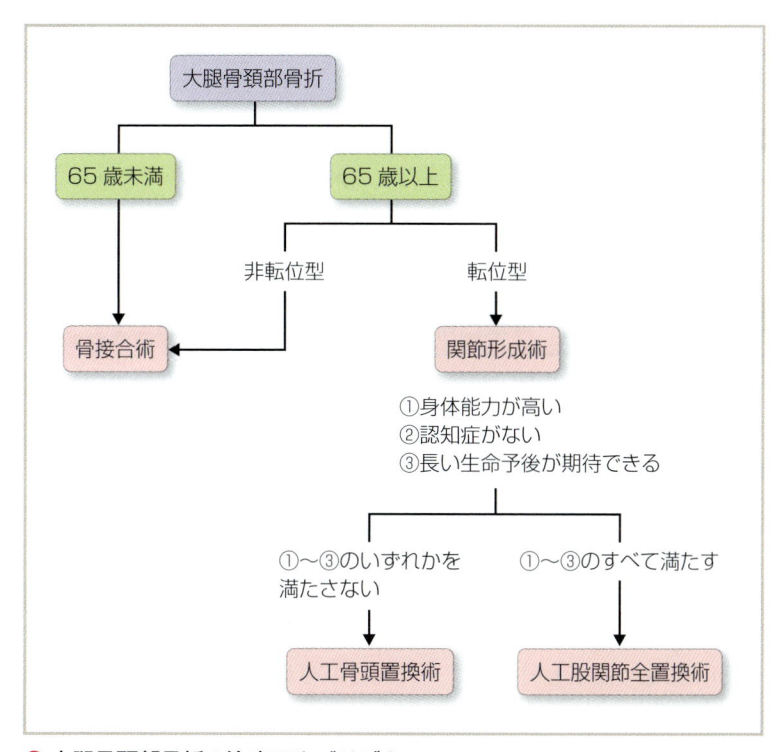

❸ **大腿骨頚部骨折の治療アルゴリズム**

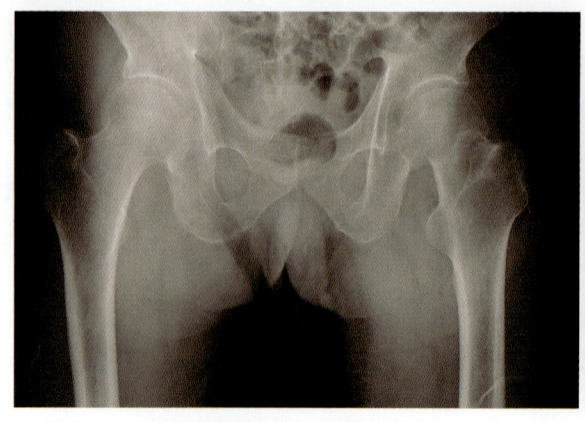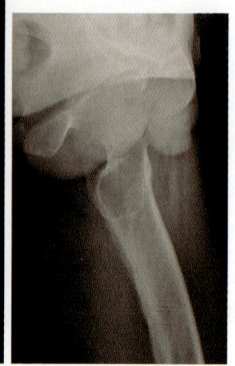

④ 症例2：左大腿骨頸部骨折（非転位型）

　生命予後，機能予後を改善させ，かつ医療費を抑制するために，大腿骨頸部/転子部骨折は準緊急手術として対応すべきである．欧米では受傷から24時間以内の手術が推奨されている．日本でも，手術までの待機期間は徐々に短くなっているが，多くの医療施設で欧米に比べて待機期間が長い．待機期間中の術前牽引は診療ガイドライン上はルーチンには推奨されていないが，早期手術ができない病院では依然として（介達あるいは直達）牽引が行われているのが日本の現状であろう．

　症例1は，高齢者に発生した転位型の大腿骨頸部骨折であるので，人工骨頭置換術で治療した．骨粗鬆症は未治療であったため，術後からカルシウム製剤，ビタミンD製剤とビスフォスフォネート製剤の投与を開始した．

典型例2　非転位型の頸部骨折，骨接合術

症例2：73歳，男性．受傷前のADLは，屋外活動自立レベル．

現病歴：自宅で転倒して，尻もちをついて受傷した．左股関節痛があり，立位は何とか可能だが，歩行は不能だった．近医の整形外科を家族とともに受診し，左大腿骨頸部骨折の診断を受け，手術目的で当院を紹介され受診した．

家族：配偶者（70歳），未婚の息子と同居．

既往症・併存症：特記すべきことなし．

診断：両股関節単純X線写真（正面像および軸

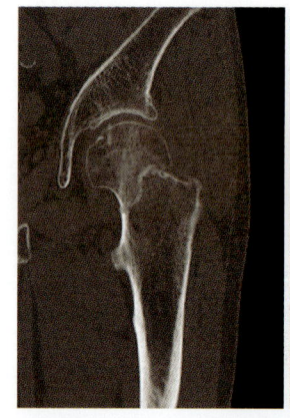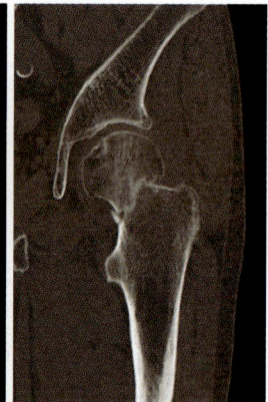

⑤ 症例2：左大腿骨近位部のCT-MPR像

位像）で，非転位型の大腿骨頸部骨折と診断した（④）．CTを追加して，診断を確定した（⑤）．

治療：受傷当日に，全身麻酔下に角度安定性のある内固定材で骨接合術を施行した（⑥）．術翌日から立位訓練，術後1週で平行棒内歩行訓練，術後2週で全荷重歩行訓練を開始した．疼痛の訴えはあったが，術後3週で一本杖歩行レベルで自宅へ退院した．

解説

　非転位型の大腿骨頸部骨折は，時に見逃されることがある．特に整形外科医以外の医師が初診で診察した場合には，X線写真で明確な骨折があっても，診断できていない場合は少なくない．また，受傷後すぐのX線写真では骨折と診断できない radiographically occult fracture が数％の頻度で含まれる[2]．症例2は，X線写真で外反陥入

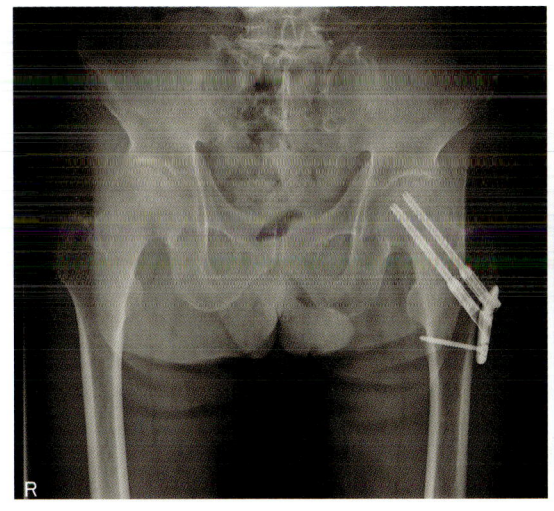
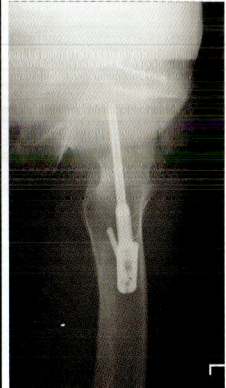

❻ 症例２：非転位型大腿骨頚部骨折に対する骨接合術

型骨折と診断でき，初診の開業医が正しく診断して当院へすぐに転送してくれたので，迅速に治療できた例である．

　症例２の骨折を非転位型に分類するか，転位型に分類するかには少し議論が必要である．Garden stage は，X 線写真正面像でのステージ分類である．Garden stage Ⅰ は，「外反陥入型骨折で内側皮質は不全骨折」というのが本来の定義である．症例２は，正面像では外反陥入型であるが，側面像では伸展変形があり，CT 像では内側皮質部は完全骨折になっている．このような "正面像は完全骨折で外反陥入，側面像で屈曲変形がある" 頚部骨折は多いのだが，このタイプの骨折は骨癒合率が高く合併症も少ないので，非転位型と扱うのがよいと筆者は考えている．

　非転位型の大腿骨頚部骨折は，年齢に関係なく骨接合術が第一選択となる（❸）．非転位型頚部骨折に対する保存療法では，14〜62％が偽関節になる[2] のに対して，骨接合術の治療成績は良好である．これを根拠にして，非転位型大腿骨頚部骨折には，骨接合術が推奨されている．

　固定方法としては，①スクリュー３本，②フックピン２本，③サイドプレートとスクリューあるいはフックピンの組み合わせ，の３種類が現在よく使用されている．①と②は角度安定性のない固定方法であり，③は角度安定性のある固定方法である．

　大腿骨頚部骨折の内固定では，骨頭と頚部を含む骨片（＝近位骨片）をスクリューの外側部，頚部内側，骨頭内の３点でしっかりと支持することが必須である（３点固定）．これは，フックピンでも同じである．３点固定が達成されるには，スクリューあるいはピンが，大腿骨近位外側部と力学的強度が高い頚部内側でしっかりと支持されている必要がある．外側部が割れていたり，遠位骨片に残っている頚部内側が短かったりすれば，スクリューやフックピンでは十分に力学的な支持が得られない（❼）．③のサイドプレートのある固定方法は，これらの問題を克服する意味で理論的には有用であるといえる．例えば，Pauwels 分類 type Ⅲ（＝中間部剪断型骨折）では，スクリューを支持する内側皮質部が遠位骨片にないので，どんなに上手にスクリューを刺入しても，固定は容易に破綻する．したがって，このようなタイプの骨折では，必ず角度安定性のあるデバイスを使用すべきである（❼）．

　症例２は，非転位型の頚部骨折で，スクリューを刺入する外側部は健常で，頚部内側部は遠位骨片に残っているが骨頭が外反しており，スクリューやフックピンで上手に３点固定を獲得するのは

難しそうなので，角度安定性のあるデバイスを使用した．

	デバイスの角度安定性	
	なし	あり
Pauwels type I or II	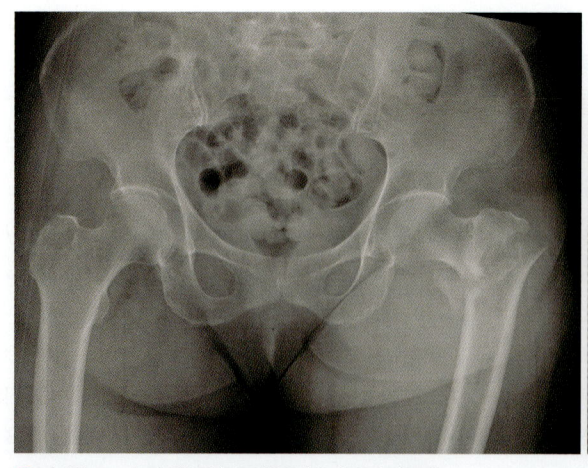	
Pauwels type III (中間部剪断型)		

❼ 内固定材の角度安定性の有無と骨折型

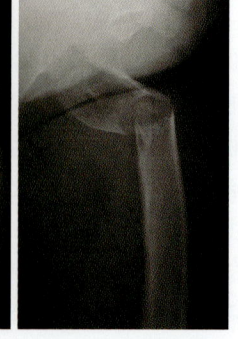

典型例3 　転子部骨折，骨接合術

症例3：80歳，女性．

現病歴：スポーツジムの帰りの歩道で水たまりの上で滑って転倒した．左殿部を地面で強打して受傷した．立位不能のため，同行していた友人が救急要請し，当院へ搬送された．

家族：独居．

既往症・併存症：骨粗鬆症（ラロキシフェン，ビタミンD製剤を服用中），高脂血症（スタチン服用中）．

診断：両股関節単純X線写真（正面像および軸位像）で，不安定型大腿骨転子部骨折と診断した（❽）．

治療：受傷翌日に，全身麻酔下に股関節骨折用髄内釘（cephalo-condylar intramedullary nail, cephalo-medullary nail, short femoral nail；名称については後述）で固定（❾）．術翌日から立位訓練を開始して，術後1週から平行棒内歩行訓練，術後4週で全荷重歩行可能になり，一本杖歩行レベルで退院した．

解説

大腿骨転子部骨折（≒転子間骨折と転子貫通骨折）の分類には種々のものがあるが，治療法選択の指針にならないのであまり有用なものがない．骨折型を分類する目的は，治療法選択の指針と予後を予想することである．整復内固定が技術的に

❽ 症例3：左大腿骨転子部骨折（不安定型）

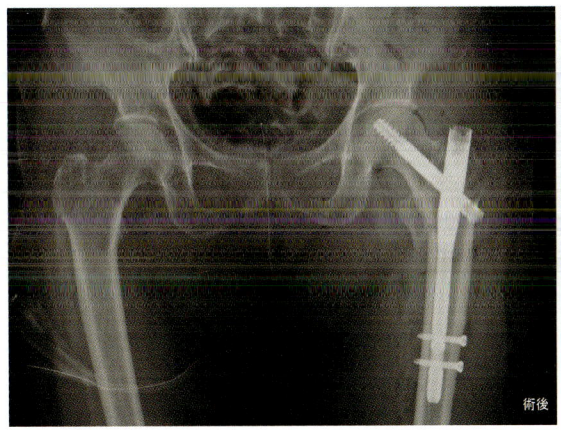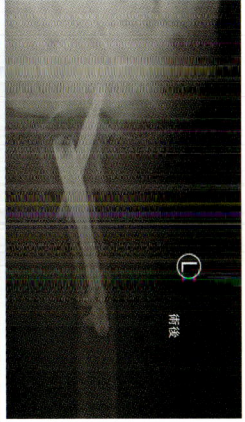

❾ 症例3：不安定型大腿骨転子部骨折に対する骨接合術

不可能と思えるような高度に粉砕した骨折を除けば，大腿骨転子部骨折のほとんどは骨接合術により治療する．しかも，現在は股関節骨折用髄内釘を内固定デバイスとして用いることが圧倒的に多い．したがって，大腿骨転子部骨折を分類しても治療法選択の指針にならない．大腿骨骨幹部骨折や脛骨骨幹部骨折を細かく分類しても，今日では髄内釘固定するだけなので，あまり意味がないのと同じである．論文を書くときに必要な程度である．

　手術の技術的難易度を把握するためには，大腿骨転子部骨折のCT分類は有用である．1987年に小西がCT画像を立体的に再構築して，type 1〜type 4に分類したのが世界で最初の大腿骨転子部骨折のCT分類である[5]．近年は，3D-CT像を得るのが簡単になり，多数例を解析した中野のCT分類[6]が日本ではよく用いられている．

　移動能力の再獲得を目指す場合，大腿骨転子部骨折の治療は手術療法が原則である．手術方法としては，ほとんどの例で骨接合術が選択される．内固定デバイスとしては，髄外固定型のsliding hip screwと髄内固定型の股関節骨折用髄内釘の2種類に大別できる．両者ともに，大腿骨近位外側から骨頭内に太いラグスクリューを挿入するが，このラグスクリューを支えるのが髄外のサイドプレートか髄内のネイルかの違いである．手術の容易さと固定力の高さから，現在は圧倒的に髄内釘を使用することが多い．

　「大腿骨頚部/転子部骨折診療ガイドライン」初版作成時には，股関節骨折用髄内釘に対する一般名がなかったので，当時Cochraneレビューで使用していたshort femoral nailという用語で記述することにした．現在は，股関節骨折用髄内釘の一般名としてcephalo-condylar intramedullary nail, cephalo-medullary nailなどが論文でよく使用されている．

　髄内釘による整復固定後の近位骨片と遠位骨片の位置関係により，大腿骨転子部骨折を分類する方法が日本から提案されている[7]．術後の分類である．正面像で，近位骨片の内側縁が遠位骨片の内側縁より，内側にある場合（内方型），解剖学的位置にある場合（解剖型），外側（外方型）にある場合に分ける．側面像で，近位骨片の前縁が遠位骨片髄内に入っている場合（髄内型），解剖学的位置にある場合（解剖型），髄外にある場合（髄外型）に分ける．外方型と髄内型では，テレスコーピング量が大きくなるという報告がある．

　この分類の本質は，小転子周囲の後内側部の支持性が骨折により破綻している場合，主骨片間の支持性を前内側部で得るように固定することで，過度のテレスコーピングを防止しようという意味であると筆者は解釈している．当院では，後内側支持が破綻している例を不安定型の大腿骨転子部骨折と考えている．正面像で内方型なら髄外型へ

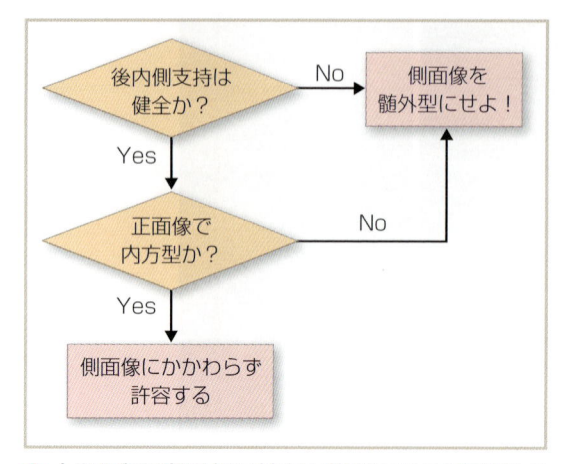

⑩ 大腿骨転子部骨折に対する当院における整復位の基準

の整復操作を加えていない．正面像で外方型の場合には，髄外型への術中整復を行っている（⑩）．このプロトコルで治療した場合には，カットアウトする例をほとんど経験していない．

非典型例　大腿骨大転子の単独骨折？

症例4：90歳，女性．約5年前に左大腿骨転子部骨折を受傷し，sliding hip screw による骨接合術を受けた．最近の ADL レベルは，屋内移動は歩行器で自立しており，トイレは一人で行ける程度であった．

現病歴：2日前に自宅トイレで転倒した後に，右殿部の疼痛があった．同居している娘の介助で何とか歩行器や車椅子で室内移動していたが，右股関節痛が徐々に悪化してきたために，救急要請して当院を受診した．

家族：娘と同居．

既往歴：左大腿骨転子部骨折（約5年前）．

併存症：高血圧（ARB と利尿薬を服用中），心筋梗塞後（バイアスピリン® 服用中）．

診断：両股関節単純 X 線写真で，右大腿骨大転子骨折はあるが，転子間骨折はない．左大腿骨転子部骨折が，sliding hip screw で固定されており骨癒合している（⑪）．CT でも，右大腿骨大転子の単独骨折に合致する所見があった（⑫）．入院翌日に撮影した MRI では，右大転子から転子間部に広がる線状の輝度変化があった（⑬）．

治療：保存療法と予防的な手術療法について説明した．家族，本人ともに，保存療法を希望したため，疼痛コントロールを行いながら，荷重訓練を開始することにした．

解説

大腿骨大転子単独骨折と診断された骨折の多くは，MRI では転子間に骨折が広がっている[8]．大転子単独骨折は，股関節 X 線写真の正面・軸位の2方向撮影で多くの場合は診断でき，CT を追加すれば，大転子単独骨折を見逃すことはほとん

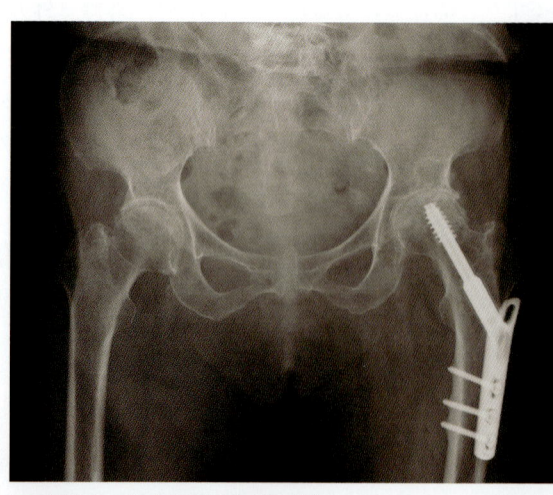
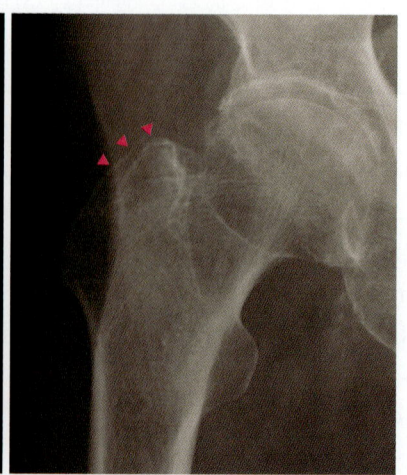

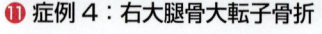
⑪ 症例4：右大腿骨大転子骨折

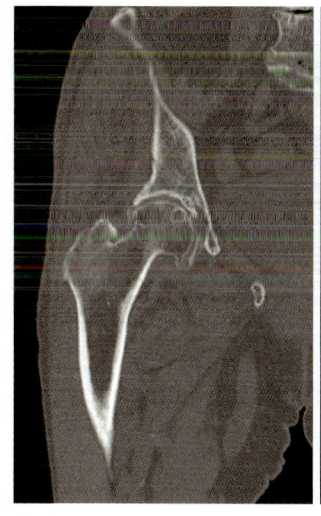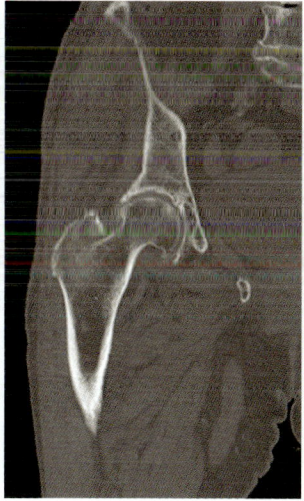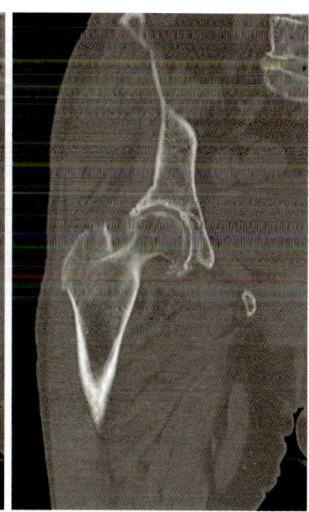

⓬ 症例 4：右大腿骨大転子骨折

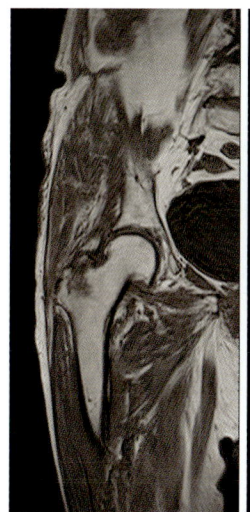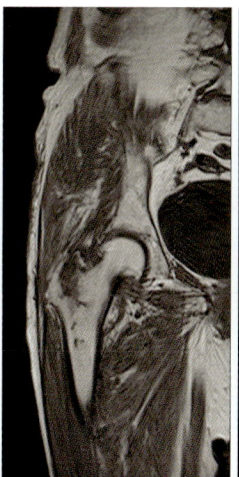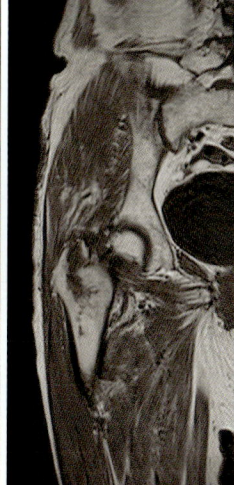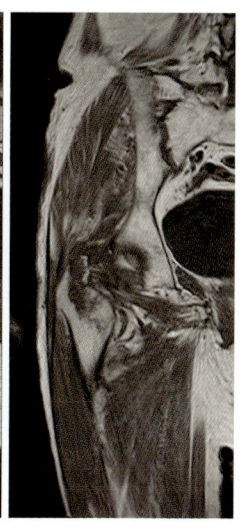

⓭ 症例 4：右大腿骨大転子骨折

どない．ところが，これまで大転子単独骨折と診断されていた例に対して MRI を行うと，多くの例で骨折線は転子間に広がっていることが明らかになっている．骨折線の広がりの程度はさまざまである．

　論理的に考えれば，大転子単独骨折と確定診断するためには，MRI が必須になる．しかし，これまで多くの施設では，MRI を実施せずに，X 線写真や CT のみで大転子単独骨折と診断していた．このような大転子単独骨折に対しては，手術療法が行われることは少なく，疼痛コントロールと症状が軽快するまでの安静という保存療法で対応し大きな問題を生じてこなかったと推察する．

　大転子単独骨折で，MRI によって転子間に骨折が広がっている像がある場合，保存療法で十分なのか，手術を行うべきなのかについては，明確なコンセンサスがない．多くのケースで保存療法でも問題はないと筆者は考えているが，明確な根拠はなく，本骨折に対する治療指針が必要になる．

患者説明のポイント

　高齢者の大腿骨近位部骨折は，年間 15 万〜20 万人に新規発生している，よくある骨折である．移動能力の再獲得と生命予後の改善のためには，手術療法が必要である．対象患者が（超）高齢者であるので，肺炎，せん妄，深部静脈血栓症，肺塞栓症などいろいろな合併症がよく起こる．これらの合併症が生じた場合は，可能な限り治療していくが，予備能力が低下していることが多いので，最悪の場合は死亡することもある．合併症の発生を抑えるためにも，早期離床・早期リハビリテーションが大切で，患者の全身状態や手術部位の状態が良ければ手術の翌日から座位・立位訓練を始める．骨折型によっては，最善の手術を行っても，手術部位に合併症を生じて再手術を要する場合もある．どのくらい元どおりの移動能力に復帰できるかは，受傷前の年齢・移動能力や認知症の有無，骨折型，手術の巧緻により異なる．受傷前に屋外移動が自立していた人が 1 年後も同程度の能力が維持できるのはおおむね 50％程度であり，1 年後も生存している人はおおむね 90％程度である．

現状の問題点と将来への課題

　本診療ガイドラインの問題点としては，①ガイドライン作成グループとシステマティック・レビューチームが独立していない，②アップデートが遅い，③ガイドライン作成グループに専門医以外の参加がないことである．①と②は，日本整形外科学会診療ガイドラインシリーズに共通した問題点であり，③は（超）高齢者の外傷疾患であること

から患者団体が存在しないことも原因の一つである．

　対象患者が（超）高齢者であるため，種々の合併症を有しており，整形外科医だけでは現状以上の治療成績を得ることは難しい．周術期の疼痛管理，栄養管理，リハビリテーション等，他科の医師やコメディカルの協力を得ることで，治療成績の向上が期待できる．大腿骨近位部骨折を発症した患者は，反対側の大腿骨近位部骨折や他の部位の脆弱性骨折のリスクが著しく高いので，しっかりとした骨粗鬆症治療を開始・継続することが必要であるが，現状ではきわめて不十分である．

（渡部欣忍）

文献

1) 重本顕史，澤口　毅．骨粗鬆症診療の真の目的は何か？！―脆弱性骨折の予防と診療の最前線．骨粗鬆症に対する多職種連携医療．Current Therapy 2018；36：991-5.
2) 日本整形外科学会/日本骨折治療学会監修．大腿骨頚部/転子部骨折診療ガイドライン（改訂第 2 版）．南江堂；2011.
3) 松下　隆，渡部欣忍編．大腿骨頚部/転子部骨折診療ハンドブック―ガイドラインに基づいた診療の実際．南江堂；2009.
4) The 'Triple Whammy'. Prescriber Update 2013；34：14.
5) 小西伸夫，佐藤公治．大腿骨転子部骨折の立体的観察．日整会誌 1987；61：97-106.
6) 中野哲雄．大腿骨近位部骨折．冨士川恭輔ほか編．骨折・脱臼．改訂第 3 版．南山堂；2012. p.835-73.
7) 福田文雄．Ⅲ．高齢者大腿骨転子部骨折診療の実際．2. 分類（安定型と不安定型）と治療法の選択．安藤謙一編．Must & Never 大腿骨頚部・転子部骨折の治療と管理．南江堂．p.80-8.
8) Kim SJ, et al. Is magnetic resonance imaging necessary in isolated greater trochanter fracture? A systematic review and pooled analysis. BMC Musculoskeletal Disord 2015；16：395.

整形外科外来診療の実際

全国を代表するベテラン整形外科医がその豊富な診療の経験から得られた「診療実践の技」や「コツ」「アドバイス」の数々を披露。保存療法を中心とした外来診療に幅広く役立つ整形外科医必携の診療マニュアル。

整形外科保存療法実践マニュアル

整形外科専門病院、実地医療の現場で行われている保存療法

膝前十字靱帯損傷

概要

　膝関節の前十字靱帯（ACL）損傷は外傷であり，交通事故，労働災害，スポーツなどがその原因となるが，スポーツによる受傷が最も多い．スポーツ年齢層が拡大しつつある日本でもその発生頻度は近年増加傾向にある．MRI などの診断技術の発達に伴い診断の確実性が飛躍的に向上した結果，日常でも頻繁に遭遇する疾患の一つとなった．スポーツ競技においてはラグビーやアメリカンフットボールなどのコンタクトスポーツで発生することが多いが，相手と接触することなく，急な方向転換，急停止，ジャンプからの着地などの減速動作での受傷も多い．ACL 損傷は発生頻度が高いばかりでなく，スポーツ選手にとっては致命的な損傷となる．いったん損傷すると自然に治癒することはほぼなく，スポーツ復帰のためには手術的加療が必須となる．

診療ガイドラインの現況

　「前十字靱帯（ACL）損傷診療ガイドライン」の策定は日本整形外科学会疾患ガイドライン委員会で最初に選択された 11 疾患の一つとして決定され進められた．初版は日本膝関節学会を作成母体として 2006 年に発刊された．その後は日本関節鏡・膝・スポーツ整形外科学会（JOSKAS）が作成母体となって改訂作業が進められ，2012 年に第 2 版が発刊された．

　その後 2014 年に『Minds 診療ガイドライン作成の手引き』が改訂され，クリニカルクエスチョン（Clinical Question）に対し，系統的な方法で収集し採用した研究報告を，アウトカムごと，研究デザインごとに評価し，その結果をまとめたものをエビデンス総体として評価し統合することが求められている．さらに「益と害（benefit and harm）のバランス」の重要性も強調されている．これは，ある臨床状況のなかで，複数の介入方法（診断，治療，予防など）のなかからガイドラインは最善と考えられる方法を推奨するが，その際に介入の有効性と同等にその有害面にも注意を払うというものである．

　この手引きをもとに 2019 年に発刊された改訂第 3 版は，Clinical Question の内容やエビデンス評価においても，前版までとは大きく異なっている．最新のガイドラインでは，Clinical Question を大幅に減らし，基本的には Background Question（BQ）と Clinical Question（CQ）から構成される．CQ は患者の治療法選択のために役立つものに限定されている．適切な治療が選択されることにより，多くのスポーツ愛好者や競技者のスポーツ復帰が可能となり，半月板損傷など合併症の発生や変形性膝関節症への進展をくいとめることができるものと考えられる．

疫学

　アメリカの統計によると発生頻度は年間 12 万件以上で，そのほとんどが high school, college year での発症とされる．また約 40％が非接触型損傷（non-contact injury）である[1]．発生率は年間 2,000〜3,000 人に対して 1 人の割合とされている．日本では，日本スポーツ振興センター（JSC）のデータによると，中学 1 年生から高校 3 年生の運動部活動における ACL 受傷件数は年

間約 3,000 件である．ここに大学生以上の受傷が加わるので，アメリカとほぼ同等の発生頻度と考えれば，日本では年間 4 万件程度の発生となる．

発生頻度の性差については，日本では受傷率は 1,000 人あたり男性 0.48 件，女性 1.36 件で，女性は男性より 2.8 倍発生頻度が高いと報告されている．他国では練習や試合 10 万回（100,000 Athletes Exposure：AE）あたりの発生率としての報告が多い．アメリカの高校生を対象とした報告では，男性 2.6 件/10 万 AE，女性 8.9 件/10 万 AE で，女性は男性より 3.4 倍発生頻度が高かった[2-4]．これは男女間の身体的特徴やホルモンの関連が提唱されている[5,6]．

診断

受傷時にボキッという音（ポップ音）がしたと患者が訴えることも多く，スポーツでの受傷の際には競技の継続が不可能となることがほとんどである．病歴を聴取するだけで診断できることも多い．関節内血腫はほぼ必発であり，関節の腫脹，熱感を認める．関節の動きによる痛みがあり，そのための可動域制限，さらには跛行，歩行困難がある．陳旧例になると，痛みや腫れが軽減あるいは消失し，それとともに giving way（膝くずれ）に代表される不安定性の愁訴が患者の症状となってくる．

■ 徒手検査

代表的な 2 つについて述べる．

Lachman テスト

前方引き出しテストであり，膝屈曲約 15 度で脛骨の前方引き出しを行う．この角度は 70 度あるいは 90 度での前方引き出しテストより脛骨の前方すべり度が大きくなるが，手技的に習熟が必要となる．

pivot shift test, N テスト

被検査膝関節に荷重と動きの動的状態を作り出し，不安定現象を誘発する動的誘発テストである．検者は膝伸展位で軽度内旋，軸方向の圧を加えながらゆっくりと屈曲していく．脛骨は亜脱臼

した状態から膝屈曲 40〜50 度付近で自然に整復される．逆に，膝屈曲位で下腿を後外側より保持して，膝関節に外反力を加えながら膝を徐々に伸展していくと脛骨が前方に突然亜脱臼する誘発テストは N テストともいわれる．手技にやや習熟を要するので，Lachman テストとともに正確な診断が下せるようしっかりと手技を習得する必要がある．他の軟部組織損傷合併の可能性もあり，以下の徒手テストも同時に行うとよい．

①後方押し込みテスト：主に後十字靱帯（PCL）損傷の診断に用いる．仰臥位で膝を立てると脛骨の後方亜脱臼（posterior sagging）が起こっていることが多い．

②内・外反動揺テスト：側副靱帯損傷の診断に用いる．

③回旋動揺テスト：必ず左右差をみる．後外側支持機構の損傷の診断に用いる．

■ 画像診断

X 線

骨端線閉鎖前の場合は靱帯付着部での剥離骨折の可能性もあり，注意深く観察する必要がある．また膝関節軽度屈曲位前方ストレスによる脛骨の前方偏位での診断も可能である．必要であれば CT も追加する．

MRI

完全断裂の診断は容易だが，部分断裂や陳旧性で連続した索状物が存在する場合は靱帯そのものの描出のほかに二次的所見も参考にする．その特徴的な所見としては，①脛骨の前方転位，②脛骨が前方に転位し PCL が鋭角に屈曲する PCL の bowing，③大腿骨外顆と脛骨後外側の kissing contusion と呼ばれる骨挫傷などがある．

治療

これまでのエビデンスからは，ACL 再建術による変形性膝関節症の発症の抑制効果は認められていないが，このエビデンスは現在行われている解剖学的再建術とは異なる術式についてのものである．最新のガイドラインでは，近年の多施設共

同研究からACL再建術は変形性膝関節症の進行を抑制するという報告もあり，ACL損傷に対しては ACL 再建術を行うことを提案するとしている（合意率 85.7%，エビデンスの強さ C）[7]．

■ 手術方法

靱帯付着部の剥離骨折で骨片転位のあるものでは，原則的に観血的治療（骨接合術）が選択される．一方，実質部での断裂の場合は，mop-end tear とも表現されるような形態の断裂様式をとり，手術で強固な縫合修復は困難であることが多い．外側半月板損傷の合併が多い．膝関節機能回復を図り，可動域の改善，腫れの軽減を待って再建手術を行うという方針が一般的である．

陳旧性損傷では通常日常生活動作には支障はないが，急なストップやターン，コンタクトを伴うスポーツ活動で膝くずれをきたし，この再受傷の繰り返しで関節内の半月板，関節軟骨などに二次的損傷が進んでいる可能性が高い．このような症例に対してももちろん再建手術が適応となるが，受傷後 6 か月以上経過した陳旧例では半月板損傷，特に内側半月板損傷の合併頻度が高くなる．ACL 損傷に合併する半月板損傷の発生頻度は陳旧例も含めると 70% 以上とされる．また内側コンパートメントの関節軟骨損傷の頻度も高くなるとの報告もある．

ガイドラインでは ACL 再建は受傷後早期（6 か月以内）に行うことを推奨している（合意率 100%，エビデンスの強さ B）．再建の時期は関節の拘縮が消失し可動域が改善してから行うことが望ましい．

再建材料

再建手術にはこれまで多くの再建材料が用いられてきたが，現在は自家腱では自家骨付き膝蓋腱と屈筋腱（ハムストリング腱），腸脛靱帯（ITB）など，同種腱では骨付き膝蓋腱，アキレス腱，前脛骨筋腱などが一般的である．

移植腱の選択にはそれぞれ一長一短ありどれが優れているとはいえないが，個々の患者のスポーツレベルや競技種目で腱が選択されることも少なくない．例えばクラシックバレエダンサーは屈筋腱を使用した再建でパッセのポーズ（立位で膝を深屈曲して挙上する）などができなくなる可能性があり避けたほうがよいとの報告もある．自家骨付き膝蓋腱は従来の術式では interference screw によって強固な初期固定力が得られるという利点がある．また近年の rectangular（長方形）tunnel による再建は移植腱の走行がより解剖学的になるといわれている[8]．しかし，膝伸展機構の損傷による膝周囲の愁訴が残存しスポーツ復帰を妨げる一因となることがある．一方，ハムストリング腱は採取部の侵襲が少なく，また EndoButton の開発によって大腿骨側の鏡視下固定が可能となり広く一般に普及するようになった．ガイドラインには「膝蓋腱を用いる再建と屈筋腱を用いる再建に差はない（合意率 100%，エビデンスの強さ A）」と記載されている．

二重束再建

屈筋腱を使用する再建術では，できる限り解剖学的に正常 ACL に近い再建を目的として前内側線維束（AMB）と後外側線維束（PLB）の両方の線維束を再建する解剖学的二重束 ACL 再建術が注目されている[9-11]．AMB および PLB の大腿骨，脛骨付着部の中心を目指しそれぞれ 2 つの骨孔，計 4 つの骨孔を作製する．大腿骨側 PLB 骨孔の作製には transtibial に行う方法や accessory portal を使用する方法，outside-in 法などが報告されており，詳細は論文を参照いただきたい．ガイドラインでは「二重束再建と一束再建では，二重束再建の pivot-shift test 陽性率が低いため，二重束再建を行うことを推奨する（合意率 71.4%，エビデンスの強さ C）」との記載がある．

■ 後療法

術後は簡単な膝装具で伸展位または軽度屈曲位とする．痛みに応じて可能であれば早期から荷重歩行を許可する．自家骨付き膝蓋腱では術後早期から膝完全伸展位訓練を行うが，ハムストリング腱での再建では 2 か月間は伸展強制を行わない．また正座は術後 4 か月以降で許可する．ジョギングは術後 3 か月以降，ダッシュは 5〜6 か月，完全な競技復帰は 8 か月以降としている．

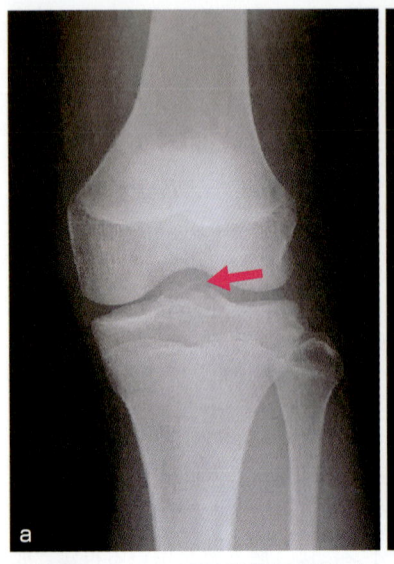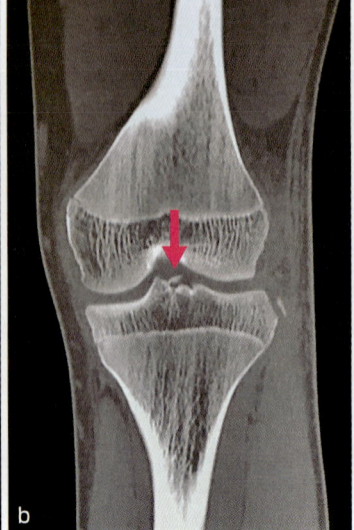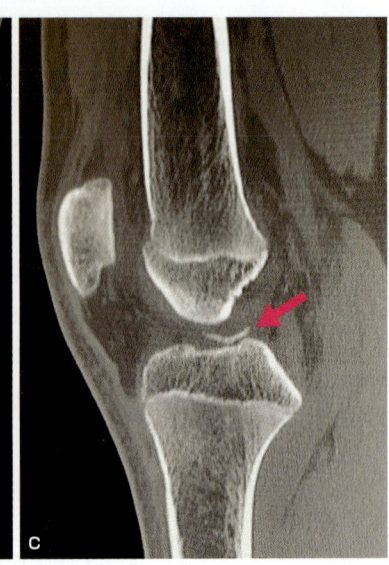

❶ 症例 1：ACL 脛骨付着部剥離骨折
a：膝関節単純 X 線前後像にて顆間部の不整像を認める.
b, c：ACL 脛骨付着部の剥離骨折を認める.

■ 合併症

　関節鏡に習熟した整形外科医の鏡視下手術の合併症は 1.69％，また arthrofibrosis は 6％とされ，鏡視下手術合併症のなかでも比較的頻度の高いものである[12, 13]．鏡視下手術の重篤な合併症として，一般的な膝関節手術と同様に感染，深部静脈血栓症，複合性局所疼痛症候群（CRPS）type I（反射性交感神経性ジストロフィー［RSD］），type II（カウザルギー）などがある．確率はきわめて低いものの，再手術を必要としたり，入院期間が長引いたり，後療法の変更を余儀なくされるものであり，常に起こりうる可能性を認識して治療にあたるべきである.

症例 1　ACL 脛骨付着部剥離骨折

症例 1：14 歳，男子，中学 3 年生.
現病歴：修学旅行でスキー滑走中に左膝が内に入るように外反強制され，スキー板が外れず異常音を自覚した．直後より痛みのため滑走不能となり，スノーモービルでふもとまで搬送され，スキー場近くの病院を受診.
診断：膝関節単純 X 線前後像にて顆間部の不整像を認めた（❶ a）．CT にて ACL 脛骨付着部の剥離骨折を認めた（❶ b, c）．Lachman テスト，pivot shift test ともに陽性で，画像上も骨片の後方への転位を認めた.
治療：骨片の前後径は大きいものの，非常に薄く，スクリュー固定は困難と判断し，ACL 実質に数本の糸をかけ骨折部をリフレッシュし，整復して，脛骨の骨折部に直径 4.5 mm の骨孔を作製し，pull-out で固定した．術後 2 週間固定とした．術後 4 週で骨癒合を確認し，術後 6 か月で所属する野球部に復帰した.

症例 2　ACL 損傷

症例 2：28 歳，男性.
現病歴：バレーボール中にアタックして着地の際にバランスを崩し，後方荷重で右片脚での着地となった．膝崩れとともに痛みとポップ音を自覚した．職業は事務職，趣味でバレーボール，バスケットボール，スキーなどを今後もやりたい.
診断：MRI にて大腿骨外側に骨挫傷（❷ a），矢状断にて大腿骨外顆と脛骨後外側に kissing contusion（❷ b），PCL の bowing（❷ c）を認

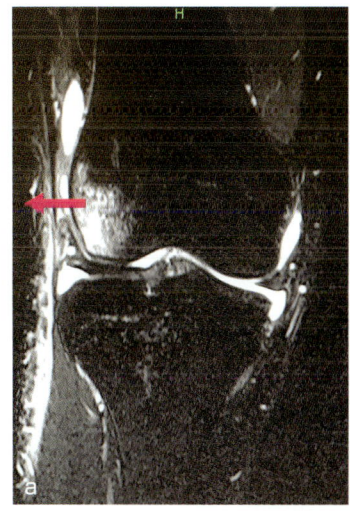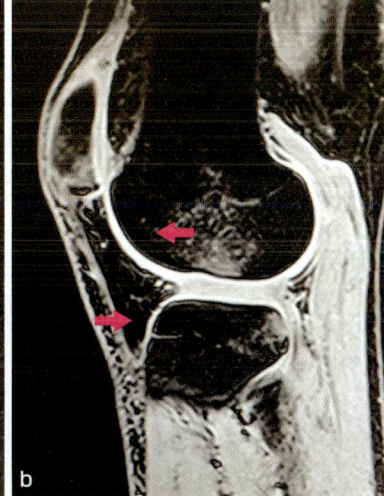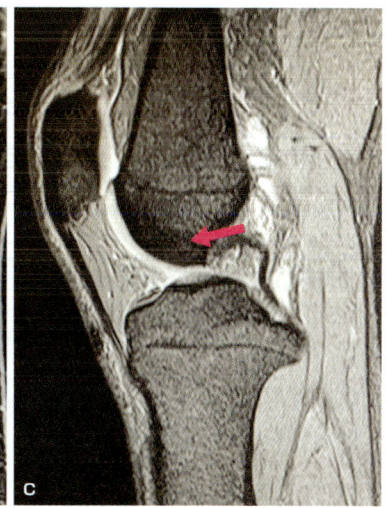

❷ 症例2：ACL 損傷
a：大腿骨外側に骨挫傷.
b：大腿骨外顆と脛骨後外側に kissing contusion と呼ばれる骨挫傷.
c：脛骨が前方に転位し PCL が鋭角に屈曲する PCL の bowing.

め，ACL 単独の損傷と診断した.
治療：受傷後1か月で可動域改善，痛みも軽減したため，屈筋腱による二重束 ACL 再建術を行った.

症例3　二次性変形性膝関節症，対側の受傷

症例3：41歳，男性.
既往・現症：18歳時，サッカー中にボールを持っている相手がステップを切り，合わせて動いた際に右膝が内側に入り受傷. 近医にて右膝 ACL 損傷および内側半月板損傷の診断を受けた. サッカーは継続しないとのことで，ACL 再建はせず，内側半月板部分切除のみを受けた. しかし，その後もサッカーを継続していた. 23年後，サッカー中に左膝の膝崩れをきたし，プレー継続不可となり近医受診. 左膝 ACL 損傷および右膝変形性関節症との診断を受けた.
検査：単純 X 線片脚立位像にて内側関節裂隙の狭小化，骨棘形成を認め（❸a），45度屈曲荷重位正面像（Rosenberg view）にて内側関節裂隙の消失を認めた（❸b）.
治療：左膝は ACL 再建を行った. 変形した右膝

は拘縮があり，明らかな前方不安定性を認めないため，高位脛骨骨切り術（HTO）を行った.

患者説明のポイント

　急性期は痛みと腫れで ADL が著しく低下する. 手術するか否かは患者自身の活動性や治療のゴールによって異なるが，ACL 損傷膝は半月板損傷や軟骨損傷の合併が起こり，活動性が低くても，変形性関節症の発症リスクは高くなる. 最新のガイドラインでは ACL 損傷に対しては ACL 再建術を行うことを提案するとしている. 手術のタイミングは術後6か月以内がよい. 6か月以上経過すると半月板損傷や軟骨損傷の合併が増加し，膝機能が明らかに低下してしまう. 可動域改善が改善して比較的急性期に手術を行うべきである. 膝蓋腱を用いる再建と屈筋腱を用いる再建の手術成績に差はない.

　患者のライフスタイルをよく理解して，スポーツ種目，術後の目標などをじっくりと話し合い，治療をする側，受ける側が相互理解を深めて治療方針を立てることが望まれる. 手術は感染，関節拘縮，CRPS などの合併症が発生する可能性があ

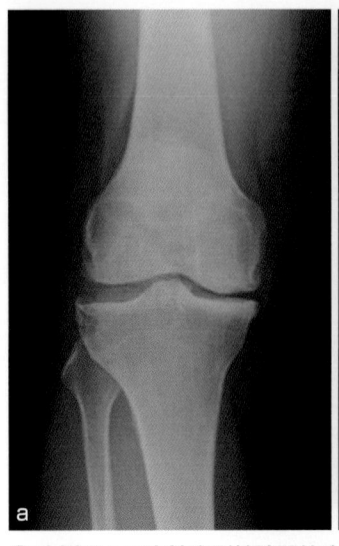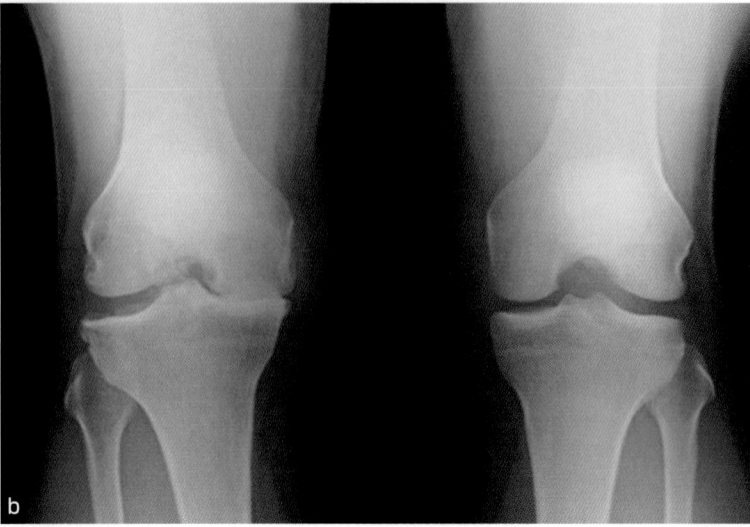

❸ 症例3：二次性変形性膝関節症，対側の受傷

a：ACL再建はせず，内側半月板部分切除のみを受け18年経過．片脚立位像にて内側関節裂隙の狭小化，骨棘形成を認める．

b：45度屈曲荷重位正面像（Rosenberg view）にて右膝内側関節裂隙の消失を認める．

り，術前の十分な説明が必須である．

課題と展望

　ACL損傷は，スポーツ年齢層が拡大しつつある日本でもその発生頻度は近年増加傾向にあり，日常診療で見る外傷の一つになっている．患者の活動性によって手術するか否かを考えるが，将来的な半月板断裂，軟骨変性，変形性関節症の進行を考慮すると，年齢や活動性に関係なく手術加療を行うことが望ましい．受傷から手術までの期間が6か月以上を経過すると成績不良になる傾向があり，早期の手術を勧める．

　先にも述べたがACL損傷に半月板損傷を合併する率は高く，関節機能維持のために再建と同時に半月板修復を行うべきである．しかしながら修復した半月板の再断裂率は低くなく，今後の課題である．もう一つの課題は再受傷である．高い活動性を維持する患者は，術後2年以内に再断裂，または反対側のACL損傷をきたす確率が，健常人に比し6倍といわれており，この再受傷をどう予防するかが今後の大きな課題である．

（黒田良祐）

文献

1) Kaeding CC, et al. Epidemiology and diagnosis of anterior cruciate ligament injuries. Clin Sports Med 2017；36：1-8.

2) Arendt E, Dick R. Knee injury patterns among men and women in collegiate basketball and soccer. NCAA data and review of literature. Am J Sports Med 1995；23：694-701.

3) Lindenfeld TN, et al. Incidence of injury in indoor soccer. Am J Sports Med 1994；22：364-71.

4) Harmon KG, Ireland ML. Gender differences in noncontact anterior cruciate ligament injuries. Clin Sports Med 2000；19：287-302.

5) Huston LJ, et al. Anterior cruciate ligament injuries in the female athlete. Potential risk factors. Clin Orthop Relat Res 2000 Mar；(372)：50-63.

6) Slauterbeck JR, Hardy DM. Sex hormones and knee ligament injuries in female athletes. Am J Med Sci 2001；322：196-9.

7) Jones MH, Spindler KP. Risk factors for radiographic joint space narrowing and patient reported outcomes of post-traumatic osteoarthritis after ACL reconstruction：Data from the MOON cohort. J Orthop Res 2017；35：1366-74.

8) Shino K, et al. Rectangular tunnel double-bundle anterior cruciate ligament reconstruction with bone-patellar tendon-bone graft to mimic natural fiber arrangement. Arthroscopy 2008；24：1178-83.

9) Kuroda R, Matsushita T. Anatomic double-bundle anterior crucial ligament reconstruction with G-ST. Curr Rev Musculoskelet Med 2011；4：57-64.

10) Araujo PH, et al. Advances in the three-portal technique for anatomical single- or double-bundle ACL reconstruction. Knee Surg Sports Traumatol Arthrosc 2011 ; 19 : 1239-42.

11) Yasuda K, et al. Anatomic reconstruction of the anteromedial and posterolateral bundles of the anterior cruciate ligament using hamstring tendon grafts. Arthroscopy 2004 ; 20 : 1015-25.

12) Small, N. Complication in arthroscopic surgery performed by experienced arthroscopist. Arthroscopy 1984 ; 4 : 215-21.

13) Austin KS, Sherman OH. Complication in arthroscopic meniscal repair. Am J Sports Med 1993 ; 21 ; 864-9.

変形性膝関節症

概要

　変形性膝関節症（膝 OA）は高齢者の生活の質（QOL）を妨げる代表的疾患の一つである．大規模住民コホート研究 ROAD（Research on Osteoarthritis/osteoporosis Against Disability）スタディにおいて有病率は 54.6%（男性 42.0%，女性 61.5%）であり，日本での有病者数は約 2,530 万人（男性 860 万人，女性 1,670 万人），40 歳以上の有症状者数は約 780 万人（男性 220 万人，女性 560 万人）と推定される[1]．関節軟骨の変性と破壊，軟骨下骨の肥厚や骨棘の形成，滑膜炎による疼痛や水腫，可動域制限などの症状を呈し，高齢者の QOL を妨げる．多くは誘因なく発症する一次性の疾患であるが，骨折や靱帯損傷などの外傷後や，神経・内分泌・血液疾患による二次性の膝 OA もある．

診療ガイドラインの現況

　膝 OA に対するガイドラインとしては，変形性関節症の国際学会である Osteoarthritis Research Society International（OARSI）が 2008 年に発表したガイドライン（OARSI ガイドライン）[2]を日本整形外科学会が和訳し，「変形性膝関節症の管理に関する OARSI 勧告　OARSI によるエビデンスに基づくエキスパートコンセンサスガイドライン（日本整形外科学会変形性膝関節症診療ガイドライン策定委員会による適合化終了版）」[3]（以下，日整会ガイドライン）として日本の医療に適合化されている．本項では日整会ガイドラインを中心に述べるが，OARSI は 2014 年に，さらに膝 OA に対する保存療法のガイドラインを策定している[4]．

標準診療のポイント

- 日整会ガイドラインは OARSI ガイドラインを基に，日本における膝 OA の診療実態と一致するように 24 項目について適合化が行われている．日本での医療保険の診療範囲を反映するように，医療類似行為については考慮していない．
- OARSI ガイドラインは推奨度の強さを SOR（strength of recommendation）で表している．日整会ガイドラインにおいても日本人エキスパートによる SOR を表記し，併せて 5 段階の推奨度（A：行うように強く推奨する，B：行うように推奨する，C：行うことを考慮してよい，D：推奨しない，I：エビデンスがないか結論が一様でない）を併記している．
- 膝 OA 全般については 1 項目ある．OA の至適な管理には，非薬物療法と薬物療法の併用が必要である（日整会ガイドラインの SOR：94%，推奨度 A）．
- 非薬物療法については 10 項目あり，日整会ガイドラインの推奨度 A は，患者教育（日整会 SOR：97%），有酸素運動と筋力強化（日整会 SOR：94%），減量（日整会 SOR：96%），杖・歩行器などの歩行補助具の使用（日整会 SOR：94%）である．
- 薬物療法については 8 項目あり，推奨度 A は非ステロイド性抗炎症薬（NSAIDs）の最小有効量使用である（日整会 SOR：92%）．ただし長期使用は可能な限り回避すべきであり，消化管保護薬の併用を考慮する．アセトアミノフェンについては OARSI ガイドラインでは SOR：92%に対して日整会ガイドラインでは SOR：75%で推奨度 B である．弱オピオイドについても OARSI

- ガイドラインの SOR：82％に対して日整会ガイドラインでは SOR：68％で推奨度 C と逆転がある.
- 関節注射は日整会ガイドラインではヒアルロン酸が推奨度 B（SOR：87％），ステロイドが推奨度 C（SOR：67％）であるのに対して，OARSI ガイドラインではそれぞれ 64％，78％と逆転している.
- 外科的療法では人工膝関節置換術（total knee arthroplasty：TKA）が推奨度 A（日整会 SOR：94％），単顆置換術（unicompartmental knee arthroplasty：UKA）が推奨度 C（日整会 SOR：77％），高位脛骨骨切り術（high tibial osteotomy：HTO）が推奨度 B（日整会 SOR：83％）となっている. これらは OARSI ガイドラインの SOR とほぼ一致する.
- 2014 年の OARSI による膝 OA に対する保存療法のガイドライン[4] では，デュロキセチンが一部の状態を除いて適応とされている. 日本でも膝 OA に保険適応となっているが，日整会ガイドラインには反映されていない.

典型例 1　保存治療

症例 1：75 歳，男性.

既往・現症：BMI が 24.8 で仕事はデスクワークである. 2 年前にも右膝痛があり，近医でヒアルロン酸関節注射を受けて軽快していた. 特に誘因なく再度右膝痛が悪化し当院を受診した. 右膝に膝蓋跳動を認め，右膝可動域は 0〜130 度であり，内側関節裂隙に圧痛が顕著であった. 膝蓋大腿関節，外側関節裂隙に圧痛はなく，前後・側方の不安定性も認めなかった. 合併症として慢性閉塞性肺疾患，喘息などが存在した.

診断：単純 X 線正面像において，内側関節裂隙の軽度の狭小化と大腿骨・脛骨内側に骨棘の形成を認めた（❶）. 外側関節裂隙の狭小化は認めなかったが，脛骨に小骨棘の形成を認めた. 側面像，スカイライン像では小さな骨棘を認める程度であった. 以上のことから右膝 OA と診断された.

治療：大腿四頭筋訓練を中心とした外来リハビリテーションを開始し，外側楔状足底板も処方した. 喘息の合併症があるため，NSAIDs は使用せずアセトアミノフェンを頓用で処方した. 疼痛は徐々に軽快し経過観察していたが，約 2 年後に右膝痛が悪化した. トラマドール塩酸塩とアセトアミノフェンの配合錠を処方し，ヒアルロン酸の関節内注射を行った. 疼痛は小康状態で T 字杖を

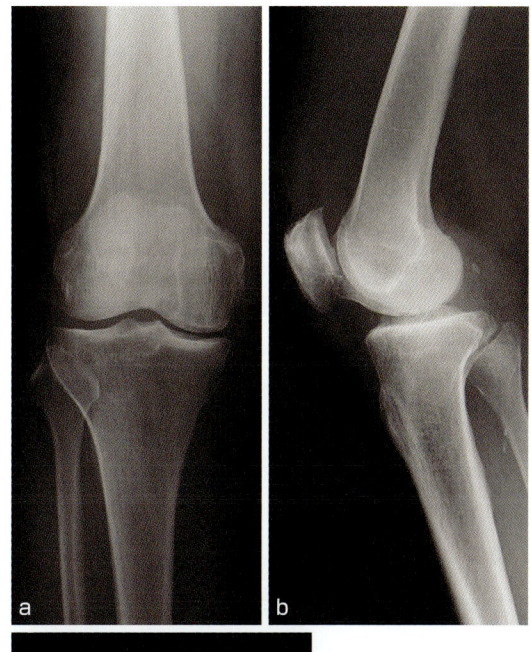

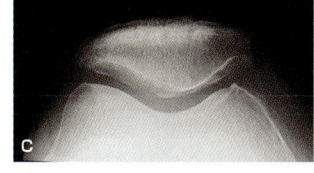

❶ **症例 1：初診時の画像検査**
単純 X 線臥位正面像（a），側面像（b），スカイライン像（c）.

使用し日常生活を送っている.

解説

　画像検査において内側型の変形性関節症を認め

る．非薬物療法では，肥満がないため体重コント
ロールは行わず，筋力強化のためのリハビリテー
ションと，外側楔状足底板を処方して歩行訓練を
行った．外側楔状足底板は日整会ガイドラインで
も推奨度B（SOR：77%）であり，歩行訓練と
合わせて外側スラストの軽減が期待される．膝
OAに対して非薬物療法は効果的であるが，速効
性に乏しく薬物療法による除痛が望まれた．通常
短期間のNSAIDs内服薬やNSAIDs外用薬（日
整会ガイドライン推奨度B，SOR：82%）が処方
されることが多いが，本症例では合併症のため処
方できずアセトアミノフェンが使用された．当初
の治療としては推奨度Aである非薬物療法と薬
物療法の併用で一定の効果をみて，無投薬で経過
観察可能な状態となった．

この症例では後に強い疼痛があったため，日整
会ガイドラインで述べるところの「他の薬剤が無
効または禁忌で，強い疼痛を訴える膝OAの患
者」と考え，弱オピオイドであるトラマドール塩
酸塩とアセトアミノフェンの配合剤が処方され
た．トラマドールの副作用として悪心・嘔吐・便
秘などの消化器系副作用や，ふらつき・めまいな
どの精神・神経系副作用に注意が必要である．併
せての薬物療法としてヒアルロン酸の関節内注射
を1～2週おきに5回施行した．

薬物療法に非薬物療法を併せて行うため，T字
杖も併用して，疼痛は軽快傾向であり保存的に経
過をみている状態である．

典型例2　外科的治療（高位脛骨骨切り術）

症例2：65歳，女性．
既往・現症：BMIは27.8で介護職．数年来右膝
痛があったが我慢しながら仕事を続けてきた．軟
骨保護効果の謳われるサプリメントを継続的に内
服していた．当院受診の3か月前から疼痛のため
近医でNSAIDs内服とヒアルロン酸関節内注射
で経過をみていたが，軽快せず仕事の継続が困難
となり受診した．右膝に膝蓋跳動を認め，可動域
は0～130度であり，内側関節裂隙に圧痛が顕著

であった．膝蓋大腿関節，外側関節裂隙に圧痛は
なく，関節の不安定性も認めなかった．
診断：単純X線正面像では内側関節裂隙の狭小
化があり内外側に骨棘形成も認めた（❷a）．膝
蓋大腿関節には顕著な変性は認めなかった．
MRIでは内側関節軟骨の菲薄化と，関節液の貯
留，内側半月板の内側への逸脱を認めた（❷
b）．以上のことから進行期の膝OAと診断した．
治療：非薬物療法として減量の指導，膝周囲筋力
訓練，柔軟性訓練のためのリハビリテーションを
行い，T字杖の使用を勧めた．すでにNSAIDsと
ヒアルロン酸での治療を受けているため，さらな
る薬物療法としてステロイドの関節内注射も行っ
た．3か月間経過をみて疼痛は若干軽減するも介
護職へ復帰できなかった．ハイキングや，ジョギ
ングなどのスポーツ活動への参加の希望もあった
ため，外科的療法として高位脛骨骨切り術
（HTO）を行った（❸）．術後満足いく除痛が得
られて復職し，ジョギングなどのスポーツ活動も
可能となった．

解説

グルコサミンやコンドロイチン硫酸の投与には
保険適応はなく，日整会ガイドラインでは疼痛緩
和に対しての推奨度I（SOR：63%），軟骨保護
作用に対しての推奨度D（SOR：41%）で推奨
されていない．疼痛緩和に対しては有効な場合が
あるが，6か月以内に効果がなければ中止すると
されており，本症例でも中止している．当院受診
前から行われていた薬物療法に加えて，リハビリ
テーションなどの非薬物療法を併用した．患者の
希望は活動性の高い生活への復帰であり，さらな
る除痛のためにステロイドの関節内注射を施行し
たが，効果は限定的であった．

ステロイドの関節内注射は日整会ガイドライン
では推奨度Cで，行うことを考慮してよいとい
うレベルであり，使用すべき薬剤や量などについ
て一定の見解は得られていない．糖尿病の増悪，
関節軟骨萎縮などのおそれもあり，既往歴に注意
しつつ，その使用は1年に4回を超えないことが
推奨されている．ステロイドの継続した関節内注

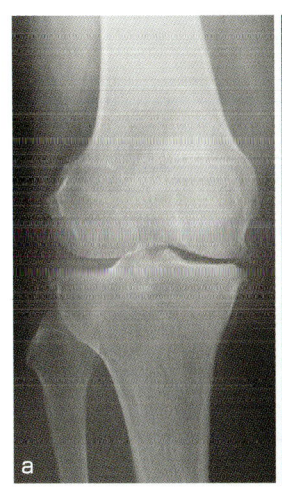
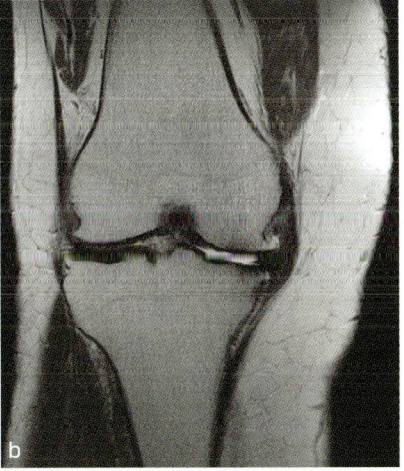

❷ 症例2：初診時の画像検査
単純X線臥位正面像（a），単純MRI T2強調像（b）.

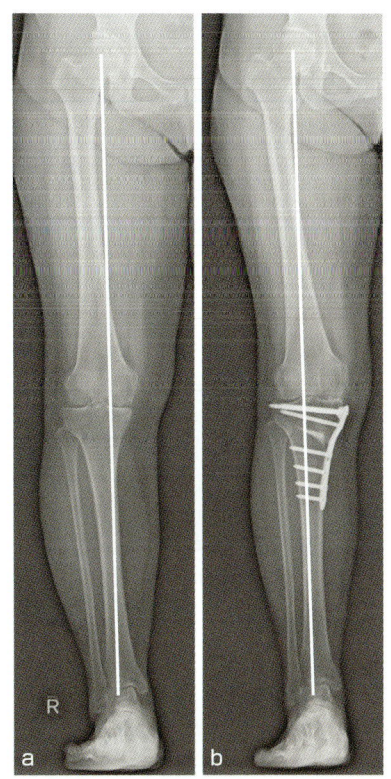

❸ 症例2：高位脛骨骨切り術
術前（a），術後（b）のアライメントの変化. 白線はMikulicz線を示す. 内側開大高位脛骨骨切り術により，荷重軸が膝関節内側からほぼ中央やや外側に変化している.

射により関節軟骨厚が有意に減少するというランダム化比較試験もあり慎重に使用すべきである[5].

　外科的療法については，日整会ガイドラインでの推奨度Aは人工膝関節置換術（TKA）のみであるが，本症例では高い活動性への復帰を希望している60歳代の女性であり，重篤な合併症もないことから推奨度BであるHTOを施行し，十分な除痛が得られて希望する活動への復帰が可能となった. 近年高齢者のスポーツ参加がさかんとなり，スポーツ活動の継続を希望する患者が増加している. 骨切り術により疼痛出現以前の活動へ戻れる可能性もあり，人工関節の適応となる末期の関節症でなくても，専門医に紹介し手術適応の検討をすることで，患者のニーズにあった幅広い治療の選択が可能となる.

非典型例　人工膝関節置換術

症例3：55歳，女性.
既往・現症：50歳ころより右膝痛があり近医でヒアルロン酸関節内注射，NSAIDs外用で対症療法を行い疼痛は落ち着いていたが，強い疼痛が出現したとのことで当院を受診した. 単純X線では内側関節裂隙の狭小化と軽度の骨棘形成がみられた（❹a）. 初期膝OAとしてNSAIDs内服と

大腿四頭筋訓練などの筋力強化のためのリハビリテーションを行い，膝関節装具も併用して一時疼痛は小康状態となっていた. 4年後に急激な疼痛を訴え再診した. 右膝関節内側に圧痛が顕著であり，可動域は−10〜120度であった.
診断：単純X線で右膝内側の骨棘の増大と軟骨下骨の骨硬化の進行がみられた（❹b）. 膝蓋大腿関節にも骨棘形成と関節裂隙の狭小化がみられた. 非常に強い疼痛を訴えるため単純MRIを撮影したところ，STIR像で，荷重部での関節軟骨の消失と内側半月板の逸脱・骨棘形成および脛骨・大腿骨内側顆部にびまん性の高輝度の領域を認めた（❹c）. Bone marrow lesionを伴う変形性関節症の症状悪化と診断した.
治療：NSAIDsの内服での除痛効果は限定的であ

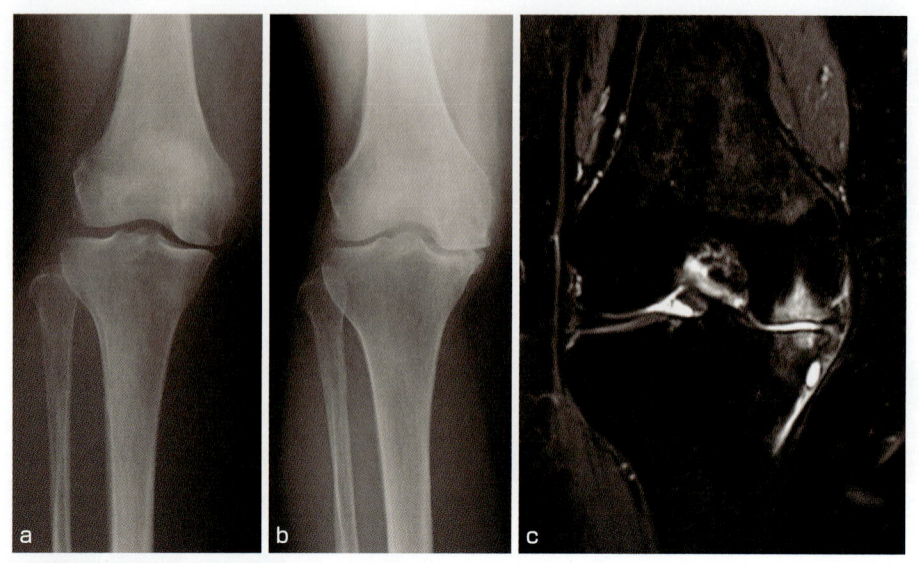

❹ 症例3：初診時と疼痛悪化時の画像検査
初診時の単純X線臥位正面像（a），疼痛悪化時の単純X線臥位正面像（b），疼痛悪化時の単純MRI STIR像（c）.

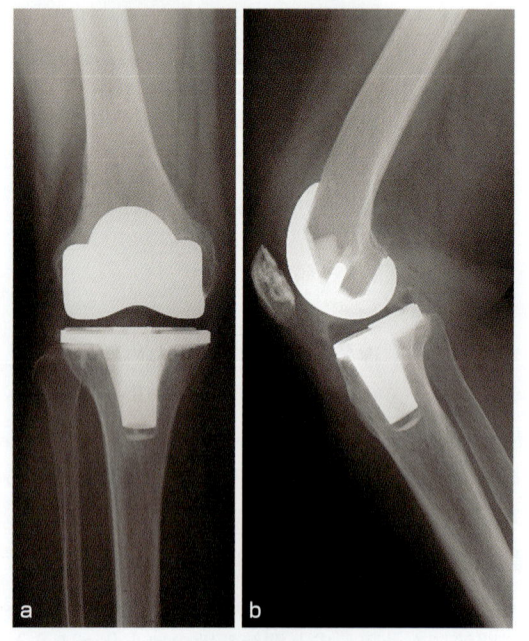

❺ 症例3：人工膝関節置換術
後十字靱帯温存型人工膝関節置換術を施行した術後の単純X線臥位正面像（a），単純X線側面像（b）.

った．非常に強い疼痛のため歩行不可能で，車椅子を使用していた．疼痛が軽快せず日常生活困難でありTKAを施行した（❺）．術後歩行可能となり日常生活に復帰している．

解説

　50歳代と膝OAとしてはいまだ若年である．初診時には変形性関節症も初期であり，日整会ガイドラインの推奨度AであるNSAIDsを2か月程度内服し，薬物療法と非薬物療法の併用でいったん疼痛は軽快した．疼痛悪化時にも，いまだ50歳代であり，再度NSAIDsが使用された．しかしこの時点では疼痛が非常に強く，特に荷重での痛みが顕著であった．MRIで大腿骨・脛骨ともにbone marrow lesionを認めた．Bone marrow lesionと疼痛の関連は近年強調されてきており，軟骨下骨の微小骨折や，骨髄内炎症・浮腫などといわれているが，その病理学的意味は完全には解明されていない．外科的療法以外では疼痛除去とQOL回復は困難であると考え，早期にTKAを行っている．TKAは唯一推奨度Aの外科的療法であり，安定した術後成績と長期耐用性が期待できる．しかし本症例は50歳代のため，将来の再置換の可能性も視野に入れて経過観察する必要がある．

患者説明のポイント

膝 OA は common disease であり，多くの患者では非薬物療法と薬物療法で除痛が得られ，平穏な日常生活が送れることが多い．

X 線学的なステージと疼痛が一致しないことから，X 線で変性が進んだ状態であっても，適切な治療で除痛が得られる可能性が十分あることを説明することが重要である．逆に変性の軽い状態でも，激しい痛みを有することがあり，その場合は軟骨下骨脆弱性骨折や，半月板後角断裂，顆部骨壊死などを鑑別すべく MRI を実施することを勧める．炎症の強い膝 OA の場合は関節リウマチなど他疾患との鑑別が重要であり，採血検査などにより他の疾患を除外できることを説明する．ただし，乾癬性関節炎などの一部の膠原病では関節病変が先行して後に皮膚病変が発症することもあり，多関節痛では特に注意が必要である．

基本的に非外科的療法で十分対応できることが多く，病気と上手につきあっていくための患者教育を施しながら，長年 X 線で経過をみていくことが重要である．ただし疼痛が強い場合や，満足いく QOL が得られない場合，高い活動性を希望する場合などは外科的療法により対応可能であることもあるので，QOL 制限・疼痛が強くなれば専門医での対応が可能であることを説明しておくことにより，患者は安心して保存療法を継続できる．

現状の問題点と将来への課題

膝 OA は，単なる摩耗による関節軟骨破壊ではなく，関節内に炎症が起こりその反応による軟骨変性や骨棘形成も症状に影響するとされ，症状の出方も多彩である．「変形性膝関節症」という一つの病名で表現される疾患ではあるが，病態や病期により症状が多様であり，どのような治療法がどの病期・病態の膝 OA により効果があるのかを詳細に検討し，最適化した治療を選択できるようにすることが今後の課題である．

外科的療法としては TKA が大半を占めていたが，UKA の長期成績の向上と，ロッキングプレートを使用した HTO の普及により手術適応に変化が現れている．これらの手術適応の変化に対して今後ガイドラインが対応していくことが期待される．

（西谷江平，松田秀一）

文献

1) Yoshimura N, et al. Prevalence of knee osteoarthritis, lumbar spondylosis, and osteoporosis in Japanese men and women : the research on osteoarthritis/osteoporosis against disability study. J Bone Miner Metab 2009 ; 27 : 620-8.

2) Zhang W, et al. OARSI recommendations for the management of hip and knee osteoarthritis ; part Ⅱ : OARSI evidence-based, expert consensus guidelines. Osteoarthritis Cartilage 2008 ; 16 : 137-62.

3) 日本整形外科学会変形性膝関節症診療ガイドライン策定委員会．変形性膝関節症の管理に関する OARSI 勧告　OARSI によるエビデンスに基づくエキスパートコンセンサスガイドライン（日本整形外科学会変形性膝関節症診療ガイドライン策定委員会による適合化終了版）．http://www.joa.or.jp/member/committee/guideline/files/OARSI_guidelines_rev.pdf

4) McAlindon TE, et al. OARSI guidelines for the non-surgical management of knee osteoarthritis. Osteoarthritis Cartilage 2014 ; 22 : 363-88.

5) McAlindon TE, et al. Effect of Intra-articular triamcinolone vs saline on knee cartilage volume and pain in patients with knee osteoarthritis: A randomized clinical trial. JAMA 2017 ; 317 : 1967-75.

半月板損傷

概要

　半月板は関節軟骨とともに膝関節の荷重分散，関節安定性，潤滑機能などを分担しており，関節軟骨の保護に重要な役割を果たしている．その損傷は膝関節の疼痛・腫脹・可動域制限を引き起こし，また長期的には関節軟骨の損傷・変性をきたし，変形性関節症に至るケースもある．診断は問診，臨床症状，徒手検査，MRI を中心とした画像診断により総合的に行う．治療の原則はまず保存療法であり，リハビリテーションやヒアルロン酸関節内注射などを行う．保存療法に抵抗する場合は手術療法を行う．手術療法には大まかに切除術と縫合術があり，その利点欠点を十分に理解して治療法を選択する．

診療ガイドラインの現況

　国内外ともに，半月板損傷に対する診療ガイドラインは存在しない．近年，変性半月板に対する手術治療に関しては，コンセンサスステートメントが European Society of Sports Traumatology, Knee Surgery, Arthroscopy（ESSKA）より出されている[1]．

病態

　半月板は関節軟骨とともに膝関節の荷重分散，関節安定性，潤滑機能などを分担しており，関節軟骨の保護に重要な役割を果たしている．その損傷は膝関節の疼痛・腫脹・可動域制限を引き起こし，また長期的には関節軟骨の損傷・変性をきたし，変形性関節症に至るケースもある．従来半月板損傷に対する外科的治療は半月板切除術が一般に行われていたが，半月板を切除することにより関節軟骨にかかる荷重負荷が増大し，関節軟骨損傷，ひいては変形性膝関節症への進行を生じるリスクが高くなる．そのため近年では半月板機能温存のため，積極的に縫合術が行われるようになってきている．

　半月板損傷の断裂形態はさまざまであり，代表的なものとしては縦断裂，横（放射状）断裂，水平断裂，フラップ状断裂，近年注目されている後根損傷，あるいは先天的な形態異常として円板状半月板などが挙げられる．治療法もその断裂形態によって異なる（後述）．

　半月板損傷の受傷機転はその損傷形態によって異なる．スポーツ外傷による単独損傷は，膝関節に荷重がかかった状態で急な回旋運動などが加わった際に生じやすい．一般的には外反＋回旋損傷による外側半月板損傷が多くを占めるが，内側半月板後節のバケツ柄状断裂によるロッキング症状をきたすこともある．

　前十字靱帯（anterior cruciate ligament：ACL）損傷には半月板損傷を高率に合併する．ACL 新鮮損傷例では外側半月板損傷が多く，陳旧例では内側半月板損傷が増加する．

　加齢に伴う変性半月板損傷は中高年に生じ，内外側ともに起こりうる．内側半月板の変性断裂は内側型関節症や大腿骨内側顆骨壊死に伴ってみられることが多い．

　後根損傷は外側と内側とで病態が異なる．外側半月板後根損傷の多くは ACL 損傷に合併し，荷重分散機能だけでなく ACL 損傷膝における回旋制動性にも影響を与える．一方，内側半月板後根

損傷は変性を基盤として中高年に生じることが多く，同損傷により荷重分散機能が低下することから，急激に内側型関節症や大腿骨内側顆骨壊死をきたすことがある．

先天的な形態異常としての円板状半月板はほとんどが外側に生じる．小児の半月板損傷は円板状半月板に起因するものが多く，受傷機転を伴わず発症するものも多い．時に大腿骨外側顆に離断性骨軟骨炎を合併することがあり注意が必要である．

近年注目されている病態として半月板の逸脱がある．半月板の荷重分散機能は荷重による軸圧を hoop stress に変換しエネルギーを吸収することによって行われているが，半月板の hoop を失うような損傷，すなわち放射状断裂，後根損傷，円板状半月板，半月板切除後においては半月板が逸脱する．これは半月板の荷重分散機能が低下していることを示唆し，半月板の逸脱は変形性関節症の進行と相関することが示されている．

診断

問診にて半月板損傷をきたすような受傷機転の有無，受傷時の動作やその後の経過と症状の変化，どのような動作や場面で症状が出現するかを聞く．一方，小児の円板状半月板では明らかな受傷機転を伴わないことも多い．

臨床症状として，受傷時には半月板損傷部位に一致した関節裂隙の疼痛や引っかかり感（キャッチング症状），可動域制限，ロッキング症状，時に関節血症などをきたす．慢性例では関節水腫を伴うことも多い．一方，小児の円板状半月板では疼痛を伴わないことも多く，可動域制限や弾発現象を主訴とすることが多い．

徒手検査として McMurray テストなどの半月板徴候テストにより疼痛やクリックの再現を試みるが，診断率は必ずしも高くない．むしろ関節裂隙の圧痛が比較的精度が高いといわれている．

単純 X 線では骨病変や関節症性変化の有無を確認する．荷重位 X 線像が関節裂隙の狭小化には最も鋭敏である．一方，円板状半月板では関節裂隙の開大や大腿骨外側顆の平坦化などの特徴的な所見を呈する．

MRI はその高い診断率から必須の検査であり，損傷が高信号として損傷形態に応じてさまざまな形で描出される．また半月板損傷に伴う半月板の外方への逸脱は半月板機能の破綻をきたすような損傷を示唆する[2]．

治療

膝半月板損傷の治療には保存療法と手術療法がある（❶）．手術療法には大まかに切除術と縫合術があり，その利点欠点を十分に理解し治療法を選択する．

■ 保存療法

ロッキングなどの物理的症状がなく症状が疼痛のみの場合は保存療法で症状が軽快することもあり，原則としてまずはリハビリテーションやヒアルロン酸の関節内注射などの保存療法を行う．中高齢者に多い変性半月板損傷に対しては ESSKA よりコンセンサスステートメントが出されており[1]，ロッキング症状を呈していない 35 歳以上の変性半月板損傷に対しては少なくとも 3 か月の保存療法を行う．一方で半月板損傷自体が自然治癒することはほとんどなく，引っかかり，ロッキングなどの物理的症状が症状の中心である場合や，3 か月以上の保存療法に抵抗する場合には手

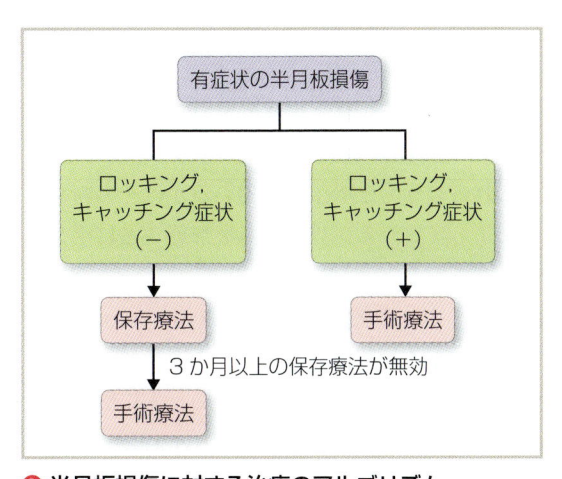

❶ 半月板損傷に対する治療のアルゴリズム

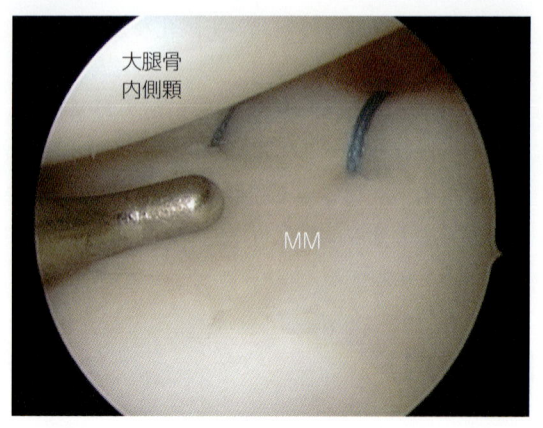

❷ 内側半月板（MM）中－後節の縦断裂に対する inside-out 法による縫合

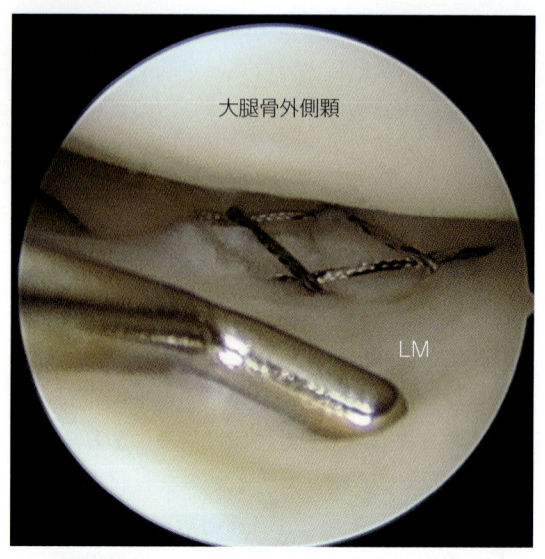

❸ 外側半月板（LM）中節放射状断裂に対する tie-grip 法を用いた縫合

術療法を考慮する.

■ 手術療法

縫合術

　若年者の半月板損傷では，損傷した半月板は温存すべきであり，関節鏡視下に可能な限り縫合する．縫合術により半月板の機能が温存でき，変形性関節症への進行を予防できる可能性があるが，後療法が長くなること，また再断裂の可能性が決して低くないことなどが問題点として挙げられる.

　半月板縫合術の手術手技は大きく分けて以下の3つがある.

① inside-out 法：両端針つき縫合糸を用い，関節内から縫合針を刺入し関節包上で糸を縫合する．主に中－後節に用いる.

② outside-in 法：関節外から縫合のための器械を刺入して糸を通し，関節包上で糸を縫合する．主に前節に用いる.

③ all-inside 法：縫合器械を用いて関節内の操作のみで縫合する.

　これらのうちどの手技を用いるかはその断裂形態によって異なる．以下に断裂形態ごとに手術法の概略を示す.

縦断裂：中－後節の縦断裂は inside-out 法の良い適応となる．断裂部に対し，大腿骨側および脛骨側に垂直マットレス縫合を行い，先に展開しておいた関節包上で縫合する（❷）小断裂，後角近くの断裂に対しては all-inside 法で縫合すること

も多い．一方で前節部の縦断裂は outside-in 法を用いて縫合する.

放射状断裂：従来は部分切除術の適応であったが，切除により荷重分散機能が失われてしまうことから近年では積極的に縫合術が行われている．inside-out 法もしくは all-inside 法を用いて縫合するが，tie-grip 法などを用いて強固な縫合を心がける（❸）.

水平断裂：同様に近年では縫合術が行われるようになってきている．断裂部位に応じて前節は outside-in 法，中－後節は inside-out 法，後角付近は all-inside 法を用いて縫合することが多い.

後根損傷：前述のように外側は ACL 損傷に多く合併し，荷重分散機能や膝安定性の観点から積極的に縫合すべきである．断裂形態に応じ all-inside 法，もしくは骨孔を作成し pull-out 法にて修復を行う．内側に関してはどのような症例に対しどのような修復を行うかはいまだ議論の余地があるが，MRI において半月板の逸脱や骨髄病変を認める場合，保存療法に抵抗する場合には pull-out 法による修復を行うことが多い．また内反アライメントを伴う症例では高位脛骨骨切り術を単独，もしくは併用して行う．しかしながら内側半月板後根損傷は変性を基盤とするため，修復

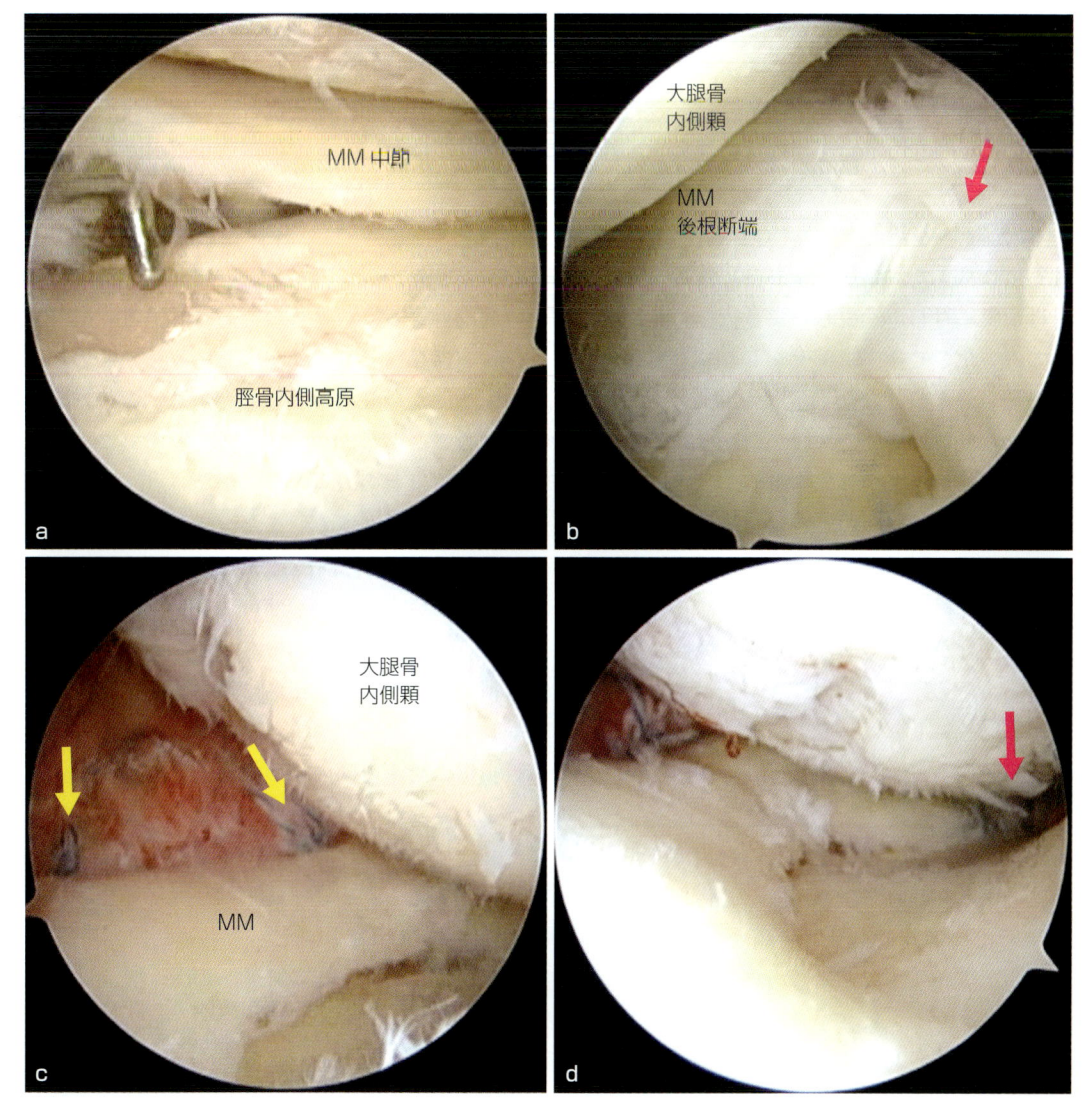

❹ MM 後根損傷に対する pull-out 法とセントラリゼーション法による補強

a：MM 中節部は逸脱し，相対する脛骨高原の軟骨は欠損している.

b：MM 後根部は断裂し，瘢痕に覆われている（矢印）.

c：セントラリゼーション後. MM 中節部が内方化されていることが鏡視下に確認できる（矢印：マットレス縫合締結部）.

d：pull-out 縫合糸の最終固定後. 断端部は骨孔内に十分に引き込まれ（矢印），MM の逸脱は完全に整復されている.

により半月板逸脱が改善しないことが多く，またその改善程度と臨床成績が相関することから，より良い手術方法の開発が望まれている.

円板状半月板：従来は亜全切除に至る例が大多数であったが，亜全切除術後に急激な軟骨損傷や離断性骨軟骨炎を生じることが多いため，近年では形成術と縫合術の併用による積極的な温存術が試みられており，良好な短期成績が報告されてい

る. しかし円板状半月板は温存した辺縁部が手術時にはすでに変性していることも多く，また膠原線維の配列が正常と異なることから，たとえ半月板の辺縁を温存できても術後外方への逸脱を生じ急速に軟骨損傷が進む症例が存在することに留意しておかなければならない.

切除術

治癒困難な変性断裂などは鏡視下に部分切除を

行う．切除術は縫合術と比較しスポーツへの早期復帰が可能である一方，術後に高率に変形性関節症性変化が進むため[3]，切除術と縫合術の利点欠点を十分に説明したうえで治療法を選択する必要がある．

半月板逸脱への対応

近年，これまで対処法がなかった修復不可能な半月板逸脱に対し，逸脱した半月板をアンカーを用いて内方化させる鏡視下セントラリゼーション法が開発され，良好な短期成績が報告された[4]．同法は半月板切除術後の逸脱，初回手術でも解剖学的修復が不可能な半月板逸脱例，また従来の手術法で逸脱の進行が問題とされた後根損傷や円板状半月板手術に対する補強（❹），変形性関節症における半月板逸脱への応用など，さまざまな逸脱形態で施行が可能であり，今後の発展が期待される．

患者説明のポイント

半月板損傷に対する治療の第一選択はまずは保存療法であるが，ロッキングなどの物理的症状を伴う場合には可及的早期に手術を行うべきである．一方，疼痛を主訴とする中高年の半月板損傷に対しては少なくとも3か月の保存療法を行うべきである．

保存療法が無効な症例に対しては手術療法を考慮する．手術には大きく分けて切除術と縫合術がある．切除術はスポーツへの早期復帰が可能であるが，術後に高率に変形性関節症性変化を生じる．また切除術後であっても一定期間の運動制限は必要である．一方，若年者の半月板損傷では，損傷した半月板は温存すべきであり，関節鏡視下に可能な限り縫合する．縫合術により半月板の機能が温存でき，変形性関節症への進行を予防できる可能性があるが，後療法が長くなること，また再断裂の可能性が決して低くないことなどが問題点として挙げられる．縫合術後は荷重制限や運動

制限が伴うが，その期間も可動域訓練や筋力強化によりリハビリテーションを行う必要がある．以上をふまえ，切除術と縫合術の利点欠点を十分に患者に説明したうえで治療法を選択する．

課題と展望

国内外ともに，半月板損傷に対する診療ガイドラインは存在しない．その理由としては半月板の損傷形態が多岐にわたるため，すべてを一括して論じることが難しく，一方で損傷形態ごとに細分化できるほどの大規模研究がない点，また若年のスポーツ選手が多く，また復帰も比較的早期であることからACL損傷と比較しても長期の経過観察が難しい点などが挙げられる．診療ガイドライン策定のためには，そのもととなるエビデンスの蓄積のため，半月板損傷に対する多施設共同研究やレジストリーの構築が必要である．筆者は半月板損傷に対する国内初の多施設共同研究を立ち上げ，より高いエビデンスの蓄積を図っている[5]．

（古賀英之）

文献

1) Beaufils P, et al. Surgical management of degenerative meniscus lesions : the 2016 ESSKA meniscus consensus. Knee Surg Sports Traumatol Arthrosc 2017 ; 25 : 335-46.
2) Berthiaume MJ, et al. Meniscal tear and extrusion are strongly associated with progression of symptomatic knee osteoarthritis as assessed by quantitative magnetic resonance imaging. Ann Rheum Dis 2005 ; 64 : 556-63.
3) Paradowski PT, et al. Osteoarthritis of the knee after meniscal resection : long term radiographic evaluation of disease progression. Osteoarthritis Cartilage 2016 ; 24 : 794-800.
4) Koga H, et al. Two-year outcomes after arthroscopic lateral meniscus centralization. Arthroscopy 2016 ; 32 : 2000-8.
5) Ueki H, et al. Risk factors for residual pivot shift after anterior cruciate ligament reconstruction : data from the MAKS group. Knee Surg Sports Traumatol Arthrosc 2018 ; 26 : 3724-30.

アキレス腱断裂

概要

アキレス腱は腓腹筋とヒラメ筋から成る人体の中で最も太く強靱な腱である．踵骨に停止し，歩行や走行時に収縮，弛緩を繰り返している．前に強く踏み出すような動作時にはアキレス腱には強力な張力がかかるといわれている．スポーツ中の受傷が多く，ダッシュやジャンプ，踏ん張ろうとしたときなどに断裂する．後ろから蹴られた，ボールをぶつけられたというような衝撃を感じたと訴え，足を接地しても爪先立ちが不能であることなどから本症が疑われる．治療は保存療法，手術療法が施行されており，どちらにおいても臨床成績は良好である．活動性の高い年齢層での受傷が多いため，早期の社会復帰やスポーツ復帰を目指して治療が行われている．

診療ガイドラインの現況

「アキレス腱断裂診療ガイドライン」[1]（以下，ガイドライン）が 2007 年に作成されており，診療での治療成績の向上に大いに貢献してきた．しかしその後，超音波機器による正確な画像情報が提供され，低侵襲手術手技の発達などにより，保存療法と手術療法に関してのさまざまな新たなエビデンスが発表されたことから，ガイドライン改訂の必要性が高まり，2018 年より改訂作業が進められている．

標準診療のポイント

- 受傷好発年齢は 30〜40 歳代であり，50 歳以上の年齢層にもう一つ小さなピークがある．発生率は女性より男性で高い傾向がある．女性は男性より受傷年齢が高い．左右差ではやや左に多い．
- スポーツによる受傷が多く，種目ではバドミントン，バレーボール，サッカー，テニスなどの球技およびラケット使用競技での発生頻度が高い．アキレス腱の肥厚は腱の退行性変化の存在を示唆し，かつアキレス腱断裂発生の危険因子となりうる．基盤に腱の変性が存在してアキレス腱断裂は発生すると考えられる．
- アキレス腱部に認められる陥凹，Simmonds テスト，Thompson テスト，Simmonds-Thompson テストなどが陽性であれば，アキレス腱断裂の診断は多くの場合可能である．超音波検査や MRI の追加で診断精度は上がり，治療過程における腱の修復状態の把握にも有用である．
- 手術療法では open 法と経皮縫合術が行われているが，いずれも良好な成績が得られている．経皮縫合術では神経損傷などの合併症に注意しなければならない．術後の装具装着による早期運動療法は術後ギプスと比較して，より良好な治療結果が得られている．受傷前のスポーツへの復帰に関しては保存療法に勝っている．
- 保存療法は手術による侵襲や合併症もなく有効な治療法であるが，再断裂率は手術療法より高く，この点に留意して施行する必要がある．
- ADL の獲得や社会復帰，スポーツ復帰などの臨床成績はおおむね良好であるが，筋力低下や足関節の ROM 制限などなんらかの機能低下は残存する．スポーツ復帰には 6〜9 か月を要する．

典型例

症例：30歳，男性．

現症：ハンドボールの試合中キーパーをしていた．ボールを取ろうと右足を前に出したときに左のアキレス腱に蹴られたような衝撃を感じた．疼痛のため接地不可能であった．受診時アキレス腱の踵骨付着部より約5cm近位に陥凹を触知した（❶a）．

検査所見：Simmonds テスト，Thompson テストは陽性であった．超音波検査では陥凹を触知する部位（踵骨付着部より約5cm近位）に断裂像を確認できた（❶b）．

治療・経過：open 法により手術を施行した．Bunnel 法にて端端縫合した（❶c, d）．術後ギプス固定を行い，1週間後よりブーツ型装具を装着し早期運動療法を開始した（❶e）[2]．6週間で装具は除去した．術後6か月でハンドボールに競技復帰した．

解説

　現症と身体所見からほぼ確実にアキレス腱断裂の診断がついたが，超音波検査でより診断が確実なものとなった．ガイドライン[1]では，現症・身体所見でほぼ診断可能であり，超音波・MRI は必ずしも必要ではなく，治癒過程や経時的変化を観察するのに有用であるとされている．

　ガイドラインに準じて保存療法，手術療法の説明をし，保存療法は外科的な侵襲がなく，侵襲による合併症の心配はないが固定が長期間にわたることと再断裂率が手術治療に比べて高い旨を伝え

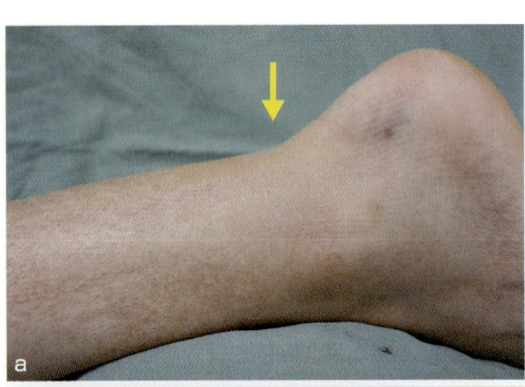

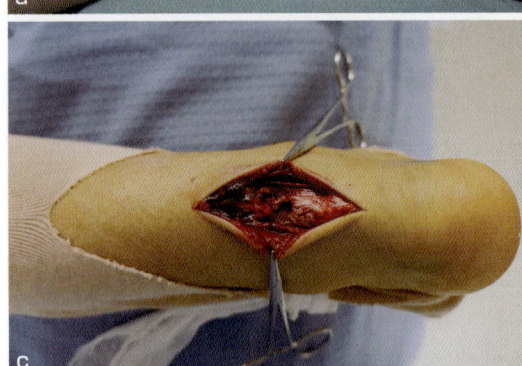

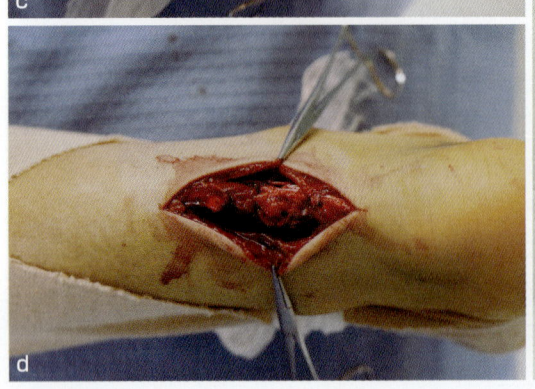

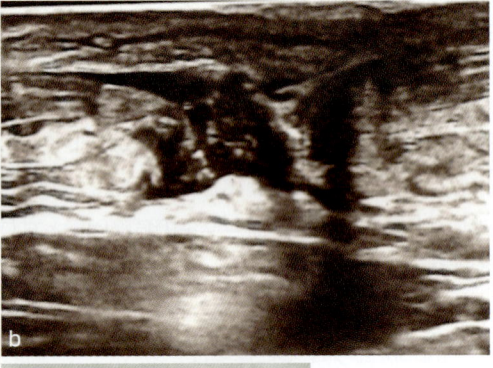

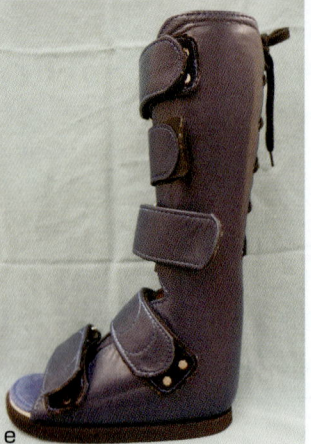

❶ 症例
a：断裂部の陥凹．
b：断裂部の超音波所見．
c：断裂したアキレス腱．
d：縫合したアキレス腱．
e：アキレス腱ブーツ．中敷きが6段に分かれていて，1段ずつ下げていく．

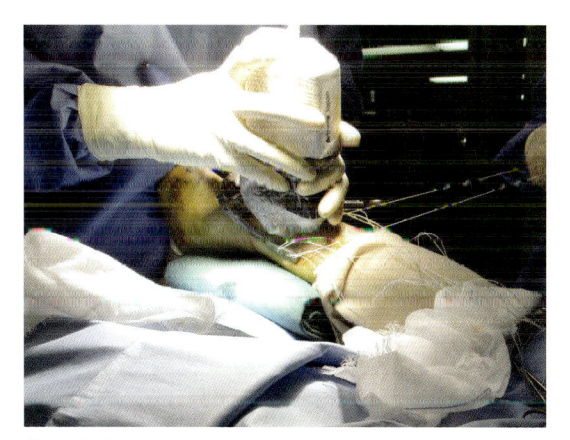

❷ 超音波を用いた経皮的縫合術

た．患者は最初は保存療法を希望したが，教員でもあり，早期に確実に仕事復帰できることを目指したいとの意向で，手術療法を施行した．

Bunnel法による端端縫合を行ったが，ガイドラインではtriple bundle法は端端縫合よりギプス固定期間を短縮できて，術後早期の荷重が可能であると述べられている[1]．しかしながら，本症例ではギプス固定は1週間で，装具装着後に荷重を開始しすぐに職場復帰した．

open法を選択したが，経皮縫合術は皮切も小さく低侵襲であると考えられる[3]．重大な合併症である腓腹神経損傷に注意しなければならないとされているが，❷のように術中エコーを用いることで縫合部の同定が確実で容易になり，かつ神経の走行の確認も可能になる．その結果，腓腹神経損傷も避けられる．

患者説明のポイント

診断について説明するのは，身体所見に加えて超音波の画像などを提示することで容易であると考える．問題になるのは保存療法と手術療法の選択であろう．保存療法は外科的な侵襲がないので，侵襲による合併症（感染，創のトラブルなど）を避けられるが，固定期間が手術療法と比較して長くなる．手術療法では，固定期間の短縮と再断裂率が低いという利点がある．臨床成績，予後はどちらも良好である．以上を伝え，患者の年齢，既往症（糖尿病，ステロイドの服用など），活動性，スポーツ活動などを考慮して選択してもらうのがよいと考える．

術後経過や後療法については超音波の画像などを提示しながら説明すると，よりわかりやすく納得できるのではないだろうか．

現状の問題点と将来への課題

手術療法，保存療法ともにおおむね良好な成績を得ており比較的予後は良好である．しかしながら，両治療方法においてADLや活動性に制限を受ける期間をさらに短縮させる工夫が望まれる．ガイドラインでは筋力低下や可動域制限などなんらかの機能低下は残存するとされており[1]，これらの障害をより減らすための術式や術後リハビリテーションの改良も望まれる．スポーツ復帰に関しては，ガイドラインでは復帰までの期間が平均6〜9か月となっているが，復帰時期の基準がジョギング開始時期なのか，完全なプレー可能な時期とするのか明確にされていない．基準を明確にして評価すると同時に，競技復帰までの期間の短縮や受傷前のレベルのパフォーマンスへの回復を目指すための後療法やトレーニング法の構築が期待される．

（東山一郎，熊井　司）

▶ **文献**

1) 日本整形外科学会診療ガイドライン委員会，アキレス腱断裂ガイドライン策定委員会編．アキレス腱断裂診療ガイドライン．南江堂；2007.
2) 高倉義典ほか．足の臨床．メジカルビュー；2010.
3) Webb JM, et al. Percutaneus repair of the ruptured tendo Achilles. J Bone Joint Surg Br 1999；81：877-80.

足関節外傷

概要

　足関節外傷は「足をひねった＝足関節捻挫」を主訴として受診することが多く，日常診療で遭遇する頻度の高い外傷の一つである[1]．典型的には，足関節を回外や内がえし捻挫した結果，足関節外側靱帯（特に前距腓靱帯［ATFL］）の損傷が生じる[2]．この場合，急性期に手術治療が必要になることはまれである．

　靱帯損傷に対する初療では「靱帯損傷の程度」を推察し，腫れと痛みの管理，運動療法を中心とする保存治療の指導を行う．足関節捻挫を主訴に来院した患者のなかにも，急性期に手術が必要となる患者（骨折や high ankle sprain など）がいる．手術適応であるか否かを判断し，適切な初療で早期手術につなげる．足関節外傷患者診療の初期において重要なことは靱帯損傷，骨折を鑑別し，それぞれに応じた治療を適応することである．

診療ガイドラインの現況

　足関節外傷診療に関する包括的な診療ガイドラインは日本，海外ともに存在しない．足関節捻挫診療のガイドラインが 2018 年に発表されており[2]，**❶**に示したエビデンスレベルはこのガイドラインに記載されているものである．また，足関節外傷患者に単純X線撮影の要否を判断するためのオタワ足関節ルールがある[3]．足関節骨折に関するガイドラインはないが，診療プロトコルが 2019 年に改訂された "Rockwood and Green's Fractures in Adult" に掲載されている[4]．

❶ エビデンスレベル

Evidence level	Conclusions based on
1	Research of level A1 or at least two examinations of level A2 performed independently of each other with consistent results
2	One examination of level A2 or at least two examinations of level B, performed independently of each other
3	One examination of level B or C
4	Opinion of experts

（Vuurberg G, et al. Br J Sports Med 2018[2] より）

現状でのエキスパートコンセンサスによる診療の進め方

■ 診断

　ほとんどの患者が「足くびをけがした」ことを主訴に来院するため，足関節外傷であることの診断は容易である．受傷機転（受傷時に加わったエネルギーの大きさと方向），受傷時の足部，足関節の肢位を聴取し，損傷部位を推定する．また，腫脹部位と圧痛部位を正確に診察することが非常に重要である．この際に役立つものとして，オタワ足関節・足部ルールがある[3,5]．本ルールは，ER や初期診療における「X線撮影の要否」を決定するために作成され，費用対効果の高いものであることが知られている[6]（エビデンスレベル［以下，Level］2）．

オタワ足関節ルール

1. 外果先端もしくは腓骨遠位後縁6cmに圧痛がある
2. 内果先端もしくは脛骨後縁遠位6cmに圧痛がある
3. 受傷直後およびERで4歩以上の荷重歩行ができない

上記のうち，1つでも当てはまれば足関節単純X線撮影をする．

オタワ足部ルール

1. 第5中足骨近位部に圧痛がある
2. 足部舟状骨に圧痛がある
3. 受傷直後およびERで4歩以上の荷重歩行ができない

上記のうち，1つでも当てはまれば足部単純X線撮影をする．

本ルールは，受傷後1週間以内の患者で有効に適応できるといわれており，足関節骨折に対する感度86〜99％，特異度25〜48％と報告されている[5,7-9]．注意すべき点として，3mm未満の裂離骨折は治療上重要でないものとして診断対象に含めていないこと，18歳以下は対象外であることは知っておくべきである．また，本ルールはAO分類44A, Bに分類される足関節果部骨折や第5中足骨骨折，舟状骨骨折の診断に焦点を絞ったものであり，このルールに則って診療しても見逃す骨折：踵骨骨折，距骨骨折，立方骨骨折，Lisfranc関節損傷，AO分類44Cに該当する足関節果部骨折（Maisonneuve骨折やhigh ankle sprain）があることを知っておく必要がある．

■ 靱帯損傷であると判断した場合の追加診断

足関節外側靱帯損傷は一般的にGrade I〜IIIに分類される（I：軽度足関節捻挫，II：中等度捻挫，靱帯部分的断裂，III：重度捻挫，靱帯完全断裂）[10]．いずれのGradeも前距腓靱帯（ATFL）部分に圧痛と腫脹があることがほとんどである．重症度判定のためには，受傷後4〜5日の時点での足関節前方引き出しテストが有用である[11,12]（Level 2）．前方引き出しテスト陽性である場合の，靱帯断裂に対する感度は84％，特異度96％である．超音波診断は感度92％，特異度64％と報告されている．靱帯断裂，骨軟骨損傷，遠位脛腓靱帯結合損傷が疑われる場合はMRIを用いる（感度93〜96％，特異度100％）[2]．

■ 骨折であると判断した場合の追加診断

足関節果部骨折と診断した場合，骨折の詳細評価のために足関節CT検査を行う．特に脛骨天蓋

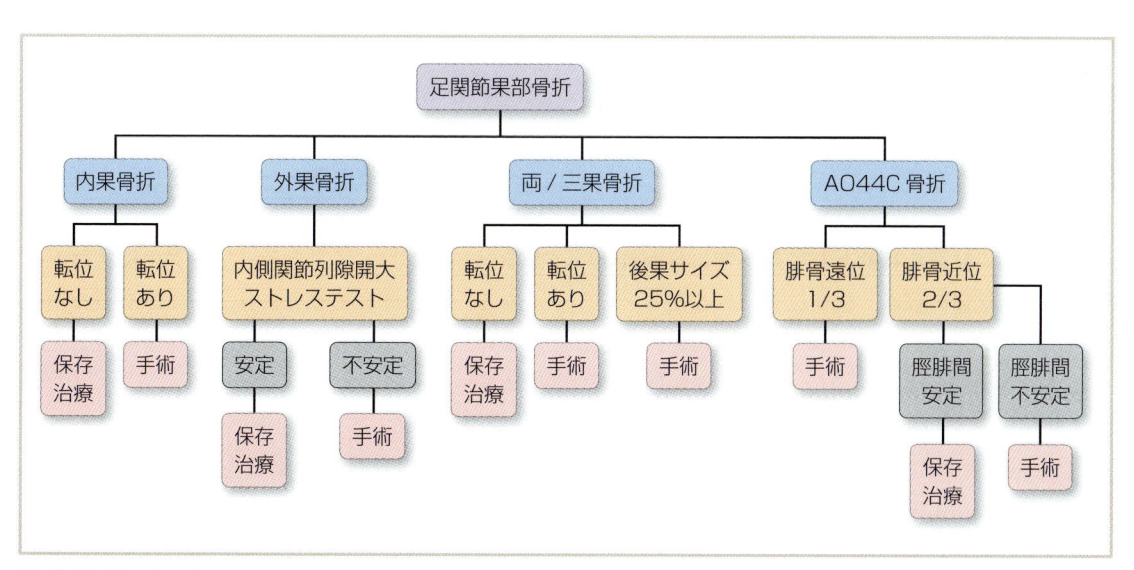

❷ 診療アルゴリズム
（Paul Tornetta III, et al, eds. Rockwood and Green's Fractures in Adults. 9th ed. Lippincott Williams &Wilkins ; 2019. p.2822-76[4] より）

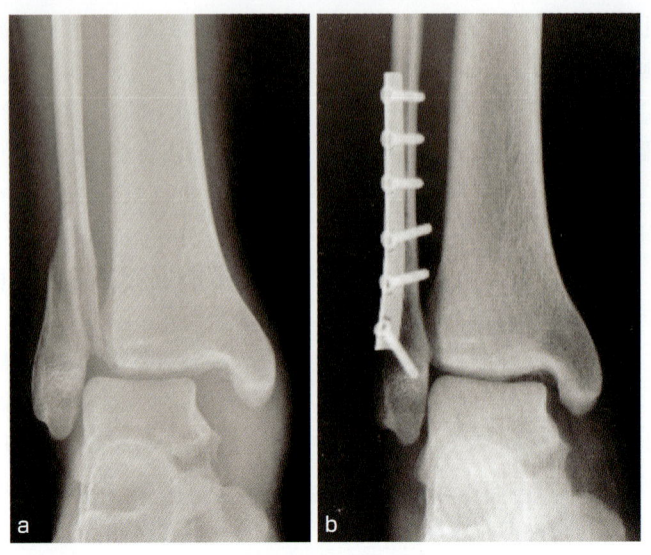

❸ 不安定な足関節外果単独骨折の足関節単純 X 線正面像
a：受傷時．b：術後．内側関節列隙の開大があり，不安定な足関節外果単独骨折と診断できる．

などの関節面の評価，関節内骨片などの関節内遊離体評価に有用である．また，診療アルゴリズム（❷）にあるように，AO 分類 44B の転位のない腓骨単独骨折の場合（❹），距腿関節の安定性を評価するためのストレス検査が必要になる．遠位脛腓靱帯結合離解のない AO 分類 44C 骨折の場合，遠位脛腓靱帯結合の安定性を評価するためのストレステストが必要になる．

治療

■ 靱帯損傷

RICE（rest, ice, compression, elevation）は，腫脹・疼痛の軽減を目的として急性期に行われるが，腫脹・疼痛の軽減，機能改善につながるという報告はないため，ガイドライン上 RICE の意義はないとされた（Level 2）．また，急性期の疼痛・腫脹管理を目的として NSAIDs を使用するが（Level 2），NSAIDs による副作用に注意を要することと，損傷部位の正常治癒機転を阻害する可能性が記載されている[13]．

キャストなどによる足関節の外固定は，受傷早期の痛みと腫脹の管理を目的とし，10 日以内とすべきである．可及的早期に functional treatment（足関節装具を使用し［Level 2］，早期に運動療法の開始［Level 1］）に移行し，数週にわたる長期の外固定はすべきでない（Level 2）．足関節外側靱帯損傷を急性期に手術する適応は一般的にはない．早期の現場復帰を目標とするプロレベルの運動選手でのみ急性期手術を考慮してもよい（Level 1）．

捻挫予防のために，足関節装具もしくはテーピングを 4〜6 週間使用する（Level 1）．また受傷早期から運動療法介入し，筋力，proprioception，coordination などのトレーニングを可能な範囲で早期に開始することが，早期スポーツ復帰につながる（Level 1）．装具とテーピングの優劣は不明である．靴に関して患者に与えるべき有益な情報はない．可能な限り早期に就業復帰することをすすめる（Level 3）．

■ 骨折

足関節果部骨折の診療アルゴリズムを❷に示す[4]．内果単独骨折の場合，骨折部の転位がなければ保存治療とし，転位がある場合は手術治療を選択する．AO 分類 44B の外果単独骨折の場合，内側関節列隙の開大があれば（すなわち，距

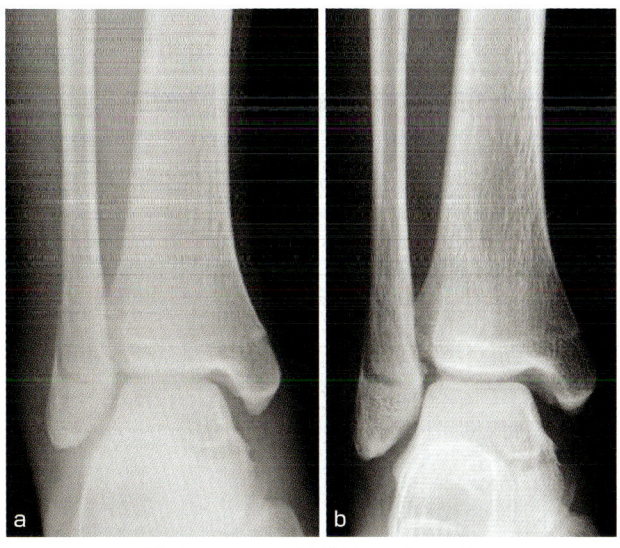

❹ 足関節外果単独骨折の足関節単純 X 線正面像

a：受傷時. b：gravity stress view. 受傷時には内足関節列隙の開大がないが，gravity stress view で内側関節列隙が開大し，不安定な足関節外果単独骨折と診断できる.

骨の外側偏位に伴う距腿関節の不適合があれば），不安定な骨折であると判断し手術治療を選択する（❸）. 内側関節列隙の開大がない場合，ストレステスト（gravity stress view，walking test，外旋ストレステストなど）を行う. ストレステストで内側関節裂隙の開大が生じれば，不安定な骨折であると判断し，手術治療を選択する（❹）. 両果骨折，三果骨折の場合も，内果・外果骨折部の転位がどちらもなければ保存治療，転位がある場合は手術治療を選択する. 内果，外果固定後に大きな後果骨片（脛骨天蓋の 25％を超える）の転位が残存する場合，距骨の後方亜脱臼がある場合には，後果骨片の整復内固定を行う. AO 分類 44C 骨折の場合，腓骨遠位 1/3 の骨折では手術治療を選択する. 腓骨近位 2/3 に骨折がある場合には，遠位脛腓靱帯結合の不安定性の有無により手術治療か保存治療を選択する.

患者説明のポイント

　オタワ足関節・足部ルールは「医療コスト削減と診療の効率化」を目的としている. しかしなが

ら，「医療コスト削減と診療の効率化」について日本の多くの患者は無関心であり，画像検査への閾値があらゆる意味で低い日本では，このルールを元に画像診断の要否を決定することが正しいかどうかは不明である.

　足関節外側靱帯損傷の重症度評価のために，受傷後 4〜5 日経過してからの足関節前方引き出しテストが重要である.「たかが捻挫」だと考えていたとしても，しっかりと外来通院を指導することと，足関節捻挫が原因となり，慢性化した結果手術になる可能性があることを説明することが重要である.

　足関節果部骨折の手術治療をする場合，治療の第一段階は局所の腫脹を管理することである. RICE を指導することで（足関節捻挫診療のガイドラインでは勧められていないが），腫脹が強いことが理由で手術時期が延期にならないよう指導することが重要である.

　転位のない足関節外果骨折をストレステストなどで「安定した骨折」であると判断し，保存治療を開始した場合であっても，少数ながら「ストレステスト偽陰性」であるために，後に手術が必要

になる場合があることを説明するべきである.

（松井健太郎，渡部欣忍）

文献

1) Hertel J. Functional Anatomy, pathomechanics, and pathophysiology of lateral ankle instability. J Athl Train 2002 ; 37 : 364-75.
2) Vuurberg G, et al. Diagnosis, treatment and prevention of ankle sprains : update of an evidence-based clinical guideline. Br J Sports Med 2018 ; 52 : 956.
3) Stiell IG, et al. A study to develop clinical decision rules for the use of radiography in acute ankle injuries. Ann Emerg Med 1992 ; 21 : 384-90.
4) Paul Tornetta III, et al, eds. Rockwood and Green's Fractures in Adults. 9th ed. Lippincott Williams & Wilkins ; 2019. p.2822-76.
5) Bachmann LM, et al. Accuracy of Ottawa ankle rules to exclude fractures of the ankle and mid-foot : systematic review. BMJ 2003 ; 326 : 417.
6) Anis AH, et al. Cost-effectiveness analysis of the Ottawa Ankle Rules. Ann Emerg Med 1995 ; 26 : 422-8.
7) Knudsen R, et al. Validation of the Ottawa ankle rules in a Danish emergency department. Dan Med Bull 2010 ; 57 : A4142.
8) Jonckheer P, et al. Evaluating fracture risk in acute ankle sprains : Any news since the Ottawa Ankle Rules? A systematic review. Eur J Gen Pract 2016 ; 22 : 31-41.
9) Meena S, Gangary SK. Validation of the Ottawa Ankle Rules in Indian Scenario. Arch Trauma Res 2015 ; 4 : e20969.
10) Konradsen L, et al. Early mobilizing treatment for grade III ankle ligament injuries. Foot Ankle 1991 ; 12 : 69-73.
11) van Dijk CN, et al. Physical examination is sufficient for the diagnosis of sprained ankles. J Bone Joint Surg Br 1996 ; 78 : 958-62.
12) Lin CY, et al. Quantitative evaluation of the viscoelastic properties of the ankle joint complex in patients suffering from ankle sprain by the anterior drawer test. Knee Surg Sports Traumatol Arthrosc 2013 ; 21 : 1396-403.
13) Stovitz SD, Johnson RJ. NSAIDs and musculoskeletal treatment : what is the clinical evidence? Phys Sportsmed 2003 ; 31 : 35-52.

外反母趾

概要

　外反母趾（hallux valgus）とは，母趾中足趾節関節（MTP関節）で母趾が外反した変形である．外反母趾の特徴として，①第1中足骨の内反，②母趾MTP関節部の突出，③母趾の基節骨の外反，回内変形，④開帳足，がある．診療ガイドラインでは，足部単純X線立位背底像にて，外反母趾角が20度以上を外反母趾としている．さらに外反母趾角が20〜30度を軽度，30〜40度を中等度，40度以上を重度としている．

　外反母趾の症状は多彩である．典型的には内側突出部（バニオン）の疼痛であるが，足底の有痛性胼胝や関節拘縮による疼痛も生じる．また，外反した母趾の圧迫によって第2趾が屈曲変形（ハンマー趾，槌趾）をきたし，背側に痛みや皮膚潰瘍が生じることがある．

　治療はまずは保存治療を試みる．運動療法，装具療法（足底挿板，変形矯正用装具 [❶]）は中等度程度までの外反母趾に有効である．手術治療は第1中足骨の骨切り術が基本である．その骨切り部位により近位骨切り術，骨幹部骨切り術，遠位骨切り術に分類される．また第1足根中足関節の固定術のほか，関節症や関節炎，神経疾患合併例では第1MTP関節の固定術や人工関節置換術も選択されることがある．

診療ガイドラインの現況

　「外反母趾診療ガイドライン」の初版は2008年11月に出版された．検索された論文は1982年から2002年までのものである．改訂第2版は2014年11月に出版された．2003〜2012年の論文のなかから199件が新たに追加された[1]．

標準診療のポイント

- 外反母趾の症状は多彩である．触診を含めた診察によって患者の主訴を的確に把握する．
- 外反母趾評価目的の単純X線像は，立位荷重条件で撮影する（非荷重条件の撮影では変形を過小評価する可能性がある）．
- 外反母趾の原因として，全身性関節炎（関節リウマチなど），神経筋疾患（先天性：二分脊椎など，後天性：脳血管障害など）などがかかわっていないかチェックする．
- 靴の指導として，バニオン部の圧迫を避けるためにtoe-boxの広い靴を勧める．ただし中足部はゆるすぎずにしっかりと固定された形状のものがよい．
- 保存治療として，足底挿板は内側アーチや中足骨パッドの付いたものが有効である．運動療法としては，外反母趾を矯正する方向を含めた自他動運動を行う．
- 手術治療として，第1中足骨の骨幹部や近位骨切り術は，変形の大きなものに行われることが多い．
- 重症例には骨切り術に外側軟部組織解離術を併用する方法も選択される．

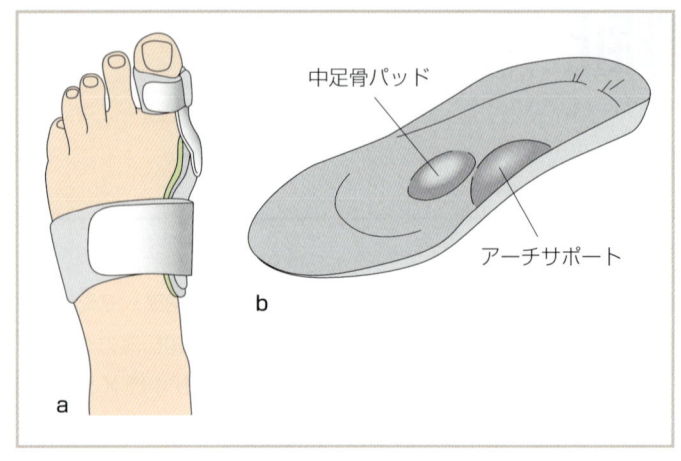

❶ 装具療法
a：変形矯正用装具．b：足底挿板．

中足骨パッド

アーチサポート

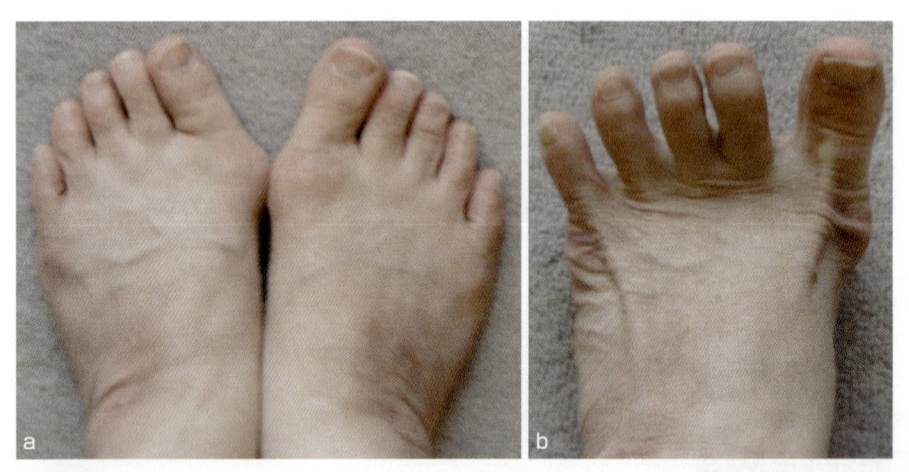

❷ 症例 1
a：左足により大きな外反母趾変形を認めた．b：運動療法によって良好な趾の自動運動能を獲得した．

典型例 1　保存治療

症例 1：60 歳代，女性．

現病歴・現症：以前より外反母趾変形を自覚．半年前から靴を履いた際に左バニオン部に痛みが生じるため来院．バニオン部に発赤と圧痛あり．第 1 MTP 関節には拘縮がなく，徒手整復可能．

診断：単純 X 線像で外反母趾角は 28 度であり，原因となる基礎疾患はなく，外反母趾と診断した．開帳足も認めた（❷ a）．

治療：靴の指導として，バニオン部を圧迫しない形状で靴ひも付きのスニーカータイプのものを勧

めた．また理学療法士の指導下で母趾自他動運動を含めた理学療法を行った．3 か月後には趾の自動運動が上手にできるようになり症状は消失した（❷ b）．

解説

外反母趾変形を認める患者についての，診断から治療に至るアルゴリズムを❸に示す．本症例は運動療法に意欲的であったため，通院治療によるリハビリテーションを選択した．第 1 MTP 関節に拘縮がなく変形の矯正が徒手的に可能であったこと，自宅でも運動療法を行っていたことなどにより，治療が奏功したと考えられた．装具療法に

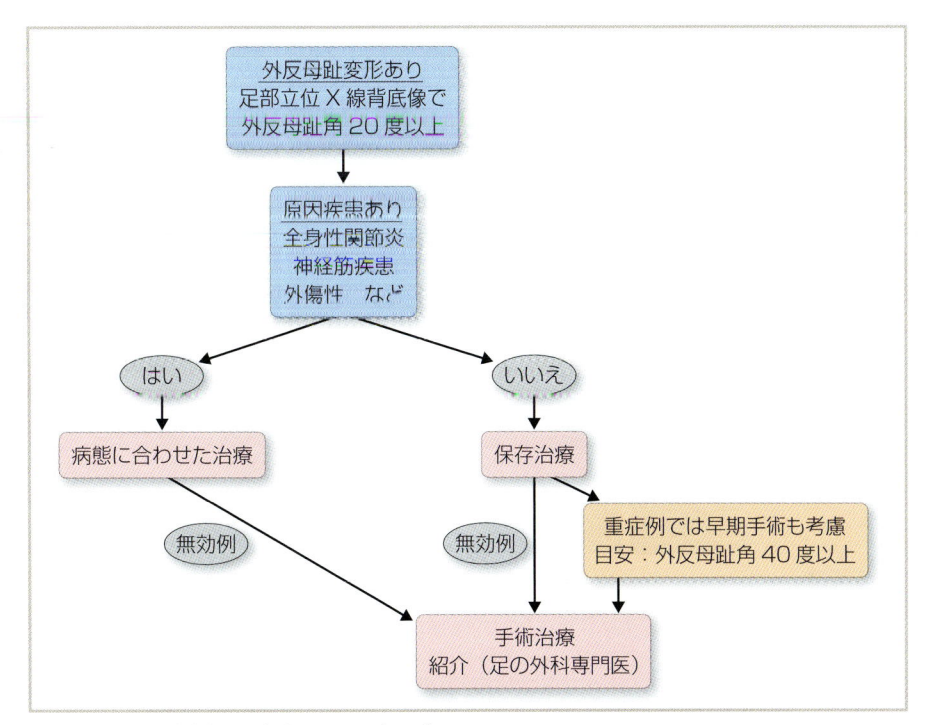

❸ 外反母趾の診断から治療のアルゴリズム

ついては希望がなかったため行わなかったが，開帳足が存在するのでアーチサポートに中足骨パッド付きの足底挿板や，変形矯正用装具も症状改善に有効であったと思われる．

典型例2　手術治療

症例2：60歳代，女性．
現病歴・現症：30歳代から外反母趾変形を自覚．5年前から変形が強くなり，バニオン部と足底胼胝部に痛みが出現．3年前から某医で足底挿板による治療を行った．最近第2，3趾にも痛みが出てきたため，手術を希望し紹介受診．圧痛をバニオン部と第2，3中足骨頭底側の胼胝に認めた．第2趾は外反した母趾に押され背側へ変位し，PIP関節部背側に発赤あり．靴を履くとこの部分にも疼痛が生じることを訴えた．ごく軽度のハンマー趾変形はあるが，徒手整復は可能であった．
診断：単純X線像で外反母趾角は42度で，原因となる基礎疾患はなく，外反母趾と診断した（❹

a）．日本足の外科学会母趾判定基準（JSSF hallux scale）は，49点であった．
治療：第1中足骨遠位骨切り術に外側軟部組織解離術を併用した術式を施行した（❹b）．骨切り部は2.7 mmの皮質骨スクリューで固定した．術後2年時には症状はなく，外反母趾角は5度，JSSF hallux scaleは，95点であった（❹c）．
解説
　外反母趾変形が重度で，保存治療を行っていても症状が進行した例である．外反母趾変形進行に伴って，隣接する第2，3趾にも症状が出現した．母趾による圧迫に伴うハンマー趾変形では，PIP関節背側部が靴を履いた際に当たるため痛みを生じる．また趾は屈曲し，かつ外反した母趾の荷重分担減少に伴って，屈曲した趾の先端に荷重時痛が出ることもある．ハンマー趾変形が軽度で徒手矯正可能であれば，通常は外反母趾の矯正によってこれらの趾の症状は軽快することが多い．変形が重度の例に対する手術治療では，第1中足骨骨切り術を骨幹部や近位部で行う報告が多い．遠位骨切り術でも外側軟部組織解離術を併用する

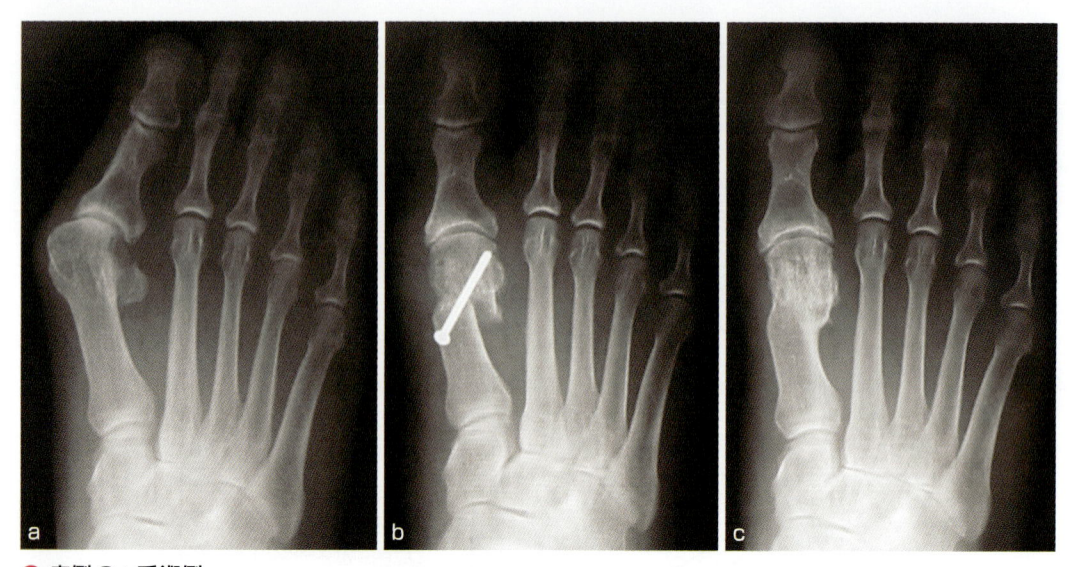

❹ 症例 2：手術例
a：術前足部立位 X 線背底像．b：術後足部立位 X 線背底像．c：術後 2 年時の足部立位 X 線背底像．

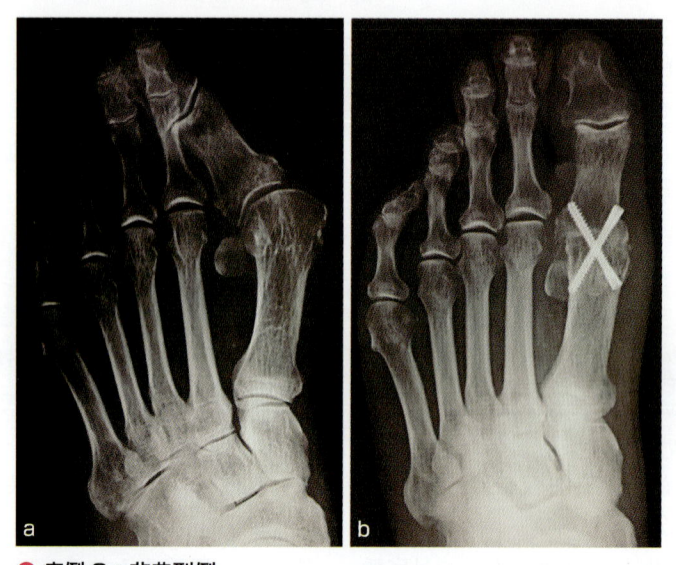

❺ 症例 3：非典型例
a：術前足部立位 X 線背底像．b：術後足部立位 X 線背底像．

ことで良好な矯正が得られることも報告されている[1]．

非典型例

症例 3：70 歳代，男性．
現病歴・現症：5 年前に脳梗塞を発症し，左片麻痺が残存した．その後徐々に左母趾の外反変形が進行した．屋内では歩行器を使用し移動している．左母趾が第 2 趾に乗り上げて重なっており，歩行時に母趾と第 2 趾との間で痛みを生じるため受診．重なり部に発赤あり．
診断：単純 X 線像で外反母趾角は 47 度で，脳梗塞後の麻痺に伴う外反母趾と診断（❺ a）．
治療：第 1 MTP 関節の関節固定術を施行した．母趾を整復し，フルスレッドのヘッドレススクリ

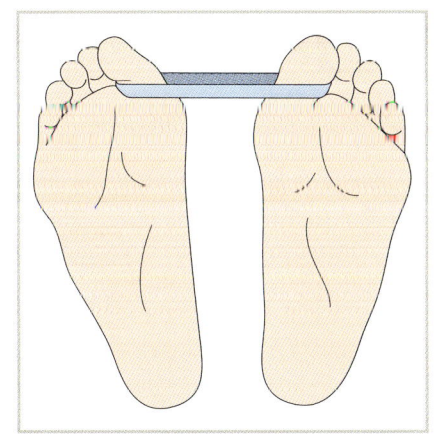

❻ Hohmann 体操
ゴムひもを両母趾にかけて母趾を内方に引き寄せる．他動運動による第 1 MTP 関節外側部の拘縮予防と除去を目的としている．

ュー 2 本で関節を固定した（**❺** b）．骨癒合が得られ，痛みは消失した．

解説

脳梗塞後に生じた外反母趾である．神経疾患による筋のアンバランスや痙性などによって，足趾に変形をきたす．本症例では徒手整復不能であり，ADL も低かったため，確実な変形矯正と再発防止を重視し，関節固定術を選択した．

患者説明のポイント

外反母趾がどのような症状に関連しているかを分析し，患者に理解させる．このことは保存治療を進めるうえで重要である．バニオン部の痛みが主であれば，靴の指導により症状は軽減する．足底の有痛性胼胝に対しては，疼痛部の除圧機能を有する足底挿板を処方する．運動療法の際には，第 1 MTP 関節の拘縮があればその改善を図りつつ，自他動運動を進めることとなる．このような

保存治療には理学療法士の介入が必要な場合があり，それと相まって患者自身による治療も含めた保存療法が効果を発揮する．運動療法では自動運動による母趾外転筋強化訓練のほか，Hohmann 体操がよく知られている（**❻**）．

保存治療で外反母趾変形が大きく改善するわけではない．保存治療では症状軽減が目的である．保存治療でも症状の残存する例に手術治療が選択される．手術では骨切りにより症状とともに変形の改善を目指す．

現状の問題点と将来への課題

外反母趾の治療では保存治療がまず選択されるが，保存治療に関するエビデンスレベルの高い研究はいまだに少ない．外反母趾があっても母趾外転筋機能を含む足趾の機能が良ければ症状はあまりきたさないことを経験する．足趾機能向上のための運動療法や，各種装具療法の効果について，前向きな大規模研究が待たれる．

手術治療では外反母趾の重症度によってその難易度は大きく異なる．手術方法が多岐にわたるなかで，足の外科を専門とする外科医の役割は大きい．それらの適応やメリット・デメリットについてのエビデンスの蓄積がさらに必要である．また近年は，外反母趾手術用の新しいインプラントが開発されている．これらの有用性とともに医療経済からみた知見も待たれるところである．

（渡邉耕太）

▶ 文献

1）日本整形外科学会診療ガイドライン委員会，外反母趾診療ガイドライン策定員会編．外反母趾診療ガイドライン 2014．改訂第 2 版．南江堂；2014.

ロコモティブシンドローム

概要

要介護の原因として運動器疾患は骨折・転倒，関節疾患などがあり 1/4 を占める．「運動器の障害によって，移動機能が低下した状態」を示すロコモティブシンドローム（locomotive syndrome；通称ロコモ）は，より健康な超高齢社会へ向けて必須のキーワードとなった．ロコモをきたす運動器関連疾患として骨粗鬆症とそれに伴う脆弱性骨折，変形性関節症，変形性脊椎症とそれに伴う神経障害，サルコペニアがある．

一般向けの日常生活上の自己チェック法として「ロコチェック」がある．ロコモの重症度判定指標として「ロコモ度」があり，移動機能の低下が始まったことを示すロコモ度 1，移動機能の低下が進行しているロコモ度 2 がある．ロコモ度テストとして，パフォーマンステストの「立ち上がりテスト」と「2 ステップテスト」，患者調査表の「ロコモ 25」の 3 つがある．一般住民におけるロコモの有病率はロコモ度 1 が約 70%，ロコモ度 2 が約 25%と推定されている．

一般人とロコモ度 1 などの将来要介護リスクのある人へはスポーツや有酸素運動，ウォーキングなどの運動習慣づけの啓蒙が重要である．ロコモ度 2 はロコモが進行している人であり，運動器疾患を有する人も多いため整形外科医のチェックと必要に応じた専門的な治療を行う．自ら行う運動として「ロコモショントレーニング（通称ロコトレ）」があり，開眼片脚立ちとスクワットが代表である．

診療ガイドラインの現況

2010 年に「ロコモティブシンドローム診療ガイド 2010」が出版されているが，現在入手困難である．

疫学

総務省統計局によると日本の高齢者は 2017 年調査で 3,500 万人を超え，総人口の 27.5%を占めるに至った．健康寿命の延伸がいわれて久しいが，2016 年国民生活基礎調査によると要介護の原因は認知症（18%）が脳血管障害（16.6%）を超え一番の原因となった（❶）．しかし運動器疾患も多く，骨折・転倒（12.1%），関節疾患（10.2%）と 1/4 が該当するが，要支援ではさらに割合が高くなる．整形外科が担当する運動器障害への対策は国民の健康にとって重要な問題となっている．

ロコモティブシンドロームは「運動器の障害によって，移動機能が低下した状態」[1] であるが，より健康な超高齢社会へ向けて必須のキーワードとなった．ロコモが進行すると，活動能力の低下のために介護予備軍あるいは介護が必要な状態となり，介護者負担の増大，さらに医療経済上の圧迫要因となる．

運動器障害[2] は構成要素である①骨，②軟骨を含む関節，③筋肉と神経系，の組み合わせにより，疼痛やバランス障害，可動域制限，筋力低下を呈することで移動力が障害される（❷）．①の骨を主体とする病態では骨粗鬆症とそれに伴う脆弱性骨折がある．骨粗鬆症は 1,280 万人いると推定されており，脊椎骨折・大腿骨近位部骨折・橈骨遠位端骨折・上腕骨近位部骨折などを受傷する．最も生命予後へ影響する大腿骨近位部骨折の

発生件数は2020年で年25万人程度と推測されている[3]. ②の関節を主体とする病態では変形性関節症と変形性脊椎症があり, 膝罹患が画像上2,400万人, 有症状者が830万人と多く, 脊椎でも画像上3,500万人, 腰背部痛者が1,020万人と推定されている. ③については, 筋肉の機能不全はサルコペニア（筋肉減少症）が主体であり, 神経障害は変形性脊椎症に伴う場合が多い. ロコモを呈する運動器障害はこのように変性疾患に多いが, 近年がん患者にもその視点と治療が必要とされ, 「がんロコモ」と呼ばれる.

一般住民におけるロコモの有病率はロコモ度1が約70%, ロコモ度2が約25%と推定されている.

診断

■ ロコチェック

ロコモの自己チェック法としてロコチェックがある（❸）[4]. 7つのチェック項目のうち, 1つでも当てはまればロコモの疑いがあり, 整形外科医

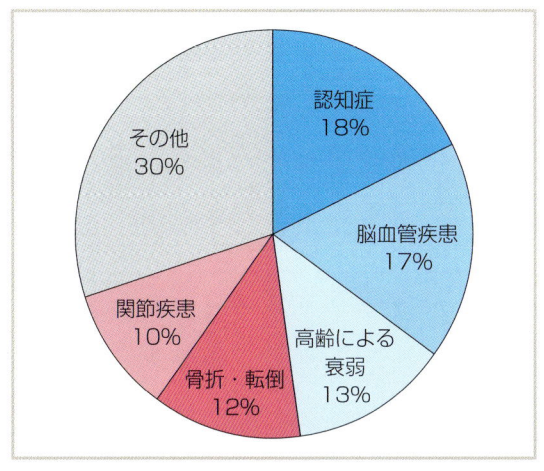

❶ 要介護者となった原因
要支援・要介護となった原因は, 認知症や脳血管疾患と並んで, 骨折・転倒などの外傷や関節変性疾患などの運動器障害が占める割合が大きい.
（厚生労働省. 平成28年国民生活基礎調査より）

❸ ロコチェック

> 一般人自らが日常生活動作の可・不可でロコモの疑いをチェックする. 7つの項目から成り, 1つでも当てはまればロコモの疑いがある.
> 1. 片脚立ちで靴下がはけない
> 2. 家の中でつまずいたりすべったりする
> 3. 階段を上るのに手すりが必要である
> 4. 家のやや重い仕事が困難である
> 5. 2kg程度（1Lの牛乳パック2個程度）の買い物をして持ち帰るのが困難である
> 6. 15分くらい続けて歩くことができない
> 7. 横断歩道を青信号で渡り切れない

（日本整形外科学会ロコモパンフレット2015年度版[4]より）

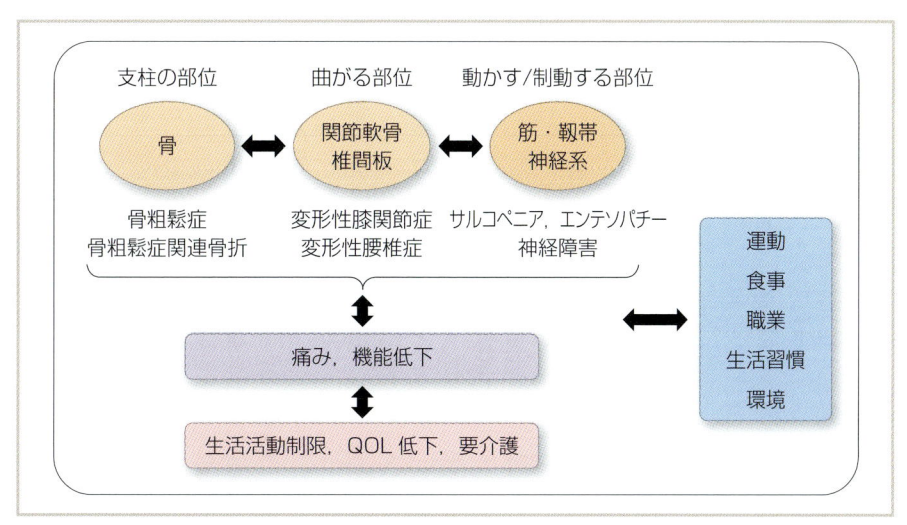

❷ ロコモティブシンドロームのメカニズム
運動器障害は構成要素である①骨, ②軟骨を含む関節, ③筋肉と神経系, の個々の障害の組み合わせにより, 疼痛やバランス障害, 可動域制限, 筋力低下を呈する. 最終的に移動能力が障害される.
（中村耕三. ロコモティブシンドローム（運動器症候群）. 日老医誌 2012；49：393-401より）

❹ ロコモ25

この1ヵ月のからだの痛みなどについてお聞きします.						
Q1	頚・肩・腕・手のどこかに痛み（しびれも含む）がありますか.	痛くない	少し痛い	中程度痛い	かなり痛い	ひどく痛い
Q2	背中・腰・お尻のどこかに痛みがありますか.	痛くない	少し痛い	中程度痛い	かなり痛い	ひどく痛い
Q3	下肢（脚のつけね，太もも，膝，ふくらはぎ，すね，足首，足）のどこかに痛み（しびれも含む）がありますか.	痛くない	少し痛い	中程度痛い	かなり痛い	ひどく痛い
Q4	ふだんの生活でからだを動かすのはどの程度つらいと感じますか.	つらくない	少しつらい	中程度つらい	かなりつらい	ひどくつらい
この1ヵ月のふだんの生活についてお聞きします.						
Q5	ベッドや寝床から起きたり，横になったりするのはどの程度困難ですか.	困難でない	少し困難	中程度困難	かなり困難	ひどく困難
Q6	腰掛けから立ち上がるのはどの程度困難ですか.	困難でない	少し困難	中程度困難	かなり困難	ひどく困難
Q7	家の中を歩くのはどの程度困難ですか.	困難でない	少し困難	中程度困難	かなり困難	ひどく困難
Q8	シャツを着たり脱いだりするのはどの程度困難ですか.	困難でない	少し困難	中程度困難	かなり困難	ひどく困難
Q9	ズボンやパンツを着たり脱いだりするのはどの程度困難ですか.	困難でない	少し困難	中程度困難	かなり困難	ひどく困難
Q10	トイレで用足しをするのはどの程度困難ですか.	困難でない	少し困難	中程度困難	かなり困難	ひどく困難
Q11	お風呂で身体を洗うのはどの程度困難ですか.	困難でない	少し困難	中程度困難	かなり困難	ひどく困難
Q12	階段の昇り降りはどの程度困難ですか.	困難でない	少し困難	中程度困難	かなり困難	ひどく困難
Q13	急ぎ足で歩くのはどの程度困難ですか.	困難でない	少し困難	中程度困難	かなり困難	ひどく困難
Q14	外に出かけるとき，身だしなみを整えるのはどの程度困難ですか.	困難でない	少し困難	中程度困難	かなり困難	ひどく困難
Q15	休まずにどれくらい歩き続けることができますか（もっとも近いものを選んでください）.	2～3km以上	1km程度	300m程度	100m程度	10m程度
Q16	隣・近所に外出するのはどの程度困難ですか.	困難でない	少し困難	中程度困難	かなり困難	ひどく困難
Q17	2kg程度の買い物（1リットルの牛乳パック2個程度）をして持ち帰ることはどの程度困難ですか.	困難でない	少し困難	中程度困難	かなり困難	ひどく困難
Q18	電車やバスを利用して外出するのはどの程度困難ですか.	困難でない	少し困難	中程度困難	かなり困難	ひどく困難
Q19	家の軽い仕事（食事の準備や後始末，簡単なかたづけなど）は，どの程度困難ですか.	困難でない	少し困難	中程度困難	かなり困難	ひどく困難
Q20	家のやや重い仕事（掃除機の使用，ふとんの上げ下ろしなど）は，どの程度困難ですか.	困難でない	少し困難	中程度困難	かなり困難	ひどく困難
Q21	スポーツや踊り（ジョギング，水泳，ゲートボール，ダンスなど）は，どの程度困難ですか.	困難でない	少し困難	中程度困難	かなり困難	ひどく困難
Q22	親しい人や友人とのおつき合いを控えていますか.	控えていない	少し控えている	中程度控えている	かなり控えている	全く控えている
Q23	地域での活動やイベント，行事への参加を控えていますか.	控えていない	少し控えている	中程度控えている	かなり控えている	全く控えている
Q24	家の中で転ぶのではないかと不安ですか.	不安はない	少し不安	中程度不安	かなり不安	ひどく不安
Q25	先行き歩けなくなるのではないかと不安ですか.	不安はない	少し不安	中程度不安	かなり不安	ひどく不安
回答数を記入してください　→		0点＝	1点＝	2点＝	3点＝	4点＝
回答結果を加算してください　→		合計		点		

（日本整形外科学会. ロコモパンフレット2015年度版[4] より）

痛みや日常生活動作の状態に関する25の質問に対する自己回答に0〜4点の点数をつけ，その合計から身体機能を推測する．100点満点で，0点が完全な健康状態，点数が高いほど重症．7点以上でロコモ度1，16点以上でロコモ度2.

次の3項目のうち，1つでも該当する場合
- 立ち上がりテストでどちらか一側の脚で40cmの高さから立つことができない
- 2ステップテスト値が1.3未満
- ロコモ25の結果が7点以上

ロコモ度1は移動機能の低下が始まったことを示す．
（日本整形外科学会ロコモパンフレット2015年度版[4]より）

次の3項目のうち，1つでも該当する場合
- 立ち上がりテストで両脚で20cmの高さから立つことができない
- 2ステップテスト値が1.1未満
- ロコモ25の結果が16点以上

ロコモ度2は移動機能の低下が進行していることを示す．運動器疾患に対する治療が必要な場合も多くなる．
（日本整形外科学会ロコモパンフレット2015年度版[4]より）

の診断が薦められる．一般人へのロコモへの注意喚起として重要である．

■ ロコモ度テスト

ロコモの診断には，ロコモ度テスト[4]として立ち上がりテスト，2ステップテスト，ロコモ25（❹）の3つの方法があり，これらを使ったロコモ度の判定として臨床判断値が示されている（❺，❻）．ロコモ度は移動機能の低下が始まったことを示すロコモ度1，移動機能の低下が進行しているロコモ度2がある．3つの方法のより重症な判断値を採用する．

2ステップテストと立ち上がりテストの2つはパフォーマンステストであり，実際にある行動を行わせることで身体機能を評価する．一方，ロコモ25は患者の自己回答による調査表である．

立ち上がりテスト：一定の高さの台から片足あるいは両足で反動なしで立ち上がりが可能かをみるテストである．10，20，30，40cmの台で両腕を組んだ状態で行う．どちらかの脚で40cmの高さから立てない場合はロコモ度1，両脚で20cmの高さから立てない場合はロコモ度2と判定する．立ち上がりテストは比較的転倒リスクの少ないテストであり，ロコモ度1のチェックは一般人が簡単に行うことができ，その動画も「Try! 40cm」というタイトルで動画サイトに公開されている（https://www.youtube.com/watch?v=w1Xn8ZqSyR4）．

2ステップテスト：両足をそろえて立った姿勢から，大股で2歩進んで起立姿勢に戻る．その2歩幅の身長比が2ステップ値であり，筋力・バランス・柔軟性などの総合的な能力を診る．1.3未満でロコモ度1，1.1未満でロコモ度2と判定す

る．転倒リスクのあるテストであり，医療者の監視下に行うのが望ましい．

ロコモ25：痛みや日常生活動作のしやすさに関する25の質問に対する回答にそれぞれ0〜4点の点数をつけ，その合計から身体機能を推測する．100点満点で，0点が完全な健康状態であり，点数が高いほど重症である．7点以上でロコモ度1，16点以上でロコモ度2となる．

治療

■ 一般人またはロコモ度1

一般人に向けた啓蒙，そしてロコモ度1など将来要介護リスクのある人への対策はロコモの予防につながる．ロコモ予防のための運動能力の維持・向上には運動療法，食事管理，薬物治療などがあるが，運動療法が主体で筋力アップや関節機能の改善を図る必要がある．下肢運動能力は年齢と活動度による個人差が大きく，生活レベルや運動能力に合ったレベルの対策をとる必要がある．また，軽度の運動器障害をもつ成人は多く，罹患部位に負荷をかけて症状の悪化を招かないようにすること，運動習慣のない人に対して運動参加のコンプライアンスを上げる行動変容的アプローチをとることの2つが，運動療法の成否を分ける重要なポイントである．地域住民の健康維持としても重要で，地域包括ケアにロコモ対策を組み込んで，医療だけでなく介護や福祉も含めて取り組む必要がある．

■ ロコモ度2

ロコモ度2はロコモが進行している人であり，運動器疾患を有する人が多い．高度の運動器障害

には整形外科医の診療が必要で，病態を評価し，必要に応じて専門的な治療，すなわち薬物療法と理学療法に加え関節内注射などのインターベンショナル治療や手術などの侵襲的治療を行う．

■ 自宅で行う運動

　自宅で行う運動として，特別なリソースが不要なロコモションとレーニング（通称ロコトレ）があり，開眼片脚立ちとスクワットの2つがある．これらは運動習慣がないために運動機能が低下している人や軽度の運動器障害にとどまる場合に特に有効である．

開眼片脚立ち（❼）：片脚起立の状態で，1分間保持する．基本は左右1セットで1日3セット行う．不安定な場合には片手を椅子や机で支えた状態で行う．

スクワット（❽）：肩幅よりやや広いスタンスで，やや足を外旋位にして安定した姿勢で行う．膝の過屈曲を防ぐため膝先がつま先より前に出ないよう，また膝が内反しないように注意する．基本は5〜6回を1セットとして1日3セット行う．不安定な場合には，前に置いた机に両手を置いた状態で行う．逆に歩行能力が比較的高い場合には片脚スクワットにする．

　また，ロコトレプラスとしてヒールレイズとフロントランジがある．ヒールレイズは両足でつま先立ちをする運動である．フロントランジは起立姿勢から片脚をゆっくり大きく踏み出してゆっくり腰を落とす運動で，運動強度がやや高いロコトレである．

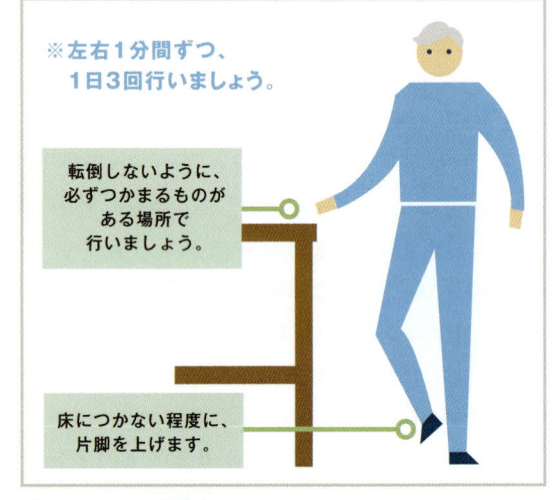

❼ **ロコトレ：開眼片脚立ち**
片脚起立の状態を1分間保持する運動で，ロコモの重症例ではこうした安全性の高い運動から始めたほうがよい．
（日本整形外科学会．ロコモパンフレット2015年度版[4]より）

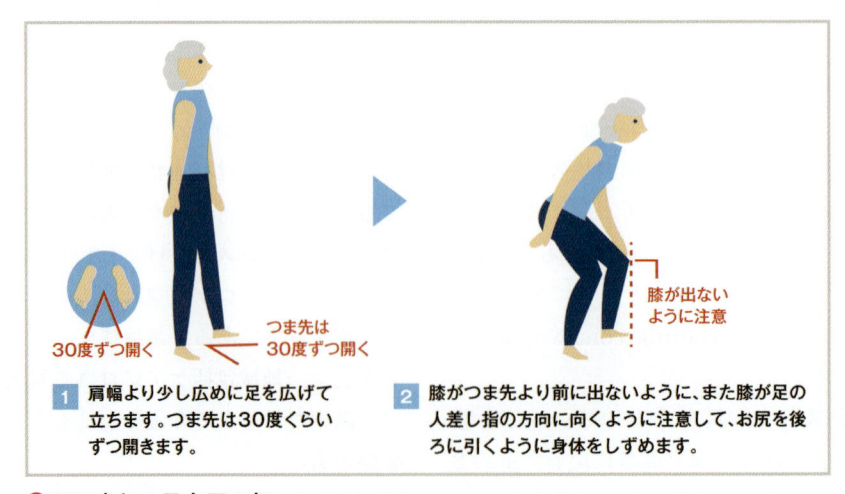

❽ **ロコトレ：スクワット**
膝の障害のある可能性も高いので，膝が前方へ出るスクワットは膝の痛みを生じる可能性がある．
（日本整形外科学会．ロコモパンフレット2015年度版[4]より）

❾ 運動器不安定症の診断規準

下記の，高齢化に伴って運動機能低下をきたす 11 の運動器疾患または状態の既往があるか，または罹患している者で，日常生活自立度ならびに運動機能が以下の機能評価基準に該当する者

機能評価基準
1. 日常生活自立度判定基準ランク J または A に相当
2. 運動機能：1）または 2）
   1）開眼片脚起立時：15 秒未満
   2）3 m timed up-and-go（TUG）テスト：11 秒以上

高齢化に伴って運動機能低下をきたす 11 の運動器疾患または状態
- 脊椎圧迫骨折，各種脊柱変型（亀背，高度腰椎後弯・側弯など）
- 下肢骨折（大腿骨頚部骨折など）
- 骨粗鬆症
- 変形性関節症（股関節，膝関節など）
- 腰部脊柱管狭窄症
- 脊髄障害（頚部脊髄症，脊髄損傷など）
- 神経・筋疾患
- 関節リウマチおよび各種関節炎
- 下肢切断後
- 長期臥床後の運動器廃用・高頻度転倒者

ロコモより重症な運動器障害で，高齢化に伴って運動機能低下をきたす運動器疾患により，バランス能力および移動歩行能力の低下が生じ，閉じこもり，転倒リスクが高まった状態をさす．運動器リハビリテーションの診療報酬に使用される．
（日本整形外科学会ほか．2016 年 3 月 1 日改訂）

運動器不安定症について

「運動器不安定症」とは，ロコモより重度の運動器障害を対象にした疾患名で，「高齢化に伴って運動機能低下をきたす運動器疾患により，バランス能力および移動歩行能力の低下が生じ，閉じこもり，転倒リスクが高まった状態」である．この疾患名で運動器リハビリテーションの診療報酬が算定可能である．❾に診断基準を示す．

（竹下克志）

▶ 文献

1) 中村耕三，田中　栄監修．ロコモティブシンドロームのすべて．日本医師会生涯教育シリーズ．診断と治療社；2015.
2) 日本運動器科学会，日本臨床整形外科学会監修．運動器リハビリテーションシラバス—セラピストのための実践マニュアル．改訂第 4 版．南江堂；2018. p.111-5.
3) 日本整形外科学会診療ガイドライン委員会，大腿骨頚部／転子部骨折診療ガイドライン策定委員会編．大腿骨頚部／転子部骨折診療ガイドライン．改訂第 2 版．南江堂；2011.
4) 日本整形外科学会．ロコモパンフレット 2015 年度版．https://locomo-joa.jp/news/upload_images/locomo_pf2015.pdf

下肢血行障害
——末梢動脈疾患と閉塞性静脈疾患

概要

　末梢動脈疾患（peripheral arterial disease：PAD）は，アテローム性動脈硬化によって，下肢動脈に狭窄もしくは閉塞が起こり，血流障害による種々の症状を引き起こす疾患である．血行障害の程度により下肢の症状が異なり，間欠跛行→安静時痛→皮膚潰瘍・壊疽と重症化するが，必ずしも順序立てて進行するわけではなく，糖尿病足では突然壊疽が生じる場合も少なくない．日本ではPAD患者の7割が間欠跛行を主訴とするため[1]，腰部脊柱管狭窄症（LSS）との鑑別や両者の合併が問題となる[2]．

　静脈の閉塞性疾患には，表在性静脈血栓症と深部静脈血栓症があり，ここでは前者についてのみ述べる．表在性静脈血栓症の70%は下肢静脈瘤を原因とし，表在静脈に沿って発赤・疼痛および硬結を認める．弾性ストッキング，NSAIDs およびヘパリン様クリームによる保存的治療が一般的である．下肢静脈瘤に伴う場合は，血栓摘除術，ストリッピング手術，硬化療法が推奨される[3]．

診療ガイドラインの現況

　PADに関しては，TASC（TransAtlantic Inter-Society Consensus）グループによる国際的ガイドラインが2000年と2007年[4]に作成された．また日本では2009年に「末梢閉塞性動脈疾患の治療ガイドライン」が日本循環器学会など9学会の合同研究班により作成され，2015年に改訂版が発表された[5]．

　表在性静脈血栓症や下肢静脈瘤に関しては，2011年に日本皮膚科学会により「下肢潰瘍・下肢静脈瘤診療ガイドライン」[6]が作成されたが，診断が中心であるため，本項では，日本脈管学会により作成された『脈管専門医のための臨床脈管学』[3]をもとに述べる．

標準診療のポイント

- 欧米では，高リスク群（高齢または喫煙，糖尿病）における有病率が29%に達している．PAD患者の40〜60%が同じアテローム性動脈硬化症である虚血性心疾患もしくは脳動脈疾患を有している[4]．
- 日本での中高年一般住民における有病率は1〜3%とされている[5]．
- ABI（ankle brachial index）検査がスクリーニングや重症度判定に有用である（労作性の下肢症状を有するすべての患者に対して，ABIは測定されるべきである：TASC II グレードB）[4]．上肢に対する下肢収縮期血圧の比で，0.9未満であればPADの可能性が高い．ただし，動脈石灰化がある場合（透析，糖尿病）は，PAD病変があっても正常値となる．
- PADによる下肢痛で最も注意すべき病態は，塞栓や血栓による急性下肢虚血である．疑診の段階で血管専門医へすみやかに紹介する．
- 糖尿病患者の激増に伴い，糖尿病足が注目されている．虚血だけでなく，感染や神経障害，そしてCharcot関節による骨格変形などの因子がさまざまに絡み合っているため，整形外科医の積極的関与が求められている．
- 肺血栓塞栓症の原因となる深部静脈血栓症に比べ，表在性静脈血栓症が重篤な生命リスクや下肢循環障害をきたすことはほとんどない．

典型例

症例 1：79 歳，男性.

現病歴：約 200 m で左腓腹部が痛くなり歩けなくなるため，当院整形外科を受診した.

検査：ABI は右 0.52，左 0.48 であった．腰椎 MRI では，L1 の陳旧性圧迫骨折，L3/4 に中等度の脊柱管狭窄を認めた（❶ a）．下肢 MR 血管撮影（MRA）では，左総腸骨動脈起始部から外腸骨動脈の閉塞病変と右外腸骨動脈の狭窄病変を認めた（❶ b）．右浅大腿動脈は起始部で閉塞しているが，深大腿動脈からの側副路により膝関節の上方で再建されていた.

治療：循環器内科にて，左腸骨動脈に血管内治療（ステント留置）を行い，症状は改善した.

解説

間欠跛行患者における腰部脊柱管狭窄症（LSS）と PAD の疾患割合に関し，エビデンスはない．われわれの調査では，LSS が約 80%，PAD 単独および，LSS と PAD の合併がそれぞれ約 10% ずつであった[7]．合併型の場合でも，大半の患者はどちらか一方の症状しか訴えない．なぜなら，重症疾患が他方の症状を隠してしまうからである．したがって，侵襲的治療を行う場合は，治療前に両者の診断を行い，治療計画を説明したうえで，重症度が高い疾患から治療に臨むべきである．特に，65 歳以上の間欠跛行例に対しては，典型的な LSS 症状であったとしても，ABI 検査を強く推奨する[2]．

非典型例　急性下肢虚血

症例 2：70 歳，男性．脳梗塞，心筋梗塞，腎動脈狭窄による腎不全の既往あり.

現病歴・現症：歩行開始時に激烈な右腓腹部痛を突然認め，当院整形外科を緊急受診した．右下腿

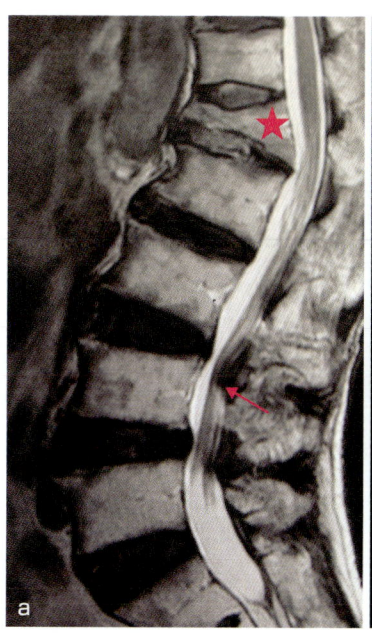
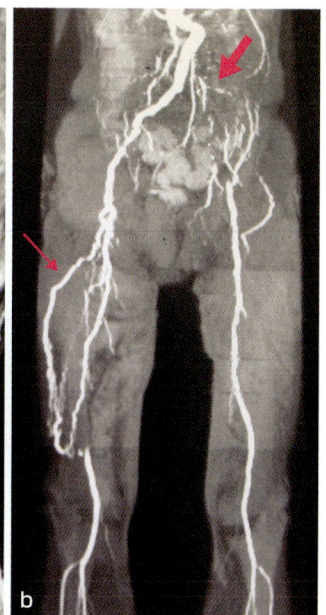

❶ 症例 1：PAD と LSS の合併型
ABI：右 0.52，左 0.48.
a：腰椎 MRI．L1 陳旧性圧迫骨折（★）と L3/4 に狭窄像（矢印）を認めた.
b：下肢 MRA．左総腸骨動脈起始部から外腸骨動脈の閉塞病変（太矢印）を認めた．右浅大腿動脈は起始部で閉塞しているが（細矢印），深大腿動脈からの側副路により膝関節の上方で再建されていた.

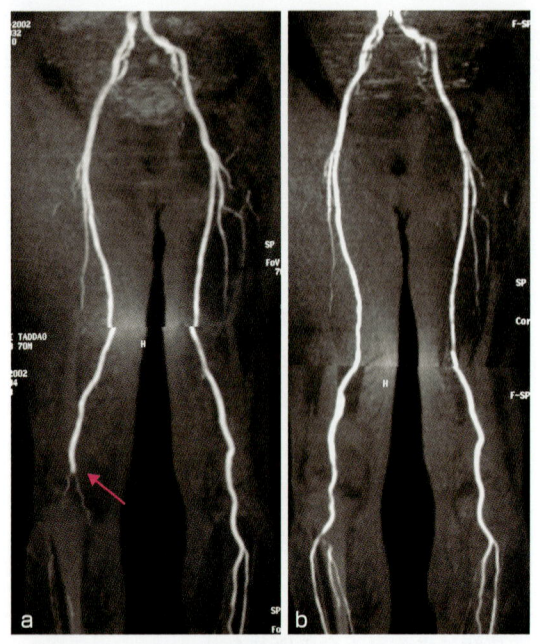

❷ 症例2：急性下肢虚血例
a：受診時の下肢 MRA．右膝窩動脈上部で完全閉塞像を認め，それより末梢部の動脈は描出されなかった．
b：治療後の下肢 MRA．閉塞部は完全に再開通し，末梢動脈の描出は良好であった．

より末梢部が蒼白で，右後脛骨動脈と足背動脈は触知できなかった．

検査：CPK 956（正常上限170）IU/L で，ABI は右 0.43，左 1.19 であった．MRA において，右膝窩動脈上部で完全閉塞像を認め，それより末梢部の動脈は描出されなかった（❷a）．急性下肢塞栓症と診断し，直ちに血管外科へ紹介した．

治療：1日あたりヘパリン1万単位，ウロキナーゼ24万単位，プロスタグランジン E_1 120μg の静脈注射を5日間行い，下肢痛は軽快し色調も回復し，ABI は右 1.17，左 1.17 に改善したため退院した．MRA において閉塞部は完全に再開通し，末梢動脈の描出は良好となった（❷b）．

解説

塞栓や血栓による急性下肢虚血は，下肢切断の危険がある緊急状態である．側副血行路を形成する時間的余裕を与えず下肢血行が途絶されるため切断に至る確率が高い．特に，高リスク群である心房細動合併例や ABI 低値（0.5以下）例では，

急性に発症し進行する患肢の疼痛（pain），知覚鈍麻（paresthesia），蒼白（paleness），脈拍消失（pulselessness），運動麻痺（paresis）の"5p"に注意し，疑診の段階ですみやかに血管外科医に紹介する．

患者説明のポイント

間欠跛行の患者に対して，「腰で神経が圧迫される腰部脊柱管狭窄症が多いですが，足の血管が動脈硬化で狭くなる病気によって引き起こされることもあります」と説明する．

血管性間欠跛行の病態について，「歩くと正常の筋肉でも多くの酸素，つまり血液を必要とします．細くなった血管では十分に血液を届けることができず，酸欠状態になります．足の狭心症と思ってください」と説明する．ABI 0.7 以上の軽症例であれば，整形外科医が抗血小板薬（シロスタゾールなど）を用いて保存的治療を行うことは可能であるが，急性下肢虚血が疑われる場合は緊急処置が必要であることを説明しておく．

現状の問題点と将来への課題

PAD に関しては，国内および国外の優れたガイドラインが存在し，最新の研究を取り入れた改訂版が精力的に作成されてきた．しかし TASC III に向けて検討が開始された2013年にヨーロッパ血管外科学会，アメリカ血管外科学会，世界血管学連合が，企業の関与や透明性などを理由に作業グループから脱退した．国際ガイドライン作成の困難さを示唆する出来事であった．

下肢血管障害は，間欠跛行という歩行障害や安静時下肢痛という症状のために，整形外科医が初診科として選択される場合が少なくない．この領域において整形外科医は，診断と専門医紹介という責務を担っていると考えられる．間欠跛行に潜む PAD 患者を検出するには，ABI 検査を行うことが強く推奨されている[4]（❸）．急性下肢虚血はもちろん，重症虚血肢（安静時痛や潰瘍・壊疽）

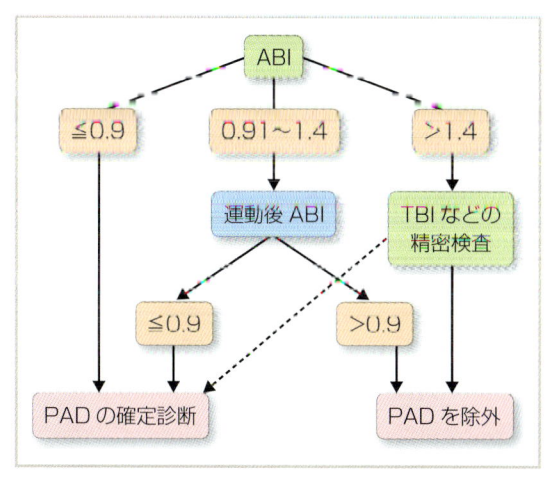

❸ PAD 検出のアルゴリズム

TBI（toe brachial index）：動脈石灰化の強い例では ABI が高値となり正確な評価ができない．足趾での石灰化病変は少ないため，透析患者などの PAD 病変検出に有用である．

（Norgren L, et al. J Vasc Surg 2007[4] TASC III より改変）

や ABI 0.8 以下の例はすみやかに血管専門医へ紹介する．軽症例に対して整形外科医が保存的治療を行う場合でも，心房細動合併例などでは経過中に急性下肢虚血に陥る可能性があることを念頭におくべきである．

血栓性静脈炎は，疾患自体が良性と考えられているためか，整形外科医にとって有用なガイドラインはない．Virchow の三徴（血流うっ滞，凝固能の亢進，血管壁の損傷）を認める症例では，深部静脈血栓症（DVT）が合併していないか検討する．DVT がない場合は，静脈瘤の治療を目的として血管外科医へ紹介するか，弾性ストッキングや鎮痛薬などの保存的治療を行う．

（鳥畠康充）

文献

1）重松　宏ほか．日本の現状と診断基準—重症虚血肢をめぐる諸問題．Therapeutic Research 1992；13：4099-109.

2）鳥畠康充．腰部脊柱管狭窄と血管疾患．臨床整形外科 2006；41：865-70.

3）日本脈管学会編．脈管専門医のための臨床脈管学．メディカルトリビューン；2010.

4）Norgren L, et al. Inter-Society Consensus for the management of PAD. J Vasc Surg 2007；45：S5-S67.

5）2014 年度合同研究班報告（班長：宮田哲郎）．末梢閉塞性動脈疾患の治療ガイドライン（2015 年改訂版）．

6）伊藤孝明ほか．創傷・熱傷ガイドライン委員会報告—5：下腿潰瘍・下肢静脈瘤診療ガイドライン．日皮会誌 2011；121：2431-48.

下肢神経障害

概要

　下肢の末梢神経障害は，比較的まれな疾患であり見逃されやすいが，適切な診断によって症状を改善させることが可能である．下肢に至る神経は，腰部神経叢（L1〜L4）および仙骨神経叢（L4，L5，S1〜S3）から成っており，腰椎疾患に伴う神経根症などとの鑑別診断が非常に重要となる．診断には下肢における末梢神経の解剖と病態の理解が不可欠である．理学所見，MRI などの画像所見，電気生理学的検査に加えて，近年急速に普及してきた超音波を用いて，絞扼部位の詳細な評価が必要である．治療は保存療法が主となるが，適応を選べば手術療法も非常に有効である．

診療ガイドラインの現況

　下肢の末梢神経障害に対する保存療法，手術療法はいずれも，日本，海外ともに明確なガイドラインは存在しない．本項では下肢の末梢神経障害に関する最近の海外の review article をもとに，現在行われている治療法を紹介する．

大腿部

伏在神経障害

　伏在神経は，腰部神経叢から分枝する大腿神経（L2，L3，L4）の枝であり，大腿動静脈に沿って縫工筋の深層を走行する．大腿遠位 1/3 のレベルで，内転筋管（Hunter 管[1]）を貫いて皮下組織に至る．

　伏在神経は膝蓋下枝と内側下腿皮枝に分枝し末梢へ走行するが，内転筋管を貫く位置，または膝蓋下枝が縫工筋を貫く位置で神経の走行が大きく変化するため，膝関節の屈伸運動に伴って神経が牽引されやすく，絞扼性末梢神経障害（Hunter管症候群）が起こりやすい[2,3]．

症状と診断

　主な症状は，膝内側の疼痛であり，時に下腿から足の内側に放散する．膝関節の屈曲伸展に伴って，縫工筋に緊張が加わる肢位で疼痛が増強される場合がある．障害領域に一致して知覚鈍麻が生じることがあるが，外傷性神経損傷と比較してその頻度は低いとされている[4]．

内転筋管の出口が絞扼点となりやすい．膝蓋下枝が縫工筋の筋膜を貫く部位も絞扼点となることがあり，この場合は圧痛部位が内転筋管の出口からさらに末梢となる．絞扼の原因はほかにも，膝関節周囲の軟部組織や骨腫瘍によるものが報告されており[5,6]，画像所見が有用となる．

　膝関節内側部痛を起こす疾患として変形性膝関節症，内側半月板障害，鵞足炎との鑑別が必要である．夜間痛や，安静時痛がある場合に加えて，内転筋管の出口における圧痛の存在は本症を強く疑うが，上記鑑別疾患との合併例もまれではない．

治療

　通常鎮痛薬などを用いて保存的に治療を行う．圧痛部位に局所麻酔薬を浸潤させて症状の緩和を得ることも可能で，診断と治療を兼ねて内転筋管の出口への神経ブロックが有用である[7]．超音波を用いることで，神経の同定がより正確となる．

　保存療法に抵抗する場合は，手術療法が選択される．恒久的な知覚脱失が生じる神経切除術よりも神経剥離術のほうが好まれるが，後者は再発率が高く，再発例は最終的に神経切除術に至ったと

の報告がある[8].

腓骨神経麻痺

腓骨神経麻痺は下肢の絞扼性末梢神経障害のなかで最も頻度の高い疾患である．大腿の遠位後面で坐骨神経は脛骨神経と総腓骨神経（L4，L5，S1）に分岐する．総腓骨神経は，腓骨頭の外側を取り巻くようにして走行するが，この部位は皮下組織が少ないため圧迫を受けると神経障害を生じやすい．まれではあるが，総腓骨神経が分岐した後の浅腓骨神経，深腓骨神経でも絞扼性障害が生じる．

浅腓骨神経障害：浅腓骨神経は，下腿の外側コンパートメント内を下行し，外果から約 12.5 cm 中枢で筋膜を貫くが，この部位が絞扼部位となる．

深腓骨神経障害（前足根管症候群）：深腓骨神経は，下腿の前方コンパートメントを下行する．足関節から約 1 cm 中枢側で，内側枝と外側枝に分岐し，下伸筋支帯と足根骨の骨膜によって覆われるスペース（前足根管）内を走行する．このほか，前足根管内は足背動静脈，長母趾伸筋腱，前脛骨筋腱，長趾伸筋腱，第3腓骨筋が走行する．日本人の習慣である正座が原因になることや，ガングリオン，距舟関節症に伴う骨棘，短趾伸筋の過形成などで絞扼性末梢神経障害を起こすことがあり，前足根管症候群と呼ばれる[9].

症状と診断

多くは腓骨頭および頚部で，神経への圧迫が原因で発生する．ガングリオンなどの占拠性病変[10]のほか，麻酔中[11]，ギプスや装具装着時[12]の下肢の肢位による腓骨神経の直接的な圧迫が報告されている．総腓骨神経が障害された場合，下腿外側から足背にかけての知覚鈍麻が特徴的である．同領域に疼痛が生じる場合もある．運動麻痺は，軽症例では歩行中に足部の内反傾向をきたすのみであるが，重症例では下垂足となり鶏歩となる．圧迫部位または絞扼部位には圧痛があり，腓骨頭後外側の叩打により下腿外側から足背への放散痛

がみられる．超音波や MRI などの画像所見が確定診断に有効な場合もある．

浅腓骨神経障害では，足背と下腿外側の疼痛，知覚鈍麻が症状となる．足部の知覚は，第1趾間が深腓骨神経支配，小趾が腓腹神経支配であり，知覚障害の領域を詳細に評価することで浅腓骨神経単独の障害を診断できる．長・短腓骨筋の障害があれば，さらに中枢側での障害である．

深腓骨神経障害（前足根管症候群）では，第1趾間の疼痛，知覚鈍麻が症状となる．外側枝のみの損傷の場合は，疼痛の部位が不明瞭であり足部の不快な疼痛として自覚される場合もある．

鑑別診断として，坐骨神経麻痺や，腰部および仙骨神経叢損傷，腰椎疾患に伴う神経根症がある．下垂足の場合，足部の内反や足関節の底屈が可能であるかは，損傷高位を診断する際に重要な所見となる．足部の内反や足関節の底屈は脛骨神経支配である後脛骨筋で行われるため，腓骨神経麻痺ではこれらの動作は可能である．検査の際は，足関節を底背屈 0 度から開始しなければ正確な診断が難しいことに注意が必要である[13].電気生理学的検査は，腰椎疾患や，坐骨部での障害との鑑別が可能となる．

治療

絞扼性障害の場合，診断を兼ねて行う局所麻酔薬をステロイド薬と混合して圧痛部位に注射することで緩解する場合が多い．また，絞扼部位に負荷をかけないようにする目的で，足部の内反，底屈を予防する外側支持の足底板を装着させる．画像所見で占拠性病変を認める場合は手術療法がよい適応となる[14].

足根管症候群

足根管は足関節内果後方で，距骨，踵骨，屈筋支帯から成る骨靱帯性のトンネルである．足根管内は，脛骨神経のほか，後脛骨動静脈，後脛骨筋腱，長母趾屈筋腱，長趾屈筋腱が走行する．そのため脛骨神経はさまざまな要因で，足根管内で圧

迫を受けやすい.

脛骨神経はこのトンネル内で内側足底神経・外側足底神経・踵骨内側枝に分岐する. 踵骨内側枝の分岐には個体差が多く, 足根管より近位での分枝や, 外側足底神経の分枝として観察されることもある[15].

足根管症候群の原因としては, ガングリオンや距踵関節癒合症によるものが多く約2/3を占める. その他, 骨折や捻挫などの外傷を契機とするもの, 静脈瘤, 脂肪腫, RAの滑膜炎, 破格筋の存在などの占拠性病変によるもの, 踵骨の内反または外反変形, 回内足などの足部変形によるものが原因となる[16].

症状と診断

足底・足趾のしびれ, 疼痛, 灼熱感が主な症状である. 歩行で症状が増悪し, 時に歩行不能となるような痛みを訴える場合がある. また約1/3の症例において, 中枢側である下腿内側への放散痛を訴えるとされる[17].

内側足底神経・外側足底神経・踵骨内側枝のすべての支配領域(足関節内側, 踵部, 足底, 足趾)の知覚障害, 筋萎縮がみられる場合もあるが, それぞれの分枝のみの障害の場合もある. 特に内側足底神経, 外側足底神経は足根管を出た後に, 母趾外転筋と踵舟靱帯の間で絞扼性神経障害(足底神経障害)を起こす場合がある[18]. 長距離ランナーで後足部が外反変形を有する場合に内側足底神経の障害が起こりやすく, jogger's foot と呼ばれている[19].

通常足根管の入口部に Tinel 徴候がある. また足関節を背屈外反位にすることで症状が誘発される場合があり診断に有用である[21]. 足根管内の占拠性病変の同定には CT, MRI が有用であるが(❶), 足根管内を走行する組織動態に基づく病態の評価には超音波が適している[20]. 鑑別疾患として, 脊椎疾患による神経根障害や, 糖尿病性神経障害, 閉塞性動脈硬化症のほか, より近位部での脛骨神経の絞扼性障害(soleal sling syndrome[22]), 神経症状を呈さず同様の痛みを有する足底腱膜炎や足根管内の屈筋腱炎も重要である.

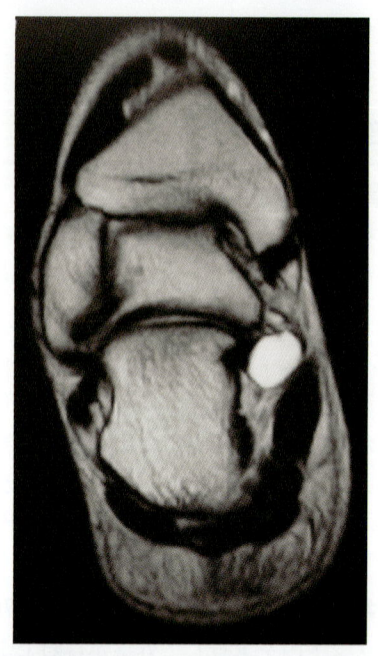

❶ 足根管症候群の MRI T2 強調像(足関節冠状断)
距骨下関節内側に囊胞性の腫瘤像を認める.

治療

筋力低下を伴わない場合は保存療法が第一選択となる. 足部の局所安静を促すほか, 後足部の動的不安定性を有する場合は, 足底板や装具療法が有効である. その他, ビタミン剤, 消炎鎮痛薬の投与を行う[23].

保存療法に抵抗する場合は手術療法を考慮するが, 占拠性病変が確認された場合と比較し, 明らかな病変が確認できない場合の手術療法の成績は不良である[24]. 手術は原則として, 屈筋支帯の切離に加えて占拠性病変の切除を行う(❷). 絞扼部位は入口部が多いが, 足底神経障害の場合は, 母趾外転筋起始部における絞扼であるため, 末梢部での絞扼の有無を確認する必要がある.

脛骨神経の剥離に際しては, 伴走血管を可能な限り温存すること, 踵骨内側枝の分岐は変異が多いため損傷しないことが重要である[24]. また, 距踵関節癒合症や足部変形を伴う場合は, 術後足底板の使用が効果的である.

■ Morton 病

総足底趾神経は, 内側および外側足底神経から

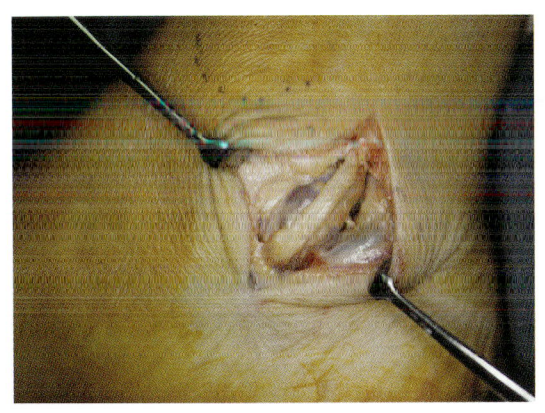

❷ 足根管症候群の術中所見
屈筋支帯を切離し，ガングリオンに圧排された脛骨神経が同定された.

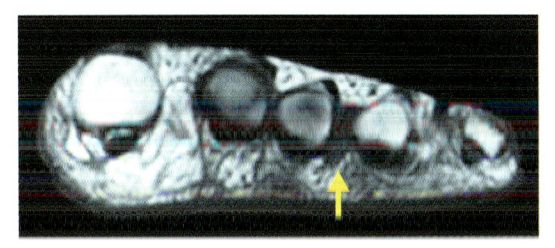

❸ Morton 病の MRI T1 強調像（足部冠状断）
第3趾間の中足骨頭レベルで腫瘤像（矢印）を認める.

分岐する純粋な知覚神経であり，中足骨頭部で深横中足骨間靱帯・足底腱膜・中手骨頭から形成される metatarsal tunnel を走行する．この部位での絞扼性末梢神経障害を Morton 病という[25].

発症部位は第3趾間が最も多く，次いで第2趾間にみられ，第1，4趾間で発症することはまれである．第3趾間での発症が多い原因として，第3総足底趾神経は，内側および外側の足底神経が合流し1本の総足底趾神経が形成されるため，神経の径が太いという解剖学的特徴が指摘されている[26]．また物理的な圧迫以外にも，足趾が MTP 関節で背屈位となることで，metatarsal tunnel で総足底趾神経が牽引される．槌趾変形や，ハイヒールの着用などは本症の誘因となりやすい.

症状と診断

趾間部および中足骨頭部の疼痛である．絞扼部位である中足骨間を足底から圧迫すると著明な放散痛があり，MTP 関節過背屈強制位で症状が増悪する．前足部で中足骨頭に内外側から圧迫をかける Mulder テストのほか，絞扼部位への局所麻酔薬の注入による症状の改善の有無も診断の一助となる[27]．半数以上に足趾の知覚異常を認めるが，認めない症例も多い．趾間部の開大現象を認める場合がある.

画像診断は，超音波，MRI が有用である．神経腫の有無を確認できるほか，metatarsal tunnel に

おける占拠性病変の有無を確認できる（❸）．しかし，無症候性の神経腫の存在も指摘されており，理学所見と組み合わせて診断する必要がある[26].

治療

安静の目的で，MTP 関節を背屈強制する靴を避けることが勧められる．足底板を用いて足のアーチを保持することで中足骨による足底趾神経への刺激を軽減することも有用である．鎮痛薬の内服のほか，絞扼部位への局所麻酔薬の注入が有用とされる.

保存療法に抵抗する場合は，深横中足靱帯の切離，神経剥離術，さらには神経腫の切除などを考慮する．ブロック注射の効果が持続しない場合，画像所見で神経腫が確認された場合はよい適応となる．神経剥離術は比較的再発の頻度が高く，神経切除術が選択される場合が多い[28].

足底からのアプローチでは，術後瘢痕痛や合併症が生じやすいため，背側からのアプローチが好ましい[29]．深横中足靱帯を切離し，中足骨間を十分に開大させて神経を露出させる（❹）．末梢側はそれぞれの趾神経に分岐した部位，中枢側は切断後の神経断端部が，荷重部に当たらないように切離する（❺）.

患者説明のポイント

下肢の絞扼性末梢神経障害は，腰椎疾患に伴う神経根障害や，糖尿病性神経障害，閉塞性動脈硬化症など，鑑別するべき疾患が多い．診断には，詳細な理学所見の採取や，画像所見，時には診断

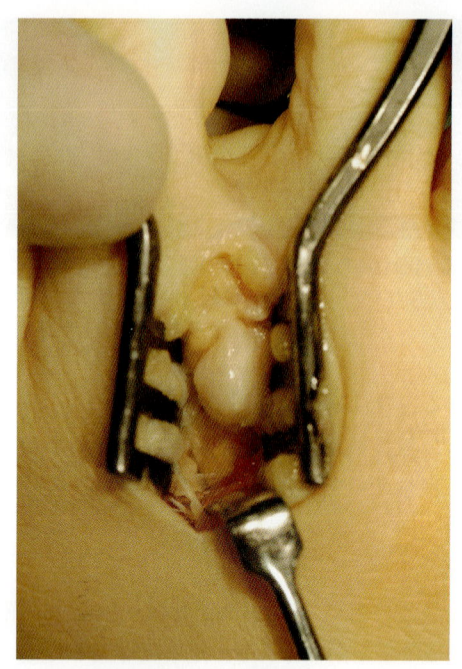

❹ Morton 病の術中所見（背側アプローチ）
深横中足靱帯を切離し，中足骨間を開大すると神経腫が同定できる.

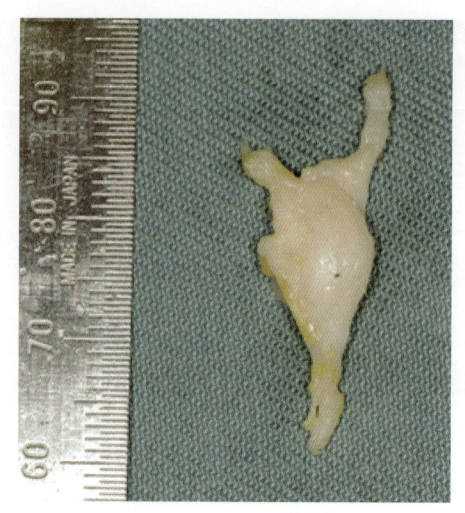

❺ Morton 病で摘出した神経腫

目的に超音波を用いて正確に絞扼点を同定しブロックを行うなど，段階的な診療が不可欠となる.

　治療も，明らかな占拠性病変がある場合は手術を行うものの，明らかな原因が特定できない場合もあり，装具などを用いた患部の安静など保存療法が主体となる. 症状の改善にはある程度の時間が必要であり，患者の訴えをうまく聴取して，診断に至ることが重要であると思う.

今後の展望

　下肢の末梢神経障害に対する保存療法，手術療法いずれに関しても日本，海外ともに明確なガイドラインは存在しない. このことは，下肢の末梢神経障害の診断自体が容易ではなく，診断基準を統一しにくいことも少なからず影響していると考えられる. 近年急速に普及してきた超音波やMRI の画像診断がさらに進化し，診断基準や治療方針が統一されることが予想されるが，十分なエビデンスがそろうことで，今後ガイドラインが作成されることを期待する.

（清水隆昌，田中康仁）

文献

1) Hunter LY, et al. The saphenous nerve：Its course and importance in medial arthrotomy. Am J Sports Med 1979：7：227-30.
2) Kalenak A. Saphenous nerve entrapment. Operative Techniques in Sports Medicine 1996；4：40-5.
3) Romanoff ME, et al. Saphenous nerve entrapment at the adductor canal. Am J Sports Med 1989；17：478-81.
4) Dumitru D, ed. Electrodiagnostic Medicine. Hanley and Belfus；1995.
5) Morganti CM, et al. Saphenous neuritis：a poorly understood cause of medial knee pain. J Am Acad Orthop Surg 2002；10：130-7.
6) Edwards JC, et al. Neurilemoma of the saphenous nerve presenting as pain in the knee：A case report. J Bone Joint Surg Am 1989；71：1410-1.
7) Lumsden DB, Kalenak A. The saphenous nerve：An external method for identifying its exit from the adductor canal. Orthop Rev 1993；22：451-5.
8) Worth RM, et al. Saphenous nerve entrapment：A cause of medial knee pain. Am J Sports Med 1984；12：80-1.
9) Aktan Ikiz ZA, et al. Dimensions of the anterior tarsal tunnel and features of the deep peroneal nerve in relation to clinical application. Surg Radiol Anat 2007；29：527-30.
10) Mulligan EP, McCain K. Common fibular（peroneal）neuropathy as the result of a ganglion cyst. J Orthop

Sports Phys Ther 2012 ; 42 : 1051.

11) Sawyer RJ, et al. Peripheral nerve injuries associated with anaesthesia. Anaesthesia 2000 ; 55 : 980-91.

12) Ryan MM, et al. Peroneal neuropathy from ankle-foot orthoses. Pediatr Neurol 2003 ; 29 : 72-4.

13) Bowley MP, Doughty CT. Entrapment neuropathies of the lower extremity. Med Clin North Am 2019 ; 103 : 371-82.

14) Poage C, et al. Peroneal nerve palsy : evaluation and management. J Am Acad Orthop Surg 2016 ; 24 : 1-10.

15) Singh G, Kumar VP. Neuroanatomical basis for the tarsal tunnel syndrome. Foot Ankle Int 2012 ; 33 : 513-8.

16) Frey C, Kerr R. Magnetic resonance imaging and the evaluation of tarsal tunnel syndrome. Foot Ankle 1993 ; 14 : 159-64.

17) Radin EL. Tarsal tunnel syndrome. Clin Orthop Relat Res 1983 ; 181 : 167-70.

18) Lopez-Ben R. Imaging of nerve entrapment in the foot and ankle. Foot Ankle Clin 2011 ; 16 : 213-24.

19) Espinosa N. Peripheral nerve entrapment around the foot and ankle. In : Miller MD, et al, eds. DeLee & Drez's Orthopaedic Sports Medicine : Principles and Practice. 4th ed. Elsevier/Saunders ; 2014. p.1351-68.

20) Fantino O. Role of ultrasound in posteromedial tarsal tunnel syndrome : 81 cases. J Ultrasound 2014 ; 17 : 99-112.

21) Kinoshita M, et al. The dorsiflexion-eversion test for diagnosis of tarsal tunnel syndrome. J Bone Joint Surg Am 2001 ; 83 : 1835-9.

22) Williams EH, et al. Soleal sling syndrome (proximal tibial nerve compression) : Results of surgical decompression. Plast Reconstr Surg 2012 ; 129 : 454-62.

23) Hudes K. Conservative management of a case of tarsal tunnel syndrome. J Can Chiropr Assoc 2010 ; 54 : 100-6.

24) Pfeiffer WH, Cracchiolo A III. Clinical results after tarsal tunnel decompression. J Bone Joint Surg Am 1994 ; 76 : 1222-30.

25) Morton TG. A peculiar and painful affection of the fourth metatarsophalangeal articulation. Am J Med Sci 1876 ; 71 : 37-45.

26) Bencardino J, et al. Morton's neuroma : is it always symptomatic? AJR Am J Roentgenol 2000 ; 175 : 649-53.

27) Peters PG, et al. Interdigital neuralgia. Foot Ankle Clin 2011 ; 16 : 305-15.

28) Title CI, Schon LC. Morton neuroma : Primary and secondary neurectomy. J Am Acad Orthop Surg 2008 ; 16 : 550-7.

29) Akermark C, et al. A prospective randomized controlled trial of plantar versus dorsal incisions for operative treatment of primary Morton's neuroma. Foot Ankle Int 2013 ; 34 : 1198-204.

第**4**章 腫瘍

軟部腫瘍

概要

　軟部腫瘍とは軟部組織から発生する腫瘍の総称である．筋肉，脂肪，血管や末梢神経組織から発生する腫瘍であるが，由来細胞の明らかでないものも少なくない．軟部腫瘍の診断には MRI と病理組織検査が重要である．悪性軟部腫瘍は発生頻度が少なく，希少がんに属する．悪性軟部腫瘍の外科的切除には腫瘍の反応層の外で切除する広範切除が必須である．悪性軟部腫瘍には抗癌剤化学療法が必要な症例もあり，適切な判断が要求される．悪性軟部腫瘍の治療はあくまでも十分な知識と経験をもった医師が行うべきものである．

診療ガイドラインの現況

　2005 年に「軟部腫瘍診断ガイドライン」が刊行された．その後，PET などの新しい画像診断技術の進歩や遺伝子診断が普及した．また，軟部腫瘍の診療には骨軟部腫瘍の専門家以外にも，一般整形外科医，皮膚科医，形成外科医，腫瘍内科医，放射線科医などが関係することがある．そこで関連する医療従事者に軟部腫瘍診療の基本的な方針について知っておいてもらうため，治療に関する内容を追加して 2012 年に「軟部腫瘍診療ガイドライン 2012」として改訂された．近年，高悪性度の非円形細胞肉腫の四肢発生例を対象にドキソルビシンとイホスファミドの効果が認められている．さらに，新たな薬剤が軟部肉腫の治療に使用可能となっている．そこで，2 回目の改訂作業が現在進行中である．

標準診療のポイント

● MRI による評価が重要である．
● 高頻度で遭遇する良性腫瘍は特徴的な所見を呈することが多い．

疫学

　全国軟部腫瘍登録一覧表（2015）[1] において頻度の高い軟部腫瘍として，脂肪腫，神経鞘腫，血管腫などが挙げられる．悪性腫瘍としては脂肪肉腫，悪性線維性組織球腫（MFH；現在は主として未分化多形肉腫［UPS］）[2,3]，粘液線維肉腫，平滑筋肉腫，滑膜肉腫，悪性末梢神経鞘腫瘍が挙げられる．

　好発年齢は 60 歳代をピークに 30 歳代から 70 歳代までであるが，組織型により好発部位や好発年齢を有する腫瘍が存在する．乳幼児には，良性では脂肪芽腫，悪性では線維肉腫が多く，小児では，良性では血管腫，神経線維腫，悪性では横紋筋肉腫が多い．思春期・若年成人では，良性はガングリオン，結節性筋膜炎，悪性では滑膜肉腫，神経肉腫，骨外性 Ewing 肉腫，類上皮肉腫などが多い．中高年には，良性では脂肪腫，神経鞘腫，悪性では脂肪肉腫，UPS が多い[4-6]．

　発生部位では，良性腫瘍では弾性線維腫は肩甲骨下角部，神経鞘腫は上腕部，色素性絨毛結節性滑膜炎は大関節内に多い．さらに手には手掌腱膜症状，グロムス腫瘍，ガングリオン，腱鞘巨細胞腫が多い．軟部肉腫は一般的に大腿に多いが，類上皮肉腫は前腕や手，滑膜肉腫は関節近傍に多い．

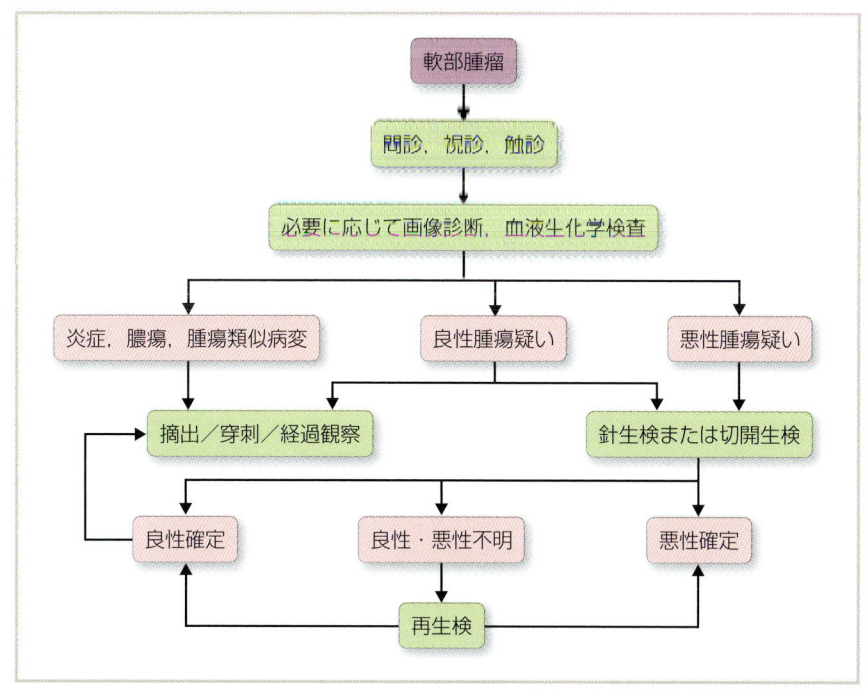

❶ 軟部腫瘍診断アルゴリズム
（日本整形外科学会診療ガイドライン委員会，軟部腫瘍診療ガイドライン策定委員会編．軟部腫瘍診療ガイドライン2012．南江堂；2012[6]．p.4より）

診断

「軟部腫瘍診療ガイドライン 2012」[6]から，軟部腫瘍診断アルゴリズム（❶）と軟部肉腫治療アルゴリズム（❷）を示す．

■ 身体所見

増大する腫瘤として自覚することが多い．悪性腫瘍は深在性発生の傾向がある．腫瘍の大きさに関しては，一般的には5 cm超の腫瘍は悪性腫瘍である可能性が高いが，悪性腫瘍でも5 cm以下のものが1/4程度は存在する[6]．

■ 画像診断

単純X線検査により，腫瘍の局在，骨腫瘍との鑑別，腫瘍内の石灰化などがわかることがある．超音波やCTが使われることもあるが，それらだけでは腫瘍の性状の把握や浸潤範囲の評価，切除範囲の決定などは難しい．

軟部腫瘍の診断では，まずMRIによる評価を行うことが最も重要であり，腫瘍の性状，神経や血管との位置関係，腫瘍の浸潤範囲の判定を検討するのに必須の検査である．MRIが診断に特に有用な腫瘍は，脂肪腫，神経鞘腫，血管腫，ガン

グリオン，滑液包炎，リンパ管腫などであり，特徴的な所見により診断価値がある（❸〜❺）．高頻度で遭遇する良性腫瘍は特徴的な所見を呈し，特徴的でないものは悪性である可能性があることを念頭におくべきである．

PETについては，良悪性診断・病期診断・化学療法の効果判定に対しての有用性が報告されているが，偽陽性や偽陰性も報告されている．

また，近年注目されている所見に，腫瘍が筋膜に沿って広がる tail sign がある（❻）．粘液線維肉腫で73%，UPSで67%に出現する[9,10]．

■ 生検による診断

主に針生検と切開生検を使い分ける．切開生検時には，①皮膚切開を四肢長軸に沿って入れ，②進入経路として重要な神経血管の近傍は避け，筋間ではなく筋内に設定し，③進入経路の皮下組織や筋の剥離は最小限にとどめ（❼）[6]，④生検後に血腫が生じないよう確実に止血し，⑤ドレーンを留置する場合には，皮膚切開上あるいはその延長線上のすぐ近傍に出すことなどに気をつける．生検の進入ルートは，後に腫瘍と一緒に切除する必要がある．

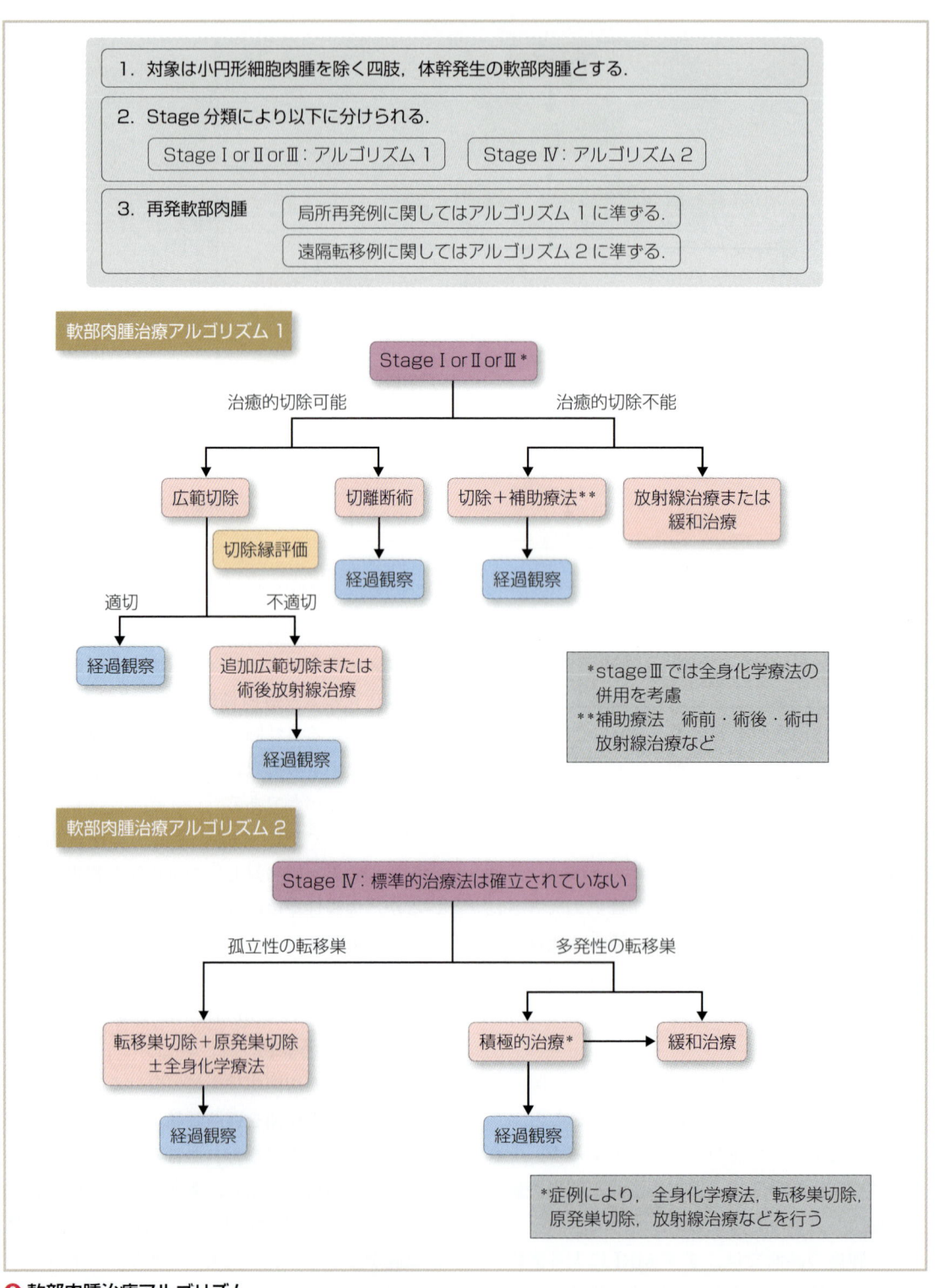

❷ 軟部肉腫治療アルゴリズム

stage 分類は, American Joint Committee on Cancer System (AJCC system)[7], Union for International Cancer Control Study (UICC system)[8] を参照されたい.

(日本整形外科学会診療ガイドライン委員会, 軟部腫瘍診療ガイドライン策定委員会編. 軟部腫瘍診療ガイドライン 2012. 南江堂; 2012[6]. p.5 より)

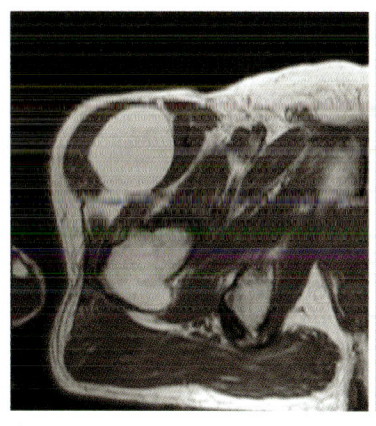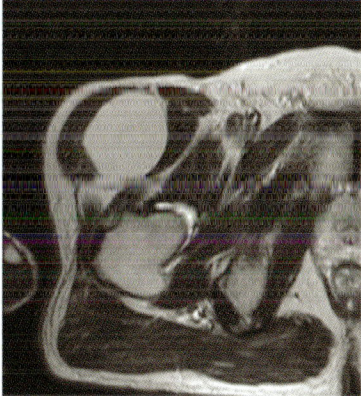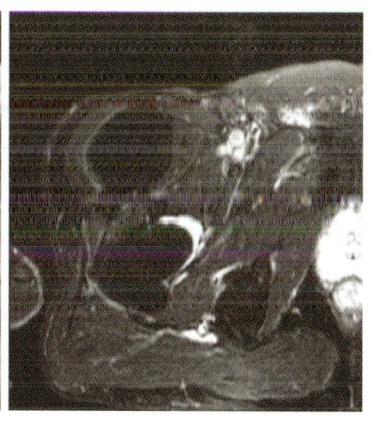

❸ 脂肪腫

78 歳, 男性. 股関節前外側面部の腫瘍. T1 で高信号, T2 で高信号, T2 脂肪抑制画像で低信号となる.

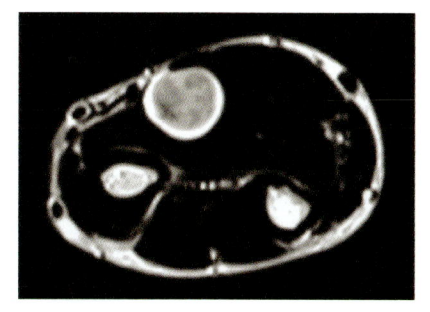

❹ 神経鞘腫

43 歳, 男性. 前腕神経鞘腫.
T2 での中心部の低信号部分は細胞成分が多い領域, 周辺の高信号部分は myxoid 変性領域である. 典型的な target sign を呈する.

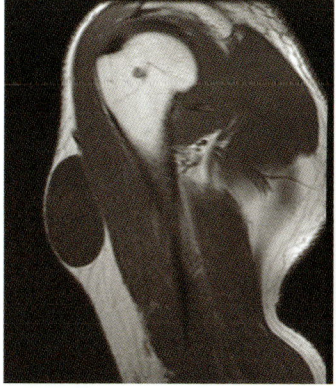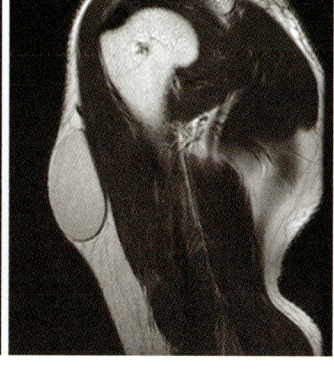

❺ 類皮嚢腫

35 歳, 男性. 上腕近位外側部アテローム. 皮下脂肪内に, 均一な T1 低信号, T2 高信号の腫瘍を認める.

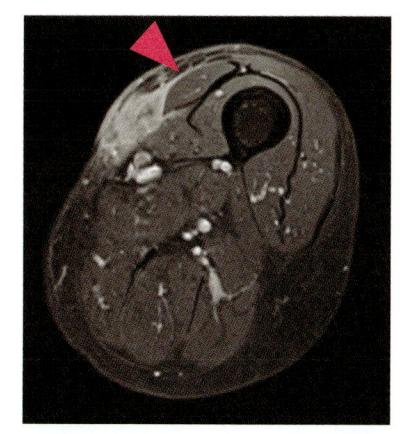

❻ 左大腿 UPS

85 歳, 女性. 腫瘍は筋膜に接して存在する. T1 (脂肪抑制) 造影画像で高信号を呈する. 筋膜上の浸潤として tail sign が認められる (頭).
(尾﨑敏文. 軟部腫瘍. 今日の疾患辞典. カイ書林; 2019[11] より)

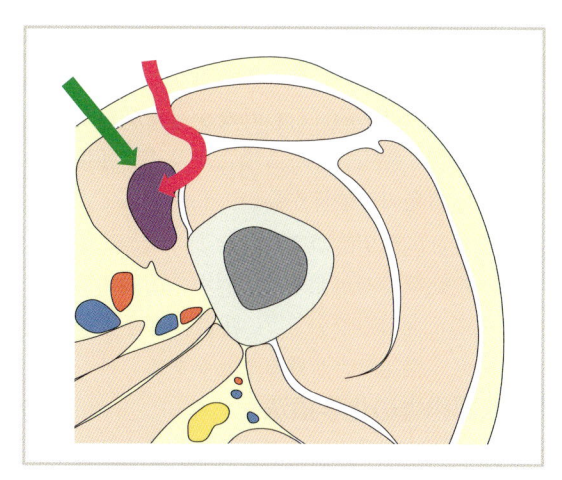

❼ 切開生検と腫瘍へのアプローチ

緑色の矢印のように, 筋肉中央を貫通させて腫瘍にアプローチする. 赤色の矢印のようにアプローチすると, 多くの筋肉や筋間が腫瘍細胞で汚染される.

一方，切除生検の適応は，①腫瘍の大きさが針生検または切開生検を行うには小さすぎること，②皮下にあること，③重要な血管神経などとは離れていて，切除生検時にこれらを剥離する必要がないこと，④MRIなどの術前画像検査が行われていること，が重要である．

分子生物学的診断

滑膜肉腫，骨外性Ewing肉腫，胞巣型横紋筋肉腫，明細胞肉腫，胞巣状軟部肉腫など，腫瘍特異的な染色体転座とそれに伴う融合遺伝子が存在する腫瘍では非常に有用であるが，HE染色や免疫組織化学的検査の結果なども含めて総合的に診断することが重要である．

治療

軟部肉腫に対する治療では外科的切除術が必須である．症例により抗癌剤化学療法や放射線治療も行われる．

手術

悪性腫瘍切除時の適切な切除縁は，正常組織で腫瘍を包み込むように腫瘍反応層の外で切除する広範切除縁（wide margin）である[12]．広範切除縁のうち，inadequate wide marginは腫瘍から1cm以下，adequate wide marginは2cm以上離して切除する切除縁である[13]．

手術だけでは適切な切除縁の確保が困難な症例には，補助療法として放射線治療などを併用する場合がある．計画的に行われなかった腫瘍切除の後は不適切な切除縁である場合が多く，腫瘍の残存による再発の可能性が高い．したがって，原則として追加広範切除が必要となる．追加広範切除を行った症例での再発率は初回から広範切除を行ったものと変わらない[14,15]．患肢温存手術後は症例に応じて機能障害が残ることがある．

軟部肉腫の化学療法

小円形細胞肉腫に区分される横紋筋肉腫や骨外性Ewing肉腫と，紡錘形細胞肉腫に区分されるUPS，滑膜肉腫，平滑筋肉腫などに区分することができる．円形細胞肉腫である横紋筋肉腫など

には抗癌剤化学療法が必要である．Ewing肉腫にはVDC-IE療法（ビンクリスチン，アドリアマイシン，シクロホスファミド，イホスファミド，エトポシド）などの多剤併用療法が用いられている．横紋筋肉腫に対してはVAC療法（ビンクリスチン，アクチノマイシンD，シクロホスファミド）が行われる．

悪性軟部腫瘍の大多数を占める非円形細胞肉腫に対してはJCOG0304試験，すなわち「高悪性度非円形細胞軟部肉腫に対するIfosfamide，Adriamycinによる術前術後補助化学療法の第II相臨床試験」では，ドキソルビシンおよびイホスファミドを術前3コース，術後2コース投与することにより非常に良好な結果が得られている[16]．近年，軟部肉腫に対してゲムシタビン＋ドセタキセルが用いられることもあり，「高悪性度非円形細胞肉腫に対するadriamycin，ifosfamideによる補助化学療法とgemcitabine，docetaxelによる補助化学療法とのランダム化第II/III相試験」がJCOG1306試験として行われている．

なお，近年パゾパニブ（2012年9月），トラベクテジン（2015年9月），エリブリン（2016年2月）が軟部肉腫に対して有効性が認められ[17-19]保険収載されている．パゾパニブは経口投与であるが，それぞれ決められた時間で，トラベクテジンは点滴静注，エリブリンは静脈内投与する．

軟部肉腫の放射線療法

悪性腫瘍切除時に適切な切除縁の獲得が困難な場合には，補助療法として放射線治療を併用する場合がある．放射線治療の併用は局所再発率を低下させる．切除不能な骨原発腫瘍に対する重粒子線治療，Ewing肉腫を含む小児固形癌に対する陽子線治療が，それぞれ2016年度より保険適用となった．

患者説明のポイント

治療の第1目的は救命であることをしっかり理解する必要がある．四肢を温存することで再発の可能性が高くなる場合は，再発すれば予後が悪く

なることを十分に説明する．また，患肢温存手術後は症例に応じて機能障害が残ることがある．転移先は肺が多いが，転移再発も術後経過観察で早期に発見することが重要であり，10 年以上にわたる長期的な外来での経過観察が重要である．

専門医へのコンサルト

悪性軟部腫瘍は希少がんに属し，各施設の経験症例数は多いものではなく，セカンドオピニオンを申し込まれる可能性がある．診断，治療には専門的な知識が必要であり，骨軟部腫瘍治療専門施設への紹介が望ましい（日本整形外科学会　骨・軟部腫瘍診断治療相談コーナー［https://www.joa.or.jp/public/bone/files/born_consultation_corner.pdf］を参照できる）．

現状の問題点と将来への課題

近年，新たな分子標的薬が軟部肉腫の治療に使用できるようになった．さらに将来的に使用可能な薬剤が増えていくと思われる．希少がんであるために，今後も定期的に化学療法の効果に関しては，オールジャパン体制でエビデンスを集積していく必要がある．

軟部腫瘍の診療は，最初に診察を担当した医師が見極めを誤ると不適切な対応が行われることになり，患者が被る不利益は計り知れない．あくまでも悪性腫瘍の治療は十分な知識と経験をもった専門医が行うべきものである．

（尾﨑敏文）

文献

1) 日本整形外科学会　骨・軟部腫瘍委員会，国立がん研究センター編．全国軟部腫瘍登録一覧表．2015.
2) 尾﨑敏文．悪性軟部腫瘍．井樋英二ほか編．標準整形外科学．第 13 版．医学書院；2016. p.386-95.
3) Fletcher CDM, et al. Undifferentiated/unclassified sarcomas. In：Fletcher CDM, et al. eds. WHO Classification of Tumours of Soft Tissue and Bone. 4th ed. World Health Organization；2013.
4) 岩本幸英．外来で見逃さない骨・軟部腫瘍 ABC．メジカルビュー社；2005.
5) 日本整形外科学会診療ガイドライン委員会，軟部腫瘍診断ガイドライン策定委員会編．軟部腫瘍診断ガイドライン．南江堂；2005.
6) 日本整形外科学会診療ガイドライン委員会，軟部腫瘍診療ガイドライン策定委員会編．軟部腫瘍診療ガイドライン 2012．南江堂；2012.
7) Edge SB, et al (eds). AJCC Cancer Staging Handbook：From the AJCC Cancer Staging Manual. 7th ed. Springer；2010. p.147-55.
8) UICC（国際対がん連合）日本委員会 TNM 委員会訳．TNM 悪性腫瘍の分類．第 7 版．日本語版．金原出版；2010. p.147-151.
9) Lefkowitz RA, et al. Myxofibrosarcoma：prevalence and diagnostic value of the "tail sign" on magnetic resonance imaging. Skeletal Radiol 2013；42：809-18.
10) Yoo HJ, et al. MR imaging of myxofibrosarcoma and undifferentiated sarcoma with emphasis on tail sign；diagnostic and prognostic value. Eur Radiol 2014；24：1749-57.
11) 尾﨑敏文．軟部腫瘍．永井良三ほか編．今日の疾患辞典．カイ書林；2019.
12) 日本整形外科学会 骨軟部腫瘍委員会編．整形外科・病理　悪性軟部腫瘍取扱い規約．第 3 版．金原出版．2002.
13) Kawaguchi N, et al. The concept of curative margin in surgery for bone and soft tissue sarcoma. Clin Orthop Relat Res 2004；419：165-72.
14) Fiore M, et al. Prognostic effect of re-excision in adult soft tissue sarcoma of the extremity. Ann Surg Oncol 2006；13：110-7.
15) Arai E, et al. Clinical and treatment outcomes of planned and unplanned excisions of soft tissue sarcomas. Clin Orthop Relat Res 2010；468：3028-34.
16) Tanaka K, et al. Perioperative chemotherapy with ifosfamide and doxorubicin for high-grade soft tissue sarcomas in the extremities（JCOG0304). Jpn J Clin Oncol 2015；45：555-61.
17) Schöffski P, et al.；European Organisation for Research and Treatment of Cancer（EORTC）Soft Tissue and Bone Sarcoma Group（STBSG). Activity of eribulin mesylate in patients with soft-tissue sarcoma：a phase 2 study in four independent histological subtypes. Lancet Oncol 2011；12：1045-52.
18) van der Graaf WT, et al.；EORTC Soft Tissue and Bone Sarcoma Group；PALETTE study group. Pazopanib for metastatic soft-tissue sarcoma（PALETTE）：a randomised, double-blind, placebo-controlled phase 3 trial. Lancet 2012；379：1879-86.
19) Kawai A, et al. Trabectedin monotherapy after standard chemotherapy versus best supportive care in patients with advanced, translocation-related sarcoma：a randomised, open-label, phase 2 study. Lancet Oncol 2015；16：406-16.

骨転移

概要

　近年のがん治療の進歩はめざましく，医療の技術革新や新規薬剤開発により，がん患者の生命予後は大きく改善している[1]．一方で，治療期間が長期化し，がん罹病期間中に骨転移を生じる患者が増加している[2]．骨転移は，患者の生命予後に直接影響を及ぼすことは少ないが，病的骨折や脊髄麻痺を生じ，患者のQOLを著しく低下させる．したがって，骨転移を適切に治療することが，がん診療全体にとって重要なテーマになっている．骨転移は多くのがん患者に認められ，原発部位では前立腺がん，乳がん，肺がんなどで骨転移を生じる比率が高く，他のがん腫においても，進行例や罹病期間が長期化した例で生じることが多い．骨転移の治療は，鎮痛薬，放射線療法，外科的治療，骨修飾薬（bone modifying agent：BMA），アイソトープ治療，骨セメントを用いた椎体形成など，多くのモダリティがある[3]．しかし，その治療選択に関する明確な指標は存在せず，がん診療の現場で躊躇することがある．

診療ガイドラインの現況

　骨転移診療に従事する医療者に対して，標準的治療の概要および診療プロセスや患者アウトカムを改善することを目的に，日本臨床腫瘍学会に日本整形外科学会，日本泌尿器科学会，日本放射線腫瘍学会が協力する形で，2015年3月に「骨転移診療ガイドライン」が作成された[3]．エビデンスの強さについては「Minds診療ガイドライン作成の手引き2014」[4]に準拠し，推奨度の決定はデルファイ法[5]によって定められている．現在，第2版作成に向けて準備が進められている．

標準診療のポイント

- すべての悪性腫瘍で骨転移を生じる可能性があり，骨転移の病態は多岐にわたる．「骨転移診療ガイドライン」[3]では，整形外科的治療，放射線療法，薬物療法，緩和ケア，リハビリテーション，看護の6分野からアプローチがなされており，そのアルゴリズムを❶に示す．
- 各原発がんの治療は，分子標的薬の出現により急速に進歩しており，治療方針決定には，原発診療科担当医と関連する診療科によるCancer Boardで協議することが望ましい．
- 整形外科的には，力学的強度や神経学的診断，そしてこれらに基づく安静度指示や装具療法，手術が治療のモダリティとして挙げられている．脊髄麻痺は原則48時間以内の緊急手術，病的骨折も可及的すみやかな手術を行い，その回復に努めることになる．
- 手術の適否や術式の選択は，予後予測スコアリング[6]により，手術なし，姑息的手術，局所根治的手術などの方法を選択する．
- 放射線療法は，骨転移の痛みを軽減する目的で主に行われる．麻痺の治療に対する48時間以内の緊急照射や緊急手術を行った後の術後照射，病的骨折や脊髄圧迫を予防する目的の照射も行われているが，放射線療法による再石灰化が病的骨折を減少させるというエビデンスはない．
- 病理組織学的にがんの確定診断がなされていないが，画像および臨床的に骨転移と診断された場合，病的骨折や脊髄圧迫の高リスク症例には，緊急手術や緊急放射線療法を施行する．
- 骨転移に対する薬物療法には，がん細胞に直接働きかけ，その増殖を阻害する化学療法やホルモ

ン療法，骨転移における骨破壊の原因となる破骨細胞に作用する骨修飾薬，主としてがん性疼痛緩和を目的に使用される内照射薬としてストロンチウム-89 がある.

- 骨転移における緩和ケアの意義は，痛みを和らげるとともに，骨転移や麻痺を抱えながらその人らしく生活できるようにサポートすることである.
- 骨転移の痛みは，安静時痛と休動時痛があり，安静時痛には非オピオイド鎮痛薬，オピオイド鎮痛薬を用い，休動時痛に対してはレスキュー薬を使用する.
- 骨転移に対するリハビリテーションは，放射線療法，外科的治療，骨修飾薬を用いた薬物療法と並行して，痛みが最小限になる環境調整や安静臥床の長期化による廃用症候群回避のため行われる.
- 骨転移患者に対する看護は，QOL（quality of life）維持のための各種治療効果の最大化と心理的，社会的苦痛に対して家族を含めた支援を行うことを目的とする.

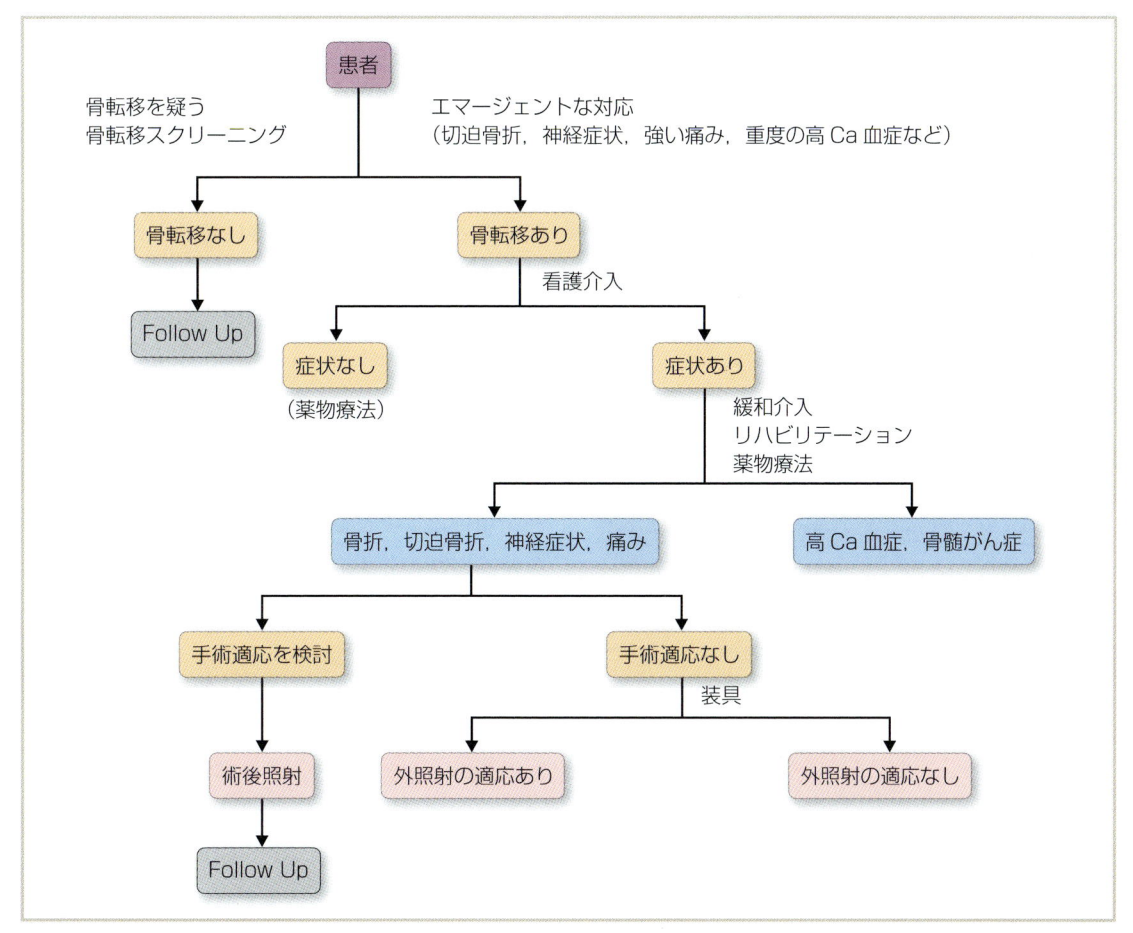

❶ 骨転移診療のアルゴリズム
（日本臨床腫瘍学会編．骨転移診療ガイドライン．南江堂；2015[3] をもとに作成）

骨転移の疫学

すべてのがんが骨転移を生じる可能性はあるが，骨転移の実際的な頻度に関しては世界的に正確なデータはみられない．日本では，剖検例の骨転移を組織学的に調査した森脇らの報告（❷）[7]が用いられることが多いが，各がんの発生件数が異なるため，実際の骨転移患者数は，これらを加味した数になると思われる．

骨転移を有する患者の予後

一般に骨転移の生命予後は不良と考えられているが，全身転移を伴う骨転移かどうかでその予後は異なる．遠隔転移を有する乳がんでは，骨転移のみの患者の生命予後は，他臓器転移を有する患者より良好である．この傾向は他のがんでも同様であり，片桐らが前方視的観察研究で考案したスコア[6]でも骨転移以外の他臓器転移は予後不良因子になっている．

❷ 骨転移の頻度

原発臓器	剖検での頻度（%） （四国がんセンター1959〜1997年）
乳腺	75.2
前立腺	75.0
肺	54.3
甲状腺	50.0
腎	31.3
頭頚部	30.7
子宮	27.8
食道	24.6
卵巣	22.9
大腸	22.7
胃	22.5
膵臓	21.3
胆道	17.4
肝臓	16.8
膀胱	13.0

（森脇昭介ほか. 病理と臨床 1999[7] より）

骨転移の診断

■ 症状

骨転移の症状はその発生部位により多彩であり，骨関連事象（skeletal related event：SRE）の種類と関係する．具体的には，病的骨折による痛み，脊髄圧迫による麻痺，高カルシウム血症による食欲不振などがあり，脊髄圧迫は前立腺がんに多く，高カルシウム血症は乳がんに多い．

がん患者における治療抵抗性の痛みや安静時痛，進行性の神経障害は，脊髄圧迫の可能性が高く，手術や放射線治療を緊急で行う必要がある．また，悪心や倦怠感，精神症状は，高カルシウム血症を示唆しており，血清カルシウム値が12 mg/dL を超えると不整脈による突然死の可能性があるため，カルシウム値の補正を行う必要がある．

■ 血液生化学

各がん腫による腫瘍マーカーは，その病勢を反映することが多い．骨転移に特化したものとして，骨代謝マーカーがある．骨転移に対して用いられる骨修飾薬は，破骨細胞や RANKL（receptor activator of nuclear factor kappa-β ligand）を標的とした薬剤だが，骨修飾薬に関するアメリカ臨床腫瘍学会のガイドラインでは，臨床試験以外では骨修飾薬治療のモニタリングに骨代謝マーカーを用いることは勧められないとしており，「骨転移診療ガイドライン」でも日常診療で使用すべきエビデンスはないとしている．

■ 画像診断

骨転移の画像診断としては，X 線，CT，MRI，骨シンチグラフィー，FDG-PET が用いられることが多い．骨シンチは，骨転移検出における感度は高いが特異度が低く，SPECT の併用により特異度の改善が認められる[8]．FDG-PET は，骨シンチより高い感度と特異度を有している．溶骨性骨転移の正診率が高く，造骨性骨転移で低いとの報告があるが，CT を併用することでその正診率が向上するとされている（❸）[9]．MRI は骨シンチと比較して，高い感度と特異度で骨転移を検出可能であり，被曝がない点でもその優位性は高い．

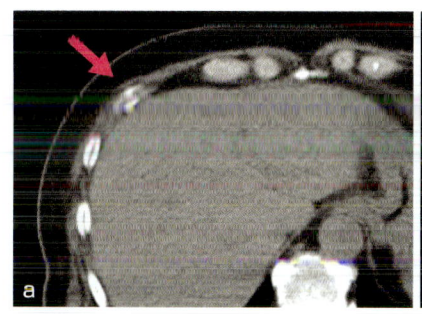
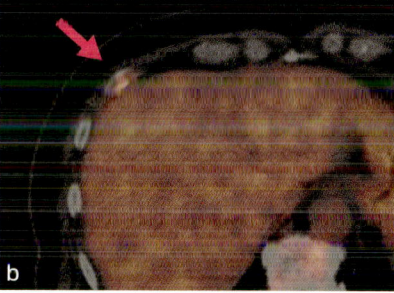

❸ 前立腺がん骨転移の PET-CT
単純CTで左肋骨に骨硬化を認める（a, 矢印）. PET-CTで骨硬化に一致して肋骨骨髄内にFDGの集積を認め, 骨転移の診断となる（b）.

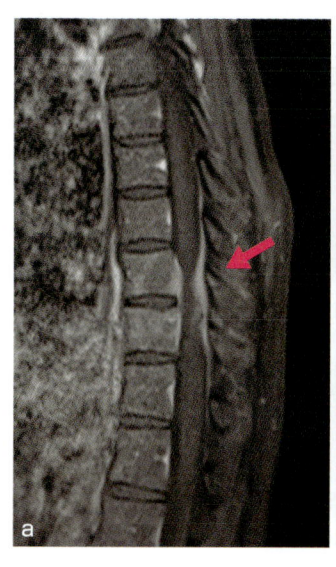
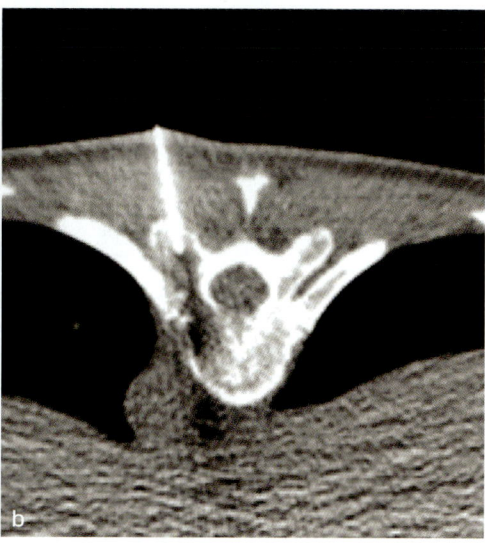

❹ 原発不明脊椎転移に対するCTガイド下生検
造影MRIで胸椎硬膜外に進展する腫瘍性病変を認める（a, 矢印）. 腹臥位としCTガイド下で左椎弓根から椎体内に生検針を進めて検体を採取（b）. 病理検査の結果, 卵巣がん骨転移であることが明らかになった.

　以上より, これら複数のモダリティを併用して骨転移における画像診断を行うことが, エビデンスCで推奨されている. また, 骨転移に関する画像による治療効果判定は, CTやMRIで測定可能な軟部組織成分を含む溶骨性骨病変や混合性骨病変で試みられている状況であり, 現時点で明確なエビデンスを有する評価法は存在しない.

■ 病理組織検査

　骨転移に対する生検は, 良性骨病変を除外する場合に有効であるが, 臨床的に骨転移が強く疑われる場合は行わないことが多い. 原発不明骨転移や複数のがん治療歴があり, 腫瘍マーカーを含む血液生化学検査や画像診断で原発巣を決めることができない場合は, 病理組織検査を行うことがある. 方法は, CTガイド下の針生検（❹）が低侵襲で一般的だが, 必要に応じて切開生検も行われる.

骨転移の治療

■ 外科的治療

　骨転移による病的骨折や脊髄圧迫は患者のQOLを著しく低下させる. これらのSREを短期的に解決できる方法として手術療法がある[10, 11]. しかし, 手術により合併症を生じた場合は, QOLの改善は見込めず, 原発巣に対する治療の障害になる. したがって, 患者の生命予後にも影響を与える可能性があり, 骨転移に対する手術適応は慎重に検討する必要がある.

　骨転移の病態は複雑であり, 原発巣, 分子標的薬を含む化学療法や放射線療法に対する感受性, 患者の年齢, 生命予後など多くの要素を勘案して決める必要がある. このような患者の多様な要素をスコア化し術式を決定する方法として, 徳橋スコア[12]や新片桐スコア[6]がある. 徳橋スコアは

❺ 新片桐スコア

	Score
1. 原発巣の種類	
Slow growth	0
Moderate growth	2
Rapid growth	3
2. 内臓または脳転移	
なし	0
結節性転移	1
播種性転移	2
3. 血液検査異常	
Normal	0
Abnormal	1
Critical	2
4. Performance status 3 4	1
5. 過去化学療法あり	1
6. 多発骨転移	1
Total	10

(Katagiri H, et al, 2014 より抜粋)

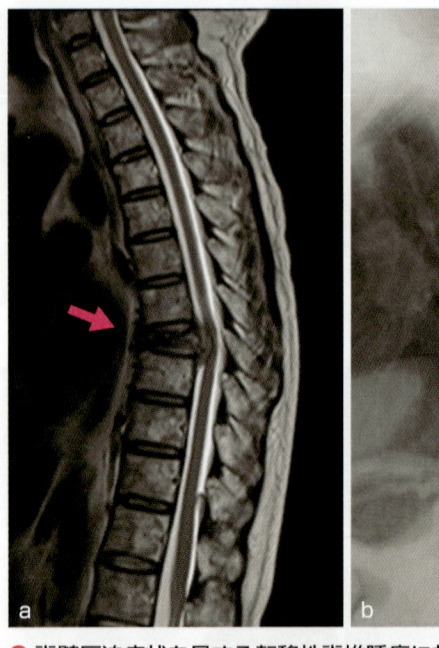

❻ 脊髄圧迫症状を呈する転移性脊椎腫瘍に対する手術
椎体の圧迫骨折を伴い硬膜外に進展し脊髄を圧迫する骨転移を認め（矢印），背部痛と両下肢の筋力低下を呈していた（a）．緊急手術で後方除圧を行い，経皮的にスクリューを挿入し後方固定を追加し（b），疼痛と筋力低下の回復を認めた.

PS（performance status），脊椎転移数，脊椎以外の骨転移数，原発巣の種類，主要臓器転移の有無，麻痺の状態を点数化し予後を予測し術式を決める．新片桐スコアは，PS，原発巣の種類，内臓または脳転移の有無，多発骨転移の有無，化学療法歴，検査データに基づいて予後を予測し術式を決める方法であり，スコア別の6か月生存率は，0～3点が98.1%，4～6点が74.0%，7～10点が26.9%となっている（❺）[6].

脊髄圧迫症状を呈する転移性脊椎腫瘍に対する手術

転移性脊椎腫瘍は，椎体の病的骨折や腫瘍の骨外浸潤により脊髄を圧迫し，脊髄麻痺を生じる．手術は，麻痺を改善し患者のQOLを改善する目的で行われる（❻）．転移性脊椎腫瘍に対する手術の有用性に関しては，原発腫瘍の放射線感受性が高くない場合，手術と放射線療法の併用が，放射線療法単独より術後機能の改善に有効であることがランダム化比較試験で示されており[13]，ガイドラインではエビデンスBで推奨されている．

病的骨折や切迫骨折リスクのある四肢長管骨骨転移に対する手術

骨の力学的強度破綻からの回復，痛みの軽減，患肢機能とQOL改善を目的に行われる（❼）．四肢長管骨骨転移が実際に病的骨折に至るリスクを評価する方法としてMirelsスコア[14]（❽）がある．この評価法では，骨転移の部位，骨破壊の性状，大きさ，痛みの有無を項目として骨転移の状態をスコア化し骨折リスクの評価を行い，手術適応を決める．

■ 装具療法

一般的に，骨転移に対する治療は低侵襲であることが望ましく，装具療法は常に考慮する必要がある．病的骨折の局所治療や予防，応急処置としての外固定や免荷はエビデンスCで強く推奨されている．

■ 放射線療法

骨転移に対する放射線療法は，日常的に多くの症例に対して行われており，特に疼痛緩和における有効性は周知の事実である．方法は，30

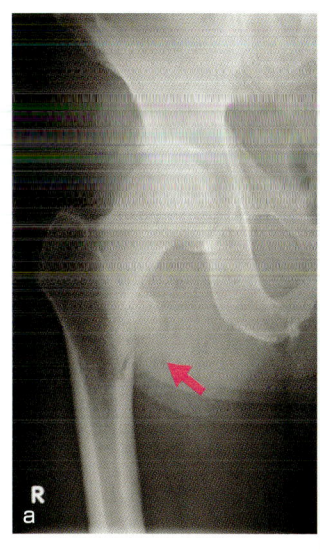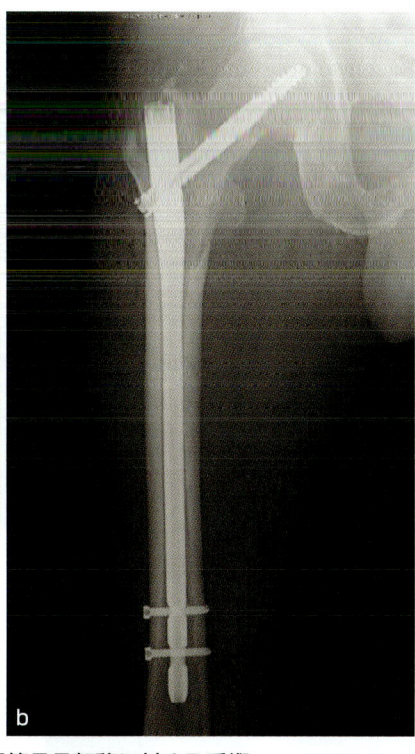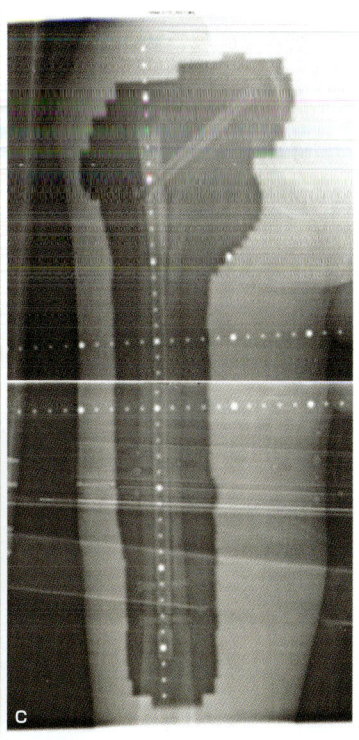

❼ 切迫骨折リスクのある四肢長管骨骨転移に対する手術

荷重時痛による歩行困難で整形外科を受診．右小転子骨皮質の一部消失を伴う骨転移を認めた（a, 矢印）．髄内釘手術（b）に術後放射線療法（c）を追加し骨の支持性を回復し，歩行可能となった．

❽ Mirels スコア

スコア	部位	X 線所見	大きさ	疼痛
1	上肢	骨硬化型	< 1/3	軽度
2	転子部近傍以外の下肢	混合型	1/3〜2/3	中等度
3	転子部近傍	溶骨型	> 2/3	機能障害

リスク	スコア合計	治療法
切迫骨折	≧ 9	予防的固定
境界	8	固定を検討
リスク小	≦ 7	非手術的治療

Gy/10 回や 20 Gy/5 回などの分割照射，8 Gy/1 回の単回照射が一般的であり，どの方法によっても有意差なく除痛効果が得られる[15]．除痛効果は約半数で治療後 3 週間以内に認められ，これらの傾向は，高いエビデンスで確認されている[16]．したがって，骨転移の疼痛緩和に対しては外照射が，エビデンス A で強く推奨されている．

除痛以外の効果に関しては，病的骨折や脊髄圧迫の予防効果に関する報告があるが，転移巣の大きさや原発巣など，他の要素を加味して治療を選択する必要がある（❾）．

■ 経皮的椎体形成術

転移性脊椎腫瘍に対して，経皮的に椎体に骨セメントを注入して椎体の支持性を改善し疼痛緩和を行う方法である（❿）．なんらかの理由により，後方固定などの手術が不可能で体動時痛が著しい場合に，本法は有効である．手技の適応と判断ができ，技術に習熟した医師により行われる手

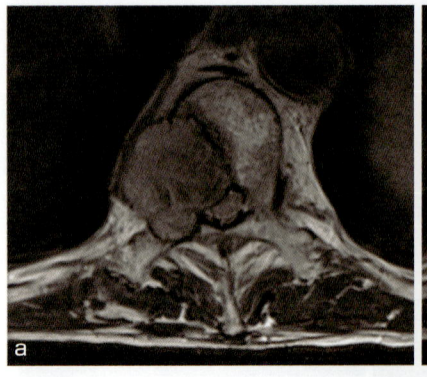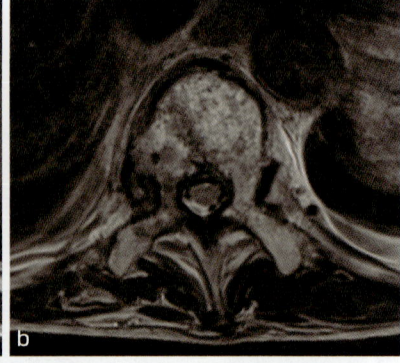

❾ 転移性脊椎腫瘍に対する放射線治療
胸椎の右椎弓根を中心に脊柱管内を含む骨外進展を伴う胃がん骨転移があり，背部痛および肋間神経に起因する強い痛みを認めた（ａ）．30 Gy/10 回の放射線照射を行い，治療後１年の時点で腫瘍は縮小を維持し，背部痛および肋間神経痛は消失している（ｂ）．

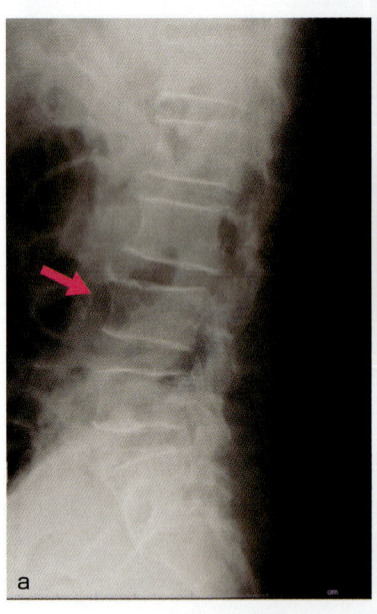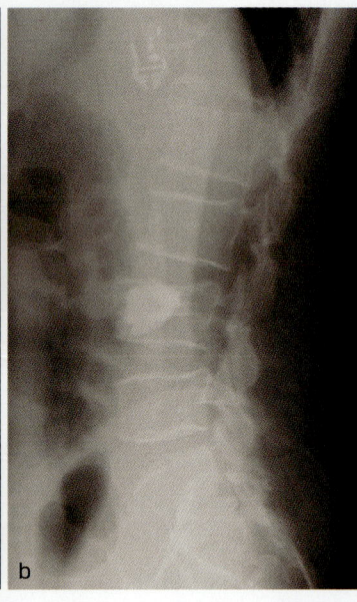

❿ 経皮的椎体形成術
第４腰椎に圧迫骨折を伴う膵がん骨転移があり（ａ，矢印），強い腰痛を認める．圧迫骨折を生じている椎体に経皮的に骨セメントを充塡し椎体の支持性が回復した結果（ｂ），腰痛は軽減した．

技ではあるが，エビデンスＣで推奨されている．

◼ 鎮痛薬

　骨転移に対する鎮痛薬としては，非オピオイド鎮痛薬とオピオイド鎮痛薬の使用が，エビデンスＣではあるが強く推奨されている．「WHO 方式がん疼痛治療法」において，軽度の痛みに関しては非オピオイド鎮痛薬が勧められており，またオピオイド鎮痛薬との併用効果も認められている．

　骨転移の痛みには，安静時の持続痛と突出痛があり，持続痛にはオピオイドの定期投与，突出痛にはレスキュー薬の投与を行い，オピオイドの定期投与の過度な増量を防ぐことで，眠気などの副作用を軽減しながら疼痛緩和を行うことが推奨されている．

　一方，腫瘍による神経根症状など神経障害性疼痛に対しては，これらの鎮痛薬の効果が得にくく，放射線療法など他の治療を併用することが必要とされている．

◼ 放射性医薬品

　ストロンチウム-89 は他の治療で痛みの緩和が得られない場合にエビデンスＢで推奨されており，特に前立腺がんで効果がある可能性が高い．

◼ 薬物療法

　SRE の減少と発現までの期間延長に，骨修飾薬であるゾレドロン酸およびデノスマブの有効性が，多くのがん腫を含む大規模ランダム化比較試験で示されている[17]．乳がんの SRE においては，ゾレドロン酸，デノスマブに加え，パミドロ

ン酸の有効性も示され，肺がん，乳がん，前立腺がんについてはエビデンスAで強く推奨され，消化器がんを含むその他のがんについては，エビデンスCでその有効性が示されている．

多発性骨髄腫のSRE抑制に関しては，本ガイドライン作成時点で，ビスフォスフォネート製剤のみエビデンスAで推奨されていたが，現在では同様の効果がデノスマブにもあることが明らかになっている．骨転移の一病型である骨髄がん症に対しても，骨修飾薬が有効である可能性があるが，そのエビデンスはまだ乏しい．骨転移治療に対して，放射線療法に骨修飾薬を併用した場合の有用性に関しては，ビスフォスフォネートにおいて併用療法の有効性が示されており，エビデンスCで推奨されている．

骨修飾薬の有害事象については顎骨壊死（osteonecrosis of the jaw：ONJ），腎機能障害，低カルシウム血症，骨痛と急性期反応（インフルエンザ様症状）などがあり，これらに注意しながら投与を行う必要がある．顎骨壊死は重篤な有害事象であり，その発症率は1～10%程度で，ゾレドロン酸とデノスマブは同程度と報告されている[18]．適切な口腔衛生管理を行うことが，その発症リスクを低下させるといわれており，骨修飾薬投与開始前に口腔評価を受けることが重要と考えられている．低カルシウム血症についてはデノスマブで多く，本剤の投与においては，天然型ビタミンDとカルシウムの合剤の経口投与により，その予防を行うことが必要である．

■ ラジオ波凝固療法

ラジオ波凝固療法（radiofrequency ablation：RFA）は，画像ガイド下にラジオ波電極を骨転移部位に刺入し，熱凝固する治療法である．有痛性骨転移の疼痛緩和に有効との報告はあるが，現時点で保険承認外であり，臨床試験や先進医療として行われるべきとされている．

■ リハビリテーション

SREを防ぐために安静臥床を行うのみでは，患者のADLは低下の一途であり，廃用症候群による褥瘡や肺炎などの死亡のリスクを高める．し

たがって，放射線療法や外科的治療，骨修飾薬を併用して，骨転移患者にリハビリテーションを行うことは，痛みやQOLを改善し，さらには生存期間を延長することから，エビデンスCで推奨されている．

■ 看護介入

骨転移患者に対する骨折や麻痺に関する患者教育には，症状認識，骨折リスク軽減の安全対策，治療の副作用とセルフマネジメントがあり，看護介入の有用性を示唆している．

患者説明のポイント

骨転移は多種多様な病態を有しているため，原発巣の状態と患者の予後，社会背景を勘案して，多職種によるチーム医療で対応する必要がある．具体的には，原発診療科，整形外科，放射線科，リハビリテーション科，緩和ケア，腫瘍内科などの医師に加え，看護師，薬剤師，理学療法士，作業療法士，ソーシャルワーカーなどの多職種で，患者の治療方針について検討するCancer Boardにおいて，診療科，職種横断的に話し合うことで，患者を適切な治療に導くことが重要である．

課題と展望

がん患者の生存期間の延長により，骨転移に対する複数の治療モダリティの介入機会が増えた．これにより，医療提供者間のコミュニケーションが重要になっている．また，がんゲノム医療など，がん治療における進歩は目覚ましく，骨転移に対するガイドラインは，随時見直しを行っていく必要がある．「骨転移診療ガイドライン」は，日本が諸外国に先駆けて作成し，充実した内容が含まれているが，日進月歩のがん医療すべての領域にかかわる分野だけに，今後も改訂を重ね，常に世界をリードするガイドラインであり続けることを期待する．

（森岡秀夫）

文献 ....

1) 全国がん罹患モニタリング集計 2006-2008年生存率報告. 国立研究開発法人国立がん研究センターがん対策情報センター, 2016.
2) 日本整形外科学会 骨・軟部腫瘍委員会編. 全国骨腫瘍患者登録一覧表. 国立がん研究センター；2014.
3) 日本臨床腫瘍学会編. 骨転移診療ガイドライン. 南江堂；2015.
4) 福井次矢, 山口直人監修. Minds診療ガイドライン作成の手引き2014. 医学書院；2014.
5) 吉田雅博. 診療ガイドライン推奨作成のための合意形成法— Delphi法についての調査報告—. 東女医大誌 2018；88：E35-7.
6) Katagiri H, et al. New prognostic factors and scoring system for patients with skeletal metastasis. Cancer Med 2014；3：1359-67.
7) 森脇昭介ほか. 癌の骨髄転移の病理形態と問題点. 病理と臨床 1999；17：28-34.
8) Yang HL, et al. Diagnosis of bone metastases：a meta-analysis comparing(18)FDG-PET, CT, MRI and bone scintigraphy. Eur Radiol 2011；21：2604-17.
9) Nakai T, et al. Pitfalls of FDG-PET for the diagnosis of osteoblastic bone metastases in patients with breast cancer. Eur J Nucl Med Mol Imaging 2005；32：1253-8.
10) 森岡秀夫ほか. 骨転移に対する手術および骨修飾薬を用いた薬物療法. 臨床外科 2015；70：1493-9.
11) 厚生労働省がん研究助成金「がんの骨転移に対する予後予測方法の確立と集学的治療法の開発班」編. 骨転移治療ハンドブック. 金原出版；2004.
12) Tokuhashi Y, et al. Scoring system for prediction of metastatic spine tumor prognosis. World J Orthop 2014；5：2186-91.
13) Patchell RA, et al. Direct decompressive surgical resection in the treatment of spinal cord compression caused by metastatic cancer：a randomized trial. Lancet 2005；366：643-8.
14) Mirels H. Metastatic disease in long bones：a proposed scoring system for diagnosing impending pathologic fractures. Clin Orthop 1989；249：256-64.
15) Chow E, et al. Update on the systematic review of palliative radiotherapy trials for bone metastases. Clin Oncol 2012；24：112-24.
16) Steenland E, et al. The effect of a single fraction compared to multiple fractions on painful bone metastases：a global analysis of the Dutch Bone Metastasis Study. Radiother Oncol 1999；52：101-9.
17) Henry DH, et al. Randomized, double-blind study of denosumab versus zoledronic acid in the treatment of bone metastases in patients with advanced cancer(excluding breast and prostate cancer)or multiple myeloma. J Clin Oncol 2011；29：1125-32.
18) Stopeck AT, et al. Denosumab compared with zoledronic acid for the treatment of bone metastases in patients with advanced breast cancer: a randomized, double-blind study. J Clin Oncol 2010；28：5132-9.

骨腫瘍
——骨肉腫・Ewing 肉腫・骨嚢腫・線維性骨異形成

概要

　骨原発腫瘍の発生頻度はまれで，悪性骨腫瘍の年間発生率は人口 10 万人あたり 1 人未満と推測され，希少がん（定義：6 人未満/10 万人/年）の代表疾患である．一方，骨腫瘍の病理分類[1]はきわめて多彩で，56 種類（悪性 18 種，中間型 - 良性 48 種）あり，各々の臨床像に沿った治療方針を策定すべきであるが，疾患の希少性ゆえにエビデンスの高い標準治療を確立しにくい現状がある．本項では悪性骨腫瘍のなかでは発生頻度が高いものとして骨肉腫，Ewing 肉腫を，良性腫瘍として骨嚢腫，線維性骨異形成について記述する．

診療ガイドラインの現況

　日本における骨腫瘍診療ガイドラインは 2019 年 6 月現在日本整形外科学会骨・軟部腫瘍委員会で作成中である．各論では日本小児血液・がん学会の「小児がん診療ガイドライン」（2016 年）[3]で骨肉腫，Ewing 肉腫について記載があり，ウェブサイトで閲覧できる．海外ではアメリカの National Comprehensive Cancer Network（NCCN）[4]，ヨーロッパの European Society for Medical Oncology（ESMO）[5]が悪性骨腫瘍の診療ガイドラインを作成しており，各ウェブサイトで閲覧できる．欧米における 2 つのガイドラインに示された診療方針の概要はほぼ同じであり，日本も基本的にはこれらの治療方針を踏襲した診療を行っているのが現状である．

標準診療のポイント （❶：各ガイドラインを統合）

- 初診では通常の病歴聴取や理学所見を診察した後，単純 X 線写真で腫瘍のスクリーニングを行う．悪性を疑う場合は血液検査の ALP/LDH 値も参照する．
- 生検を含む手術適応が考慮される場合には，さらに CT/MRI による精査や適宜核医学検査も追加する．ESMO ガイドラインでは CT による肺転移検索や PET は病理組織診断で悪性腫瘍と確定した後に行うこととしている．
- 外来の画像検査で明らかに良性腫瘍と診断できる特徴がある場合は一期的に切除が行われることもしばしばあるが，その場合でも可能であれば術中迅速病理診断を経て切除を行うことが望ましい．
- 悪性腫瘍を疑う場合は必ず生検術を行う．生検術の進入経路は腫瘍細胞によって汚染されるため，最終的には原発病巣と一塊にして合併切除する必要があるので，生検術のアプローチは原発病巣手術のアプローチ経路と重なっているべきである．不適切な生検アプローチや術後血腫によって重要血管神経が汚染された結果，原発病巣切除手術計画が困難となることがあるため，生検術からは骨軟部腫瘍専門施設での治療が推奨される．
- 悪性腫瘍の場合，生検による組織診断と悪性度診断が確定すると，悪性度，局所病変の広がりと転移の有無の情報を合わせて Stage（病期）判定[6]（❷）を行う．治療方針は Stage を基準に決定され，原則として低悪性腫瘍の場合は手術単独で，高悪性腫瘍（骨肉腫，Ewing 肉腫）では術前，術後化学療法が手術に組み合わせて行われる．

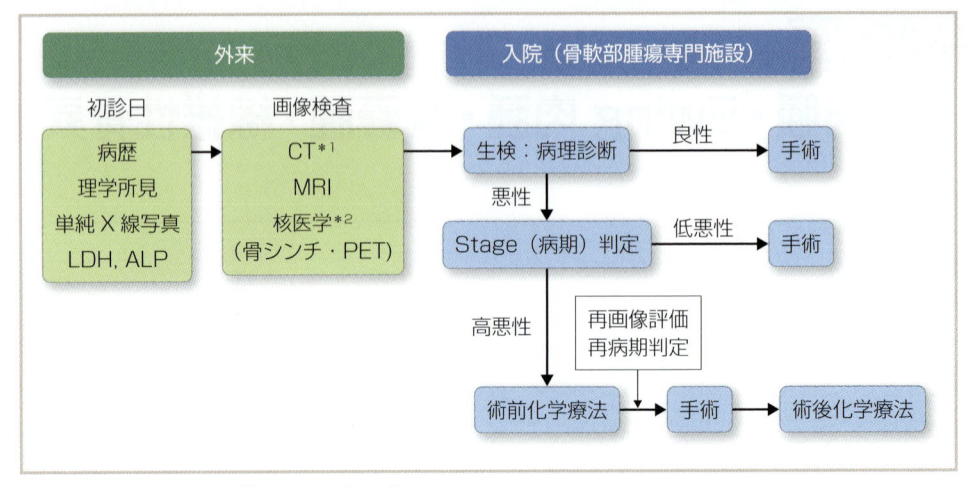

❶ 骨腫瘍に対する診断治療アルゴリズム
＊１：CT は，悪性腫瘍を疑う場合には局所だけでなく肺も撮影し Stage 判定に用いる．
＊２：核医学検査では，骨シンチは局所病変の骨代謝評価と多発病変の判定に用い，PET-CT は悪性腫瘍にのみ適応があり，転移の検索のみならず治療効果判定にも有用である．

❷ UICC 骨腫瘍病期分類（TNM 分類）

原発腫瘍（T）		組織学的悪性度（G）	
TX	評価不能	GX	評価不能
T0	存在せず	G1	高分化
T1	最大径 8 cm 以下	G2	中等度分化
T2	最大径 8 cm より大	G3	低分化
T3	同一骨内不連続病変	G4	未分化
	（スキップ転移）	＊ Ewing 肉腫は G4	
遠隔転移（M）		**所属リンパ節転移（N）**	
MX	遠隔転移評価不能	NX	評価不能
M0	遠隔転移なし	N0	転移なし
M1	遠隔転移あり	N1	転移あり
M1a	肺転移	＊肉腫ではリンパ節転移は	
M1b	肺以外の転移	まれであり，臨床的に認めない場合には N0	

Stage I	低悪性度	I A	8 cm 以下
		I B	8 cm 以上
Stage II	高悪性度	II A	8 cm 以下
		II B	8 cm 以上
Stage III	スキップ転移あり		
Stage IV	遠隔転移あり	IV A	肺転移
		IV B	N1 または肺外転移

（Brierley JD, et al. ed., UICC 日本委員会 TNM 委員会訳．TNM 悪性腫瘍の分類．第 8 版．日本語版．金原出版；2017[6] より）

疫学：日本の発生状況

　日本整形外科学会骨・軟部腫瘍委員会の「全国骨腫瘍登録一覧表」（2015 年）[2] によると，骨肉腫 200 例，Ewing 肉腫 44 例，骨嚢腫 281 例，線維性骨異形成 271 例であった．頭頚部・口腔外科治療例が登録されないこと，良性腫瘍の無症状例は受診しないこと，整形外科を受診しても経過観察例は登録されにくいことなどがあるため数値の解釈には注意を要するが，骨肉腫，Ewing 肉腫に関しては実際の発生頻度に近いと考えられる．

骨腫瘍の画像診断：ガイドラインに示された各種画像診断の有用性

　骨腫瘍の臨床症状は概して増大による腫脹，脆弱性による疼痛，病的骨折など非特異的なものが多いが，年齢，発生部位や画像所見は疾患により特徴がある（❸）．

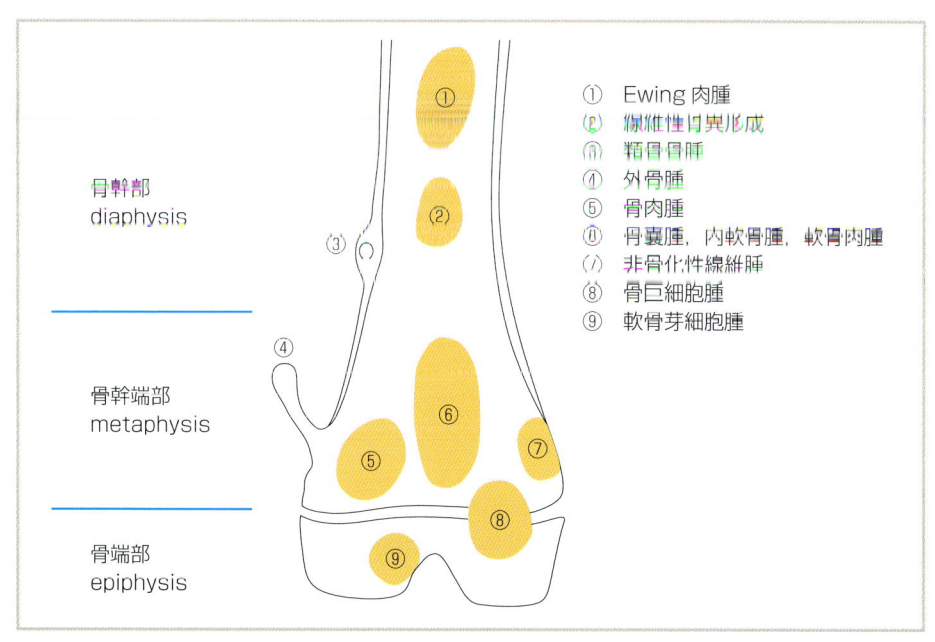

① Ewing 肉腫
② 線維性骨異形成
③ 類骨骨腫
④ 外骨腫
⑤ 骨肉腫
⑥ 骨嚢腫，内軟骨腫，軟骨肉腫
⑦ 非骨化性線維腫
⑧ 骨巨細胞腫
⑨ 軟骨芽細胞腫

骨幹部
diaphysis

骨幹端部
metaphysis

骨端部
epiphysis

❸ 骨腫瘍の好発部位

■ 単純 X 線写真（レントゲン）

骨腫瘍の画像診断において最も有用かつ簡便な検査である．発生部位，骨破壊パターン，微細な石灰化パターンの評価を行う．また良性腫瘍は一般に増殖速度が遅く周囲への進展も限局性で，悪性腫瘍は逆に増殖が速く浸潤性に進展するため，良悪性の鑑別を単純 X 線写真でスクリーニングすることが可能である（❹）．

■ CT

二次元画像により空間解像度の高い情報を得ることができるため，単純 X 線写真ではわからない石灰化や骨化の詳細なパターンや部位情報だけでなく，骨外への軟部腫瘍進展も描出できる．また体軸断（axial），矢状断（sagittal），冠状断（coronal）など任意の断面や 3D 画像を構成することで腫瘍の局所解剖のイメージを容易に把握することができる．近年では世界的に CT ガイド下 navigation 技術が骨腫瘍手術にも応用されるようになってきており，CT はますます骨腫瘍の手術計画に不可欠なものとなっている．また，悪性腫瘍の Stage 判定に必要な肺転移検索に CT は不可欠である．

■ MRI

脂肪，筋，線維組織，軟骨，嚢腫，出血，壊死，血流など腫瘍の質的情報により組織診断や治療効果判定を行う．さらに骨髄内や骨外軟部組織への腫瘍の局所進展範囲を把握することができ，Stage 判定における局所病変の深度と最大径測定に用いるとともに，手術計画（切除範囲設定）に不可欠である．

■ 核医学

FDG-PET は悪性腫瘍にのみ保険適応がある．通常 CT と組み合わせた PET-CT により全身の詳細な転移診断（骨だけでなく軟部も可能）を行う．また原発巣の FDG の集積度（SUV 値）により悪性度診断と，術前補助化学療法の前後の SUV 値を比較することで治療効果判定ができるなど有用性が高く，欧米のガイドラインでも推奨されている．

骨肉腫

骨原発悪性腫瘍（血液腫瘍を除く）では最も頻度が高い．腫瘍細胞が骨・軟骨形成もしくは類骨形成を示す悪性腫瘍と定義され，発生部位（骨

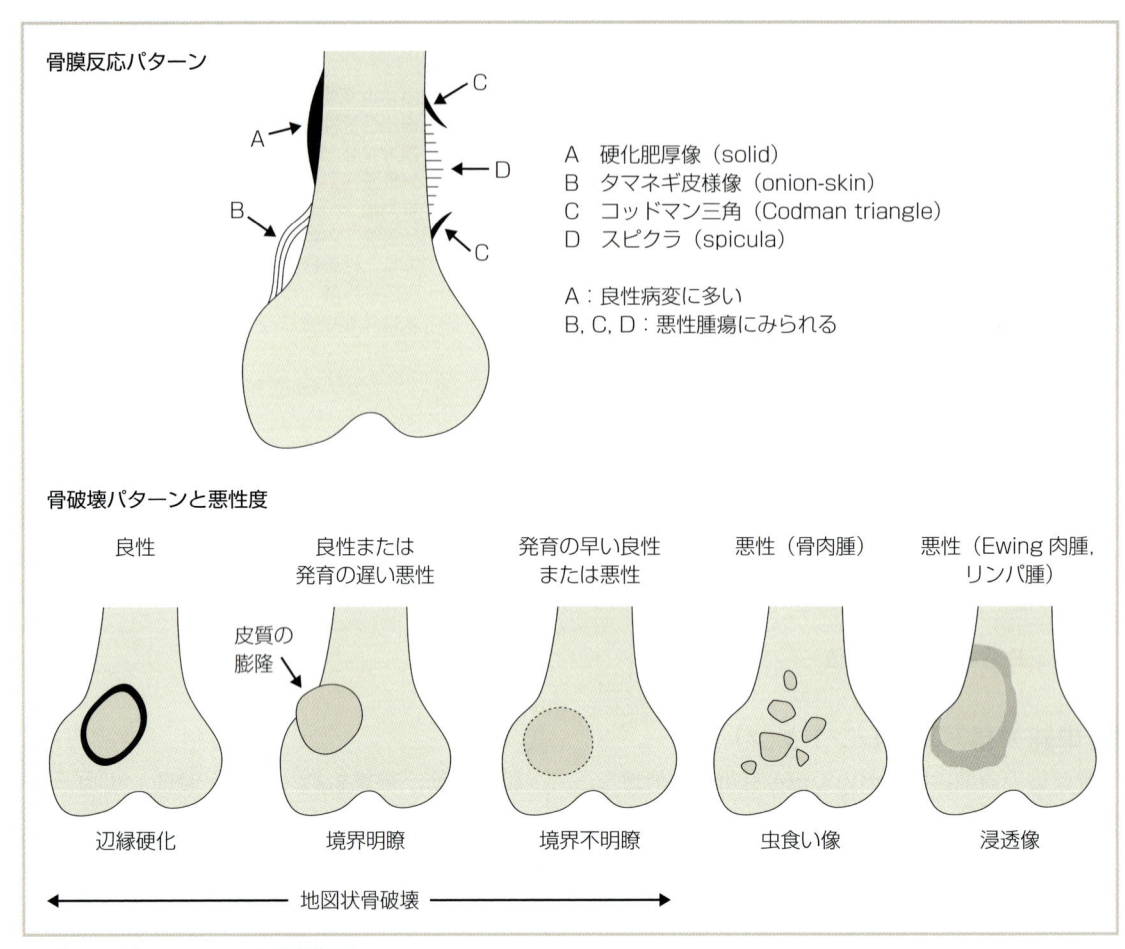

骨膜反応パターン

A 硬化肥厚像（solid）
B タマネギ皮様像（onion-skin）
C コッドマン三角（Codman triangle）
D スピクラ（spicula）

A：良性病変に多い
B, C, D：悪性腫瘍にみられる

骨破壊パターンと悪性度

| 良性 | 良性または発育の遅い悪性 | 発育の早い良性または悪性 | 悪性（骨肉腫） | 悪性（Ewing肉腫, リンパ腫） |

皮質の膨隆

辺縁硬化　境界明瞭　境界不明瞭　虫食い像　浸透像

← 地図状骨破壊 →

❹ 単純X線写真による良悪性判定

内，骨表面），悪性度，組織像などによって分類亜型は約10種類と多彩な疾患群から成る．その大多数を占めるのが骨内通常型骨肉腫で，小児に好発し，膝関節周囲，上腕骨近位，大腿骨近位など長管骨骨幹端に発生頻度が高いが骨盤，肩甲骨などにも発生する．

■ Stage別の治療

治療は低悪性/高悪性，限局性/遠隔転移の有無で分類されたStageによって異なる（❺）．

Stage I

低悪性度骨肉腫（低悪性中心性骨肉腫，傍骨性骨肉腫）が含まれ，手術単独で治療が行われる．手術は腫瘍を露出させず，一定の厚さの健常組織で被覆した状態で切除する広範切除を行う．5年生存率は90％程度である．

Stage II

高悪性度骨肉腫（通常型骨肉腫，血管拡張型骨肉腫，小細胞骨肉腫，高悪性表在型骨肉腫など）が含まれる．術前補助化学療法→広範切除→術後補助化学療法の順に治療を行う．

補助化学療法は，転移のない症例を対象に転移再発を予防する目的で行う化学療法であり，生存率向上のエビデンス[7,8]が示され，術前からの投与法が世界標準[9]となっている．術前から投与することの意義は，①局所奏功性が認められた症例では縮小が得られたことにより患肢温存手術が容易であることや，手術範囲の縮小により機能温存が可能となること，②原発巣の局所奏功性評価（術後標本による組織学的効果判定）が予後に相関すること（予後予測），薬剤感受性テストとして術後の薬剤選択の指標となること，③潜在性の

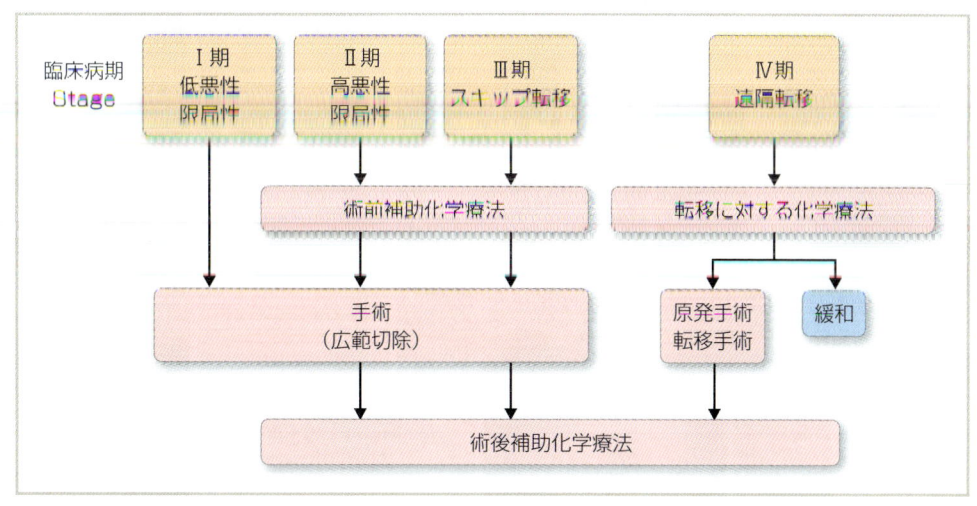

❺ 骨肉腫の標準治療

微小転移病巣を術前より早期治療することによる生存率向上効果，などとされている．

使用薬剤は高用量メトトレキサート（MTX），シスプラチン，アドリアマイシンを組み合わせた多剤併用療法（MAP 療法）が一次治療での世界標準[10, 11] で，これらが奏功しない場合にはイホスファミドなどその他の薬剤の追加が検討されるが，術後薬剤変更による生存率改善のエビデンスはまだ明らかにされていない．

Stage III

原発病巣と同一骨内に非連続性病変が存在する場合で，低悪性の場合は Stage I と，高悪性の場合は Stage II と同様の治療を行う．スキップ病変は原発病巣と合併して広範切除する．Stage II 〜 III の標準治療は同じ方針で行われ，海外の複数の前向き研究で報告された 3 年全生存率は 61 〜82％となっている[7, 9, 10]．

Stage IV

遠隔転移を有する場合で低悪性の場合は切除を検討する．高悪性の場合は術前化学療法を行い，転移病巣の制御が可能な症例では原発病巣手術/転移巣手術を行い，術後補助化学療法を行う．生存率は肺転移単独のものでは 5 年生存率 30〜50％，肺外転移（骨など）を有する症例ではさらに低く，5 年生存率は 0〜20％と報告されている[12, 13]．

切除不能症例

放射線学的治療（粒子線治療を含む）が行われるが局所制御率は広範切除に劣り，有害事象も多いことなど，その効果は限定的である．

■ 典型例：右大腿骨骨肉腫

症例 1：14 歳，男性．

現症：2 か月前からの運動時右膝関節痛で近医受診，鎮痛薬で経過観察するが膝内側に腫脹出現，別の整形外科で改めて単純 X 線写真を撮影して異常を指摘され骨軟部腫瘍専門医紹介となった．

画像：単純 X 線写真（❻ a）では大腿骨遠位骨幹端部髄内に，不規則な骨硬化と透亮像の混在を認め，病変は骨破壊と骨形成を伴うことが示唆される．側面像の拡大（❻ b）では青矢印のように前方皮質では垂直に立ち上がる骨膜反応（スピクラ［spicula］）と，後方では骨軸に沿って立ち上がった骨膜反応の途絶（Codman 三角），いずれも悪性を示唆する骨膜反応を認めた．MRI（❻ c）では骨髄内の病変の広がりは骨端線をやや越えており，内側では骨皮質を越えて骨外に腫瘤を形成している，典型的な骨肉腫の画像所見である．

治療：切開生検で通常型骨肉腫の診断を確定し，術前化学療法は MAP 療法を施行した．術前療法効果判定の MRI（❻ d）では骨髄内の腫瘍の境界が明瞭化し，内側に飛び出ていた骨外腫瘍の消失を認め「有効」と判定した．手術は腫瘍広範切

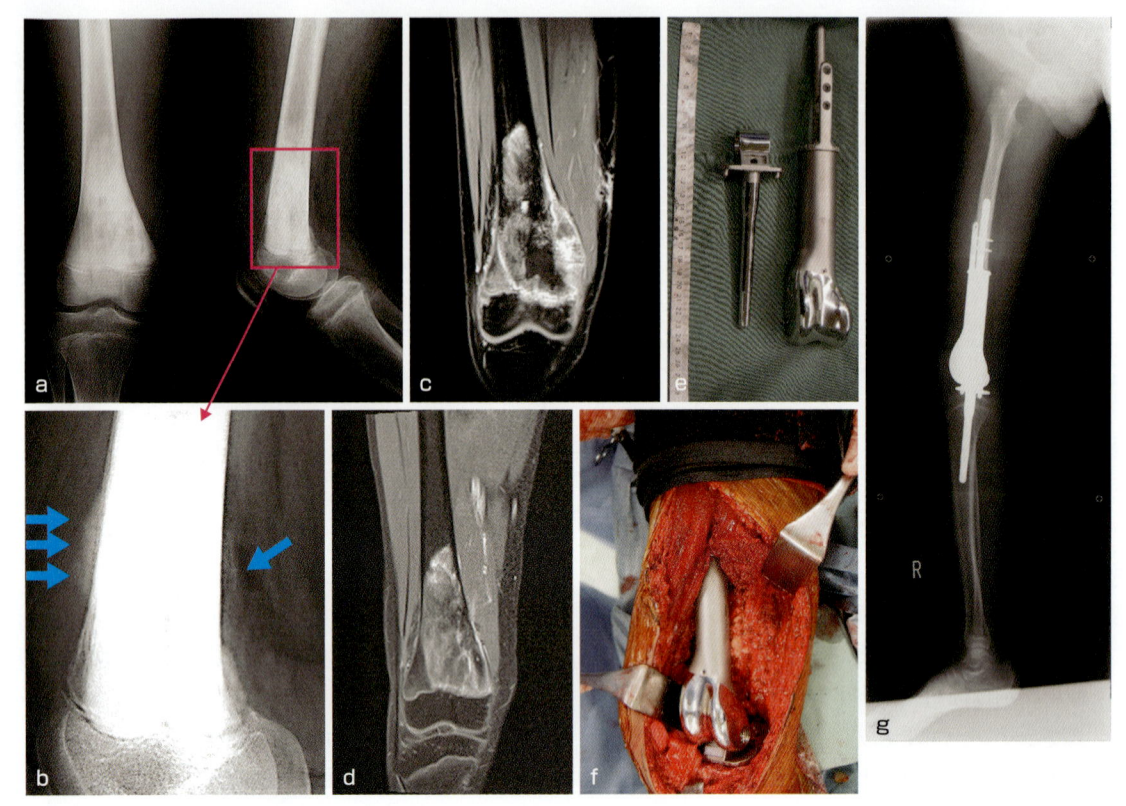

❻ 症例 1：右大腿骨骨肉腫
a：初診時単純 X 線写真．b：a の拡大像．スピクラと Codman 三角が認められる．c：初診時造影 MRI．d：術前化学療法後造影 MRI．e：膝関節再建に用いた人工膝関節．f：膝関節再建．g：術後単純 X 線写真．

除により大腿骨遠位腫瘍を切除し，伸長型の腫瘍用人工膝関節（Growing Kotz）で再建した（❻ e～g）．

骨 Ewing 肉腫

　組織学的に未分化な小円形細胞から成る肉腫で，22 番染色体上の *EWS1* 遺伝子と，他の染色体上の ETS family 転写因子群が染色体転座により融合遺伝子を形成することが特徴的な腫瘍である．骨原発悪性腫瘍のなかで 8% 程度の発生率とされ比較的まれではあるが，小児～青年期の骨発生肉腫としては骨肉腫に次いで頻度が高い．長管骨の骨幹部に好発するほか，体幹骨として腸骨，肋骨，肩甲骨，脊椎などにも発生する．

■ 治療：限局性か転移性か

　病期分類による治療方針決定では一般的な Stage 分類は用いず，限局性（localised：5 年生存率約 70%）か転移性（metastatic：5 年生存率約 20%）で分類し（❼），約 25% の症例が初診時に転移を有する metastatic である[3]．予後不良因子として，metastatic，体幹（脊椎など）骨盤原発，発症年齢（15 歳以上），腫瘍体積（≧ 200 mL），2 年以内の再発，初期化学療法の組織学的効果不良などが報告されている[14,15]．

　治療の基本は，化学療法，手術，放射線療法を組み合わせた集学的療法である．術前化学療法→局所療法（切除可能なものは広範切除，切除不能は根治的放射線治療）→術後化学療法の順に治療を行う．切除断端陽性症例では術後放射線治療を追加する．

化学療法

　多剤併用療法を行い，ビンクリスチン（VCR），ドキソルビシン（DOX：アドリアマイ

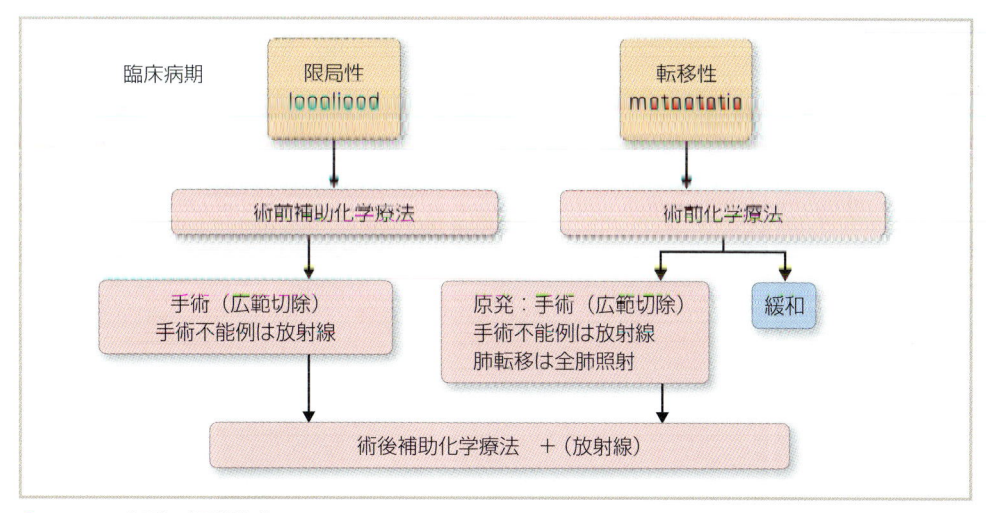

❼ Ewing 肉腫の標準治療

シン），シクロホスファミド（CPA），イホスファミド（IFM），エトポシド（ETP），アクチノマイシン D（ACD）などを組み合わせて用いる．アメリカでは VDC/IE 交代療法[16]，ヨーロッパでは低リスク群に VAIA 療法，骨盤脊椎など体幹発生の高リスク群には EVAIA 療法を用いる[17]．日本ではアメリカに倣って VDC/IE 交代療法を行うことが多い．

局所療法

手術療法と放射線療法いずれも効果があるが，手術で広範切除が可能な症例では局所再発をほぼ完全に制御することができる．一方，放射線療法単独では手術療法よりも治療成績が劣ることが示されている[18]．術前化学療法効果不良群では再発率も高いことが示されているが，手術に放射線療法を追加することで局所制御率を改善できることが示されている[19]．したがって局所療法の位置づけは，手術可能な症例では積極的に広範切除を行い，手術不能例では放射線療法を選択する．術前化学療法効果不良や切除縁が不十分な場合には追加で照射することが推奨される．肺転移に対しては全肺照射が手術単独よりも生存率が高いことが示されている[20]．

■ 典型例：左肩甲骨 Ewing 肉腫

症例 2：16 歳，男性．

現症：7 か月前からの左肩の疼痛と腫脹を自覚，

1 か月前にサッカーで接触してから左肩痛が増悪し，近医受診，MRI で巨大な骨腫瘍を認め骨軟部腫瘍専門医紹介となった．

画像：肩甲骨や腸骨など扁平骨から発生した骨腫瘍では，単純 X 線写真では例外的にわかりにくいことが多い．その場合には CT が有用で，❽ a の矢印のように肩甲骨体部の骨破壊と前後方向に巨大な軟部腫瘤形成が明らかである．MRI ではさらに骨外に形成された軟部腫瘤の境界が明瞭に描写され（❽ b），肩甲骨体部を越えて前方，後方に大きい腫瘤形成があることから腫瘍の浸透性発育が示唆される．切開生検で Ewing 肉腫の診断を得た．Ewing 肉腫は肺転移とともに骨転移も好発するため，Stage 判定の検査では PET-CT も併用し，本症例では❽ c の矢印に示すように胸骨転移が検出され，また肺にも転移性小結節が散見され臨床病期は「転移性」で予後不良群であった．

治療：術前化学療法として VDC/IE 交代療法を施行した．術前化学療法後の CT（❽ d）では軟部陰影が消失し溶解していた肩甲骨体部の骨が再生している．造影 MRI（❽ e）でも骨外軟部陰影は消失していたが，再生した肩甲骨体部骨内には骨髄にあたる領域がまだ造影されている．化学療法有効と判定した．手術は腫瘍広範切除として肩甲骨全切除（total scaplectomy）を行い，上

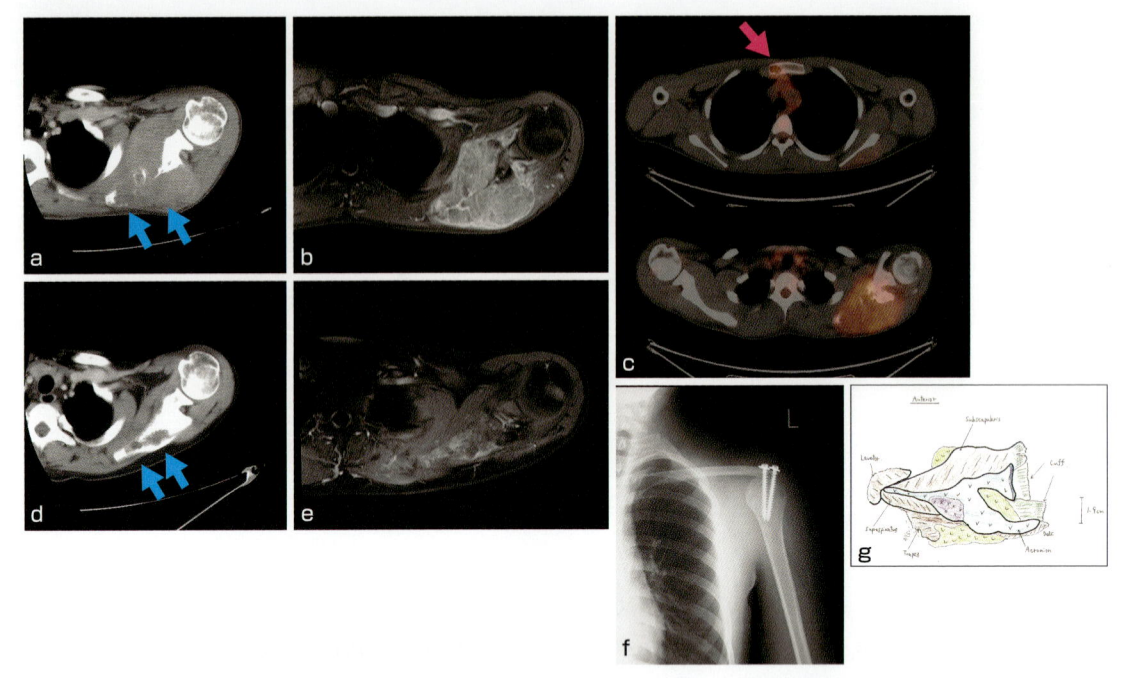

❽ 症例 2：左肩甲骨 Ewing 肉腫
a：初診時 CT．肩甲骨体部の骨破壊と巨大な軟部腫瘤形成が認められる．b：初診時造影 MRI．c：初診時 PET-CT．胸骨転移が検出された．d：術前化学療法後 CT．軟部陰影が消失し溶解していた肩甲骨体部の骨が再生している．e：術前化学療法後 MRI．f：術後 6 年単純写真．g：病理評価．

腕骨は鎖骨からスクリューで固定して再建した（❽ f）．術後病理評価では安全な切除縁で切除が完了し（❽ g），肩甲骨骨髄内に「極少数の異型細胞が散在する」という化学療法の有効性を示す結果であった．術後も同じ化学療法を継続し，全肺照射 9 Gy を行った後で胸骨転移も広範切除した．病理所見では no viable tumor cells（腫瘍細胞は total death）であった．術後 6 年の経過で再発，転移はみられていない．

骨囊腫：ガイドラインなし

骨囊腫（solitary bone cyst または simple bone cyst：SBC）は，骨髄に発生する漿液を貯留した通常単房性の囊腫で，腫瘍類似疾患（病理分類では tumors of undefined neoplastic nature）に分類される良性疾患である．発見時年齢は幼児から 10 歳代がほとんどで，上腕骨近位，大腿骨近位，脛骨近位に好発し，時に踵骨，腸骨にも発生する．長管骨では成長軟骨直下の骨幹端から発生

し，成長とともに骨幹部に移動するため，骨端軟骨直下の active phase と骨端線から離れた latent phase で分類する．

自然経過で成長期が終わると自然消退が期待できるが，荷重や捻り剪断応力がかかる長管骨（特に大腿骨，上腕骨）では病的骨折が発生しやすく，痛みを訴える症例では手術適応となることが多い．

治療は大きく分類して①減圧法，②注入法，③掻爬，（人工）骨移植があるが，治療成績の優劣については前向きのランダム化試験がなく，標準治療は定まっておらず，施設ごと，症例ごとに好みの方法が用いられている．active phase では掻爬により骨端線障害が危惧されるため，①減圧法または②注入法が好まれることが多い．①減圧法は骨内病巣を骨外と連続させるシャントを形成することで治癒を促進する方法で，アパタイトや金属性の中空スクリューを髄内から骨外に除圧するように留置する[21]．②注入法では骨に小孔をあけ，ステロイド，骨髄液などを注入する．latent

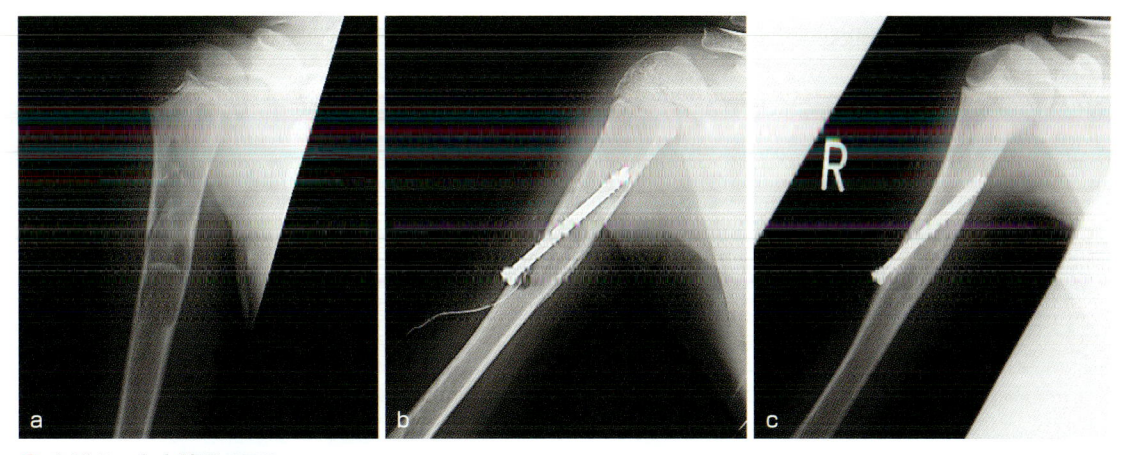

❾ 症例 3：右上腕骨 SBC
a：初診時単純 X 線写真．b：術直後単純 X 線写真．c：術後 6 か月単純 X 線写真．

phase では①〜③のいずれかの方法が選択される．本症の再発率は同じ治療法でも報告によりばらつきが多く 10〜40％とさまざまであるが，10歳以下の症例，active phase では再発傾向が高い．

■ 典型例：右上腕骨 SBC

症例 3：8 歳，男性．
現症：初診 4 日前にバスケットボールを投げたとき右上腕部疼痛と腫脹を自覚，近医受診し病的骨折を指摘され骨軟部腫瘍専門医紹介となった．
画像：初診時単純 X 線写真（❾a）では，右上腕骨骨幹端から骨幹にかけて内部に隔構造のある多房性の骨透過性陰影と皮質の軽度膨隆・菲薄化と亀裂骨折を認めた．年齢，特徴的画像所見からSBC を疑い，成長軟骨板直下まで病変があり，active phase の診断となった．
治療：1 か月の待機期間で骨癒合を待ってからステンレス製中空スクリューを留置する嚢腫減圧法で治療した（❾b）．術後半年の単純写真（❾c）で嚢腫は消失し，菲薄化していた皮質骨も正常化している．

線維性骨異形成：ガイドラインなし

　線維性骨異形成（fibrous dysplasia：FD）は*GNAS* 遺伝子変異が原因となり，骨髄に幼若な骨形成（woven bone）を伴う線維性組織が増生

して正常骨を置換する腫瘍類似疾患（病理分類では tumors of undefined neoplastic nature）である．その形質は多彩で，骨の 1 部位にだけ発生する単骨性（monostotic type）と，多数の骨に多発する多骨性（polyostotic type）に分類される．また，皮膚のカフェオレ斑，内分泌異常（思春期早発），多骨性 FD を 3 徴とする McCune-Albright 症候群が知られている．

　発生部位は頭蓋顔面骨を含む全身の骨に発生し，脆弱性により荷重や運動時の疼痛，病的骨折や，骨変形により容姿の変化，脚長差，関節適合性の悪化など多彩な症状が出現する．病変の増大，活動性は成長期にあり成人になれば安定化するため，主に小児〜青年期に症状が出現して発見されることが多い．一方で成人になって偶然に発見されるものや，思春期に無症候例で経過した後で嚢腫変性や骨粗鬆症を合併し，痛みや病的骨折を伴うこともある．このように発生部位やそれに伴う症状，経過が多彩であるためガイドラインがほとんど存在せず，本項とは関係のない顔面頭蓋骨発生についてのものがわずかにある程度である．

　治療の原則は変形と症状のコントロールであり，病巣を根絶することは困難な場合も多い．手術適応となる病変は罹患骨に広範囲に広がることや多骨性のことが多く根治切除が困難なことと，限局性でも成長期では完全掻爬後でも再発するこ

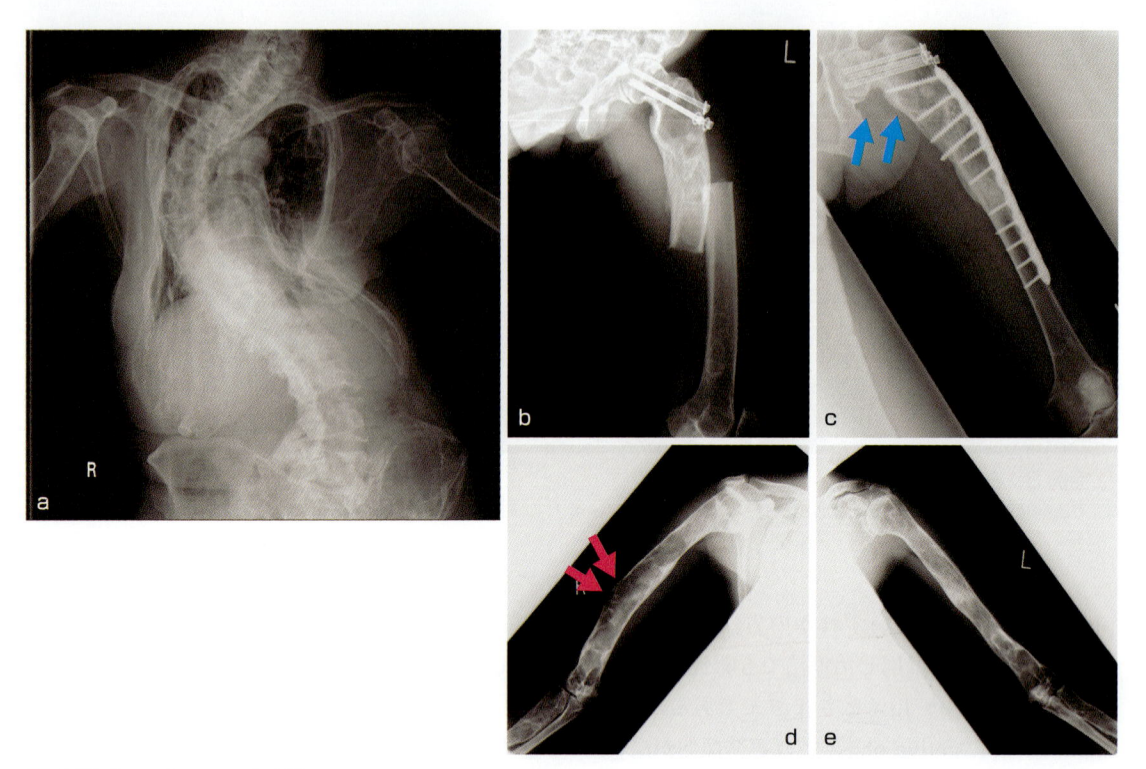

⑩ 症例 4：polyostotic FD
a：脊椎・胸郭変形．b：病的骨折．c：固定後 5 年．shepherds' crook deformity（羊飼いの杖変形）が認められる．
d：FD による弓状変形（bowing）．e：右上腕骨 FD．

とが多いことによる．患者の活動性や年齢による病勢予測，発生部位による変形骨折リスク，痛みなどによる運動障害などに合わせてケースバイケースで考慮する必要がある[22]．

　治療適応はおよそ以下のようになる．①症状がなく画像で偶然発見されたものは，特に成長期では慎重に経過観察を行い，場合によっては運動制限指示も必要となる．②骨脆弱性による痛みがある症例では補強のため内固定を行う．③病的骨折に対する病巣掻爬，内固定．④進行する変形，機能障害や関節アライメント不良がある変形に対しては，進行予防のための内固定や変形矯正骨切り＋内固定が行われる．手術症例では生検と病勢コントロール目的で病巣の掻爬，切除（病巣の広がりによっては部分的となる）を行う．掻破など腫瘍内切除により発生した骨欠損に対しては主に人工骨や可能であれば同種骨を用いる．再発が多く移植骨が吸収されてしまうことがしばしばある

ため，なるべく自家骨は使わないことが推奨される．

■ 非典型例：polyostotic FD

症例 4：初診時 35 歳，女性．

現症：幼少時より頭蓋骨，胸郭変形と側弯（⑩ a），四肢変形（⑩ c ～ e），多発肋骨骨折など多彩な症状があり前医で治療を受けていたが，35 歳時セカンドオピニオンで骨軟部腫瘍専門施設を初診し経過観察することとなった．骨年齢は成熟しているため変形の進行はそれ以上認めないが，既存の変形と脆弱性が高度なため左大腿部，両側上腕，体幹部の疼痛が日常的にあり，時に肋骨脆弱性骨折を発症するなど，症状は安定しなかった．39 歳で左足を捻挫した際に左大腿骨病的骨折（⑩ b）が発生した．

治療：左大腿骨頚部には前医で shepherds' crook deformity（羊飼いの杖変形：⑩ c 矢印）に対するスクリュー固定がされていたためプレートで骨

折部を固定した．FD病変部にストレスが集中することを避けるため，固定の遠位端は正常骨にかかるように配慮した．術後半年とやや時間を長く要したが骨癒合が得られ，術後5年の単純X線写真（❿c）では治癒している．現在も皮質が高度非薄化した弓状変形（bowing）のある上腕骨部（❿d矢印）の疼痛が強く骨折リスクが高く予防的内固定も検討中である．

患者説明のポイント

■ 骨肉腫，Ewing 肉腫

非専門施設においては，単純X線写真の骨膜反応や骨破壊のパターンで悪性腫瘍を疑う所見があれば，躊躇せず専門施設へ受診するよう推奨すべきである．CT，MRIや核医学検査など予約検査で2週間以上待機が必要なら専門病院で検査したほうが早く，必要な画像情報を得ることができる．

主に小児から思春期の患者に対しては強度の高い化学療法を行う．そのため生検で診断が確定したら化学療法開始前に，妊孕性温存について必ず説明を行う．また，治療後には，化学療法や放射線治療に起因する二次発癌のリスクが特にEwing肉腫で高く（0.9〜9％），あらかじめ説明をしておくべきである．

社会的心理的問題：診断から治療終了まで8か月以上の期間を要し，術前から化学療法により容姿の変化が起こり，術後は局所療法のための患肢機能障害によるADL障害が発生する．診断が確定したら治療スケジュールや予想される治療後ADLなどの詳細を早期に説明して，生活環境やボディーイメージの変化の受け入れを促すことや，学業継続，進学，就職などの相談，サポート体制を導入することも重要である．

■ 骨嚢腫，線維性骨異形成

SBCは病的骨折に対する注意を説明する．学童期に発見されることが多く，体育の授業を含めスポーツへの参加が可能かの判断が必要となる．成長期には増大することが多いため，学校の体育

を制限する必要がある場合は手術による早期根治が望ましい．

FDも同様に病的骨折のリスクと，特に成長期における変形進行についての予測とスポーツ制限の判断が必要となる．polyostotic typeや罹患骨に広範囲に広がって根治困難な症例では，症状・病態が長期にわたり変化しうることの説明と長期観察が必要である．

現状の問題点と将来への課題

■ 骨肉腫，Ewing 肉腫

転移を有する症例の生存率は不良なままほとんど改善していない．特に骨肉腫においてはメタアナリシスで，現在の術前・術後化学療法を行うスタイルが確立した1980年以降で生存率の向上が認められないというエビデンスがある．現在行われている臨床研究では予後不良症例を抽出し，標準治療にさらに薬物追加を行うことで治療強度を上げる手法がとられているが，現状では全体の生存率が改善したという報告はない．

したがって，予後を改善するためには従来の標準治療薬物に取って代わる有効性が高い新規薬剤の開発が必要となるが，莫大なコストがかかるため希少がんに特化した新薬開発は世界的にもほとんど行われず，今後も期待できない．一方メジャーながん種においては分子標的薬や免疫チェックポイント阻害薬など新規薬剤の開発がさかんに行われているため，これらの薬剤で有効性が期待できるものを導入することが重要と考えられる．近年はがんの遺伝子異常のパネル診断が日本でも可能となり，遺伝子異常に基づき有効性が期待できる薬剤選択の基盤が整備されてきているため，実臨床での応用が期待される．

■ 骨嚢腫，線維性骨異形成

SBCの治療においては病期とそれに対する手術適応，方法は施設ごとに異なり標準化されているとは言いがたい．比較的再発率が高い報告も散見されるため，各方法について比較検討した臨床試験に基づく標準治療の開発が期待される．

FDのpolyostotic typeでは脊柱や肋骨など全身の骨に病変が多発し側弯や胸郭変形，易骨折性などの症状により高度の障害を呈する症例も存在する．このような症例には外科的な内固定による対症療法では長期的には十分コントロールできず治療法がないのが現状である．

（阿江啓介）

文献 ···

1) Fletcher CDM, et al. eds. WHO Classification of Tumours of Soft Tissue and Bone. 4th ed. World Health Organization；2013.
2) 日本整形外科学会 骨・軟部腫瘍委員会編．全国骨腫瘍登録一覧表．2015.
3) 日本小児血液・がん学会編．小児がん診療ガイドライン．第2版．金原出版；2016.
4) NCCN Clinical Practice Guidelines in Oncology. NCCN Guidelines for Bone Cancer Version 1. 2019-August 3, 2018. National Comprehensive Cancer Network（NCCN）Org.
5) Casali PG, et al. Bone sarcomas：ESMO-PaedCan-EURACAN Clinical Practice Guidelines for diagnosis, treatment and follow-up. Ann Oncol 2018；29（Supplement_4）：iv79-95.
6) Brierley JD, et al. ed., UICC日本委員会TNM委員会訳．TNM悪性腫瘍の分類．第8版．日本語版．金原出版；2017.
7) Link MP, et al. Adjuvant chemotherapy of high-grade osteosarcoma of the extremity. Updated results of the Multi-Institutional Osteosarcoma Study. Clin Orthop Relat Res 1991 Sep；(270)：8-14.
8) Link MP, et al. The effect of adjuvant chemotherapy on relapse-free survival in patients with osteosarcoma of the extremity. N Engl J Med 1986；314：1600-6.
9) Goorin AM, et al. Presurgical chemotherapy compared with immediate surgery and adjuvant chemotherapy for nonmetastatic osteosarcoma：Pediatric Oncology Group Study POG-8651. J Clin Oncol 2003；21：1574-80.
10) Meyers PA, et al. Osteosarcoma：a randomized, prospective trial of the addition of ifosfamide and/or muramyl tripeptide to cisplatin, doxorubicin, and high-dose methotrexate. J Clin Oncol 2005；23：2004-11.
11) Bielack SS, et al. Methotrexate, doxorubicin, and cisplatin（MAP）plus maintenance pegylated interferon alfa-2b versus MAP alone in patients with resectable high-grade osteosarcoma and good histologic response to preoperative MAP：First results of the EURAMOS-1 Good Response Randomized Controlled Trial. J Clin Oncol 2015；33：2279-87.
12) Harris MB, et al. Treatment of metastatic osteosarcoma at diagnosis：a Pediatric Oncology Group Study. J Clin Oncol 1998；16：3641-8.
13) Kager L, et al. Primary metastatic osteosarcoma：presentation and outcome of patients treated on neoadjuvant Cooperative Osteosarcoma Study Group protocols. J Clin Oncol 2003；21：2011-8.
14) Aparicio J, et al. Long-term follow-up and prognostic factorsin Ewing's Sarcoma. A multivariative analysis of 116 patients from a single institution. Oncology 1998；55：20-6.
15) Bacci G, et al. Prognostic factor in nonmetastatic Ewing's sarcoma of bone treated with adjuvant chemotherapy：Analysis of 359 patients at the Istituto Ortopedico Rizzoli. J Clin Oncol 2000；18：4-11.
16) Womer RB, et al. Randomized controlled trial of interval-compressed chemotherapy for the treatment of localized Ewing sarcoma：a report from the Children's Oncology Group. J Clin Oncol 2012；30：4148-54.
17) Jürgens H, et al. Multidisciplinary treatment of primary Ewing's sarcoma of bone. A 6-year experience of a Europian Cooperative Trial. Cancer 1988；61：23-32.
18) Ozaki T, et al. Significanse of surgical margin on the prognosis of patients with Ewing's sarcoma. Cancer 1996；78：892-900.
19) Schuck A, et al. Local therapy in localized Ewing tumors：result of 1058 patients treated in the CESS 81, CESS 86, and EICESS 92 trials. Int J Radiation Oncology Biol Phys 2003；55：168-77.
20) Bölling T, et al. Whole lung irradiation in patients with exclusively pulmonary metastases of Ewing tumors. Toxicity analysis and treatment results of the EICESS-92 trial. Strahlenthr Onkol 2008；184：193-7.
21) 上原健治ほか．単純性骨嚢腫に対するハイドロキシアパタイト製中空ピンの使用経験．日小整会誌 2002；11：48-51.
22) 阿江啓介ほか．良性腫瘍に対する最新の治療戦略 線維性骨異形成．臨床整形外科 2014；49：249-60.

第 5 章

炎症・代謝性疾患

骨粗鬆症

概要

　原発性骨粗鬆症，およびステロイド性骨粗鬆症は，骨密度および骨質（構造因子，材質因子）の低下により脆弱性骨折をきたす疾患である．脆弱性骨折とは，立位からの転倒程度の軽微な外傷による骨折である．骨粗鬆症（osteoporosis）では全身性の骨に脆弱性が生じ，骨折の連鎖を起こすため，早期に治療介入を行う必要性がある．特に，ステロイド性骨粗鬆症や生活習慣関連骨粗鬆症は，骨密度が保たれていても骨折リスクが高まることから，個々の症例ごとに骨折危険因子を評価し，治療介入を開始する必要がある．また，原発性骨粗鬆症の場合，最大の病因は性ホルモンの欠乏にある．性ホルモンの欠乏は生涯にわたり継続するため，骨密度や骨折危険因子を評価しながら治療を継続する必要がある．ステロイド性骨粗鬆症においても，ステロイド使用のみならず，骨折危険因子である年齢，骨密度などを総合的に評価し，治療介入を開始する必要がある．

診療ガイドラインの現況

　原発性骨粗鬆症ガイドラインは 2015 年に改訂版が出版された[1]．改訂のポイントは，「骨粗鬆症の予防と治療ガイドライン 2011 年版」が発表されて以降，「原発性骨粗鬆症の診断基準（2012 年度改訂版）」，「椎体骨折評価基準（2012 年度改訂版）」，「骨粗鬆症診療における骨代謝マーカーの適正使用ガイドライン 2012 年版」，「ステロイド性骨粗鬆症の管理と治療ガイドライン 2014 年改訂版」[2] など，本領域における重要な基準の改訂が相次いだためである．また，複数の新規薬物や既存薬の新たな剤形が登場したことから改訂に至った．

疫学

　原発性骨粗鬆症について，日本における 40 歳以上の骨粗鬆症患者数（腰椎あるいは大腿骨近位部骨密度で評価）は 1,280 万人（男性 300 万人，女性 980 万人）と推計される．本データの限界は，「骨粗鬆症」の診断を「低骨密度」でのみ行っている点である．骨粗鬆症の診断基準は，骨密度値にかかわらず，骨粗鬆症性骨折（椎体あるいは大腿骨近位部）の既往があれば満たすが，これらを厳密に盛り込んでいない．コホート研究の限界でもあるが，実際には 1,280 万人より多いと想定される．

　ステロイド性骨粗鬆症の疫学調査はなされていないが，1 日の副腎皮質ステロイド使用量がプレ

ドニゾロン換算で 5 mg 以上でも骨折リスクが高まる．日本では約 200 万人が副腎皮質ステロイドを 3 か月以上使用し，120 万人以上のステロイド性骨粗鬆症患者が存在するとされる．また，同薬剤の長期使用により，20〜50％に脆弱性骨折が発生する．

診断と治療開始基準

　原発性骨粗鬆症においては，診断基準（❶）と薬物治療開始基準（❷）は異なる．診断基準は 2012 年に以下のように改訂された．①骨密度値にかかわらず椎体あるいは大腿骨近位部骨折の脆弱性骨折の既往があるもの，②骨密度値が低骨量領域（若年成人平均値［YAM］の 70〜80％）

原発性骨粗鬆症の診断は，低骨量をきたす骨粗鬆症以外の疾患，または続発性骨粗鬆症の原因を認めないことを前提とし下記の診断基準を適用して行う．

I 脆弱性骨折[*1]あり
  1. 椎体骨折[*2]または大腿骨近位部骨折あり
  2. その他の脆弱性骨折[*3]かあり，骨密度[*4]がYAMの80％未満
II 脆弱性骨折なし
  骨密度[*4]がYAMの70％以下または−2.5 SD以下

YAM：若年成人平均値（腰椎では20〜44歳，大腿骨近位部では20〜29歳）．

[*1]：軽微な外力によって発生した非外傷性骨折．軽微な外力とは，立った姿勢からの転倒か，それ以下の外力をいう．

[*2]：形態椎体骨折のうち，3分の2は無症候性であることに留意するとともに，鑑別診断の観点からも脊椎X線像を確認することが望ましい．

[*3]：その他の脆弱性骨折：軽微な外力によって発生した非外傷性骨折で，骨折部位は肋骨，骨盤（恥骨，坐骨，仙骨を含む），上腕骨近位部，橈骨遠位端，下腿骨．

[*4]：骨密度は原則として腰椎または大腿骨近位部骨密度とする．また，複数部位で測定した場合にはより低い％値またはSD値を採用することとする．腰椎においてはL1〜L4またはL2〜L4を基準値とする．ただし，高齢者において，脊椎変形などのために腰椎骨密度の測定が困難な場合には大腿骨近位部骨密度とする．大腿骨近位部骨密度には頸部またはtotal hip（total proximal femur）を用いる．これらの測定が困難な場合は橈骨，第二中手骨の骨密度とするが，この場合は％のみ使用する．（後略）

付記：骨量減少（骨減少）[low bone mass（osteopenia）]：骨密度が−2.5 SDより大きく−1.0 SD未満の場合を骨量減少とする．

（日本骨代謝学会，日本骨粗鬆症学会合同 原発性骨粗鬆症診断基準改訂検討委員会．原発性骨粗鬆症の診断基準（2012年度改訂版）．Osteoporosis Japan 2013；21：9-21より）

であっても上腕骨近位端骨折，橈骨遠位端骨折，肋骨や骨盤の脆弱性骨折の既往があるもの，③骨粗鬆症性の脆弱性骨折の既往がなくてもYAMの70％以下のもの，である．

これらに該当する場合，骨折の連鎖を止めるために薬物治療を行うべきである．低骨量領域であっても，骨粗鬆症患者と同じレベルかそれ以上の骨折リスクを有するならば，薬物治療を開始すべきとしている．具体的には，大腿骨近位部骨折の家族歴を有するものである．さらに，独立した骨折危険因子として寄与度は骨折の家族歴と比べて低いものの，独立した危険因子である過度の飲酒や現在の喫煙については他の危険因子との重なり合いをふまえた総合的な評価（今後10年間の絶対骨折リスク計算アルゴリズム）であるFRAX®を用いて評価する（❷）．なお，この薬物治療開始基準は，原発性骨粗鬆症に関するものであるため，FRAX®項目のうち，糖質コルチコイド，関節リウマチ，続発性骨粗鬆症の3項目がすべて「なし」である症例に限って適応されることになる．

ステロイド性骨粗鬆症の診断には，診断基準よりも管理と予防のための治療介入指針が使用される．副腎皮質ステロイドを3か月以上使用中か使用予定の患者で，一般的指導に加えて，既存骨折，年齢，ステロイド量，骨密度を危険因子として点数化し，合計3点以上ならビスフォスフォネートでの一次予防を推奨している（❸）．

原発性骨粗鬆症およびステロイド性骨粗鬆症の治療開始基準は骨密度測定やX線撮影を行わなくても，その他の危険因子をもとに判断することは可能である．

■ 診断のための検査

診断に用いる際の骨密度測定は，全身DEXAによる大腿骨近位部，腰椎の測定が理想であるが，橈骨DEXAや中手骨のMD法も許容されている．測定されたなかで最も低い値の骨密度を診断に用いる．高齢になると変形性脊椎症による骨棘形成や腹大動脈の石灰化などにより腰椎DEXAの精度は低下するため，大腿骨近位部や橈骨，中手骨なども参考にすべきである．

既存骨折および新規骨折の評価は，単純X線撮影で行うが，椎体骨折の場合，10人中6人は激しい痛みを伴わない「いつのまにか骨折」であることから，1年間に1回の単純X線撮影が望ましい．新鮮骨折を判別するにはMRI（脂肪抑制：STIR法）による高輝度変化が参考になる．「いつのまにか骨折」であっても，他覚所見とし

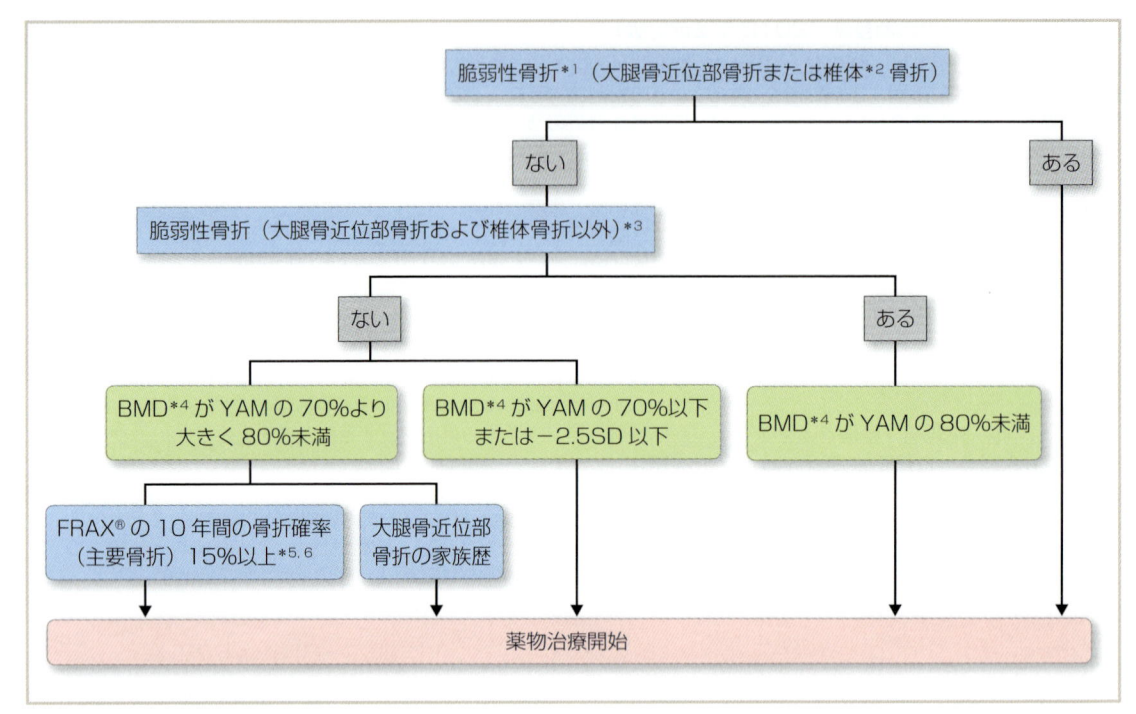

❷ 原発性骨粗鬆症の薬物治療開始基準

＊1：軽微な外力によって発生した非外傷性骨折．軽微な外力とは，立った姿勢からの転倒か，それ以下の外力をさす．

＊2：形態椎体骨折のうち，3分の2は無症候性であることに留意するとともに，鑑別診断の観点からも脊椎エックス線像を確認することが望ましい．

＊3：その他の脆弱性骨折：軽微な外力によって発生した非外傷性骨折で，骨折部位は肋骨，骨盤（恥骨，坐骨，仙骨を含む），上腕骨近位部，橈骨遠位端，下腿骨．

＊4：骨密度は原則として腰椎または大腿骨近位部骨密度とする．また，複数部位で測定した場合にはより低い％値または SD 値を採用することとする．腰椎においては L1～L4 または L2～L4 を基準値とする．ただし，高齢者において，脊椎変形などのために腰椎骨密度の測定が困難な場合には大腿骨近位部骨密度とする．大腿骨近位部骨密度には頚部または total hip（total proximal femur）を用いる．これらの測定が困難な場合は橈骨，第二中手骨の骨密度とするが，この場合は％のみ使用する．

＊5：75 歳未満で適用する．また，50 歳代を中心とする世代においては，より低いカットオフ値を用いた場合でも，現行の診断基準に基づいて薬物治療が推奨される集団を部分的にしかカバーしないなどの限界も明らかになっている．

＊6：この薬物治療開始基準は原発性骨粗鬆症に関するものであるため，FRAX® の項目のうち糖質コルチコイド，関節リウマチ，続発性骨粗鬆症にあてはまる者には適用されない．すなわち，これらの項目がすべて「なし」である症例に限って適用される．

（骨粗鬆症の予防と治療ガイドライン作成委員会編．骨粗鬆症の予防と治療ガイドライン 2015 年版．日本骨粗鬆症学会・日本骨代謝学会・骨粗鬆症財団；2015[1] より）

ての椎体骨折高位の叩打痛や圧痛は参考になる．

治療

■ 原発性骨粗鬆症

　原発性骨粗鬆症の病因は，性ホルモン減少による破骨細胞優位の骨リモデリングの亢進による構造の劣化（皮質骨の菲薄化・多孔化，海綿骨の微細構造破綻）が骨密度低下を招くのと同時に，骨芽細胞機能低下および酸化ストレス亢進による骨基質の劣化（コラーゲンの老化，石灰化度低下，微細損傷）を誘導することにある．注意すべきは，性ホルモンの減少は生涯継続するため，薬物治療を中止した時点（薬剤が体内から排泄された時点）から，治療開始前の骨吸収優位の骨リモデリングの亢進がもたらされる．このため，たとえ薬物治療により骨粗鬆症の診断基準を脱したとしても，治療を中止した場合には骨密度は減少に転

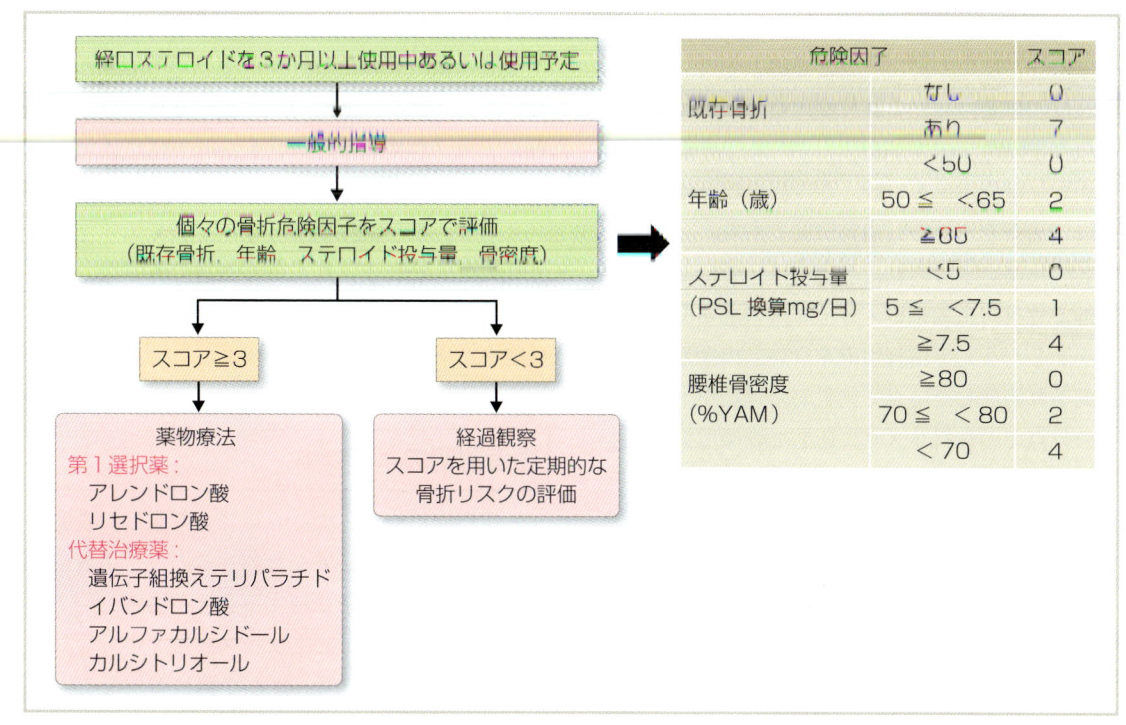

危険因子		スコア
既存骨折	なし	0
	あり	7
年齢（歳）	＜50	0
	50 ≦ ＜65	2
	≧65	4
ステロイド投与量 （PSL 換算mg/日）	＜5	0
	5 ≦ ＜7.5	1
	≧7.5	4
腰椎骨密度 （%YAM）	≧80	0
	70 ≦ ＜80	2
	＜70	4

経口ステロイドを3か月以上使用中あるいは使用予定
↓
一般的指導
↓
個々の骨折危険因子をスコアで評価
（既存骨折，年齢，ステロイド投与量，骨密度）
↓

スコア≧3 / **スコア＜3**

薬物療法
第1選択薬：
　アレンドロン酸
　リセドロン酸
代替治療薬：
　遺伝子組換えテリパラチド
　イバンドロン酸
　アルファカルシドール
　カルシトリオール

経過観察
スコアを用いた定期的な
骨折リスクの評価

❸ ステロイド性骨粗鬆症の管理と治療のアルゴリズム

（Suzuki Y, et al. Guidelines on the management and treatment of glucocorticoid-induced osteoporosis of the Japanese Society for Bone and Mineral Research : 2014 update. J Bone Miner Metab 2014 ; 32 : 337-50[2] より）

じるため，生涯にわたり骨代謝，骨密度を経過観察する必要がある．

　骨強度の多くの部分は骨密度に依存するため，亢進した骨吸収を抑制することは骨の微細構造破綻を抑制し石灰化度を高めることから，骨密度は上昇し，骨折リスクは低下する．このロジックから使用されている薬剤が，骨吸収抑制剤であるビスフォスフォネート製剤とデノスマブである．

　大腿骨近位部骨折の予防効果を検証するためには，プラセボ群と実薬投与群で合計7,000例をエントリーする必要があるため，すべての薬剤で大規模試験が行われているわけではない．アレンドロン酸，リセドロン酸，デノスマブは，大腿骨近位部骨折防止効果のエビデンスは最も高いレベルである．ミノドロン酸，イバンドロン酸に関しては，大腿骨近位部骨折に対する直接的な試験が行われていない．しかし，ビスフォスフォネート製剤は骨吸収抑制作用，骨密度増加効果がアレンドロン酸やリセドロン酸と同等であれば，大腿骨近

位部骨折の予防効果も同等とするエビデンスを採用し，原発性骨粗鬆症のガイドラインでは，ミノドロン酸もイバンドロン酸も大腿骨近位部骨折の予防効果はあると想定されると明記されている．

　ビスフォスフォネート製剤，デノスマブといった骨吸収抑制剤は，長期使用により非定型大腿骨骨折や顎骨壊死の危険因子の一つとなるため注意が必要である．非定型大腿骨骨折や顎骨壊死の危険因子として，ステロイド使用，糖尿病などの生活習慣病，大腿骨弯曲変形，ビタミンD不足などが挙げられている．個々の症例において，これらの危険因子をきめ細やかに評価し，減じられる危険因子は減じることが必要である．骨吸収抑制剤を中止する場合には，その他の骨折防止効果が報告されている骨粗鬆症治療薬（選択的エストロゲン受容体モジュレーター［SERM］，テリパラチド，活性型ビタミン D_3 製剤，メナテトレノン）に切り替え，骨粗鬆症治療を継続することが必要である．

顎骨壊死に関しては，侵襲的口腔内治療（抜歯，根管治療）の前に休薬を必須としていない．これは，休薬の有無で顎骨壊死の発生に差がなかったとするエビデンスが報告されたことによる．しかし，歯科治療を行い，かつ顎骨壊死が発生した際に治療をするのも歯科医師であることを考えると，休薬を求められた場合には，骨吸収抑制剤以外で骨折防止効果のエビデンスのある薬剤にスイッチしたうえで歯科治療を行い，肉芽が正常に形成され治癒した時点で歯科から連絡をもらい，その時点での骨折リスクに応じて骨吸収抑制剤を再開すれば，歯科医科連携という点でも良いと考える．歯科治療の間，骨粗鬆症治療を完全に中止することは骨折リスクを高めてしまうため厳に慎むべきである．

■ ステロイド性骨粗鬆症

ステロイド性骨粗鬆症の病態は，副腎皮質ステロイドによる骨芽細胞，骨細胞の機能不全と，長期的には破骨細胞による骨吸収の亢進である．理論上は骨芽細胞機能を高める骨粗鬆症治療薬を使用すればよいということになるが，十分なエビデンスが現時点ではない．このためステロイド性骨粗鬆症の骨折防止効果に最も高いエビデンスを有するビスフォスフォネート製剤（アレンドロン酸，リセドロン酸）が推奨されている．

ビスフォスフォネートは骨吸収と骨形成を抑制するため，骨芽細胞機能の低下するステロイド性骨粗鬆症への推奨について疑問をもたれることがある．動物実験レベルであるが，ステロイド投与によって生じる骨細胞のアポトーシスを，ビスフォスフォネートは抑制することが示されている．骨細胞は，骨のリモデリングや骨の材質特性の良否をセンシングする重要な役割を演じている．こうした事実を併せて考えると，ステロイドによる骨芽細胞，骨細胞の機能不全に対しては，ビスフォスフォネートはそれを改善する作用を発揮している可能性も否定できない．

しかし，ビスフォスフォネート長期使用による非定型大腿骨骨折や顎骨壊死の危険因子の一つとしてステロイド使用があるため，ステロイド性骨

粗鬆症に対してビスフォスフォネート製剤を投与する際には，これら合併症のその他の危険因子を総合的に評価し，薬剤のスイッチングを行うことも考慮すべきである．代替薬としては，イバンドロン酸，骨形成促進剤のテリパラチド，活性型ビタミン D_3 製剤が挙げられている．デノスマブもエビデンスが公表されたことから，さらなる改訂の際には新規薬剤も一次予防薬として推奨される可能性がある．

患者説明のポイント

骨粗鬆症治療薬による骨折防止効果は，投薬開始後約1年程度は必要なため，この点を患者に説明し治療の遵守率を維持する必要がある．

骨密度の増加は，ビスフォスフォネート製剤やSERM製剤の場合，2～3年で頭打ちになる．しかし，エビデンス上は，その時点で新規骨折発生がなく，重度な骨折危険因子の上乗せがなければ，そのまま継続していても骨折防止効果は継続するため，治療開始の時点でこうした事象を説明しておく必要がある．

原発性骨粗鬆症の原因は性ホルモンの減少であるため，治療を中止すれば，再び骨密度は低下し骨折リスクが高まることを事前に説明する．

薬剤治療にのみ頼ることなく運動や食事にも注意をはらうことが必要である．

課題と展望

原発性骨粗鬆症，ステロイド性骨粗鬆症のガイドラインは新たに報告されたエビデンスを盛り込み改訂が継続されている．

個々の患者により薬剤のコンプライアンスには差がある．また，費用も薬剤ごとに異なる．海綿骨を主体とした椎体骨折防止に関してはなんらかの骨粗鬆症治療薬が継続されれば，投薬開始から約1年経過すれば50％近い症例で骨折防止効果が得られる．しかし，皮質骨を主体とする大腿骨近位部骨折の防止効果には，加齢に伴う皮質骨の

菲薄化や多孔化も同時に改善する薬剤の使用がロジカルにもエビデンスとしても推奨される.

　国内外で，骨粗鬆症の治療目標の設定が議論となっている．基本的には原発性骨粗鬆症の場合，治療により骨粗鬆症の診断基準を脱した例では休薬が可能である．しかし，先述したように性ホルモンの減少は生涯継続するため，休薬後も1〜2年ごとに骨密度測定，骨折発生など経過観察が必要である．すでに椎体骨折や大腿骨近位部骨折の既往がある症例は，たとえ骨密度がYAMの70％を超えても診断基準を脱することができないため，生涯にわたる治療継続が必要となる．長期治療による合併症（非定型大腿骨骨折，顎骨壊死）

に対する理解を深め，薬剤のスイッチングや併用のエビデンスを積み重ねていくことが必要である.

（斎藤　允）

■文献

1) 骨粗鬆症の予防と治療ガイドライン作成委員会編. 骨粗鬆症の予防と治療ガイドライン 2015年版. 日本骨粗鬆症学会・日本骨代謝学会・骨粗鬆症財団；2015.
2) Suzuki Y, et al. Guidelines on the management and treatment of glucocorticoid-induced osteoporosis of the Japanese Society for Bone and Mineral Research: 2014 update. J Bone Miner Metab 2014；32：337-50.（日本骨代謝学会編. ステロイド性骨粗鬆症の管理と治療ガイドライン：2014年改訂版）

関節リウマチ

概要

　関節リウマチ（rheumatoid arthritis：RA）の薬物療法は，それを可能にする新たな疾患修飾性抗リウマチ薬（DMARD）の登場により，明確な目標をもった治療（Treat to Target）[1] が行われるようになった．2010年にはより早期の病像からリウマチを分類するための新たな分類基準[2] も発表され，治療目標は臨床的寛解から構造的，機能的寛解へ，そしてその先へと進みつつある．治療体系が変化し続ける昨今，エビデンスに基づいたガイドラインの存在はその時点の標準治療の姿を表すものとして重要である．

診療ガイドラインの現況

　世界的な RA 治療のガイドラインあるいはリコメンデーションとしてヨーロッパリウマチ学会（EULAR）とアメリカリウマチ学会（ACR）のものがあり，いずれも数年おきに改訂が繰り返されている．それぞれ特徴もあるが，いずれに従っても基本的な治療方針は変わらず，これらが世界的な標準治療であるとしてよいであろう．

　日本では EULAR による 2013 年のリコメンデーションを土台として，国内の事情に合わせた診療ガイドラインが作成され，2014年に「関節リウマチ診療ガイドライン」[3] として日本リウマチ学会（JCR）から出版された．

標準診療のポイント

- 関節リウマチの治療目標は疾患活動性の制御だけでなく，その先の構造的・機能的寛解である．
- 診断後，MTX が投与禁忌でなければ MTX を，MTX が投与不可能な例ではその他の csDMARD を投与する．
- 低用量ステロイドは csDMARD 投与下において短期間（6か月まで）の投与を考慮するが，可能な限り早期に減量する．
- csDMARD での治療が効果不十分あるいは無効の場合は bDMARD を投与する．bDMARD は TNF 阻害薬あるいは非 TNF 阻害薬を使用する．
- 1剤目の bDMARD が効果不十分であれば他の bDMARD へスイッチするが，トファシチニブも検討する．
- 注射金製剤，ブシラミン，サラゾスルファピリジン，レフルノミド，タクロリムス，イグラチモド，NSAID，ステロイド，インフリキシマブ，エタネルセプト，アダリムマブ，ゴリムマブ，セルトリズマブ，トシリズマブ，アバタセプトについての推奨が記載されている．
- 非薬物療法として，リハビリテーション，手術療法も推奨する．
- 整形外科手術の周術期には MTX は休薬を推奨しない．一方で bDMARD は休薬を推奨する．
- 十分に疾患活動性が抑制された例では bDMARD の休薬や，csDMARD の減量・休薬も検討されてよい．

関節リウマチ診療ガイドライン 2014

■ 概要

特徴として，薬剤については日本での保険適応状況に基づいて作成されていること，またリハビリテーションや手術治療などに関する推奨が記載されていることなど，整形外科医がRA診療に深くかかわる日本の特色が活かされた点が挙げられる．

ガイドライン本文ではまず治療目標，治療方針および治療原則が明確に示されている．治療目標は「臨床症状の改善のみならず，関節破壊の抑制を介して長期予後の改善，特に身体機能の防止と生命予後の改善を目指す」とされており，治療方針のなかでは外科的処置の位置づけや協働的意思決定（shared decision making）を行うことにも言及されている．また治療原則としてRA治療の個人的，社会的，医療費的な負担も勘案して治療にあたることとされた．

薬物療法についての治療アルゴリズムを❶に示す．薬物療法は3つのPhaseに分けられる．Phase Iは従来型合成DMARD（csDMARD）導入段階であり，「メトトレキサート（MTX）の使用が禁忌でなければ」MTXを使用することが柱である．Phase IIはPhase I失敗時の生物学的製剤（bDMARD）導入段階であり，予後不良因子がある例ではTNF阻害薬あるいは非TNF阻害薬が使用される．Phase IIIは1剤目のbDMARD失敗（効果不十分あるいは副作用）段階であり，bDMARDの変更あるいはトファシチニブが選択肢となっている．

続いてガイドライン本体では88個のクリニカルクエスチョンに基づき37の推奨文が記載されており，薬物療法（注射金製剤，ブシラミン，ステロイド，サラゾスルファピリジン，レフルノミド，タクロリムス，イグラチモド，NSAID，ステロイド，インフリキシマブ，エタネルセプト，アダリムマブ，ゴリムマブ，セルトリズマブ，トシリズマブ，アバタセプト），手術（肩・肘・膝・足関節の人工関節置換術と足関節固定術），

リハビリについて，いずれも推奨すると記載されているが，それぞれの推奨度（強い/弱い）と同意度（5点満点）はともに推奨としては多少の差がある．なお，推奨1「MTX以外のcsDMARD不応性RA患者に対してMTXの投与を推奨する」は全推奨項目を通じて唯一，同意度5点満点で「強い」推奨となった．

また周術期のDMARDの休薬について，しばしば議論されるところであるが，bDMARD投与下における整形外科手術では手術部位感染および創治癒遅延に注意することが推奨されており（推奨30，31），bDMARDは休薬を推奨する（推奨21）とされた．一方MTXについては他のガイドラインと同様に周術期の休薬は推奨しない（推奨5）となっているが，同じくJCRのMTX使用ガイドラインでは高用量（12 mg/週超）投与例では休薬を検討するように推奨されており[4]，出血量が比較的多い手術でも注意が必要である．また，疾患活動性が十分に制御された際にはbDMARD，csDMARDの減量・休止について検討することも推奨されている．

関節リウマチ治療におけるメトトレキサート（MTX）診療ガイドライン 2016 年改訂版[4]

MTXは関節リウマチの治療において，アンカードラッグと位置づけられた最も重要なcsDMARDである．2011年からは16 mg/週まで最大投与量が拡大されたことにより，日本でも十分な治療効果を得ることが期待できるようになった．

一方で，JCRの「関節リウマチ診療ガイドライン2014」に従えば多くの症例で最初に投与される免疫抑制剤となるため，使用前には十分なスクリーニングが必要である．投与禁忌（❷）や，感染症をはじめとしたスクリーニングの要点（❸）などについてはその他のDMARDと共通する点も多いため，ガイドライン記載の内容を熟知しておくことは非常に有用である．

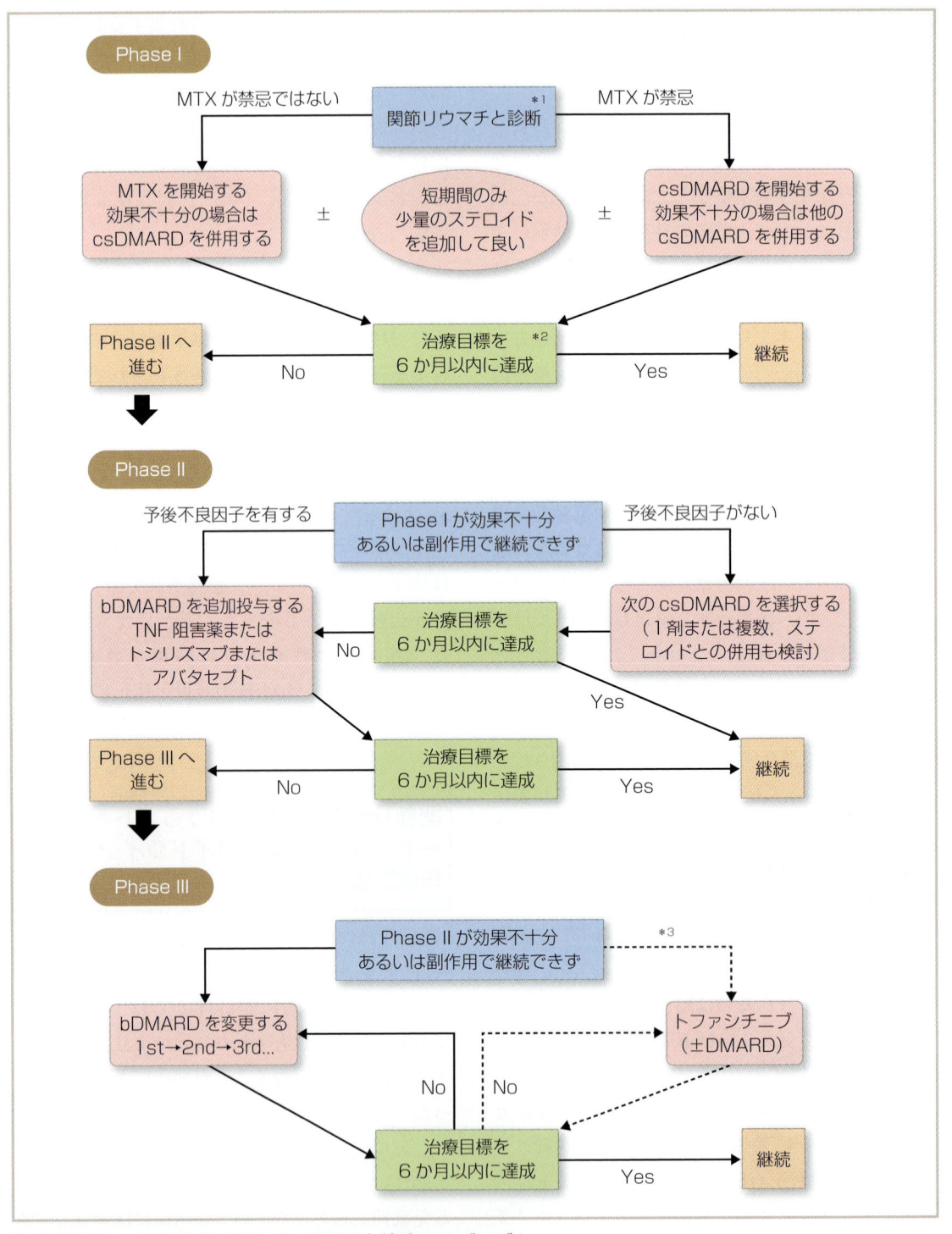

❶ 「関節リウマチ診療ガイドライン 2014」治療アルゴリズム

＊1：早期診断には 2010 ACR-EULAR 分類基準[2] が有用である.

＊2：治療目標は臨床的寛解であるが，達成できない場合でも低疾患活動性を目指す．治療目標は少なくとも 6 か月で達成することを目指し，3 か月で改善がみられければ治療を見直す必要がある.

＊3：ガイドライン作成時において，bDMARD からトファシチニブ，あるいはトファシチニブから bDMARD への変更については有効性・安全性が日本人で確認されていないとされた.

（日本リウマチ学会編．関節リウマチ診療ガイドライン 2014．メディカルレビュー社；2014[3] をもとに作成）

❷ MTX 投与の禁忌

1. 妊婦または妊娠している可能性やその計画のある患者
2. 本剤の成分に対して過敏症の既往例のある患者
3. 重症感染症を有する患者
4. 重大な血液・リンパ系障害を有する患者
   - ①骨髄異形成症候群，再生不良性貧血，赤芽球癆の病歴のある場合
   - ②過去5年以内のリンパ増殖性疾患の診断あるいは治療歴のある場合
   - ③著しい白血球減少あるいは血小板減少
     - 上記の判定には以下の基準を目安とするが合併症の有無などを考慮して判断する．
       - I. 白血球数<3,000/mm³
       - II. 血小板数<5,000/mm³
5. 肝機能障害を有する患者
   - ①B型またはC型の急性・慢性活動性ウイルス性肝炎を合併している場合
   - ②肝硬変と診断された場合
   - ③その他の重篤な肝障害を有する場合
6. 高度な腎機能障害を有する患者
   - 上記の判定には以下の基準を参考とする．
     - ●透析患者や腎糸球体濾過量（GFR）<30 mL/分/1.73 m² に相当する腎機能障害
7. 胸水，腹水が存在する患者
8. 高度な呼吸機能障害を有する患者
   - 上記の判定には以下の基準を参考とする．
     - ①低酸素血症の存在（室内気でPaO₂<70 Torr）
     - ②呼吸機能検査で%VC<80%の拘束性障害
     - ③肺部画像検査で高度の肺線維症の存在

（日本リウマチ学会MTX診療ガイドライン策定小委員会編．関節リウマチ治療におけるメトトレキサート（MTX）診療ガイドライン 2016 年改訂版．羊土社；2016[4) より）

❸ MTX 投与前のスクリーニング

血液検査	すべての患者	末梢血検査（白血球分画，MCV を含む），赤沈，CRP
		生化学検査（AST，ALT，ALP，LDH，アルブミン，血糖，Cr，BUN，IgG，IgM，IgA）
		HBs 抗原，HCV 抗体，IGRA/ツベルクリン反応検査
	⇨ HBs 抗原陰性	HBs 抗体，HBc 抗体 ※いずれかの抗体陽性なら HBV-DNA 測定
	⇨ HBs 抗原陽性	HBc 抗原，HBe 抗体，HBV-DNA
尿検査	すべての患者	蛋白，糖，ウロビリノーゲン，尿検査
肺疾患関連検査	すべての患者	胸部 X 線検査（正面，側面）
	間質性肺炎や呼吸器合併症が疑われる場合	経皮的酸素飽和度（SpO₂），胸部 HRCT，間質性肺炎血清マーカー（KL-6／SP-D），β-D-グルカン，抗 MAC GPL-IgA 抗体測定を考慮

（日本リウマチ学会MTX診療ガイドライン策定小委員会編．関節リウマチ治療におけるメトトレキサート（MTX）診療ガイドライン 2016 年改訂版．羊土社；2016[4) より）

　また，MTX 投与用量・増量ペースについては常に議論になるところであるが，予後不良因子を有する例では有効量である 8 mg から開始し，2 週おきに 2 mg あるいは 4 週おきに 4 mg という急速増量を勧める一方，副作用危険因子を有する例や高齢者では 4～6 mg という低用量からの開始と慎重な増量も選択肢として記載されている（❹）．

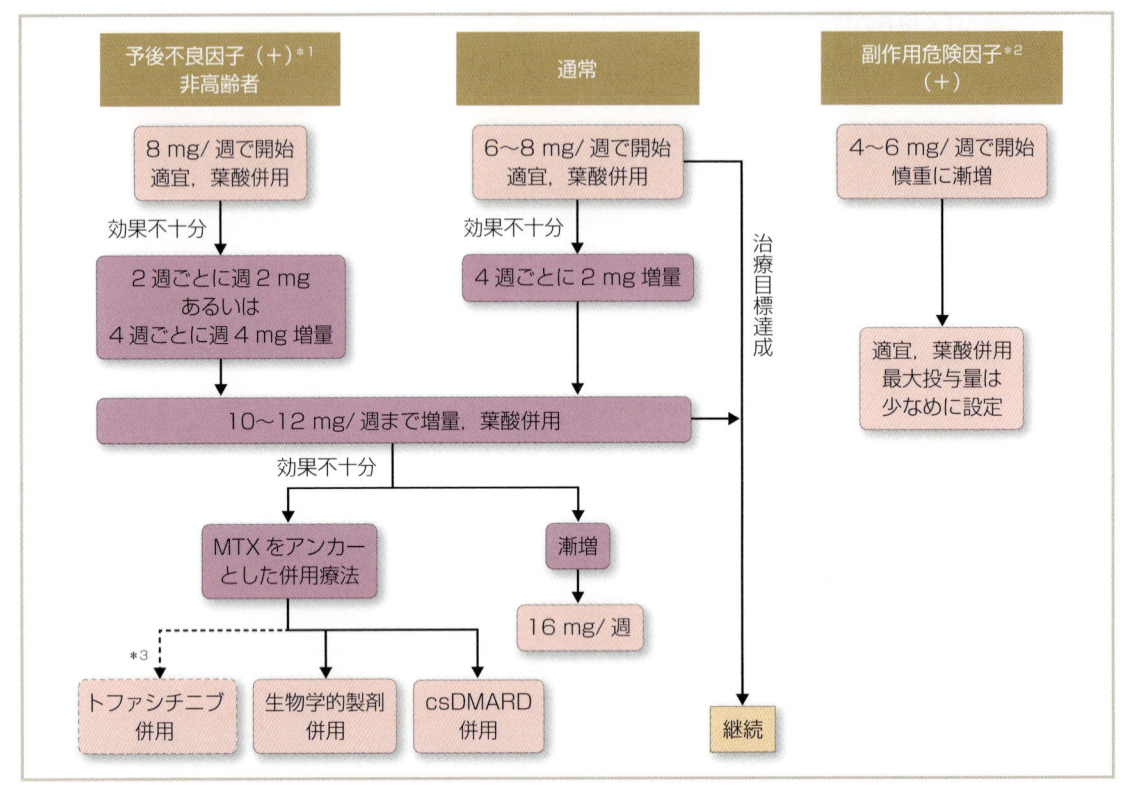

❹ MTX 投与用量・増量ペース

＊1：予後不良因子：高活動性，リウマトイド因子（RF）／抗シトルリン化ペプチド蛋白（CCP）抗体高値（基準値の 3 倍超）陽性，骨びらん，身体機能制限.
＊2：副作用危険因子：高齢者，低体重，腎機能低下，肺病変，アルコール常飲，NSAID など複数薬物の内服.
＊3：トファシチニブは市販後全例調査中であるため，bDMAR, csDMARD 併用を優先する（ガイドライン発表時）.
（日本リウマチ学会 MTX 診療ガイドライン策定小委員会編．関節リウマチ治療におけるメトトレキサート（MTX）診療ガイドライン 2016 年改訂版．羊土社：2016⁴⁾ をもとに作成）

その他のガイドライン

　日本で適応となっているほとんどの DMARD についてはそれぞれの使用ガイドラインが日本リウマチ学会から発表され，適宜改訂が重ねられている．日本リウマチ学会のホームページで閲覧可能となっている（https://www.ryumachi-jp. com/publish/guide/）ため，適宜確認されたい.

　また，MTX をはじめとした免疫抑制剤使用例における B 型肝炎ウイルス再活性化の問題があり，治療前の適切なスクリーニングとその後の B 型肝炎ウイルスキャリア，既往感染例への適切な対応は必須である．現在のガイドラインを❺に示す.

典型例

症例 1：32 歳，女性.

現症：半年前から右膝痛と手指の多発関節痛を自覚しており，前医で一時的に経口ステロイドを処方されたが症状改善が得られず当院紹介となった．抗 CCP 抗体 486.9 IU/mL, RF 121 U/mL. プレドニゾロン 7.5 mg/日を服用中であったが CRP は 3.8 mg/dL で DAS28-CRP 5.15（高疾患活動性）．右膝関節は高度の腫脹を認め，MMP-3 は 655.2 ng/mL であった.

治療：RA と診断し，MTX を 8 mg から開始，2～4 週ごとに増量を行ったが十分な効果が得られず，14 mg/週で脱毛が増えたとのことで 10 mg まで減量．治療開始後 2 か月目にエタネルセプト

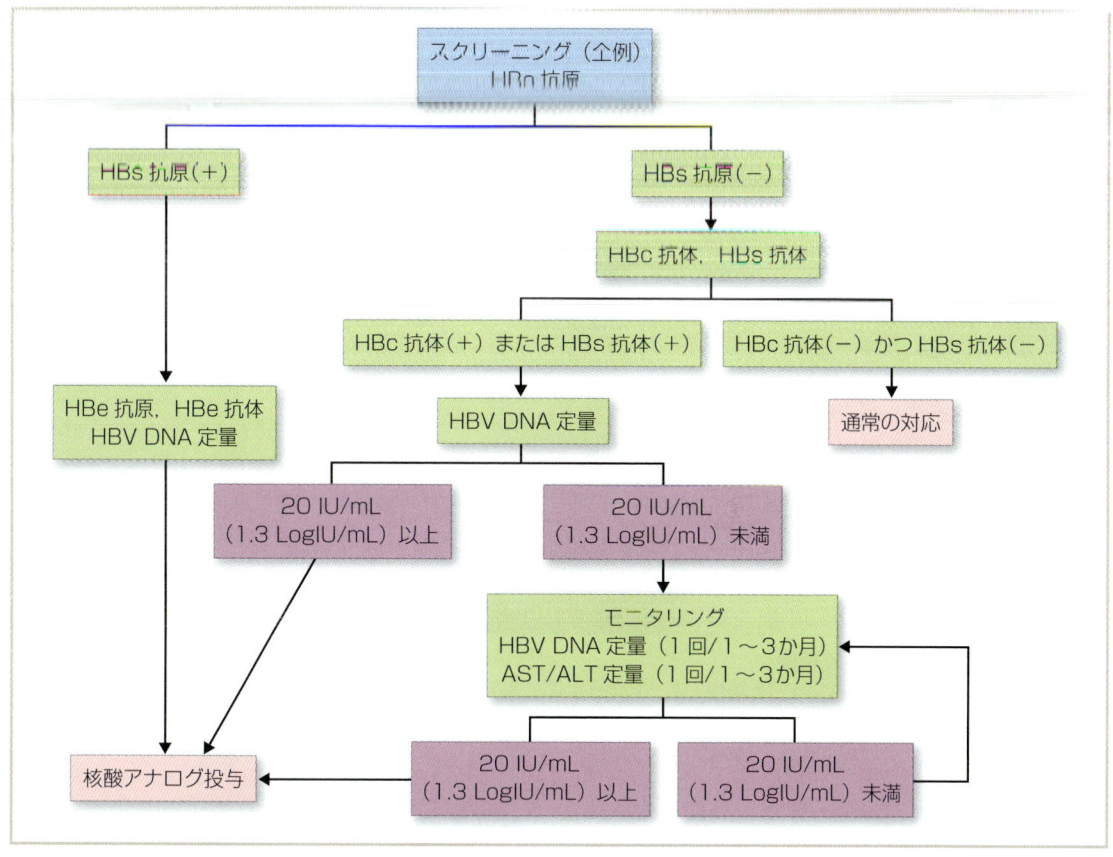

❺ 免疫抑制・化学療法により発症する B 型肝炎対策ガイドライン

（日本肝臓病学会・肝炎診療ガイドライン作成委員会編．B 型肝炎治療ガイドライン（第 3.1 版）．2019 年 3 月．p.78．https://www.jsh.or.jp/files/uploads/HBV_GL_ver3.1_v1.2.pdf より）

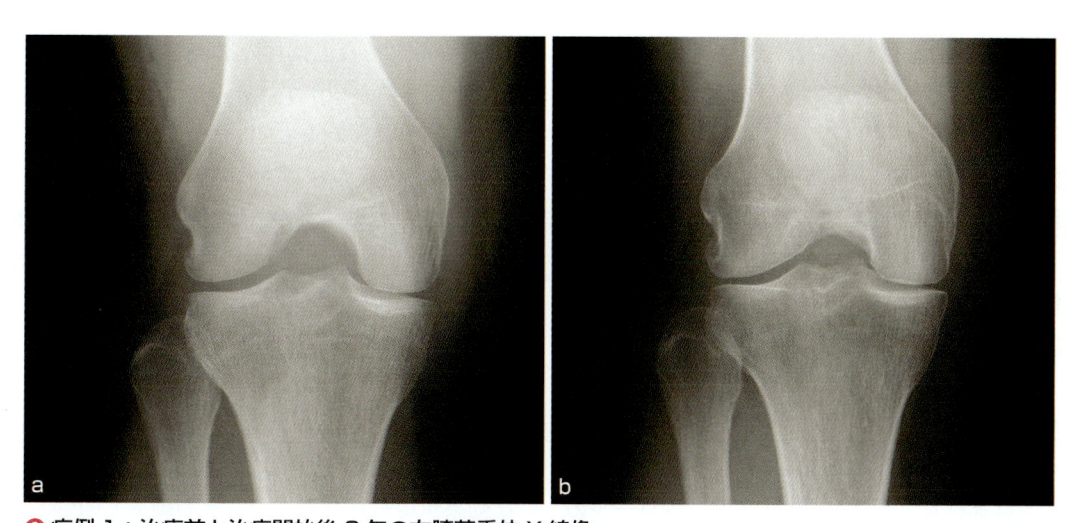

❻ 症例 1：治療前と治療開始後 3 年の右膝荷重位 X 線像

治療後 1 年目まで若干の関節裂隙狭小化がみられたが，その後は維持されている．

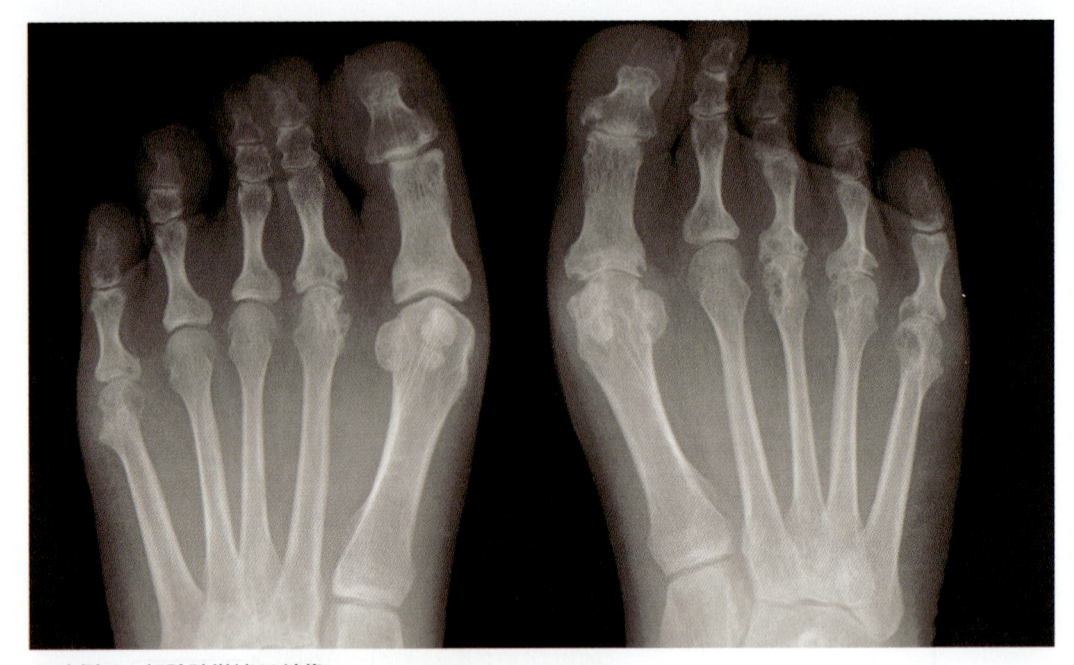

❼ 症例2：初診時単純X線像
抗CCP抗体，RF，CRPはいずれも陰性であったが多関節に滑膜炎を認め，RAに典型的な骨びらんが多発していた．

50 mg/週を導入したところ急速に関節炎の消退が得られ，5か月後にステロイドは中止可能となった．治療開始後1年で腫脹・圧痛関節は消失し，CRPおよび赤沈は陰性化している．初診時にすでに右膝関節には関節裂隙の狭小化がみられ，1年目で若干の進行がみられたが，その後3年目まで進行はみられていない（❻）．

解説

抗CCP抗体高値，RF高値陽性で，すでに荷重関節に変化を生じている症例である．十分量のMTXおよびbDMARDの併用により高疾患活動性例でもコントロール可能となることが多くなった．本症例では高用量MTXの継続は困難と判断し（Phase I失敗），早期のbDMARD導入を行い奏効した．残念ながら若干の関節裂隙狭小化の進行が当初みられたが，滑膜炎が完全に沈静化してからは進行しておらず，タイトコントロールの重要性が示唆される．今後，二次的な関節症変化などが生じれば，将来変形性関節症としての治療を平行して行う必要が生じるかもしれない．

非典型例

症例2：56歳，女性．
現症：10年以上前から疼痛や可動域の悪化を多関節に自覚していたが，当初，近医の検査ではCRPの上昇や自己抗体の出現が認められないとのことで診断がつかず，その後受診はしていなかった．当科受診時もCRPや赤沈は基準値内であり，抗CCP抗体およびRFはいずれも陰性であった．しかし単純X線ではRAに典型的な関節破壊がすでに多発しており（❼），RAと診断して治療を開始した．
治療：MTXでは疼痛改善は得られず，少量でも咳嗽が出現するため投与を中止，エタネルセプト50 mg/週を開始し一時的に効果が得られたものの，その後再燃．アバタセプトに変更したが十分な効果が得られなかった．その際もCRPの亢進はみられなかったが，関節エコーでは腫脹関節には活動性の滑膜炎の存在が確認された．再度TNF阻害薬にスイッチすることを考え，セルトリズマブペゴルを投与したところ徐々に症状が改

善し，腫脹関節は消失した．この間2年近くが経過しており，すでに多関節の破壊が生じていたがさらに進行した部位もあった．

解説

本症例は抗体陰性例であり，関節破壊が進行する前の段階では診断が難しい症例である．結果として診断までに長期間を要しており，その間に多関節に不可逆的な変化が生じている状態からの治療開始であった．さらにMTX使用困難，bDMARDも複数薬剤のスイッチを行っている間に関節破壊の進行を許してしまっている．薬剤の選択肢が増えたとはいえ，一つの薬剤の効果判定〜スイッチ〜次の薬剤の効果発現までには数か月を要する場合もあり，その間に関節破壊の進行をみることがある．

患者説明のポイント

■ 患者教育

適切な患者教育は薬物療法のみにとどまらずRA治療を行ううえで前提となる重要な段階である．関節の炎症が十分にコントロールされれば関節破壊を抑制しうることも十分なエビデンスが得られていること，一方，たとえ自覚症状が自制しうるものであったとしても，関節炎に対する治療が不十分である場合は関節破壊の進行や機能障害が生じうること，そしてそれが不可逆的な現象であることを理解してもらうことが，治療の前提として必要である．

■ 奏効率

MTXはアンカードラッグとして非常に重要な位置づけにあり，単剤で十分なコントロールが得られる症例も多い（Phase I）．しかし一部の症例では，効果不十分などの理由でbDMARDの使用が必要となっている（Phase II）．bDMARD投与となった場合も同様で，いずれの製剤も同程度の高い奏効率を有しているが，一部の例で他剤への変更が必要となる（Phase III）．いずれの薬剤も100%有効ではないという点も理解されておかなければならない．

■ 有害事象

免疫調整剤/抑制剤であるDMARDを使用するうえで最も注意すべき合併症は感染症であり，なかでも呼吸器感染症が最多である．DMARD投与前には肝炎ウイルス，結核などの感染症のスクリーニングを行うので，検査の必要性や結果を説明する際に今後の注意点も説明する．免疫抑制剤の投与中はワクチン接種などの感染防御策を積極的に行い，発熱や咳嗽など疑わしい症状があればすぐに服用・投与を中止して連絡あるいは受診するように指導する．

その他，MTXなどの薬剤により誘発される間質性肺炎，MTX関連リンパ増殖性疾患や，TNF阻害薬による脱髄疾患など，まれであるが重要な合併症については繰り返し注意喚起しておく必要がある．

■ 薬物療法以外の治療について

日本のガイドラインには手術療法の有効性も記載されている．薬物療法は関節破壊の進行を防ぐことが目標であり，すでに生じている関節破壊を完全に修復することはできない．その際は手術による機能再建が可能であることも，リハビリや装具療法，関節注射の有効性とともに適宜説明する．これらの整形外科的な介入もタイミングが重要であり，リウマチ内科との連携が重要となる．

現状の問題点

1999年にMTXが関節リウマチに対して保険適応となってから20年が経過しつつある．bDMARDでは抗TNF-α抗体製剤であるインフリキシマブが適応となったのが2003年であり，その後現在までに8種の生物学的製剤（バイオシミラー製剤を除く）がRAに対して使用できるようになった．TNF-α，IL-6，T細胞共刺激因子といった標的の違い，用法や用量設定といった製剤の特徴によって適応を考えることになる．さらに低分子で経口投与可能な標的型合成DMARD（tsDMARD）2剤が使用可能となっている．いわゆるdrug lagも短縮される傾向にあり，日本

でも世界標準の治療が行える状況といえよう.

しかし現状, われわれが実際に診療にあたっているRA患者の大半は, 発症早期の最も重要な時期（window of opportunity）に前述のような強力な薬物療法を受けなかった長期罹病例である. すでに不可逆的な関節破壊を生じている例が多数存在するため, 症例に応じた現実的な治療目標を設定する必要がある. そういった症例では外科的治療やリハビリは今後も重要な治療手段として位置づけられるべきであるが, 華々しい薬物療法の発展と比して, 世界的には重視されているとは言いがたい. またRAの発症年齢そのものが高齢化している傾向があるが, 臨床試験から除外される高齢発症例や合併症を有する例については, 症例ごとに個別の判断が求められる.

また, 高額な治療費（薬剤費）は患者個人の負担はもちろん, 医療費増大の観点からも問題となっている. バイオシミラー製剤の導入や, 生物学的製剤の投与間隔延長や休薬など, 検討していくべき課題も多いが, これらの薬剤費は費用対効果の面では許容されうるべきものであると考えられており, まずはbDMARD, tsDMARDが本当に必要かつ有効な症例に限って適切に使用（処方）されることが重要である.

将来への課題

薬物療法の有効性・安全性に関するエビデンスは, 長期といわれるものでも数年の臨床研究によるものがほとんどであるが, 現実にはRA治療は時に数十年以上に及ぶ. 超長期の治療体系についてはこれから考えていかなければならない. Real world evidence の地道な蓄積が必要である.

さらに今後, 新規抗リウマチ薬は続々と登場するであろうから, それらを治療アルゴリズムのどこに位置づけるべきか, 常に議論が行われている状況である. 2014年のJCRガイドライン発表以降, EULAR リコメンデーションおよびACRガイドラインはすでに1回のupdateを終えており[5,6], JAK阻害薬の位置づけやcsDMARDの併用療法などについて若干の変更が加えられている. さらにEULARからは2019年版リコメンデーションの草案が発表され, 現在JCRガイドラインについても改訂作業が始まっているが, 海外の動向も含めて最新情報を常に確認していく必要がある.

（那須義久, 西田圭一郎）

■ 文献

1) Smolen JS, et al. Treating rheumatoid arthritis to target : 2014 update of the recommendations of an international task force. Ann Rheum Dis 2016 ; 75 : 3-15.
2) Aletaha D, et al. 2010 Rheumatoid arthritis classification criteria : an American College of Rheumatology/European League Against Rheumatism collaborative initiative. Arthritis Rheum 2010 ; 62 : 2569-81.
3) 日本リウマチ学会編. 関節リウマチ診療ガイドライン2014. メディカルレビュー社 ; 2014.
4) 日本リウマチ学会MTX診療ガイドライン策定小委員会編. 関節リウマチ治療におけるメトトレキサート（MTX）診療ガイドライン2016年改訂版. 羊土社 ; 2016.
5) Smolen JS, et al. EULAR recommendations for the management of rheumatoid arthritis with synthetic and biological disease-modifying antirheumatic drugs: 2016 update. Ann Rheum Dis 2017 ; 76 : 960-77.
6) Singh JA, et al. 2015 American College of Rheumatology Guideline for the Treatment of Rheumatoid Arthritis. Arthritis Rheumatol 2016 ; 68 : 1-26.

高尿酸血症・痛風

　痛風（gout）は持続する高尿酸血症（hyperuricemia）の結果として急性関節炎を生じる疾患で，急性関節炎を主訴として外来を受診することの多い日常ありふれた疾患（common disease）である．ただし，痛風患者は多くの生活習慣病を抱えていることが多く，多岐にわたる診療科を受診する場合がある．また，高尿酸血症や痛風に関しては俗説も多く，患者のみならず医師の誤解例も多い．これらのことから，高尿酸血症や痛風はガイドラインの有用性が発揮される疾患である．

診療ガイドラインの現況

　日本痛風・核酸代謝学会では，2000年より治療ガイドライン作成委員会を立上げ，2002年に「高尿酸血症・痛風の治療ガイドライン」を発行した[1]が，その後の新たなエビデンスを追加し，ガイドライン作り自体も改善して，第2版を2010年1月に発行し[2]，その内容を一部改訂した追補版を2012年11月に発行した[3]．さらに2018年12月に第3版が発表された[4]．本稿では，筆者が作成の責任者を務めた第2版の内容に沿って解説する．

　欧米では，痛風治療に特化したガイドラインが作成されており，2006年のヨーロッパリウマチ学会による痛風治療に関するリコメンデーション[5]が最初である．日本ではこれらに先駆けてガイドラインを作成しており，しかも痛風のみならず高尿酸血症に関しても治療の指針を示していることは特筆すべきと考える．

　「高尿酸血症・痛風の治療ガイドライン　第2版」には，推奨すべき治療のステートメントが掲載されている．本項では，それらのうち日常診療に直接有用であると思われるものに限定して紹介する．ガイドライン本文とは一部記載が異なることをご了解いただきたい．なお，推奨度は以下のとおりである．

- 推奨度A：行うよう強く勧められる
- 推奨度B：行うよう勧められる
- 推奨度C：行うことを考慮してよい

高尿酸血症の定義

■ ステートメント

1. 高尿酸血症は，尿酸塩沈着症（痛風関節炎，腎障害など）の病因であり，血清尿酸値が7.0 mg/dL を超えるものと定義する．性・年齢を問わない．【エビデンス2a　推奨度B】

2. 女性においては，血清尿酸値が7.0 mg/dL 以下であっても，血清尿酸値の上昇とともに生活習慣病のリスクが高くなる．潜在する疾患の検査と生活指導を行うが，尿酸降下薬の適応ではない．【エビデンス2a　推奨度B】

解説

　「高尿酸血症・痛風の治療ガイドライン　第2版」では，血清尿酸値を2つの観点から検討した（❶）．

①痛風関節炎，腎障害をはじめとする尿酸塩沈着症（urate deposition disease）の原因としての高尿酸血症

②種々の生活習慣病の病態において臨床上有用な指標（マーカー）としての血清尿酸値

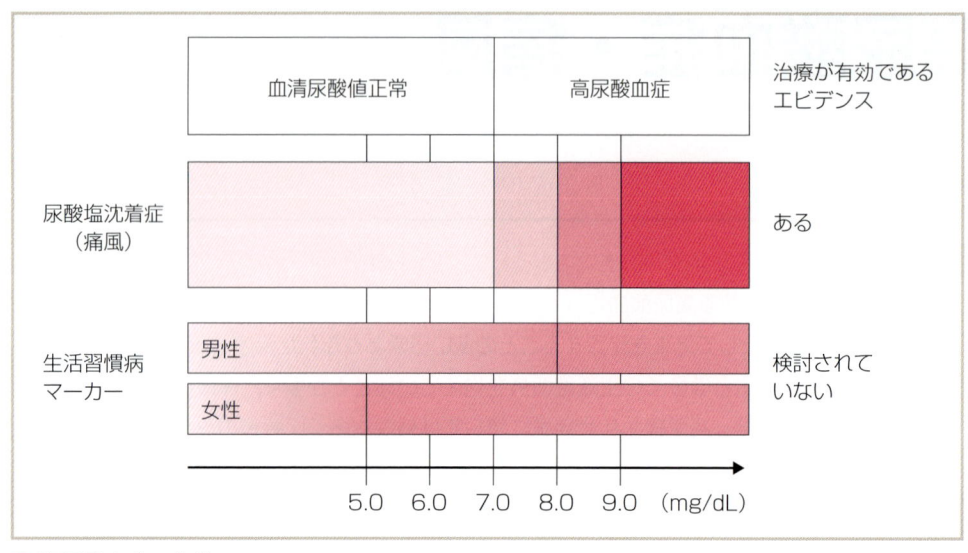

❶ 高尿酸血症の定義

□：正常, ▨：生活指導, ▨：高血圧・虚血性心疾患・糖尿病・メタボリックシンドロームなどでは状況に応じて薬物治療を考慮. ■：薬物治療.

(日本痛風・核酸代謝学会ガイドライン改訂委員会編. 高尿酸血症・痛風の治療ガイドライン. 第2版. メディカルレビュー社：2010[2) より)

尿酸塩沈着症において高尿酸血症は原因であり，しかも治療が可能であるため，治療対象となる.

一方，種々の生活習慣病においても血清尿酸値が臨床上有用なマーカーであり，血清尿酸値が7.0 mg/dL 以下であっても血清尿酸値の上昇とともに男女ともに生活習慣病のリスクが高まる. しかし，介入研究にて有用性が示されておらず現時点では尿酸降下薬の適応にはならない.

痛風関節炎の診断

■ ステートメント

1. 痛風関節炎とは関節内に析出した尿酸塩結晶が起こす関節炎である.
2. 急性痛風関節炎（痛風発作）は，第一中足趾節（MTP）関節，足関節などに好発する. 【エビデンス 2a　推奨度 A】
3. 診断には，特徴的症状，高尿酸血症の既往，関節液中の尿酸塩結晶の同定が重要である. 【エビデンス 3　推奨度 B】
4. 痛風発作中には血清尿酸値は必ずしも高値を

示さない. 【エビデンス 3　推奨度 B】
5. 痛風結節は尿酸塩結晶と肉芽組織からなり，診断に有用である. 【エビデンス 2a　推奨度 A】

痛風関節炎の治療

■ ステートメント

1. 痛風発作の前兆期にはコルヒチン 1 錠（0.5 mg）を用い，発作を頓挫させる. 痛風発作が頻発する場合には，コルヒチン 1 日 1 錠を連日服用させる「コルヒチン・カバー」が有効である. 【エビデンス 3　コンセンサス 1　推奨度 B】
2. 痛風発作の極期には非ステロイド抗炎症薬（NSAID）が有効であるが，短期間に限り比較的多量を投与して炎症を鎮静化させる（NSAID パルス療法）. 副作用の発現に注意する. 【エビデンス 3　コンセンサス 1　推奨度 B】
3. NSAID が使用できない場合，NSAID 投与が無効であった場合，多発性に関節炎を生じて

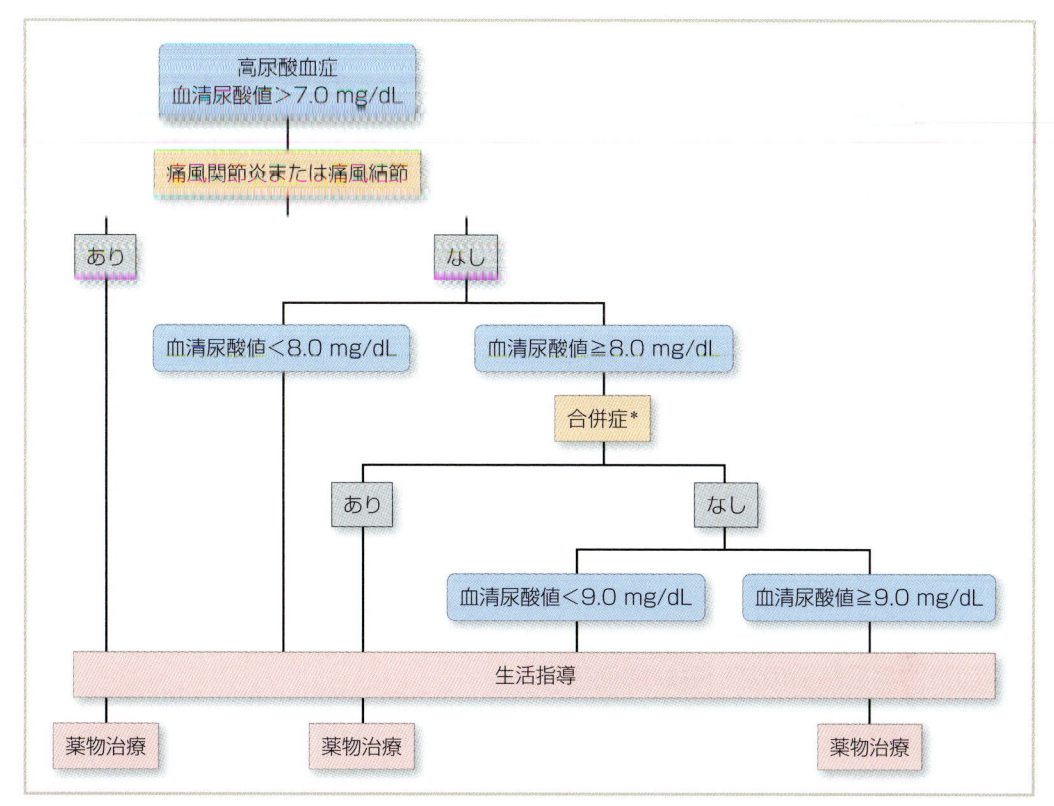

❷ 高尿酸血症の治療指針

＊：腎障害，尿路結石，高血圧，虚血性心疾患，糖尿病，メタボリックシンドロームなど（腎障害と尿路結石以外は血清尿酸値を低下させてイベント減少を検討した介入試験は未施行）

（日本痛風・核酸代謝学会ガイドライン改訂委員会編. 高尿酸血症・痛風の治療ガイドライン. 第2版. メディカルレビュー社：2010[2]）より）

いる場合などには，経口にて副腎皮質ステロイドを投与する．【エビデンス1a　コンセンサス1　推奨度A】

4. 痛風発作時に血清尿酸値を変動させると発作の増悪を認めることが多いため，発作中に尿酸降下薬を開始しないことを原則とする．【エビデンス3　コンセンサス1　推奨度B】

5. 痛風結節の治療では摘出術が考慮されることもあるが，手術をした場合も薬物療法は必要である．【エビデンス3　コンセンサス1　推奨度B】

解説

　一般に痛風関節炎は疼痛が激しく，短期間ではあるが患者の生活の質（QOL）を著しく低下させるため，治療が必要である．痛風発作を経験した患者に対しては高尿酸血症の長期治療への導入

が重要であり，関節炎の鎮静化をもって治療の終了ではない．

高尿酸血症の治療目標 ❷

■ ステートメント（抜粋）

1. 高尿酸血症の治療では，予後に関係する肥満，高血圧，糖・脂質代謝異常などの合併症もきたしやすい高尿酸血症の発症に関連する生活習慣を改善することが最も大切である．【エビデンス2a　コンセンサス1　推奨度A】

2. 痛風関節炎を繰り返す症例や痛風結節を認める症例は薬物治療の適応となり，血清尿酸値を6.0 mg/dL以下に維持するのが望ましい．【エビデンス2a　コンセンサス1　推奨度A】

　高尿酸血症が持続することでもたらされる体組織への尿酸塩沈着を解消し，痛風関節炎や腎障害などの尿酸塩沈着症状を回避することが狭義の治療目標であるが，最終的には肥満，高血圧，糖・脂質代謝異常などの合併症についても配慮し，心血管イベントのリスクが高い高尿酸血症・痛風の生命予後の改善を図ることが治療目標である．

　特に「血清尿酸値 6.0 mg/dL 以下に維持するのが望ましい」を強調したい．これは痛風診療における Treat to Target であり，尿酸降下薬を漫然と投与するのではなく，血清尿酸値をモニターして管理することにより痛風関節炎の再発を防ぐことができる．

痛風関節炎，痛風結節のない高尿酸血症（無症候性高尿酸血症）に対する治療 ❷

■ ステートメント（抜粋）

1. 無症候性高尿酸血症の段階で，高尿酸血症を基盤とする痛風関節炎，痛風結節，腎障害，尿路結石の発症を防ぐために血清尿酸値を低下させることが望ましい．【エビデンス3　コンセンサス2　推奨度B】
2. 生活習慣の改善にもかかわらず血清尿酸値が 9.0 mg/dL 以上の無症候性高尿酸血症では薬物療法を考慮する．また尿路結石，腎疾患，高血圧などの合併がある場合は，血清尿酸値が 8.0 mg/dL 以上で薬物療法を考慮する．【エビデンス3　コンセンサス2　推奨度B】

解説

　無症候性高尿酸血症については，治療の必要性に関しての明確なエビデンスがないが，9.0 mg/dL を超えた場合は将来の痛風関節炎の発症率が有意に高いため一応の投薬基準とする．

尿酸降下薬の種類と選択

■ ステートメント（抜粋）

1. 尿酸排泄低下型に尿酸排泄促進薬，尿酸産生

過剰型に尿酸生成抑制薬を選択することを基本原則とする．【エビデンス3　コンセンサス2　推奨度C】
2. 中等度以上の腎機能障害は尿酸生成抑制薬を選択し，慎重に投与する．【エビデンス3　コンセンサス2　推奨度C】
3. アロプリノールを腎不全の患者に使用するときは腎障害の程度に合わせて投与量を調節する．【エビデンス3　コンセンサス1　推奨度B】
4. 尿路結石の既往ないし合併がある場合は尿酸生成抑制薬を選択する．【エビデンス3　コンセンサス2　推奨度C】

解説

　尿酸降下薬としては，2011 年に新たな尿酸生成阻害薬フェブキソスタット，2013 年にトピロキソスタットが発売された．これらの薬剤はアロプリノールと同様にキサンチンオキシダーゼを抑制して尿酸の合成を抑制する．アロプリノールが腎排泄性で腎障害時には用量を制限する必要があるのに対し，フェブキソスタットは肝代謝性で中等度までの腎障害例にも投与可能である．

　なお，フェブキソスタットにおいては，病型分類に関係なく有効性が得られることが報告されている[6]．

高尿酸血症・痛風患者の生活指導

■ ステートメント

1. 高尿酸血症・痛風は代表的な生活習慣病であり，生活習慣の是正を目的とした非薬物療法としての生活指導は，薬物療法の有無にかかわらず重要な役割を有する．【エビデンス2a　コンセンサス1　推奨度B】
2. 高尿酸血症・痛風に対する生活指導は，食事療法，飲酒制限，運動の推奨が中心となり，肥満の解消は血清尿酸値を低下させる効果が期待される．【エビデンス2b　コンセンサス1　推奨度B】
3. 食事療法としては適正なエネルギー摂取，プ

リン体・果糖の過剰摂取制限，十分な飲水が勧められる．【エビデンス 2a　コンセンサス 1　推奨度 B】

4. 身体活動（運動）は，メタボリックシンドローム の種々の病態を改善するため奨励できる．【エビデンス 3　コンセンサス 2　推奨度 C】

高尿酸血症・痛風の治療ガイドライン第3版

前述したごとく，2018 年 12 月に上記ガイドラインをアップデートした第 3 版[4] が発表された．第 3 版では，進歩したガイドライン作成方法を採用し，診療上重要度の高いクリニカルクエスチョン 7 個を設け，それぞれのエビデンスと推奨を示した．さらにこれらのクリニカルクエスチョンによってカバーしきれない問題点は診療マニュアルとして解説し，医療者のベストプラクティスと患者の意思決定支援に役立つ診療ツールをめざした．

推奨内容に関しては大きな変更点はないが，無症候性高尿酸血症の取り扱いについては第 2 版より踏み込んだ内容になっている．例えば，「腎障害を有する高尿酸血症の患者に対して，腎機能低下を抑制する目的に尿酸降下薬を用いることを条件付きで推奨する」や「高尿酸血症合併高血圧患者に対して，生命予後ならびに心血管病発症リスクの軽減を目的とした尿酸降下薬の使用は積極的には推奨できない」などの記載がある．詳細については文献 4 を参照されたい．

欧米の痛風治療ガイドライン

欧米各国やアジアから痛風治療のガイドラインが発表されている[5-9]．日本のガイドラインでは，痛風関節炎を有する患者のみならず無症候性高尿酸血症患者も対象として指針を記載しているのに対し，これらのガイドラインの治療対象は痛風関節炎を有する患者に限定していることが最も

大きな相違である．無症候性高尿酸血症に対しての治療の是非はまだまだ議論される必要があるが，欧米では重症痛風の治療が大きな話題になっているのに対し，日本では重症の痛風はきわめてまれである．

さらに，最近，無症候性高尿酸血症を伴う慢性腎臓病患者にフェブキソスタットとプラセボを投薬したランダム化比較試験において，フェブキソスタット投与群では痛風関節炎の発症が有意に低かったとの報告も出された．今後，さらに高尿酸血症に対しての積極的な治療介入を行ってきた日本の医療の優位性が示されると考える．

(山中　寿)

文献

1) 高尿酸血症・痛風の治療ガイドライン作成委員会編. 高尿酸血症・痛風の治療ガイドライン（第 1 版）. 日本痛風・核酸代謝学会；2002.

2) 日本痛風・核酸代謝学会ガイドライン改訂委員会編. 高尿酸血症・痛風の治療ガイドライン. 第 2 版. メディカルレビュー社；2010.

3) 日本痛風・核酸代謝学会ガイドライン改訂委員会編. 高尿酸血症・痛風の治療ガイドライン. 第 2 版［2012 年追補版］. メディカルレビュー社；2012.

4) 日本痛風・核酸代謝学会ガイドライン改訂委員会編. 高尿酸血症・痛風の治療ガイドライン. 第 3 版. 診断と治療社；2018.

5) Zhang W, et al；EULAR Standing Committee for International Clinical Studies Including Therapeutics. EULAR evidence based recommendations for gout. Part II；Management. Report of a task force of the EULAR Standing Committee for International Clinical Studies Including Therapeutics (ESCISIT). Ann Rheum Dis 2006；65：1312-24.

6) Qaseem A, et al. Management of acute and recurrent gout：A clinical practice guideline from the American College of Physicians. Ann Intern Med 2017；166：58-68.

7) Kiltz U, et al. Treat-to-target (T2T) recommendations for gout. Ann Rheum Dis 2017；76：632-8.

8) Hui M, et al. The British Society for Rheumatology Guideline for the Management of Gout. Rheumatology (Oxford) 2017；56：1246.

9) Yu KH, et al. Management of gout and hyper-uricemia：Multidisciplinary consensus in Taiwan. Int J Rheum Dis 2018；21：772-87.

第6章 リスク管理

疼痛管理

概要

　骨折・捻挫などの外傷や変性疾患に伴う痛みなど，整形外科が取り扱う運動器の痛みは非常にポピュラーにみられるものである．また，外科治療やリハビリテーション時に運動器の痛みは必ず生じるため，疼痛管理は整形外科医療と切っても切れない関係にある．

　痛みはどの部位で生じても患者を苦しめることになるが，運動器の痛みでは日常生活障害に直結し，それが長引くと心理的あるいは社会的な影響も大きくなる．したがって，疼痛管理は整形外科の基礎知識のなかでも非常に重要な位置を占めるものであり，部位特異的な痛みの特徴を有するケースが多い．一方，部位の特異性よりも心理社会的な要因の影響により長引いている痛みもある．

　運動器の痛みについての要因別分類では侵害受容性疼痛，神経障害性疼痛，非器質性疼痛（心理社会因子などによるもの）があり，長引く慢性疼痛ではこれら3つの要因はどれか1つに起因することは少なく，いろいろな要因が複雑に絡んだ混合性疼痛（mixed pain condition）になっていることが多い．治療は薬物療法と非薬物療法（手術療法も含めて）があるが，その選択においてはこれらの分析を行いつつ治療を進めることが求められる．

診療ガイドラインの現況

　「慢性疼痛治療ガイドライン」などは上記の複雑な要素を勘案して作成されている．診療ガイドラインとしては，「慢性疼痛治療ガイドライン」「腰痛診療ガイドライン2019」「非がん性慢性疼痛に対するオピオイド鎮痛薬処方ガイドライン改訂第2版」「神経障害性疼痛薬物療法ガイドライン改訂第2版」などがある．本項では現在の状況や標準的な考え方を述べる．

薬物療法

　運動器の痛みでは非オピオイド系鎮痛薬（NSAIDs，アセトアミノフェンなど），オピオイド系鎮痛薬，鎮痛補助薬（ガバペンチノイド，抗うつ薬，抗不安薬など）が使われており，「慢性疼痛治療ガイドライン」では慢性疼痛を運動器の痛み（侵害受容性疼痛），神経障害性疼痛などに区分けして推奨度を示している（❶）．

■ 非オピオイド系鎮痛薬

非ステロイド性抗炎症薬（NSAIDs）

　抗炎症作用，鎮痛作用，解熱作用，抗血小板作用などさまざまな薬理作用をもち，現在の医療のあらゆる領域で頻用されている．シクロオキシゲ

ナーゼ（Cox）を阻害し，発痛増強物質であるプロスタグランジンの生合成を抑制することで，侵害受容器に引き起こされる反応を弱めることが可能となる薬剤である．したがって鎮痛と運動機能の改善に有効であり，変形性関節症の鎮痛にはNSAIDs外用薬が有効であるというエビデンスの高い報告がある[1]．しかし，神経障害性疼痛に対する鎮痛効果を検討した質の高い研究はない[2]．

　「慢性疼痛治療ガイドライン」では，侵害受容器侵害受容性疼痛の要素を有する運動器疾患に対してNSAIDsは強く推奨されるとしている．一方，神経障害性疼痛および線維筋痛症には使用しないことを弱く推奨するとしている．

　ただし，運動器の痛みは筋や関節組織への物理

❶ 慢性疼痛治療に対する使用薬物

分類	薬物名	剤型	保険適応疾患[*1]	副作用・使用上の注意	推奨度[*2]
NSAIDs	ジクロフェナク	経口・坐剤	変形性関節症，腰痛，頸肩腕症候群，肩関節周囲炎，その他疼痛全般	消化管障害，腎機能障害，浮腫，心血管イベント，喘息	運動器：1A，神経障害性：2D
	イブプロフェン	経口			
	ロキソプロフェン	経口			
	セレコキシブ	経口			
アセトアミノフェン		経口・坐剤・注射	疼痛全般	消化器症状，肝・腎機能障害	運動器：1A，神経障害性：2D
ワクシニアウイルス接種家兎炎症皮膚抽出液含有製剤		経口	腰痛症，頸肩腕症候群，肩関節周囲炎，変形性関節症	悪心，発疹	運動器：2B，神経障害性：2C
		注射	腰痛症，頸肩腕症候群，症候性神経痛	眠気，発疹	
三環系抗うつ薬	アミトリプチリン	経口	末梢神経障害性疼痛	眠気，めまい，倦怠感，悪心，口渇	運動器：2B，神経障害性：1A
SNRI	デュロキセチン	経口	線維筋痛症，慢性腰痛症，変形性膝関節症	悪心，眠気，口渇，頭痛，倦怠感	運動器：1A，神経障害性：1A
抗てんかん薬	プレガバリン	経口	神経障害性疼痛，線維筋痛症	眠気，めまい，体重増加，浮腫	運動器：2C，神経障害性：1A
抗痙縮薬	バクロフェン	経口	痙性麻痺	眠気，めまい，脱力感，悪心，便秘	
NMDA受容体拮抗薬	ケタミン	注射	手術，検査，処置の際の全身麻酔	悪夢，興奮，悪心・嘔吐，呼吸・循環抑制，乱用，誤用	運動器：2D，神経障害性：2C
抗不安薬	エチゾラム	経口	頸椎症，腰痛	眠気，めまい，筋弛緩作用，依存性	運動器：2C
	ジアゼパム	経口	脳脊髄疾患における筋痙攣	眠気，めまい，閉塞隅角緑内障，筋弛緩作用	
オピオイド鎮痛薬	トラマドール	経口	慢性疼痛，がん性疼痛	眠気，めまい，悪心・嘔吐，便秘	運動器：1B，神経障害性：1B
	トラマドール・アセトアミノフェン配合錠	経口	慢性疼痛	眠気，めまい，悪心・嘔吐，便秘	
	ブプレノルフィン	貼付・坐剤・注射	変形性膝関節症，慢性腰痛症	眠気，めまい，悪心，嘔吐	運動器：1B，神経障害性：2C
	モルヒネ	経口（速放剤）	慢性疼痛，がん性疼痛	悪心・嘔吐，便秘，呼吸抑制，精神依存・乱用・誤用	運動器：2B，神経障害性：2B
	フェンタニル	貼付	慢性疼痛，がん性疼痛	悪心・嘔吐，便秘，呼吸抑制，精神依存・乱用・誤用	

＊1：整形外科関連疾患を示した．
＊2：エビデンスレベル　A（強）：効果の推定値に強く確信がある，B（中）：効果の推定値に中程度の確信がある，C（弱）：効果の推定値に対する確信は限定的である，D（とても弱い）：効果の推定値がほとんど確信できない．推奨度　1：する（しない）ことを強く推奨する，2：する（しない）ことを弱く推奨する（提案する）．
SNRI：セロトニン・ノルアドレナリン再取り込み阻害薬
（厚生労働省行政推進調査研究事業補助金 慢性の痛み政策研究事業「慢性の痛み診療・教育の基盤となるシステム構築に関する研究班」監修．慢性疼痛治療ガイドライン．真興交易医書出版部；2018[37) をもとに作成）

的負荷など NSAIDs が奏効するプロスタグランジン系以外の要素の影響を受けるので，推奨度が高くても満足度は必ずしも高くない．消化器系や腎臓などの副作用に留意し，漫然と投与することは慎む必要がある．

アセトアミノフェン

アセトアミノフェンの作用は NSAIDs とは異なり，アセトアミノフェンが肝臓で代謝された後に生成される物質が脳内で働いて最終的に痛みを抑制する．最近の研究において変性性関節症などの侵害受容性の要素の高い運動器疾患における RCT の結果には乖離がみられている[3,4]．

臨床上アセトアミノフェンは長く運動器の痛みに使われてきた薬剤であり安全性も高く，「慢性疼痛治療ガイドライン」でも使用することを強く推奨するとしている．慢性腰痛症に対して保険適応を有しており，「腰痛診療ガイドライン 2019」でも使用が推奨されている．一方で神経障害性疼痛に対しては鎮痛効果を検討した質の高い研究はなく，「慢性疼痛治療ガイドライン」では使用は推奨していない．

高用量では肝障害の発生する可能性が高くなるため，留意する必要がある．

■ オピオイド系鎮痛薬

オピオイドは麻薬施用者免許がなくても使用することができる非麻薬性オピオイド（トラマドール，ブプレノルフィン，ペンタゾシンなど）と，麻薬性オピオイド＝医療用麻薬（モルヒネ，フェンタニル，オキシコドン）がある．いずれも鎮痛に必要な薬物血中濃度よりも，吐き気や便秘を起こす濃度が低いことから，副作用をコントロールするなどして使う必要がある．また，とりわけ後者に属する強オピオイド薬では精神依存，身体依存，ホルモン系の異常，opioid induced hyperalgesia などといわれる特殊な病態が出ることが報告されていることから，使用については細心の注意が必要である．

そのため，「非がん性慢性疼痛に対するオピオイド鎮痛薬処方ガイドライン改訂第2版」ではオピオイドを第一選択薬とはしないこととし，加え

て投与量の上限を設けている．また，その使用目的を痛みというよりも QOL の改善とし，永続的に続ける治療ではないこと，医師の指示のもとに使用すること，複数の治療機関からオピオイド治療を受けないことなどを明記した同意書を作成して使用することを推奨している．また，精神心理的な要因が明確に関与しているケース（いわゆる心因性疼痛，認知性疼痛）ではオピオイドを選択するべきではないとしている．

トラマドール

トラマドールは代謝産物が μ オピオイド受容体に中等度以上の痛みをもつ変形性股関節症，変形性膝関節症などの侵害受容性疼痛を有する運動器疼痛疾患に対して，RCT で鎮痛効果と運動機能改善効果を認めるエビデンスがある[5,6]．神経障害性疼痛に対しては脊髄損傷後疼痛などで鎮痛効果と QOL 改善効果が確認されている[7]．神経障害性疼痛に対する NNT 4.4 との報告もあり，エビデンスは高くない[8]．なお，線維筋痛症の痛みに対しては有用な可能性があることが報告されている[9]．

使用にあたっては年齢なども考慮し，少量から開始すること，有効用量限界は 300 mg/日であり，それ以上の用量での効果は期待できない．また，セロトニン・ノルアドレナリン再取り込み阻害薬（SNRI）の作用を併せもつためセロトニン症候群や抗うつ薬との併用時は留意が必要である．

トラマドール・アセトアミノフェン配合錠の使用にあたっては，アセトアミノフェンの副作用などにも留意が必要である．

ブプレノルフィン

ブプレノルフィンには注射剤，坐剤，貼布剤がある．悪心・嘔吐は比較的起こりやすいが，高齢者でも呼吸抑制などの重篤な副作用は少なく，忍容性は高く，長期投与の有効性と安全性は確認されており，侵害受容性の要素のある運動器疾患に対する鎮痛効果はある[10,11]．神経障害性疼痛については，有痛性糖尿病性神経障害などに有効である可能性がある[12]．線維筋痛症に対しての効果は確認されていない．

「慢性疼痛治療ガイドライン」では，侵害受容性の要素の高い運動器疾患に対しては使うことを強く推奨，神経障害性疼痛については弱く推奨となっている．

オピオイド鎮痛薬〔強度〕

オピオイド鎮痛薬〔強度〕は，運動器疾患に対して短期的な鎮痛効果，運動機能改善効果を有するが，長期的な効果と安全性については不明である[5]．神経障害性疼痛については，神経根症などの各病態で短期的な有効性はあるが[13]，副作用に対する忍容性が低く，長期投与での精神依存が懸念されるため，疼痛の専門医が患者を厳選して使用することが望ましい．線維筋痛症については，有効性と安全性を示すエビデンスはなく転帰不良であると示されている[9]．

「慢性疼痛治療ガイドライン」では，侵害受容性の要素の高い運動器疾患および神経障害性疼痛に対して使用することを弱く推奨する程度であり，線維筋痛症に対しては使用しないことを強く推奨するとしている．

■ 鎮痛補助薬

鎮痛補助薬には，抗てんかん薬としての働きをもつガバペンチノイドや，SNRI の作用を有する薬剤などの従来抗うつ薬として使用されてきた薬剤（アミトリプチリン，デュロキセチンなど）や，ベンゾジアゼピン系など抗不安薬として使用されている薬剤が含まれる．ここでは代表的なものについて詳述する．

ガバペンチノイド

ガバペンチノイド（プレガバリンやミロガバリンなど）は神経シナプスにおいて Ca チャネル $\alpha_2\delta$ サブユニットに働き，伝達物質であるグルタミン酸のリリースを抑制することで痛みなどの伝達を阻害し疼痛緩和をもたらす．そのため，神経障害性疼痛全般に対して高いエビデンスを有する報告が多くある[14]．線維筋痛症に対しては治験やその他の報告で，プレガバリンに高用量での有効性が認められている[15]．一方で，運動器疾患（関節痛，腰下肢痛）領域では質の高い RCT が少ない．

そのため「神経障害性疼痛薬物療法ガイドライン改訂第 2 版」「慢性疼痛治療ガイドライン」では，神経障害性疼痛および線維筋痛症では使用することを強く推奨するとしているが，侵害受容性の要素の高い運動器疾患では使用することを弱く推奨するとしている．

なお，眠気，ふらつき，体重増加などの副作用が多く，患者の年齢・性別に応じて低用量から開始し，漸増する．特に高齢者に対しては十分な注意が必要である．

デュロキセチン

デュロキセチンは，鎮痛薬ではなく抗うつ薬（SNRI）として当初は開発され上市された．主に下行性疼痛抑制系を賦活し，脊髄感作などを抑制することで侵害受容性疼痛のみならず神経障害性疼痛にも有効であると考えられている．慢性腰痛，変形性関節症，線維筋痛症に対する有効性のエビデンスが高い[16,17]．

「慢性疼痛治療ガイドライン」では侵害受容性疼痛の要素を含む運動器疾患，神経障害性疼痛のみならず線維筋痛症でも使用を強く推奨するとしている[14,18]．

整形外科領域の疾患でも自殺念慮，自殺企図，敵意，攻撃性などの精神症状の発現の可能性を考慮し，投与の適否を慎重に判断すべきである．また，双極性障害の患者の場合には躁転する可能性があることから，使用は控えるべきである．

使用中にはセロトニン症候群（精神状態の変化：不安，興奮および不穏，せん妄，自律神経の活動亢進：頻脈，高血圧，高体温，発汗，嘔吐，下痢，神経筋の活動亢進：振戦，筋緊張亢進または筋硬直，ミオクローヌス）などの出現に留意しなければならない．

アミトリプチリン

アミトリプチリンは古典的な薬であり，SNRI 作用だけでなく強い抗コリン作用や Na チャネルブロック作用などをもつことが報告されており，痛みのコントロールに有用性がある．しかしながら，副作用も出現しやすい．

運動器疾患では，慢性腰痛には有効ではない

が，上肢痛には有効である可能性があること[19]，神経障害性疼痛に対しては最も効果のある薬物であることが，これまでの研究で明らかにされている[14]．したがって「慢性疼痛治療ガイドライン」では，神経障害性疼痛では使用することを強く推奨するとしている．一方で侵害受容性の要素の高い運動器疾患や線維筋痛症では使用することを弱く推奨するとしており，強くは推薦していない．

抗不安薬

抗不安薬とされるベンゾジアゼピン系薬物は，一般に筋弛緩作用があるために頚部痛や腰痛などに使われきた経緯がある．一方で慢性疼痛疾患（運動器疾患，神経障害性疼痛，線維筋痛症）に対する有効性に関して質の高い RCT が少なく，推奨度とエビデンスレベルは低い．

保険適応があり，不安や緊張性の筋痛を有する症例に一定の役割があることは考えられるが，依存性が高いこともあり，他の治療に抵抗性の慢性疼痛患者の補助的治療として使用を考慮する．「慢性疼痛治療ガイドライン」では，侵害受容性の要素の高い運動器疾患や神経障害性疼痛に対して使用することを弱く推奨するとしている．

非薬物療法

整形外科領域の痛みに対しては薬物療法以外にも外科的治療や運動療法，物理療法，認知行動療法，集学的な治療などさまざまな治療が行われている．外科的治療については，疼痛部位や原因によって非常に有効性の高いことがある一方で，手技により筋や関節に一定の損傷を与えてしまうため個々の症例ごとにその必要性を入念に検討して行うことが重要である．

■ 運動療法

運動療法は慢性的な運動器痛（慢性腰痛や一般的な膝痛などを含めた慢性疼痛など）において有効性があることが「腰痛診療ガイドライン 2019」や「慢性疼痛治療ガイドライン」などにおいて示されている．

腰痛については，急性腰痛（4週未満）では運動療法の効果はないとされている．一方で3か月以上続く慢性腰痛では有効性に高いエビデンスがあり，運動の種類による効果の差はないとされている[20]．変形性膝関節症については一般的な運動療法で疼痛軽減と機能障害の改善効果が示されており，個別に立案されたプログラムではより長期的な疼痛軽減効果があることが示されている[21]．慢性頚部痛については頚部周囲筋の筋力増強とストレッチングの組み合わせが，長期効果は乏しいものの大きな疼痛軽減効果を短期的に得ることがわかっている[22]．一方で高頻度の筋力増強訓練は機能改善効果がないこともわかっており，「慢性疼痛治療ガイドライン」で示されている．

長引く肩の痛みを代表する肩関節周囲炎についてはガイドラインがまだないが，過度に痛みを伴うような訓練はむしろ症状を増悪させることが知られており，振り子運動などが一般に推奨されている．

慢性疼痛は運動習慣のない人に起こりやすいことも明らかにされてきており，全身運動として行うことが推奨される一方で部位の特異性なども考慮して適切な指導下で進めることが重要と考えられる．

■ 物理療法，マッサージ

物理療法（温熱療法，低出力レーザー，牽引療法，治療的超音波療法），マッサージは古くから行われている方法である．ガイドラインでは盲検度が重要視されるため評価が困難なところがある．

温熱療法

温水浴がプラセボと比較して痛みを軽減する効果は半年以上にわたってみられることが明らかにされている[23]．治療としての温熱療法はサンプルサイズの問題などエビデンスが乏しい部分もあり，「慢性疼痛治療ガイドライン」では施行しないことを弱く推奨するとしている．しかし，寒冷曝露などが痛みの増強を引き起こすことなどを考慮すると，全体として温める方向の治療を否定するものではなく，必要に応じて生活のなかで行うことは問題ないと考えられる．

低出力レーザ

システマティックレビューでは慢性腰痛や慢性頸部痛に対して痛みを軽減することが示されている[24,25]．一方，変形性膝関節症についてはシステマティックレビューで疼痛改善は認められていない．総括的に，「慢性疼痛治療ガイドライン」では推奨度は高くないが，病態に応じて考慮して行うべきと考えられる．

牽引療法

慢性腰痛（神経根症を伴わない）では，わずかに疼痛軽減が認められている．メカニズム的には他動的なストレッチングの意味を有する治療と考えられる[26]．一方，神経症状がある場合や変形性脊椎症の高度な例や後弯症など，症例によって十分に病態を考えつつ施行する必要があると考えられる．

治療的超音波療法

超音波による振動を使い熱とエネルギーを筋，靱帯，腱および骨などの部位に与える治療である．慢性腰痛に対する効果は認められていないが，変形性膝関節症に対しては効果が認められるとされている[27]．症例に応じて適応の可能性はあるだろうが，「慢性疼痛治療ガイドライン」やCochraneレビューでもエビデンス不足のため有効性については結論が出ていない．

マッサージ

慢性腰痛に対しては，長期的な効果は不明なものの，短期的には運動療法や鍼治療などと比較して鎮痛効果や機能改善が得られるというエビデンスがある[28,29]．線維筋痛症においても疼痛，睡眠に対して有効だとするエビデンスがある[30]．

マッサージは介入方法や技術的な点から科学的な根拠を見いだすのが難しく，ガイドラインで積極的に推奨するのは困難な治療である．一方で，非常に古くから行われている手法であり，一定の病態に対して少なくとも短期的には治療意義はある．しかし，それに依存して自律的な訓練が行われにくいようになってはいけないと考えられる．

■ 行動療法，認知行動療法

慢性的な痛みでは，当初からあった痛みそのものによる苦痛よりも，原因あるいは結果として生じている疼痛行動（痛いから動かない，痛いと訴え続ける）などが不安，不満，抑うつ，不動・廃用，不眠などのさまざまな二次的な病態を引き起こす．これらの病態を改善するために，"望ましい行動の「強化」や望ましくない行動の「弱化」といった行動の制御"を行うことが行動療法である．「慢性疼痛治療ガイドライン」では行動療法の各種技法（リラクセーション，セルフモニタリング，コミュニケーションスキルなど）は慢性疼痛の治療の基礎として全般的に推奨されている[31,32]．

しかし，これだけでは痛みの強さに対する効果も短期的である可能性がある．認知行動療法は行動療法に加えて，認知のゆがみを是正しつつ正しい理解のもとに行動を変えていくものであり，より全般的な導入の意義が高い治療法であると考えられる[33]．ただし，疾患部位や病態によって治療効果はまちまちであることが考えられるため，実際の導入にあたっては病態の詳細な分析（器質的な面と心理社会的な面を評価する）をしつつ進めていく必要がある．

■ 集学的治療

慢性疼痛においては生物学的な要因だけでなく心理社会的な要因があるため，多角的に分析して診療を進める集学的治療を行わざるをえないケースが多い．実際，長引く痛みに対応するにあたり，システマティックレビューでは慢性腰痛や線維筋痛症において通常の治療と比べて集学的治療の有効性が高いことが示されている[34-36]．「慢性疼痛治療ガイドライン」でも集学的な診療について推奨をしている[37]．

なお，集学的治療には，一つの診療ユニットとして強固な連携で行うinterdisciplinaryな方法と，診療科間が別々に動きつつ連携するmultidisciplinaryな方法がある[38]．国際疼痛学会ではinterdisciplinaryな方法を推奨しているが，人材も含めて医療資源には常に限りがあるため現実的にどのように運営を行うかが重要である．

（牛田享宏）

1) da Costa BR, et al. Effectiveness of non-steroidal anti-inflammatory drugs for the treatment of pain in knee and hip osteoarthritis：a network meta-analysis. Lancet 2017；390：e21-e33.

2) Shackelford S, et al. A randomized, double-blind, placebo-controlled trial of a selective COX-2 inhibitor, GW406381, in patients with postherpetic neuralgia. J Pain 2009；10：654-60.

3) Altman RD, et al. Three-month efficacy and safety of acetaminophen extended-release for osteoarthritis pain of the hip or knee：a randomized, double-blind, placebo-controlled study. Osteoarthritis Cartilage 2007；15：454-61.

4) Miceli-Richard C, et al. Paracetamol in osteoarthritis of the knee. Ann Rheum Dis 2004；63：923-30.

5) Chaparro LE, et al. Opioids compared with placebo or other treatments for chronic low back pain：an update of the Cochrane Review. Spine（Phila Pa 1976）2014；39：556-63.

6) Thorne C, et al. A randomized, double-blind, crossover comparison of the efficacy and safety of oral controlled-release tramadol and placebo in patients with painful osteoarthritis. Pain Res Manag 2008；13：93-102.

7) Norrbrink C, Lundeberg T. Tramadol in neuropathic pain after spinal cord injury：a randomized, double-blind, placebo-controlled trial. Clin J Pain 2009；25：177-84.

8) Duehmke RM, et al. Tramadol for neuropathic pain in adults. Cochrane Database Syst Rev 2017；（6）：CD003726.

9) Goldenberg DL, et al. Opioid use in fibromyalgia：a cautionary tale. Mayo Clin Proc 2016；91：640-8.

10) Munera C, et al. A randomized, placebo-controlled, double-blinded, parallel-group, 5-week study of buprenorphine transdermal system in adults with osteoarthritis. J Opioid Manag 2010；6：193-202.

11) Yarlas A, et al. A randomized, placebo-controlled study of the impact of the 7-day buprenorphine transdermal system on health-related quality of life in opioid-naive patients with moderate-to-severe chronic low back pain. J Pain 2013；14：14-23.

12) Simpson RW, Wlodarczyk JH. Transdermal buprenorphine relieves neuropathic pain：a randomized, double-blind, parallel-group, placebo-controlled trial in diabetic peripheral neuropathic pain. Diabetes Care 2016；39：1493-500.

13) Khoromi S, et al. Morphine, nortriptyline and their combination vs. placebo in patients with chronic lumbar root pain. Pain 2007；130：66-75.

14) Finnerup NB, et al. Pharmacotherapy for neuropathic pain in adults：a systematic review and meta-analysis. Lancet Neurol 2015；14：162-73.

15) Arnold LM, et al. A 14-week, randomized, double-blinded, placebo-controlled monotherapy trial of pregabalin in patients with fibromyalgia. J Pain 2008；9：792-805.

16) Citrome L, Weiss-Citrome A. A systematic review of duloxetine for osteoarthritic pain：what is the number needed to treat, number needed to harm, and likelihood to be helped or harmed? Postgrad Med 2012；124：83-93.

17) Wang G, et al. Efficacy and safety of duloxetine in Chinese patients with chronic pain due to osteoarthritis：a randomized, double-blind, placebo-controlled study. Osteoarthritis Cartilage 2017；25：832-8.

18) Lunn MP, et al. Duloxetine for treating painful neuropathy, chronic pain or fibromyalgia. Cochrane Database Syst Rev 2014；（1）：CD007115.

19) van den Driest JJ, et al. Amitriptyline for musculo-skeletal complaints：a systematic review. Fam Pract 2017；34：138-46.

20) 日本整形外科学会, 日本腰痛学会監修. 腰痛診療ガイドライン 2012. 南江堂；2012.

21) Fransen M, McConnell S. Exercise for osteoarthritis of the knee. Cochrane Database Syst Rev 2008；（4）：CD004376.

22) Gross A, et al. Exercises for mechanical neck disorders. Cochrane Database Syst Rev 2015；（1）：CD004250.

23) Sherman G, et al. Intermittent balneotherapy at the Dead Sea area for patients with knee osteoarthritis. Isr Med Assoc J 2009；11：88-93.

24) Cote P, et al. Management of neck pain and associated disorders：A clinical practice guideline from the Ontario Protocol for Traffic Injury Management（OPTIMa）Collaboration. Eur Spine J 2016；25：2000-22.

25) Qaseem A, et al.；Clinical Guidelines Committee of the American College of Physicians. Noninvasive Treatments for Acute, Subacute, and Chronic Low Back Pain：A Clinical Practice Guideline From the American College of Physicians. Ann Intern Med 2017；166：514-30.

26) Wegner I, et al. Traction for low-back pain with or without sciatica. Cochrane Database Syst Rev 2013；（8）：CD003010.

27) Rutjes AW, et al. Therapeutic ultrasound for osteoar-thritis of the knee or hip. Cochrane Database Syst Rev 2010；（1）：CD003132.

28) Furlan AD, et al. Massage for low-back pain. Cochrane Database Syst Rev 2008；（4）：CD001929.

29) Yoon YS, et al. Development and application of a newly designed massage instrument for deep cross-friction massage in chronic non-specific low back pain. Ann Rehabil Med 2012；36：55-65.

30) Terry R, et al. An overview of systematic reviews of

complementary and alternative medicine for fibromyalgia. Clin Rheumatol 2012 ; 31 : 55-66.

31) Henschke N, et al. Behavioural treatment for chronic low back pain. Cochrane Database Syst Rev 2010 ; (7) : CD002014.

32) Division 12 of the American Psychological Association : Resources-psychological treatment. (https://www.div12.org/psychological-treatments/)

33) Williams AC, et al. Psychological therapies for the management of chronic pain (excluding headache) in adults. Cochrane Database Syst Rev 2012 ; (11) : CD007407.

34) Guzman J, et al. Multidisciplinary bio-psycho-social rehabilitation for chronic low back pain. Cochrane Database Syst Rev 2002 ; (1) : CD000963.

35) Norlund A, et al. Multidisciplinary interventions : review of studies of return to work after rehabilitation for low back pain. J Rehabil Med 2009 ; 41 : 115-21.

36) Scascighini L, et al. Multidisciplinary treatment for chronic pain : a systematic review of interventions and outcomes. Rheumatology (Oxford) 2008 ; 47 : 670-8.

37) 厚生労働省行政推進調査研究事業補助金 慢性の痛み政策研究事業「慢性の痛み診療・教育の基盤となるシステム構築に関する研究班」監修. 慢性疼痛治療ガイドライン. 真興交易医書出版部 ; 2018.

38) Treatment PTFoMP. Task Force on Multimodal Pain Treatment Defines Terms for Chronic Pain Care 2017. (https://www.iasp-pain.org/PublicationsNews/NewsDetail.aspx?ItemNumber=6981)

線維筋痛症

概要

　線維筋痛症（fibromyalgia syndrome，以下 FM）は，全身の広範囲の疼痛と頭痛，抑うつ状態，睡眠障害，疲労，過敏性腸症候群など多彩な不定愁訴を思わせる身体・精神症状を随伴する疼痛症候群である．性差については男：女＝ 1 ： 4.8 と女性に多く，発症年齢は 40 歳前後が多い．また，日本の有病率は人口比 1.7％と決してまれな疾患ではなく，広範囲の疼痛は主として筋骨格系に出現するため整形外科を受診することが多いと思われ，整形外科医は本疾患の存在を認識している必要がある[1]．

　FM の原因についてはいろいろな説が提唱されているが依然として不明であり，治療は抗痙攣薬のプレガバリン（リリカ®）や抗うつ薬のセロトニン再取り込み阻害薬のなかでデュロキセチン（サインバルタ®）が保険適用になったものの，多彩な精神・身体症状も加わって治療に難渋することもいまだに多い．また，FM はそれ自身で疼痛症状を呈するか（一次性 FM），他の疾患に随伴して出現する場合も多い（二次性 FM）．

　随伴する疾患として，われわれは他覚所見に乏しい droopy shoulder や胸郭出口症候群などの整形外科疾患や，脊椎関節炎（SpA），非定型 SpA などのリウマチ性疾患を的確に診断することの重要性を報告してきた．

診療ガイドラインの現況

　日本線維筋痛症学会は FM の診療ガイドラインを 2009 年に初めて発表し，その後 FM 研究の進展に伴い新しい知見が集積されたことにより，このガイドラインを 2011 年，2013 年，2017 年に改訂している．

　本項では 2013 年，2017 年の「線維筋痛症診療ガイドライン」を中心に，FM の診断・治療について筆者の経験を含めて述べる．

診断[2]

　FM の臨床的基準はさまざまなものがこれまで提案されてきたが，そのなかでアメリカリウマチ学会（American College of Rheumatology：ACR）による 1990 年の FM 分類基準が，これまで国際的に FM の診断に使用されてきた（❶）．この分類基準では圧痛点に 4 kg の圧を加えることによって疼痛を呈することが診断のポイ

ントになっており，慣れれば簡単であるが，ある程度の習練が必要であった．

　一方，ACR が 2010 年に 20 年ぶりに FM の臨床基準として診断予備基準を提案し，西岡により日本語版が作成されている（❷）．これは患者の自覚症状を記載することにより FM を診断できるという簡便性はある（ただし，医師が問診により記載する必要がある）が，客観的所見が含まれておらず，高齢者においては容易に FM と診断されるという問題点があり，また「他の疼痛を示す疾患ではない」という一項があり，二次性 FMでは使用が困難である．

　その後 2011 年，2016 年に Wolfe らによって改

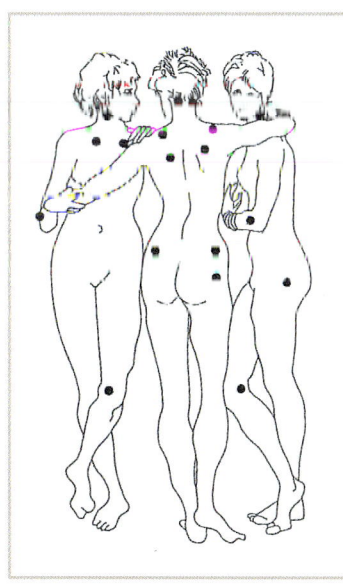

1. 3か月以上続く上半身，下半身を含めた対側性の広範囲の疼痛と頸椎，前胸部，胸椎，腰椎のいずれかの疼痛，いわゆる axial skeletal pain が存在．
2. 全身18か所の圧痛点のうち11か所以上に圧痛が存在する．

◆圧痛点（18か所）：圧迫の強さは1kgで行う．
後頭部：後頭下筋付着部（左右）
下頸部：C_5-C_7における横突起間の前面（左右）
僧帽筋：上縁の中央部（左右）
棘上筋：起始部で肩甲棘内側縁付近の上部（左右）
第2肋骨：第2肋骨軟骨接合部
　　　　接合部上面の外側（左右）
外側上顆：上顆から2cm遠位（左右）
臀　部：臀部の上外側1/4部で筋肉の前方部
大転子：大転子突起の後部（左右）
　膝　：関節裂隙近位の内側脂肪体（左右）

❶ FM 分類基準（ACR，1990 年）

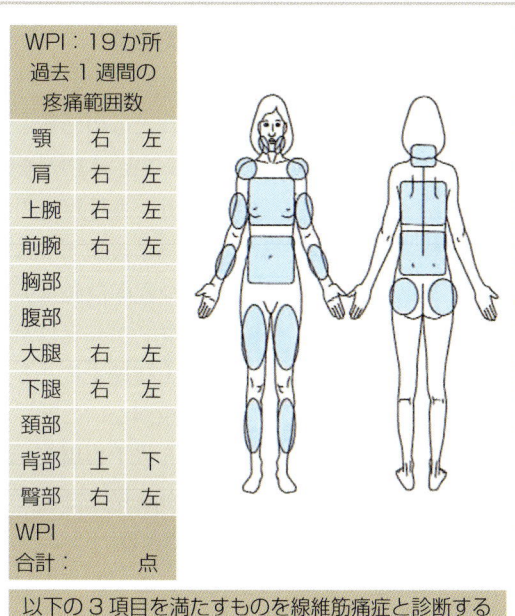

WPI：19か所 過去1週間の 疼痛範囲数		
顎	右	左
肩	右	左
上腕	右	左
前腕	右	左
胸部		
腹部		
大腿	右	左
下腿	右	左
頸部		
背部	上	下
臀部	右	左
WPI 合計：　　点		

以下の3項目を満たすものを線維筋痛症と診断する

WPI 7以上＋SS 5以上
または WPI 3〜6＋SS 9以上
少なくとも3か月症候が続く
他の疼痛を示す疾患ではない

SS 症候	問題なし	軽度	中等度	重度
疲労感	0	1	2	3
起床時不快感	0	1	2	3
認知症状（思考・記銘力障害）	0	1	2	3
合計：　　点				

SS 一般的な身体症候 0：なし　1：少数　2：中等度　3：多数					
筋肉痛	過敏性腸症候群	疲労感・疲れ	思考・記憶障害	筋力低下	頭痛
腹痛・腹部痙攣	しびれ・刺痛	めまい	睡眠障害	うつ症状	便秘
上部腹痛	嘔気	神経痛	胸痛	視力障害	発熱
下痢	ドライマウス	かゆみ	喘鳴	レイノー現象	蕁麻疹
耳鳴り	嘔吐	胸やけ	口腔内潰瘍	味覚障害	痙攣
ドライアイ	息切れ	食欲低下	発疹	光線過敏	難聴
あざができやすい	抜け毛	頻尿	排尿痛	膀胱痙攣	
合計：　症候　　　点 ＋ 身体症候　　　点 ＝　　　点					

＊わが国では身体症候：1：少数（1-5），2：中等度（6-20），3：多数（21-41）とする

（西岡ら作図）

❷ FM 診断予備基準（ACR，2010 年）

過去１週間の 疼痛範囲数		
顎	右	左
肩	右	左
上腕	右	左
前腕	右	左
胸部		
腹部		
大腿	右	左
下腿	右	左
頚部		
背部	上	下
臀部	右	左
WPI 合計：	点	

症候	なし	軽度	中等度	重度
疲労感	0	1	2	3
起床時不快感	0	1	2	3
認知症状（思考・ 記銘力障害）	0	1	2	3
合計： 点				
一般的身体症候　1：あり　0：なし				
a）頭痛　　　b）抑うつ気分　　　c）下腹部痛または 下腹部クランプ				
合計（SS）： 症候点数 + 身体症候点数 = 点				
以下を満たすものを線維筋痛症と診断 判定：WPI + SS ≧ 13				

（西岡ら作図）

❸ 2011 年改定診断基準（Wolfe ら）

定診断基準が提唱され，西岡，松本らにより日本語版化されている（❸，❹）．2016 年の改定診断基準はより簡便になり，また「他の疾患の存在は除外しない」という項目があり二次性 FM に使用できる利点はあるが，まだ日本では十分に検証されておらず，現在のところ 1990 年の分類基準と 2010 年の診断予備基準，2011 年の改定診断基準を用いて診断するのがよいのではないかと思われる．

■ 1990 年の FM 分類基準（ACR1990）[3]

この分類基準（❶）では，①3 か月以上続く上半身，下半身を含めた対側性の広範囲の疼痛と頚椎，前胸部，胸椎，腰椎のいずれかの疼痛，いわゆる axial skeletal pain が存在すること，②全身 18 か所の圧痛点のうち，母指で 4 kg の圧迫を加え 11 か所以上に圧痛が存在すること，により FM と診断できる．

この分類基準は一次性，二次性のいずれにも使用することが可能で，関節リウマチ（RA）をはじめとして他のリウマチ性疾患に随伴した FM の診断に便利である．

■ 2010 年の FM 診断予備基準（ACR2010）[4]

❷は西岡により日本語版化されたものである．この図を用いて医師が記入することで FM を診断する．すなわち，①定義化された慢性疼痛の拡がり（疼痛拡大指数［widespread pain index：WPI］）が一定以上であり，かつ臨床徴候重症度（symptoms severity：SS）スコアが一定以上あること，②臨床症候が 3 か月以上持続すること，③慢性疼痛を説明できる他の疾患がないこと，の 3 項で WPI が 7 以上かつ SS が 5 以上の場合，あるいは WPI が 3〜6 でかつ SS が 9 以上で②と③を満たした場合に，FM と診断できる．

SS の数は「SS 症候」の点数（0〜9）に「SS 一般的な身体症候」の数（0〜3）を加えたものを用いる．すなわち SS 症候の評価は，疲労感（倦怠感），起床時不快感（熟睡感の欠如），認知症状の 3 項目について，それぞれ程度により 0〜3 の点数を付ける（合計 0〜9 点）．一方，SS 一般的な身体症候は，患者が有している身体症候の数を数え，1〜5 の場合は少数（1 点），6〜20 の場合は中等度（2 点），21〜41 の場合は多数（3 点）と，0〜3 で点数化する．両者の点数を合計して

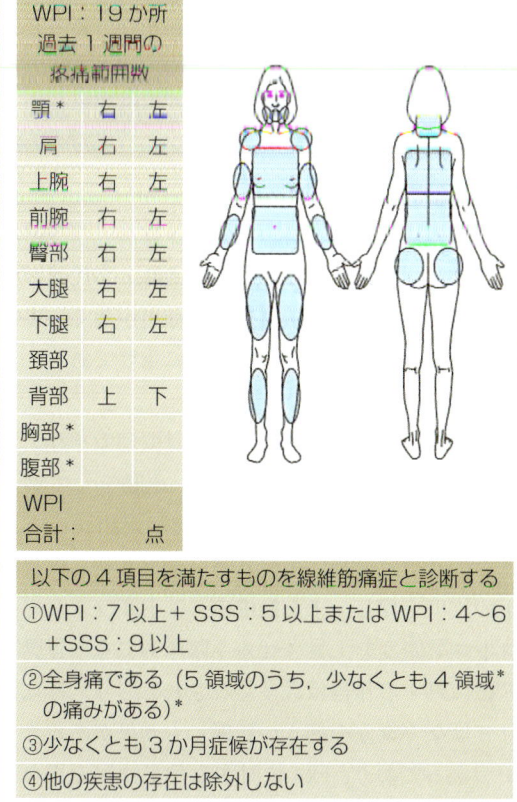

症候	問題なし	軽度	中等度	重度
疲労感	0	1	2	3
起床時不快感	0	1	2	3
認知症状（思考・記銘力障害）	0	1	2	3
合計：　　　点				

一般的身体症候　0：なし　1：あり		
a）頭痛	0	1
b）下腹部痛または下腹部クランプ	0	1
c）抑うつ気分	0	1
合計（SSS）：症候点数＋身体症候点数＝　　　点		

WPI：19か所
過去1週間の
疼痛範囲数

顎*	右	左
肩	右	左
上腕	右	左
前腕	右	左
臀部	右	左
大腿	右	左
下腿	右	左
頚部		
背部	上	下
胸部*		
腹部*		

WPI
合計：　　　点

以下の4項目を満たすものを線維筋痛症と診断する
①WPI：7以上＋SSS：5以上またはWPI：4～6＋SSS：9以上
②全身痛である（5領域のうち，少なくとも4領域*の痛みがある）*
③少なくとも3か月症候が存在する
④他の疾患の存在は除外しない

＊領域
1）右上半身部（顎部**，肩甲帯，上腕，前腕）
2）左上半身部（顎部**，肩甲帯，上腕，前腕）
3）右下半身部（臀部，大腿，下腿）
4）左下半身部（臀部，大腿，下腿）
5）体軸部（頚部，上背部，下背部，胸部*，腹部**）
判定：上記5領域のうち少なくとも4領域に痛みがあること
＊＊領域評価時には評価項目から外れる
SSS：symptom severity scale

（松本作図）

❹ 2016 年改定診断基準（Wolfe ら）

SS 点数を算出する．

■ 2016 年の FM 改定診断基準 [5]

2011 年に続いて 2016 年に再び FM の改定診断基準が発表され，松本によって日本語版化され作図されている（❹）．この 2016 年の改定診断基準では「他の疾患の存在は除外しない」という項目が追加されており，二次性 FM にも使用できる．ただし，日本での検証はまだ十分には行われていない．

以上のことより FM の診断は 1990 年の FM 分類基準および 2010 年の FM 診断予備基準を用いて行うが，その感度と特異度は，日本の多施設での検討によると，前者では 75.9％，97.4％，後者では 67.7％，78.1％とされ，感度，特異度とも 1990 年の基準のほうが優れている．これは 2010 年基準の検討において対象群に精神疾患が多く含まれたためのようであり，整形外科疾患や精神疾患が鑑別に挙がる場合は 1990 年の基準で確認する必要がある．

このほか FM の活動性の評価として Fibromyalgia Impact Questionnaire（FIQ）がある [6]．

なお，FM 診断の場合には精神・神経疾患やリウマチ性疾患など他の疾患の随伴を同時に診断しておく必要があり（❺），特に他覚所見の乏しい整形外科疾患・リウマチ性疾患の随伴には注意が必要である [7,8]．

原因

原因は不明であるが，wind-up やアロディニア，下行性疼痛抑制機能の低下などがこれまで報

❺ 他覚所見が乏しい整形外科疾患・リウマチ性疾患（行岡私見）

- seronegative spondyloarthropathy：SNSA（血清反応陰性脊椎関節症）
  - 強直性脊椎炎，Reiter 症候群，乾癬性関節炎
  - 潰瘍性大腸炎，Crohn 病
- 掌蹠膿疱症性関節炎（SAPHO 症候群）
- nonradiographic seronegative spondyloarthropathy（X 線写真に変化のない脊椎関節症）
- undifferentiated spondyloarthropathy（未分化型脊椎関節症）
  - polyenthesitis（多発性付着部炎）
  - sterno-cost clavicular hyperostosis（胸肋鎖骨異常骨化症）
  - 99mTc 骨シンチグラフィーにて胸肋鎖骨部に異常集積が認められるが骨化を伴わない症例
- diffuse idiopathic skeletal hyperostosis：DISH（びまん性特発性骨増殖症）
- ピロリン酸カルシウム二水化物（calcium pyrophosphate dihydrate：CPPD）結晶沈着症
- Sjögren 症候群
- 甲状腺機能低下症
- Lyme 病
- 他覚所見が乏しい整形外科疾患
  - droopy shoulder，胸郭出口症候群，梨状筋症候群など

告されている[9, 10]．最近では脳内炎症説が提唱されてきており，興味深い．

治療

詳細な問診と身体診察を行い，一次性，二次性FM を正確に診断し，その後患者および家族の教育を十分に行う．特に，FM は決して死亡するような恐ろしい病気ではないことを説明したうえで，疼痛出現のメカニズムやその対処方法を教育し，安易に薬物療法のみに頼ることは避けるべきである．

オピオイドは慢性疼痛に使用しても習慣性にならないとの意見もかつてはあったが，やはり習慣性になることも多く，強オピオイドの使用は FM では禁忌である．また，転換障害での薬物使用はかえって症状を悪化させることがある．FM ではNSAIDs やステロイドは無効で，抗うつ薬や抗てんかん薬など精神的な薬を用いることが多い

が，使用前に正確な精神科診断を行うことは必須であり，できれば精神科医の診断を受けることが望ましい．

なお，FM では薬物療法と非薬物療法を併用することが望ましい．

■ 非薬物療法

FM の非薬物療法には①患者教育，② self-efficacy，③認知行動療法，④運動，⑤代替医療などがあり，薬物療法に比べて種類が多く，多彩で選択肢も広く，薬物療法以上に重要である．

運動（exercise）[11]

健常者の non-REM 睡眠中に覚醒刺激を与えると FM 様の症状が出現するが，運動をしている長距離ランナーには FM 様の症状が出現しなかったことや，運動は徐波睡眠を促進させ，成長因子の放出を促し，また血中のエンドルフィンやセロトニン濃度を上昇させる．臨床的にも，運動のFM に対する報告は数多くなされており，疼痛だけではなく気分や抑うつ状態にも効果があることがわかっており，FM に対する効果は揺るぎないものと思われる．

ただ実際問題として，疲労などを理由に運動を行わない患者が多いと思われるので，薬物療法やself-efficacy などと組み合わせ，患者の個別性を加味して徐々に運動量を増やしていくことが重要である．

運動の種類としては，① strength，② aerobic conditioning，③ flexibility があり，flexibility（ストレッチ）の効果は①，②に比べて弱いように思われるが，いずれも FM に対して効果がある．運動負荷は徐々に行い，決してオーバートレーニングの状態にしない．運動の回数，期間については週 2〜3 回，20〜24 週続けるのが一般的であると思われるが，現在まだ定まっていない．また，運動にあたっては，捻挫や付着部などの小外傷は FM の症状を悪化させるので，これらに注意することが必要である．

心理療法

FM では種々の精神・心理的問題が随伴していることが多いため，カウンセリングなどの心理療

法を併用することが必要である．そのなかで認知行動療法（cognitive behavioral therapy）の有用性が最近報告されている．

薬物療法[12]

プレガバリンとデュロキセチンがFM治療の保険適用薬であり，これに加えて鎮痛薬，抗不安薬，睡眠薬を適切に使用して治療する．

ワクシニアウイルス接種家兎炎症皮膚抽出液（ノイロトロピン®）

ノイロトロピン®は，家兎にワクシニアウイルスを接種した皮膚炎症組織から抽出した抗炎症・抗アレルギー作用をもつ薬剤である．マウス，ラットで下行性疼痛抑制系の賦活化を認め，帯状疱疹後神経痛においては効果が実証されているが，FMでは二重盲検比較試験（RCT）がない．しかし，副作用が少ないことも加わってFM治療でよく用いられている．また，ノイロトロピン®は内服のみならず点滴静注やトリガーポイント注射で局所麻酔薬と混合させて用いることも可能である．

プレガバリン（リリカ®）と抗痙攣薬[13]

プレガバリンはCaチャネルの$\alpha_2\delta$サブユニットの遮断薬で神経障害性疼痛の第一選択薬であり，またFMの疼痛に対しても効果があり保険適用薬となっている．FM治療での投与量は300〜450 mg/日とされているが（神経障害性疼痛では最大600 mg/日まで投与可），めまい，傾眠，運動失調，体重増加，浮腫などの副作用が出現しやすく，筆者は睡眠前25〜50 mgの投与から始めて，徐々に増量していく方針をとっている．FM患者は若い女性が多いため，特に体重増加の副作用についてはあらかじめ説明しておく必要がある．なお，プレガバリンはFMの第一治療選択薬となっている．

他の抗痙攣薬としては，同じく$\alpha_2\delta$サブユニットの遮断薬であるガバペンチンの報告がある．$\alpha_2\delta$サブユニットへの親和性はプレガバリンより低く，そのためFMでは1,200〜2,400 mg/日と多めの投与量が必要となる．この場合も少量から徐々に増量していくことが副作用の点から望ましい．

抗うつ薬[14,15]

抗うつ薬は三環系，四環系，セロトニン再取り込み阻害薬（SSRI），セロトニン・ノルアドレナリン再取り込み阻害薬（SNRI），ノルアドレナリン作動性・特異的セロトニン作動性抗うつ薬（NaSSA）など，その種類は多い．FMに対する保険適用はデュロキセチン（サインバルタ®）のみであるが，FMでは抑うつ状態を合併していることが多く，また抗うつ薬は下行性疼痛抑制系を賦活化すると考えられており，この2つの作用がFMに有効と考えられている．

FMに対する抗うつ薬の投与は抗痙攣薬と同様に少量から始めるが，少量でも効果がある場合があり，またうつ病に効果を呈する期間（2週間以上かかると思われる）より短い期間で鎮痛効果が出現することがあり，これは下行性疼痛抑制系が賦活化されたことによるものと思われる．

下行性疼痛抑制系は橋の外側被蓋（A7）からのノルアドレナリン作動性神経と延髄の大縫線核からのセロトニン作動性神経の2つの経路によって構成されている．このメカニズムにより鎮痛作用はSNRIのほうがSSRIより強いことが推測されるが，SNRIが無効でも三環系への変更で効果が現れる症例もあるので，SNRIで効果のない場合，他の抗うつ薬への変更を考慮することも必要である．

抗うつ薬を使用する際には，患者の抑うつ状態のチェックと，その抑うつ状態が双極性障害によるものではないことを確認する．

オピオイド

強オピオイドは習慣性や副作用の点からFMでの使用は禁忌である．これは2017年FMガイドラインでも明記されている．FMに使用されるオピオイド系の鎮痛薬としてはトラマドールが疼痛治療に効果がある．トラマドールはオピオイド受容体の部分的なアゴニストとしての作用とセロトニン・ノルアドレナリン再取り込み阻害作用を有しFMの疼痛に効果を表す．注射剤も存在し，筆者はFM患者の応急処置として用いるこ

とが多いが，注射剤を用いる場合，頻度は低いが
やはり習慣性に注意が必要である．

（行岡正雄）

文献

1) 日本線維筋痛症学会，日本医療研究開発機構線維筋痛症研究班編．線維筋痛症診療ガイドライン 2017．日本医事新報社；2017．p.4-9.

2) 日本線維筋痛症学会，日本医療研究開発機構線維筋痛症研究班編．線維筋痛症診療ガイドライン 2017．日本医事新報社；2017．p.10-7.

3) Wolfe F, et al. The American College of Rheumatology 1990 Criteria for the Classification of Fibromyalgia. Report of the Multicenter Criteria Committee. Arthritis Rheum 1990；33：160-72.

4) Wolfe F, et al. The American College of Rheumatology preliminary diagnostic criteria for fibromyalgia and measurement of symptom severity. Arthritis Care Res（Hoboken）2010；62：600-10.

5) Wolfe F, et al. 2016 Revisions to the 2010/2011 fibromyalgia diagnostic criteria. Semin Arthritis Rheum 2016；46：319-29.

6) 長田賢一ほか．日本語版 Fibromyalgia Impact Questionnaire（JFIQ）の開発：言語的妥当性を担保した翻訳版の作成．臨床リウマチ 2008；20：19-28.

7) 日本線維筋痛症学会，日本医療研究開発機構線維筋痛症研究班編．線維筋痛症診療ガイドライン 2017．p.41-50.

8) 行岡正雄ほか．関節リウマチを合併した線維筋痛症．臨床リウマチ 2010；22：99-105.

9) 行岡正雄，三木健司．線維筋痛症の現況．ペインクリニック 2013；34：381-90.

10) Macfarlane GJ, et al. Co-occurrence and characteristics of patients with axial spondyloarthritis who meet criteria for fibromyalgia：Results from a UK National Register. Arthritis Rheumatol 2017；69：2144-50.

11) 行岡正雄．Fibromyalgia（2002）その診断と治療．七川歓次編．リウマチ病セミナー14．永井書店；2003．p.49-58

12) 行岡正雄．線維筋痛症の薬物療法．日本臨牀 2018；76：2007-12.

13) Ohta H, et al. An open-label long-term phase III extension trial to evaluate the safety and efficacy of pregabalin in Japanese patients with fibromyalgia. Mod Rheumatol 2013；23：1108-15.

14) Murakami M, et al. An open-label, long-term, phase III extension trial of duloxetine in Japanese patients with fibromyalgia. Mod Rheumatol 2016；31：1-8.

15) Jaeschke R, et al. Clinical usefulness of amitriptyline in fibromyalgia：the results of 23 N-of-1 randomized controlled trials. J Rheumatol 1991；18：447-51.

術後感染予防

概要

　骨・関節領域の手術部位感染（surgical site infection：SSI）は必ずしも高頻度ではないが，いったん生じると治療に難渋し，患者の ADL が著しく低下するなど，患者のみならず医療側にも精神的・経済的に大きな負担となる．このため，SSI の克服にこれまで国内外で多くの研究が行われてきた．SSI の疫学，術前・術中での管理対策，予防的な抗菌薬の適正使用，術後の対処・管理，さらにはサーベイランスの有用性などに関してエビデンスが集積しつつある．特に，感染経路として最近内因性感染が注目されており，それに関連してメチシリン耐性黄色ブドウ球菌（methicillin-resistant Staphylococcus aureus：MRSA）保菌者の対策が注目されている．また，関節リウマチなどで生物学的製剤を使用中の患者の手術時期など，近年は整形外科以外の領域の知識も必要になっている．一方で，従来 SSI 予防に有用と考えられていたバイオクリーンルームや全身排気スーツと手術用ヘルメットの使用は必ずしも効果的でない可能性が指摘されている．特に，予防的抗菌薬の術後投与期間については，以前よりも短縮し，人工関節置換術においても術後 48 時間以内が適切とされている．にもかかわらず，実臨床においては必ずしも最近の知見が十分に周知されず，SSI 予防の適切な対策が十分に行われていないのが現状である．

診療ガイドラインの現況

　国内では整形外科領域の SSI 予防のガイドラインとしては，2015 年に日本整形外科学会が作成した「骨・関節術後感染予防ガイドライン 2015 改訂第 2 版」[1]（以下，JOA ガイドライン）がある．また，抗菌薬の使用については 2016 年に日本化学療法学会と日本外科感染症学会が作成した「術後感染予防抗菌薬適正使用のための実践ガイドライン」[2]（以下，JCS ガイドライン）がある．一方海外では，世界保健機関（WHO）のガイドライン（Global guidelines for the prevention of surgical site infection）[3] は 2016 年に，アメリカ疾病管理センター（CDC）のガイドライン [4] は 2017 年に，それぞれ改訂された．また，人工関節周囲感染（periprosthetic joint infection：PJI）については，ガイドラインではないが，Musculoskeletal Infection Society（MSIS）の「人工関節周囲感染（PJI）対策における国際コンセンサス」[5]（以下，ICM コンセンサス）が 2018 年に改訂された．

　それぞれのガイドラインは内容が多少異なっており，特に海外のガイドラインに引用されている文献は整形外科領域以外のものが多く，質の高い整形外科領域の文献はきわめて少ないため，記載されている内容がすべて整形外科領域の SSI 予防には適応できないことに留意して解釈する必要がある．

標準診療のポイント

　海外と国内では整形外科領域の SSI の状況が異なることが予想されるため，本項では JOA ガイドラインの主に改訂されたいくつかの項目を中心に解説し，抗菌薬の使用については JOA と JCS ガイドラインで大きく異なることがないため，一部 JCS ガイドラインからも引用するなどして国内の標準的な診療について概説する．なお，JOA ガイドラインの推奨 Grade 分類を❶に示す．

❶ JOA ガイドライン推奨 Grade 分類

Grade	内容	内容補足
A	行うよう強く推奨する 強い根拠に基づいている	質の高いエビデンスが複数ある
B	行うよう推奨する 中等度の根拠に基づいている	質の高いエビデンスが1つ，または中程度の 質のエビデンスが複数ある
C	行うことを考慮してもよい 弱い根拠に基づいている	中程度のエビデンスが少なくとも1つある
D	推奨しない 否定する根拠がある	肯定できる論文がないか，否定できる中程度 のエビデンスが少なくとも1つある
I	委員会の審査基準を満たすエビデンス がない，あるいは複数のエビデンスが あるが結論が一様ではない	

（日本整形外科学会ほか監修．骨・関節術後感染予防ガイドライン 2015．改訂第 2 版．南江堂；2015[1]）
より）

SSI の定義

SSI の定義は 1999 年の CDC ガイドラインの定義が最も広く普及しているが，その後改訂され，2017 年に改訂されたガイドラインでも深達度による表層，深部，臓器/体腔の 3 つの SSI に大別されている．しかし，整形外科領域では骨髄炎や関節炎など臓器/体腔に該当する SSI と筋膜や筋層に及ぶ深部切開創 SSI とを厳密に区別できないことが多いため，表層 SSI と重症 SSI（深部と臓器/体腔）の 2 つのカテゴリーとする考え方もある[1]．

一方，ICM コンセンサスは 2013 年に PJI の診断基準を提唱したが，これを CDC も人工股関節と膝関節の PJI の診断基準として採用しており，JOA ガイドラインも CDC の診断基準を紹介している．しかし，2018 年に ICM コンセンサスの PJI の診断基準は一部改訂された（❷）．このため，CDC の診断基準も今後変更される可能性も考えられる．

また，SSI の追跡期間について，1999 年の CDC ガイドラインではインプラントを留置しない場合は術後 30 日，インプラントを留置する場合は術後 1 年とされていた．しかし，SSI の追跡には術後 30 日でも十分との報告もあり，2017 年の改訂 CDC ガイドラインでは椎弓切除術では 30 日，脊椎固定術や人工関節置換術では 90 日と短縮された．JOA ガイドラインでも清潔手術の追跡期間は，四肢切断術，椎弓切除術では術後 30 日，脊椎固定術，骨折の観血的整復術，人工関節置換術では術後 90 日とされている[1]．

生物学的製剤投与時の手術時期

関節リウマチなどで生物学的製剤投与中の患者の手術例が増加している．生物学的製剤はその性質上，生体防御機能抑制や創傷治癒障害をきたす可能性があり，周術期の使用には特別な注意が必要である．

JOA ガイドラインは，「生物学的製剤（主に TNF 阻害薬）は多くの整形外科手術において，適切な待機期間を設定すれば，重篤な SSI を引き起こすリスクにはならない（Grade B）」，また「ただし，生物学的製剤使用下での人工関節置換術に対してはリスクとなる可能性があり注意を要する（Grade C）」としている．国内では待機期間として最終投与から 2〜4 週間が望ましいとされている．

一方，海外では生物学的製剤の周術期待機期間は少なくとも術前後 1 週間とされ日本よりも短い[5]．ICM コンセンサスでは，人工関節置換術の前に生物学的製剤の投与中止が好ましく，手術は

❷ 膝関節および股関節における PJI の診断基準

大基準（以下の 2 項目のうち少なくとも 1 つを満たす）				診断
・通常培養で 2 か所から同一菌株が陽性				感染
・関節，人工関節に交通する瘻孔の形成				

小基準	閾値		スコア	診断
	急性	慢性		
血清 CRP（mg/L） または	100	10	2	術前・術後スコアの合計 ≧ 6：感染 3〜5：未確定 ＜ 3：感染ではない
D ダイマー（μg/L）	不明	860		
ESR 上昇（mm/hr）	関連なし	30	1	
関節液白血球数上昇（cells/μL） または	10,000	3,000		
白血球エステラーゼ または	++	++	3	
αディフェンシン陽性（signal/cutoff）	1.0	1.0		
関節液多形核好中球（PMN）上昇（%）	90	70	2	
培養陽性が 1 つ			2	
病理組織所見陽性			3	
術中の明らかな膿の存在			3	

（ICM 翻訳プロジェクトチーム．整形外科感染対策における国際コンセンサス．人工関節周囲感染を含む筋骨格系感染全般．奈良県立医科大学整形外科学教室；2019[6] をもとに作成）

中断後 1 週に行うことが推奨されるとし，さらに薬剤ごとに休薬期間を示している．そして，再開は創部が十分に治癒しかつすべての抜糸が終了して SSI がないことを確認し，術後 2 週以内に再開するとしている．また，メトトレキサートを含む疾患修飾性抗リウマチ薬は周術期を通じて継続投与することができるとしている．

実際の臨床では個々の患者で病態や背景が異なることが予想されることから，リウマチ専門医と相談することにより安全に手術を行うことができると考えられる．

鼻腔保菌スクリーニングと MRSA 除菌

MRSA の術前鼻腔内保菌は，術後 MRSA 感染症のリスクとなる．このため，JOA ガイドラインでは，「整形外科手術においてハイリスク症例に対しては，術前の鼻腔内スクリーニングと保菌例に対する鼻腔内および全身の皮膚の除菌を行うことは SSI の発生を減少させる可能性がある

（Grade C）」として，リスクの高い患者に限定して行う target screening が実用的であると推奨している．

このハイリスク症例について JCS ガイドラインは，人工関節置換術，脊椎インストゥルメンテーション手術（インプラント挿入）など MRSA 感染ハイリスク手術においては，MRSA を保菌している可能性が高い患者（MRSA 感染の既往，転院または最近の入院歴，長期療養型病床群もしくは介護施設に入所，血液透析施行中など）としている．

MRSA 除菌方法について JCS ガイドラインは，鼻腔内保菌者は術前における鼻腔へのムピロシン軟膏塗布による除菌を 1 日 2 回 5 日間行う．また，鼻腔内 MRSA 保菌者は同時に皮膚にも高率に保菌しているため，4％クロルヘキシジン酸塩スクラブを用いたシャワー浴/入浴も 1 日 1 回5 日間行われる（ただし，クロルヘキシジンは粘膜面への使用は禁忌になっていることに注意する）．

しかし，このような除菌による SSI 予防効果についての結果は必ずしも一貫性がなく，除菌自体が成功するかどうかも定かではない．しかも，除菌についても耐性菌の発生について注意する必要がある．このため，現時点ではハイリスク症例についてスクリーニングを実施し，その保菌者に除菌を行うことが効率的であると考えられる．

抗菌縫合糸の使用

抗菌縫合糸の使用に関して JOA ガイドラインでは，「非吸収糸に比べ吸収糸を使用することにより術後 SSI の発生減少が期待できる（Grade B）」，また「抗菌縫合糸の使用により SSI の発生を減少させる可能性がある（Grade C）」とされている．

WHO および CDC ガイドラインも抗菌縫合糸の使用を弱く推奨している．しかし，ガイドラインに引用されている文献の多くは整形外科以外の分野のものであり，質の高い整形外科領域の研究はきわめて少ない．ICM コンセンサスでは，「直腸・結腸外科では SSI のリスクを減少させるが，整形外科領域において，SSI/PJI を減少させるという明らかなエビデンスはない」としている．

また，抗菌縫合糸のルーチンの使用はコストが増大することから，SSI リスクの高い症例に限るなどの使用が適切と考えられる．

抗菌薬の適正使用

整形外科領域のターゲットとすべき術中汚染菌のほとんどは皮膚常在菌の黄色ブドウ球菌や表皮ブドウ球菌であり，これらの菌に有効な抗菌薬を選択する必要がある．JOA ガイドラインでは，「整形外科領域の清潔手術において SSI 発生予防のために適した抗菌薬として，第一および第二セフェム系薬が推奨できる（Grade B）」とされている．

一般的に，ブドウ球菌に対して抗菌活性が強く安全性の高い第一世代のセファゾリン（CEZ）が第一選択薬となる．セフェム系にアレルギーがある場合には，バンコマイシン（VCM），テイコプラニン（TEIC）やクリンダマイシン（CLDM）の点滴静注が推奨される．

■ 投与のタイミング

投与のタイミングとしては，手術が始まる時点で十分な殺菌作用を有する血中および組織濃度が必要であり，執刀 60 分前から執刀直前にかけて静脈内投与する．駆血帯を使用する場合には 10〜20 分前に抗菌薬を終了する必要がある．

術中の追加投与に関しては，一般に手術時間が抗菌薬の血中半減期の 2 倍の間隔での再投与が行われる．主な抗菌薬の血中半減期は，CEZ で 1.2〜2.2 時間，VCM は 4〜8 時間，CLDM は 2〜4 時間である．JOA ガイドラインでは「人工関節置換術で CEZ を使用する場合は，2〜5 時間ごとに追加投与すること（Grade B）」が推奨されている．なお，初回再投与までの間隔は，手術時間ではなく術前抗菌薬投与終了時からの時間である．

また JCS ガイドラインでは，「短時間に 1,500 mL 以上の大量出血が認められた場合，決められた再投与間隔を待たずに追加投与を考慮する」とし，さらに「腎機能低下症例では，腎機能に応じて再投与間隔を延長する」として注意を喚起している．

■ セファゾリンの投与量

CEZ の投与量に関して JOA ガイドラインでは，「人工関節置換術では，1 回投与量として標準投与量（1 g）の投与（Grade A）」を推奨している．一方，ICM コンセンサスでは人工関節置換術について CEZ は通常 2 g のところ体重が 120 kg 以上では 3 g が推奨されている．また，JCS ガイドラインでも過体重や肥満者に対しては増量が必要とされ，体重 80 kg 以上では 2 g の投与を推奨している．JOA ガイドラインでは 80 kg を境界とする根拠がないため，前述のようになっているが，国内でも過体重の患者が増加していることを考えると，標準投与量では不十分であり体重調整も考慮する必要があろう．

❸ SSI 高リスク因子の定義

1) 米国麻酔科学会術前状態分類 ≧ 3（糖尿病など）
2) 創クラス III（IV は予防抗菌薬適応外）
3) 長時間手術（各術式における手術時間 > 75 percentile）
4) body mass index ≧ 25
5) 術後血糖コントロール不良（> 200 mg/dL）
6) 術中低体温（< 36℃）
7) 緊急手術
8) ステロイド・免疫抑制剤の使用
9) 術野に対する術前放射線照射
10) 高齢者（年齢に関しては症例ごとに評価）

（日本化学療法学会 /日本外科感染症学会. 日化療会誌 2016[2]）より）

❹ VCM の予防投与の適応

1) 術前 MRSA 保菌（鼻前庭など）患者
2) 術前に手術操作の及ぶ部位から MRSA が検出されている場合
3) 人工関節置換術，脊椎インストゥルメンテーション手術（インプラント挿入）などにおいて，同一施設で MRSA による SSI の多発発症が認められた場合
4) 人工関節置換術，脊椎インストゥルメンテーション手術（インプラント挿入）などにおいて，同一施設でメチシリン耐性のコアグラーゼ陰性ブドウ球菌（CNS）による SSI の多発発症が認められた場合
5) β-ラクタム薬アレルギー患者

（日本化学療法学会 /日本外科感染症学会. 日化療会誌 2016[2]）より）

■ 術後抗菌薬の投与期間

SSI 予防のための術後投与期間について CDC や WHO のガイドラインでは，術後 24 時間以内が推奨されている．さらに清潔または準清潔手術においては，創閉鎖以降の予防的抗菌薬の投与は不要としている．しかし，海外のガイドラインに引用されている文献の多くは整形外科領域以外の文献であり，しかも必ずしもすべてが RCT による適切な予防抗菌薬の投与期間が証明されていない．特に，整形外科領域に関する文献は少ないうえに，その質にも問題があるとされる[7]．

JOA ガイドラインでは，「人工関節置換術では，SSI 発生予防のための抗菌薬の投与期間は術後 48 時間以内が適切である（Grade A）」とし，投与期間の短縮は各施設での経験・実情に基づいて判断されるべきとしている．

一方，JCS ガイドラインでは，主要な術式ごとに投与期間が推奨されているが，SSI が高率となるリスク因子を有する症例においては，いくつかの術式で通常推奨されている投与期間より長期投与を推奨している．例えば悪性腫瘍での人工関節による再建術では，24 時間を超える投与も推奨されるなど，投与期間は個々の症例で検討すべきとされる．また，脊椎手術ではインストゥルメンテーションなしで 24 時間以内，インストゥルメンテーション手術では 48 時間以内が推奨されている．さらに開放骨折においては，Gustilo 分類 I，II では 48 時間以内，III-A では 48～72 時間以内

とされている．❸に示す JCS ガイドラインの SSI 高リスク因子の定義を参考にされたい．なお推奨期間を超えた経口抗菌薬の追加投与は不要である．

■ バンコマイシンの予防投与

MRSA 保菌の有無にかかわらない VCM の予防投与では，MRSA に関してはリスクを低下させるが，メチシリン感受性黄色ブドウ球菌（methicillin-sensitive Staphylococcus aureus：MSSA）に関してはむしろ増加させることから，VCM 単独での SSI 予防効果は否定的である．単独ではなく，β-ラクタム系抗菌薬との併用が必要である．JOA ガイドラインでは「ルーチンの抗 MRSA 薬の予防投与を推奨することはできない．抗 MRSA 薬の予防投与の適応に関しては複数のエビデンスがあり，結論は一様ではない（Grade I）」としている．

JCS ガイドラインにおける VCM の予防投与の適応を❹に示す．投与法については，VCM は執刀前 2 時間以内に投与開始し，レッドネック症候群に注意して 1 g につき 1 時間以上かけて投与することが推奨されている[2]．いずれにしても，抗 MRSA 薬の乱用は新たな耐性菌を誘導するため厳に慎むべきである．

ドレーン留置時の管理

JOA ガイドラインでは，術後創部のドレナージについて「吸引ドレナージを行うならば 48 時

間以内の早期に抜去すべきである（Grade A）」としている．しかし，ドレーン留置時の抗菌薬の継続投与については記載がない．一方，ICM コンセンサスでは，術後ドレーンが留置されている場合の予防的抗菌薬の投与期間について，術後24時間以上投与すべきではないとしている．

ただし，術後の滲出液の流出が長時間予想される症例などは個々に判断されるべきと考えられるが，一般に 48 時間を超える予防的抗菌薬投与の延長は，皮膚常在菌の耐性化を助長するなどの潜在的リスクがあるとされていることから，長くとも 48 時間以内とすべきと思われる．

SSI サーベイランス

より正確な SSI 発生数を把握するためには退院後調査は有用である．SSI サーベイランスを導入することにより経年的に SSI 発生を減少させる可能性がある．

JOA が中心となって行った SSI 全国調査から 10 年以上が経過し，その後の国内の SSI 発生状況の調査が切望されている．このため，日本骨・関節感染症学会が中心となり，全国の地域を網羅した前向き全国調査（Japanese Database of Surgical site infection following arthroplasty and spinal instrumentation：J-DOS）が計画されている．今後 J-DOS から得られる知見を分析し，臨床にフィードバックすることにより，より効率的かつ効果的な，わが国に合った SSI 対策を確立することが期待される．

現状の問題点と将来への課題

脊椎インストゥルメンテーション手術でしばし

ば使用されている VCM パウダーの予防投与の効果をはじめ，紙数の関係上言及できなかった多くの臨床的問題が残されている．

また，さきにも指摘したように，海外の SSI ガイドラインに引用される質の高い文献には整形外科領域以外のものが多く，特に国内からの整形外科領域の質の高い研究は非常に少ない．今後，J-DOS のような全国的な多施設前向き研究により国内から質の高い研究を国際的に発信できる体制づくりが必要である．

（市村正一）

文献

1) 日本整形外科学会，日本骨・関節感染症学会監修．骨・関節術後感染予防ガイドライン 2015．改訂第 2 版．南江堂；2015.
2) 日本化学療法学会／日本外科感染症学会．術後感染予防抗菌薬適正使用のための実践ガイドライン．日化療会誌 2016；64：153-232.
3) World Health Organization. Global guidelines on the prevention of surgical site infection. 2016. http://www.who.int/gpsc/ssi-prevention-guidelines/en/
4) Berrios-Torres SI, et al. Centers for Disease Control and Prevention Guidelines for the prevention of surgical site infections. JAMA Surg 2017；152：784-91.
5) Proceedings of the Second International Consensus Meeting on Musculoskeletal Infection. 2018. https://icmphilly.com/document/
6) ICM 翻訳プロジェクトチーム．整形外科感染対策における国際コンセンサス．人工関節周囲感染を含む筋骨格系感染全般．奈良県立医科大学整形外科学教室；2019.
7) 山田浩司ほか．特集：整形外科手術部位感染対策マニュアル　I. Surgical Site Infection（SSI）の予防　術後感染予防抗菌薬適正使用（VCM パウダーを含む）．MB Orthop 2018；31：11-20.

症候性静脈血栓塞栓症の予防

概要

　静脈血栓塞栓症（venous thromboembolism：VTE）とは，深部静脈血栓症（deep vein thrombosis：DVT）と肺血栓塞栓症（pulmonary thromboembolism：PTE）を一つの病態と考えた場合の呼称である．VTEには無症候性と症候性があるが，臨床的に重要なものは症候性である．局所あるいは全身の安静あるいは不動化を要するすべての整形外科診療において，まれではあるものの一定の確率で症候性VTEが発生する．例えば，現在の医療水準で，THAやTKA症例の術後0.1〜0.5％に症候性PTEが発生すると推定され，その1割程度が致死性と考えられている．たとえ死亡には至らずとも低酸素脳症など重篤な障害を遺す場合もあるため，非常に重要な合併症である．これらの治療により予後改善が困難な症例の存在を考えると，発生を抑制すること，すなわち「一次予防」が重要であることがわかる．

診療ガイドラインの現況

　予防すべきは臨床上重要な症候性VTEや致死性PTEであるため，近年のガイドラインは予防のターゲットを症候性VTEとするものが多い．2017年に発刊された「日本整形外科学会　症候性静脈血栓塞栓症予防ガイドライン」も同様である．しかし，症候性VTEや致死性PTEの発生率が相当低いため，これらをエンドポイントとする予防法に関する臨床研究の実施は困難である．したがって，レベルの高いエビデンスはほとんどなく，個々の予防法の推奨度も低いものとならざるをえない．このような状況で最も重要と思われるのはインフォームド・コンセントであり，患者とのリスク共有，リスク低減に向けた患者と医療サイドの協働であろう．

標準予防法のポイント

- 不動化や安静を要する整形外科診療においては，常に症候性VTE発症のリスクがある．予防のための不断の努力とリスク低減のための患者協力，本合併症に関するインフォームド・コンセントが安全管理上欠かすことのできない要因となる．
- 症候性VTEの既往歴は高いリスク因子である．女性，高齢，肥満，悪性疾患，下肢人工関節手術，脊椎手術などのリスク因子に配慮して，個々の患者に説明する．
- 術前臥床期間の短縮，術中の工夫，早期下肢自動運動や早期離床・早期歩行など，安全で安価な基本的予防法は可能な限り積極的に行うべきである．
- 弾性ストッキングの装着と下肢間欠的空気圧迫法も比較的安全な理学的予防法である．症候性VTE発症の低減に関するエビデンスは乏しいが，医療者側，患者側の予防に対する意識を高める効果はある．
- 抗凝固療法は時に重大な出血事象を生じるため，有効性と安全性のバランスを考慮しなければならない．症候性VTE発症リスクの高い状況では抗凝固療法や理学的予防法を推奨しているが，そのエビデンスは不十分である．
- 下肢人工関節手術や大腿骨近位部骨折手術のように症候性VTE発症リスクの高い診療状況においては，個々の症例のVTE発症リスクと出血リスクのバランスを検討し，理学的予防法または薬物

予防のいずれか，または両者を選択する．
- 無症候性 DVT の術後ルーチンスクリーニングは行わないことを推奨する．ルーチンの下肢静脈エコーを行っても症候性 VTE，致死性 PTE の発症を低下させることができず，スクリーニングにより発見された無症候性 DVT を治療するため抗凝固療法を行うと重大な出血事象のリスクを増大させるためである．しかし，症候性 VTE や致死性 PTE 発症リスクが高いと判断される場合は，適宜（ルーチンではなく），静脈エコーまたは D-ダイマーによる DVT の検索や造影 CT による PTE の検索を行うべきである．

典型例 1　人工股関節手術を受ける場合

症例 1：78 歳，女性．体重 52 kg，BMI 23.9.

現病歴・既往歴：近医より手術目的にて紹介受診となった．高血圧症と高脂血症で内服加療を行っている．血栓症の既往はない．

現症・検査所見：右股関節の可動域制限，Scarpa 三角（股関節部）の圧痛，右殿筋と下肢の筋萎縮，右下肢の軽度の短縮を認めた．また，両下腿に皮下静脈瘤を認めたが，特に加療を受けたことはなかった．BUN 27, Cr 1.8, Cr クリアランス 41 mL/分と中等度の腎機能障害を認めた．P 糖蛋白阻害作用のある薬物の服用はなかった．両下腿に DVT の存在を疑い D-ダイマーを測定，1.5 μg/mL とやや高値であったため，下肢静脈エコー検査を実施し，新鮮な DVT は検出されなかった．

術前説明：術前に患者およびその家族に以下の説明を行いカルテにその旨を記載した．「人工股関節置換術の合併症に症候性 VTE と致死性 PTE（エコノミークラス症候群）があり，1 万人に 1～5 人程度とまれですが死亡例もあります．手術による影響と術後の安静で血液が固まりやすくなり，固まった血液が肺の血管を閉塞し呼吸が苦しくなる病気です．その予防には体の血液循環の促進が役に立ちます．両脚には脚の循環を良くするために弾性ストッキングを履いてもらいます．麻酔が覚めたらすぐに足首を動かしてもらい，手術翌日には車椅子にてトイレに行ってもらいます．できるだけ早くベッドから離れ，歩行訓練をしてもらいますが，これらはすべて循環を良くするた

めです．両脚に静脈瘤を認めますが，もともと少し循環が悪いかもしれません．リスク低減のために一緒に協力してやっていきましょう．手術後には血液の固まりができにくいように，お薬を使うことを予定しています．高齢でもあり腎臓の機能が少し悪いので薬の量を調節します．この薬を使えば必ず静脈血栓や肺血栓を予防できるというわけではありませんが，リスク低減に効果があると考えています．もし，手術後に出血によると思われる腫れが強い場合はこの薬は直ちに中止します．何か気づかれたことがあればすぐに仰ってください．」

予防・術後経過：術直後から足関節の他動運動開始，麻酔より回復後，足関節自動運動開始．術後 2 日目から車椅子移乗開始，術後 3 日目から平行棒内立位訓練・歩行器歩行訓練開始．術後 2 日目に抗凝固薬の半量投与が開始され，術後 2 週間投与が継続された．術後 3 週間でステッキ歩行，階段歩行が可能となり自宅退院となった．両下肢の静脈瘤の状態には変化を認めなかった．

解説

本例はきわめて一般的な症例である．両下肢に皮下静脈瘤を認めるため，術前に D-ダイマーを測定し，高値であったため下肢静脈エコーを行った．このように，既往歴や身体所見から術前に DVT の検索を行うことには意味があるかもしれない．また，中等度の腎機能障害があるため，抗凝固療法を実施するには投与量の減量が必要である．さらに，腎機能に影響する NSAIDs の使用にも注意が必要である．

下肢人工関節置換術は手術そのものが症候性

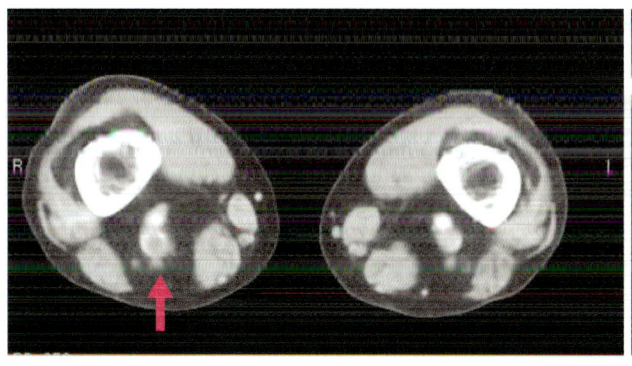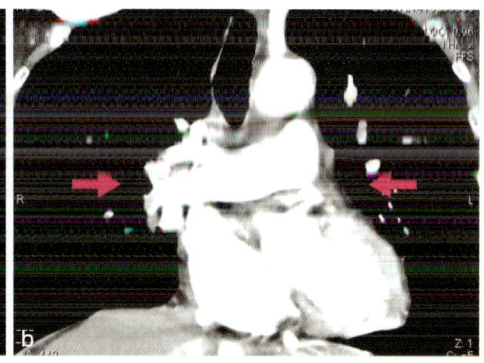

❶ 症例 2：造影 CT
a：右大腿静脈に拡張と浮遊血栓を認める．b：左右の肺主幹動脈に造影剤の欠損を認める．

VTE の高いリスク因子となるために，手術の実施に関しては症候性 VTE に関する十分なインフォームド・コンセントが必要である．また，抗凝固療法を行う際の出血合併症についても説明が必要である．その要点を以下に示す．

①本手術には致死的な合併症として VTE が存在し，発生率は 0.01〜0.05％程度である．

②早期運動，早期歩行が安全で基本的な予防法である．

③理学的予防法と抗凝固療法を組み合わせて予防を行う．

④抗凝固療法には出血合併症があり，腎機能障害はそのリスクを高めるため，投与量の減量を行う．抗凝固療法を途中で中止する場合もある．

⑤患者としても症候性 VTE 予防に協力するよう要請する．

典型例 2　腰部脊柱管狭窄症の症例

症例 2：77 歳，男性．体重 56.8 kg，BMI 22.3.
現病歴・既往歴：近医より間欠跛行により手術目的で紹介された．特に内科併存疾患や血栓症の治療歴はなかった．
現症・検査所見：下肢筋力低下など神経所見を認めなかった．腰部 MRI および脊髄造影にて L1/2，3/4，4/5 に強い狭窄所見を認めた．
予防・術後経過：3 椎間両側開窓術を施行した．手術時間は 2.5 時間，術前より弾性ストッキング

を装着，術中フットポンプ使用，術後 2 日目にドレーン抜去および車椅子移乗開始，術後 3 日目から起立歩行訓練を開始．術後 10 日目に歩行器を用いての院内歩行が許可された．術後 16 日目に病棟の廊下で自己スクワット訓練をしていた際に，突然気分不良が出現，その直後，意識レベル低下，心肺停止の状態となった．直ちに院内救急コール，蘇生処置が行われた．心エコー検査で右室拡大を認め PTE が疑われた．蘇生後に造影 CT が行われ，右下腿から膝窩，大腿にかけての DVT（❶ a）および左右肺主幹動脈に巨大血栓（❶ b）が認められた．

解説

　脊椎手術の場合には，硬膜外血腫のリスクがあるために術後早期からの抗凝固療法を行うことができない．可能な予防策として，術中の間欠的空気圧迫法（フットポンプ）の使用，早期離床・早期歩行，術前からの弾性ストッキング着用などが挙げられる．

　術後は，第一歩行の際に PTE の発症が危惧される．下肢麻痺があり歩行困難の症例，あるいは，下肢の浮腫，表在静脈の拡張などが認められる場合には，術前に D-ダイマーや下肢静脈エコーによる DVT の精査を考慮する．本例では，術前に麻痺症状はなく，術前から弾性ストッキングを装着，術中フットポンプ使用，術後 3 日目から歩行器歩行を行っていたが，術後 16 日目で突然重篤な症候性 PTE を発症した．

脊椎手術における術後症候性 VTE の発症頻度は明らかではないが，下肢人工関節手術と同程度の，またはそれ以上のリスクがあると考えられている．インストゥルメント使用の有無，長時間手術などをリスク因子として挙げる報告もあるが，一定の見解はない．本例のごとく脊椎手術症例として可能な限りの予防策を行っていても症候性 PTE は発生しうる．手術前の患者へのインフォームド・コンセント，同意書の確実な記録と保存，予防法の説明および患者とのリスク共有が最も重要であることを思い知らされる症例である．

（池田光正，赤木將男）

■ 文献

1）日本整形外科学会監修．日本整形外科学会　症候性静脈血栓塞栓症予防ガイドライン 2017．南江堂；2017．

輸血

概要

輸血療法は，同種血輸血と自己血輸血に大きく分けることができる．整形外科分野で同種血輸血の対象になるのは，外傷では四肢の多発外傷や骨盤外傷などの大量の出血を伴う場合や手術中の予期せぬ出血である．一方，自己血輸血の対象になるのは，待機的な手術で輸血が必要になる人工股関節置換術や骨盤骨切り術，人工膝関節置換術および脊椎手術の一部である．輸血療法は有効性が高く，安全性も増しているが，必ずしも副作用の発生頻度は「ゼロ」ではなく，患者・血液の取り違えといった輸血過誤なども起こっており，指針やガイドラインに沿った，安全な輸血療法の施行が望まれている．

診療ガイドラインの現況

血液製剤の使用については，2005年9月（2016年6月一部改正）に厚生労働省が策定した「血液製剤の使用指針」[1] および「輸血療法の実施に関する指針」に則って行う．赤血球製剤の使用に関しては，2016年10月に日本輸血・細胞治療学会が策定した「科学的根拠に基づいた赤血球製剤の使用ガイドライン」[2] を参考にすることができる．危機的出血への対応については，2007年に発表された日本麻酔科学会と日本輸血・細胞治療学会合同作成の「危機的出血への対応ガイドライン」[3] がある．自己血輸血に関しては，厚生労働省が策定した指針[4] でも，日本輸血・細胞治療学会が策定したガイドライン[5] でも，その有用性が取り上げられている．

標準診療のポイント

- 輸血療法は患者に"有害な副作用をもたらす可能性がある"医療行為であり，十分に患者に説明を行い，患者の同意を文章で得て行う必要がある．
- 厚生労働省の指針では，外傷性の出血などでは Hb 値が 6 g/dL 以下では輸血はほぼ必須とされ，急速に貧血が進行した場合にはその傾向が強いとされている．Hb 値が 6〜10 g/dL のときの輸血の必要性は患者の状態や合併症によって異なり，Hb 値のみで輸血の開始を決定することは適切ではない．
- 日本輸血・細胞治療学会のガイドラインでは周術期貧血の赤血球輸血のトリガー値として，Hb 値 7〜8 g/dL が推奨されている．ただし，心疾患とりわけ急性冠動脈疾患患者に関する周術期の赤血球輸血トリガー値に関しては，さらなる研究と評価が必要とされている．
- 赤血球投与によって改善される Hb 値は，以下の計算式から求めることができる．
  予測上昇 Hb 値（g/dL）＝投与 Hb 量（g）/循環血液量（dL）
  循環血液量：70 mL/kg〔循環血液量（dL）＝体重（kg）× 70（mL/kg）/100〕
  例えば，体重 50 kg の成人（循環血液量 35 dL）に Hb 値 19 g/dL の血液を 2 単位（400 mL 由来の赤血球 -LR「日赤」の容量は約 280 mL である．したがって，1 バッグ中の含有 Hb 量は約 20 g/dL × 280/100 dL＝約 56 g となる）輸血することにより Hb 値は約 1.6 g/dL 上昇することになる．
- 厚生労働省の指針において自己血輸血の推進が述べられており，輸血が必要と考えられる待機的

手術の際に，過誤輸血や細菌感染など院内感染の発生に十分配慮する必要があるものの，自己血輸血による同種血輸血回避の可能性を検討し，自己血輸血を積極的に行うことが推奨されている．

われわれ整形外科医が輸血療法を施行するのは，外傷治療時や周術期が多い．患者のリスクとベネフィットを考慮した適切な輸血療法が必要である．

本項では，早急な対応が必要である危機的出血と，整形外科領域でも輸血が必要な待機的手術で一般的に行われている自己血輸血について解説を行う．

危機的出血への対応

日本麻酔科学会と日本輸血・細胞治療学会は「危機的出血への対応ガイドライン」を合同で作成した．出血は手術室における心停止の原因の約1/3を占めており，手術には予想出血量に見合う血液準備と輸血体制を整えて臨むことが強調されている．また，危機的出血に対しては救命を第一にした対応が求められ，「危機的出血時の対応」について輸血療法委員会などで院内規定を作成し，日頃からシミュレーションを実施しておくことが望ましいとしている．

危機的出血が発生した場合には，統括指揮者（コマンダー）を決定し，非常事態の宣言（マンパワー招集，輸血管理部門へ「非常事態発生」の連絡）を行い，コマンダーは，止血状況，血行動態，検査データ，輸血データ，血液製剤の供給体制などを総合的に評価し，手術継続の可否・術式変更などを術者と協議する（❶）．

輸血製剤使用の実際については，「血液製剤の使用指針」および「輸血療法の実施に関する指針」に則って行うが，危機的出血における輸液・輸血療法においては救命を最優先にして行うとしている．出血早期には細胞外液系輸血製剤を用いるが，人工膠質液やアルブミン製剤の投与が必要になる場合がある．

■ 危機的出血での血液製剤の具体的な使用方法

赤血球濃厚液：時間的な余裕がない場合は交差適合試験を省略し，ABO 同型血を用いる．同型適合血が不足する場合は ABO 異型適合血を用いる．

新鮮凍結血漿：出血が外科的に制御可能になるまでは凝固因子の投与は無効であるが，大出血での希釈による凝固障害には，複合した凝固因子の補充が必要なため新鮮凍結血漿を使用する．

血小板濃厚液：出血が外科的に制御可能になるまでは血小板の投与は無効である．外科的止血が完了した後，血小板が 5 万/mm^3 を超えるまで投与する．

回収式自己血輸血法：大量出血で大量の赤血球輸血を要する場合，術野の回収式自己血輸血が有効である．

■ 大量輸血に伴う副作用・合併症

①代謝性変化（アシドーシス，クエン酸中毒，高カリウム血症，低体温）

②希釈性凝固障害（凝固因子，血小板低下）

③循環過負荷，鉄過負荷

④その他：溶血反応（不適合輸血など），アレルギー反応（アナフィラキシー），細菌感染症，輸血関連急性肺障害（transfusion-related acute lung injury：TRALI），感染伝播（肝炎，HTLV，HIV，その他），移植片対宿主病（graft-versus-host disease：GVHD），免疫抑制など

■ 当院での危機的出血への血液製剤の投与

「危機的出血への対応ガイドライン」とほぼ同様であり，2017 年 9 月より運用を開始している（❷）．

自己血輸血の実際

急速に少子高齢化社会を迎えつつあるため，若

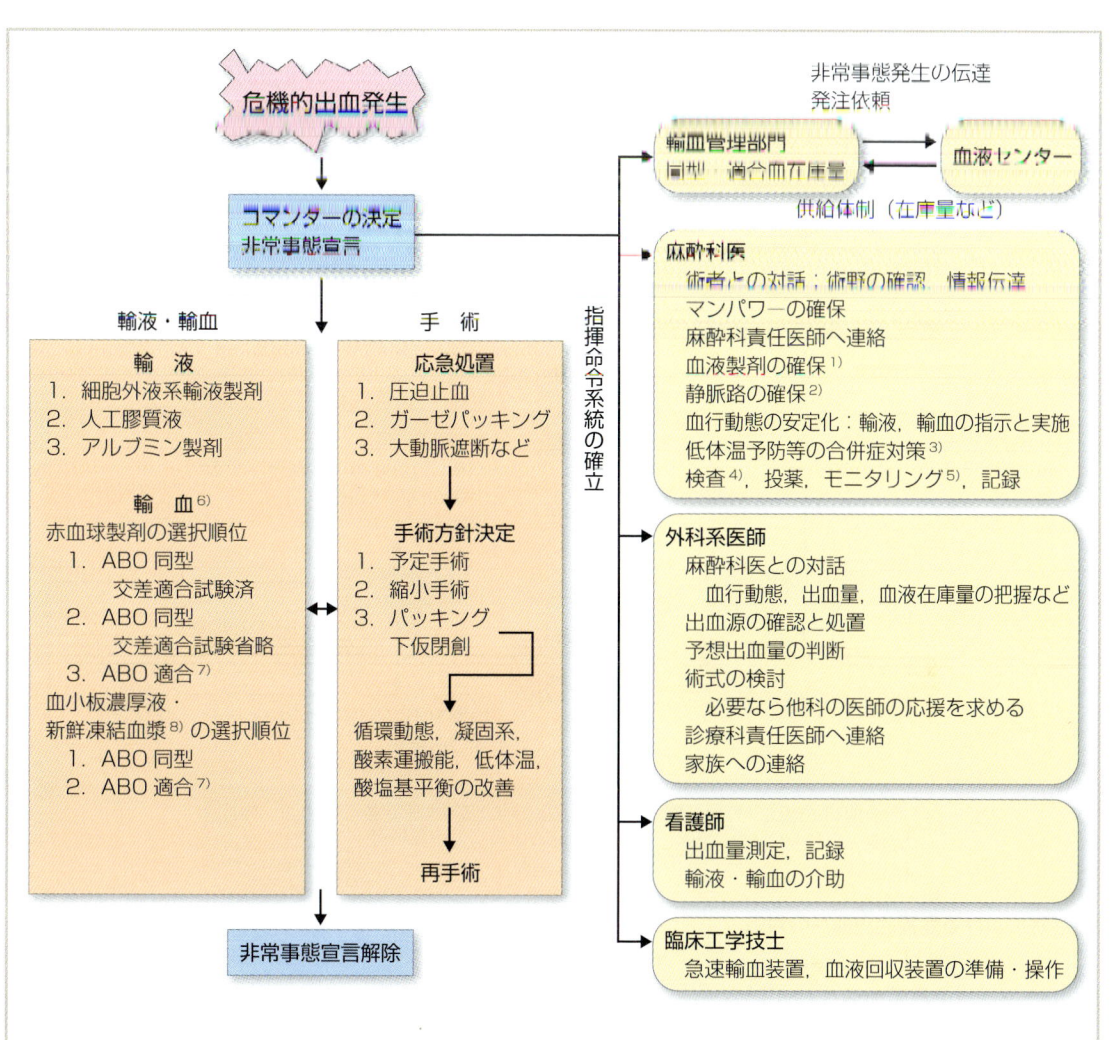

緊急時の適合血の選択

患者血液型	赤血球濃厚液	新鮮凍結血漿	血小板濃厚液
A	A > O	A > AB > B	A > AB > B
B	B > O	B > AB > A	B > AB > A
AB	AB > A = B>O	AB > A = B	AB > A = B
O	O のみ	全型適合	全型適合

異型適合血を使用した場合，投与後の溶血反応に注意する

1）血液が確保できたら交差適合試験の結果がでる前に手術室へ搬入し，「交差適合試験未実施血」として保管する．

2）内径が太い血管カニューレをできるだけ上肢に留置する．

3）輸液製剤・血液製剤の加温．輸液・血液加温装置，温風対流式加温ブランケットの使用．アシドーシスの補正，低 Ca 血症，高 K 血症の治療など．

4）全血球算，電解質，Alb，血液ガス，凝固能など．輸血検査用血液の採取．

5）観血的動脈圧，中心静脈圧など．

6）照射は省略可．

7）適合試験未実施の血液，あるいは異型適合血の輸血；できれば 2 名以上の医師（麻酔科医と術者など）の合意で実施し診療録にその旨記載する．

8）原則として出血が外科的に制御された後に投与する．

❶ 危機的出血への対応

（日本麻酔科学会，日本輸血・細胞治療学会．危機的出血への対応ガイドライン．2007[3] より）

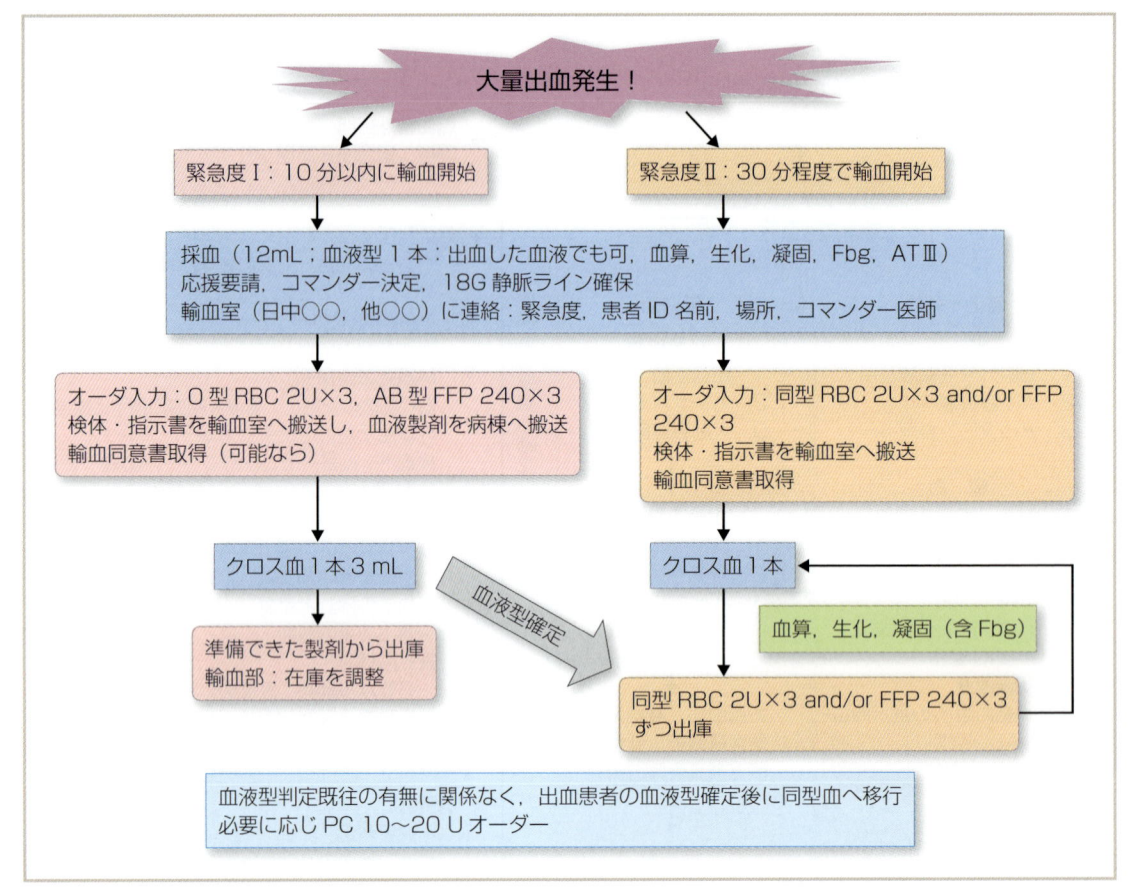

❷ 当院における危機的出血への対応

年層が中心となる献血者人口が減少する一方、中高齢者が主体となる輸血の必要な人口が増加している。結果として、輸血用血液製剤が不足することが予想されており、予定手術での輸血は自己血輸血が望まれている。

自己血輸血の利点としては輸血後感染症やGVHD、TRALIなどの防止効果、同種免疫抗体発生防止効果などがあるが、自己血輸血を行うことにより臨床医などが輸血の副作用を認識し、手術時の出血量を減らす効果がある。また、貯血式自己血輸血には、患者が医療へ参加し、病気と闘う意識を高める精神的効果があると報告されている。

■ 自己血輸血の3つの方法

術直前採血・血液希釈式（希釈式）：手術室で全身麻酔導入後、一度に1,000 mL前後の自己血を採血し、その後に代用血漿の輸液を行い、患者の

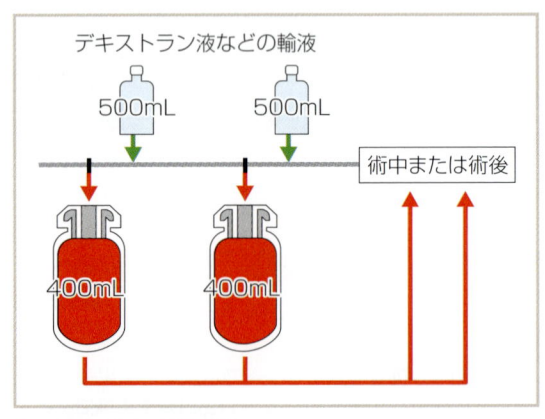

❸ 希釈式自己血輸血法
全身麻酔が開始された後自己血を採血し、その後に輸液を行い、患者の体内の血液を薄める方法。
（日本自己血輸血学会. 自己血輸血とは（1）. http://www.jsat.jp/jsat_web/jikoketuyuketu_toha/pdf/jikoketuyuketu_toha1.pdf より）

体内の血液を薄める方法で、手術終了後に血液を返血する（❸）。

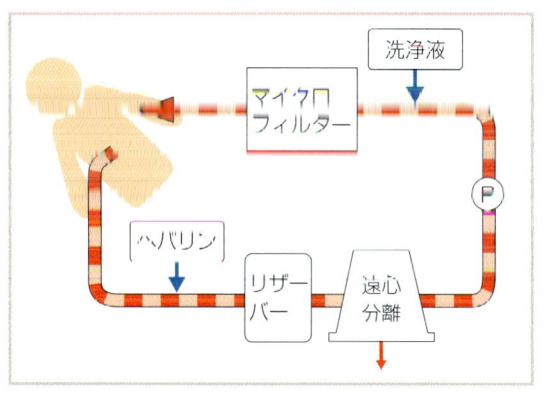

❹ 術中回収式自己血輸血法
手術中に出血した血液を回収し患者に戻す方法.
(日本自己血輸血学会. 自己血輸血とは (1). http://www.
jsat.jp/jsat_web/jikoketuyuketu_toha/pdf/
jikoketuyuketu_toha1.pdf より)

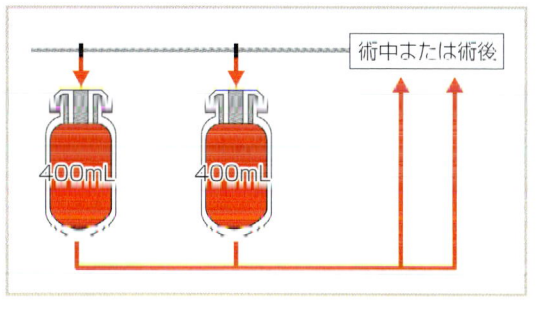

❺ 貯血式自己血輸血法
手術前に患者の血液を採血し, 凍結保存あるいは液状保存
し, 手術時に輸血する方法.
(日本自己血輸血学会. 自己血輸血とは (1). http://www.
jsat.jp/jsat_web/jikoketuyuketu_toha/pdf/
jikoketuyuketu_toha1.pdf より)

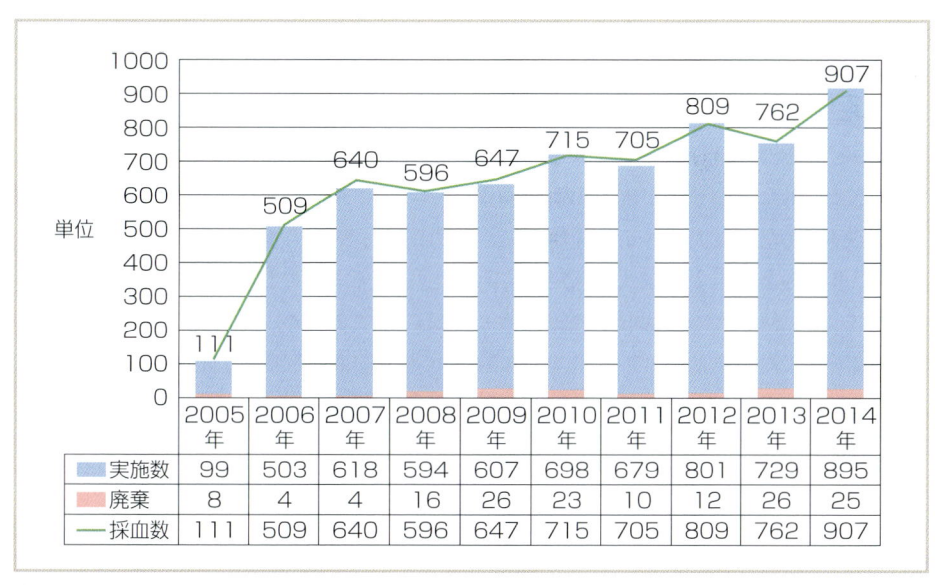

	2005年	2006年	2007年	2008年	2009年	2010年	2011年	2012年	2013年	2014年
実施数	99	503	618	594	607	698	679	801	729	895
廃棄	8	4	4	16	26	23	10	12	26	25
採血数	111	509	640	596	647	715	705	809	762	907

❻ 当科における術前貯血実施数と廃棄量の経年的推移

出血回収式(回収式):手術中や手術後に出血した血液を回収し, 返血する方法. 手術中の出血を吸引によって回収し, 遠心分離器で赤血球だけを回収し返血する術中回収式(❹)と, 手術後に出血した全血をフィルターを通して戻す術後回収式がある.

術前貯血式(貯血式):手術前に2〜3回採血を行い, 保存後に, 採血した血液を手術中や手術後に患者に輸血する方法(❺).

■ 当院における自己血輸血の実際

当院においては2005年の開院以来, 整形外科を中心に手術前に自己血を貯血し手術を行う症例が増加している(❻).

当科においては股関節疾患で待機的な手術が可能な症例に対し, 術前の貯血式自己血輸血と術中回収式自己血輸血を併用して行ってきた. 対象とした手術は人工股関節全置換術(THA), 人工股関節再置換術(re-THA), 寛骨臼回転骨切り術(RAO)で, 対象疾患は変形性股関節症, 大

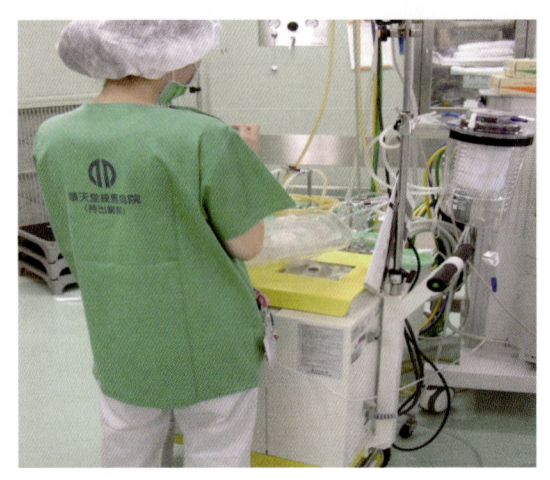

❼ 臨床工学技士の協力

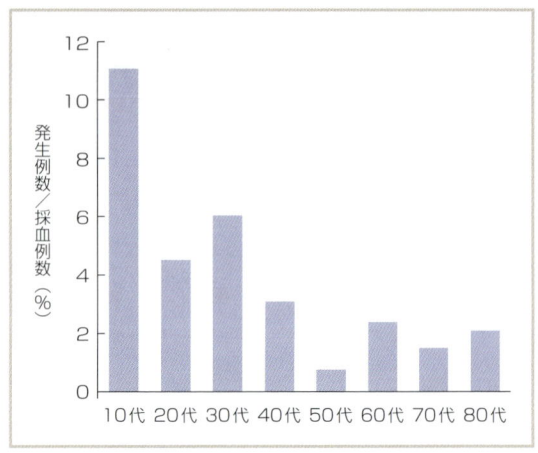

❽ 貯血時の VVR の年代別の発生率（当院，2009 ～2015 年）

腿骨頭壊死症，関節リウマチなどである．術前貯血式では重大な合併症として患者・血液の取り違え，自己血の細菌汚染，また一般的な合併症として迷走神経反射などが挙げられる．

回収式は術中と術後に分けることができるが，当院のデータでは総出血量の 6 割が術中出血であり，しかも術後回収式だと最大でも術後 4 時間しか血液回収ができないため術中回収式を採用している．一般的に，術中回収式では回収血の細菌汚染，凝固能の低下による出血量の増加，遊離ヘモグロビンの増加などが指摘されている．

術前の Hb 値が基準値を満たす患者に対し，THA で 800 mL，re-THA，RAO で 1,200 mL を目標に貯血を術前に行い，手術時に全症例に対して術中回収式自己血輸血法（C.A.T.S ［Fresenius Kabi 社］）を併用して行っている．当院では C.A.T.S の準備からセッティングまで臨床工学技士が行い（❼），その後，手術中に返血できる状態になったら，麻酔科医の判断で返血を行っている．回収血の返血がほぼ終了した時点で，貯血しておいた自己血の輸血を開始する．

当院ではこれまで，併用療法による重大な合併症は起きていない．ただし，貯血式では血管迷走神経反射（VVR）を 2.3％に認め，若年者でその割合が多かった（❽），化膿性股関節炎の患者で，返血はしなかったが細菌汚染した 1 例を認めた．回収式ではリザーバー内に凝集塊を認めた症例が 3 例あったが，細菌汚染や出血傾向を認めた症例はなかった．

近年，回収式の自己血輸血に関しては，骨片などの混入などを防止するために輸血フィルター SQ40s（微小凝集塊除去フィルター）の使用が勧められており，当院でも使用している．特に整形外科の手術においては骨，軟部組織の一部が回収血中に含まれており，術中回収血を使用する場合はこのフィルターの使用は必須と考えている．

術前貯血と回収式自己血輸血の併用で，当院の同種血の回避率は 99％を超えるが，安全な自己血輸血を行うためには正確な知識と手技，さらにはコメディカルの協力が必要である．

（野沢雅彦）

文献

1) 厚生労働省医薬・生活衛生局．血液製剤の使用指針．2018.
2) 日本輸血・細胞治療学会．科学的根拠に基づいた赤血球製剤の使用ガイドライン．2016.
3) 日本麻酔科学会，日本輸血・細胞治療学会．危機的出血への対応ガイドライン．2007. http://www.anesth.or.jp/guide/pdf/kikitekiGL2.pdf（日本麻酔科学会），http://yuketsu.jstmct.or.jp/wp-content/themes/jstmct/images/medical/file/guidelines/Ref4-1.pdf（日本輸血・細胞治療学会）．
4) 厚生労働省医薬・生活衛生局．血液製剤の使用指針．2018. p.14-5.
5) 日本輸血・細胞治療学会．科学的根拠に基づいた赤血球製剤の使用ガイドライン．2016. p.2.

高齢者の薬物療法

概要

　高齢者の薬物療法が困難な原因として，有効性のエビデンスが乏しい一方で薬物有害事象のリスクが高いことが挙げられる．有害事象の二大要因は薬物動態の加齢変化と多剤併用（polypharmacy）であり，対応するための指針が医療現場から求められてきた．

診療ガイドラインの現況

　上記の求めに応じて，安全性を主眼とした唯一の高齢者薬物療法ガイドラインである「高齢者の安全な薬物療法ガイドライン」が日本老年医学会から発行されている．2005年版から10年ぶりに全面改訂された2015年版[1]は，系統的レビューに基づき，Minds2014で推奨されるGRADEシステムに準じて作成されている．

ガイドラインのポイント

- 本ガイドラインの最大の狙いは多剤併用対策であり，薬物有害事象のリスクが高い5～6種類以上[2,3]を多剤併用の目安として推奨し，一般的な注意点も記載している（❶）.

- 多剤併用の回避には，疾患単位ではない包括的な対処が求められ，病態に加えて日常生活機能，生活環境，患者の意思・嗜好に基づいて優先順位を決めることが重要である．

- 「高齢者の処方適正化スクリーニングツール」として「特に慎重な投与を要する薬物のリスト」と「開始を考慮するべき薬物のリスト」が作成されている．

- 前者は，海外でPotentially Inappropriate Medications（PIM）[4,5]と呼ばれる高齢者で問題の多い薬物をまとめたもので，対象は75歳以上の高齢者および75歳未満でもフレイルあるいは要介護状態の高齢者で，慢性期，特に1か月以上の長期投与が基本的な適用対象である．

- 主たる利用対象は実地医家で，特に非専門領域の薬物療法に利用することを対象とする．また，薬剤師，服薬管理の点で看護師も利用対象となる．

❶ **高齢者の薬物療法のポイント**

- 用量の調整：少量で開始し，適宜減量を検討
- 多剤併用の回避：優先順位，慎重投与薬の検討
- 服用方法の簡便化：回数，一包化など
- アドヒアランスと薬物有害事象のモニタリング

典型例　繰り返す転倒を契機に減薬を行った症例

症例1：75歳，女性．

現病歴：数か月前に意欲低下と不眠が出現し，近所の内科を受診．うつ病疑いとして，抗うつ薬，睡眠薬，抗不安薬を処方された．不眠はやや改善するも，意欲低下は改善せず，家族から見ても元気がなく，また室内でよく転ぶようになった．転倒を心配した家族の勧めで近所の整形外科を受診．薬剤調整の必要を感じた整形外科医からの紹介で老年病科を受診．

経過：受診時，認知機能および基本的ADLは保たれているものの，閉じこもり傾向と毎月1回以上転倒していることが確認できた．服用薬のなか

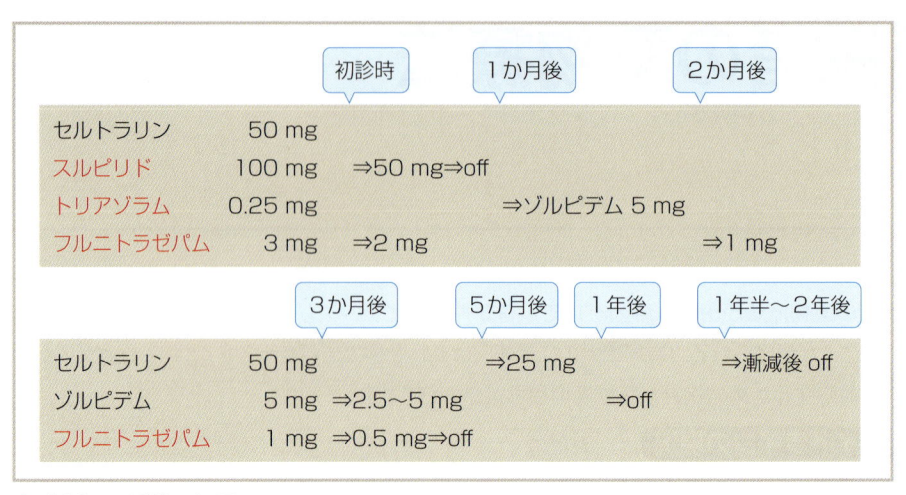

	初診時	1か月後	2か月後
セルトラリン	50 mg		
スルピリド	100 mg	⇒50 mg⇒off	
トリアゾラム	0.25 mg	⇒ゾルピデム 5 mg	
フルニトラゼパム	3 mg	⇒2 mg	⇒1 mg

	3か月後	5か月後	1年後	1年半〜2年後
セルトラリン	50 mg		⇒25 mg	⇒漸減後 off
ゾルピデム	5 mg	⇒2.5〜5 mg	⇒off	
フルニトラゼパム	1 mg	⇒0.5 mg⇒off		

❷ 症例 1：減薬の経過

に，「特に慎重な投与を要する薬物のリスト」に該当する薬剤として，ベンゾジアゼピン系睡眠薬2種類とスルピリドが含まれていた（❷）．ベンゾジアゼピン系睡眠薬は筋弛緩作用により転倒リスクを高め，スルピリドは薬剤性パーキンソニズムの原因となることが，「高齢者の安全な薬物療法ガイドライン 2015」に記載されている．

パーキンソニズムは認めなかったものの，スルピリドについては，効果もみられず，潜在的な有害事象のリスクも考慮して減量・中止とした．また，ベンゾジアゼピン系睡眠薬は減量・中止と非ベンゾジアゼピン系超短時間作用型睡眠薬への切り替えを行った．

その後，睡眠は比較的良好な状態が維持でき，非ベンゾジアゼピン系を含めて睡眠薬の減量を進め，1年後には完全に離脱できた．一方，薬剤減量による心理的効果もあったのか，意欲は徐々に回復し，SSRIも経過中に減量し，2年後にはすべての薬剤を中止することができた．外出頻度は増え，転倒することもなく元気に生活している．

解説

高齢者で転倒リスクを増す薬剤としては，睡眠薬，抗不安薬，抗うつ薬，てんかん治療薬，降圧薬（特に中枢性降圧薬，α 遮断薬，β 遮断薬），コリン作用を有する薬剤が挙げられ，その多くは「特に慎重な投与を要する薬物のリスト」にも含まれている．

特に，ベンゾジアゼピン系睡眠薬・抗不安薬は，過鎮静，認知機能低下，せん妄と転倒・骨折，運動機能低下の原因となるため，高齢者では可能な限り使用を控えるべきである．また，非ベンゾジアゼピン系超短時間作用型睡眠薬でも転倒リスクは変わらないとする報告もあり，なるべく短期間，少量の使用にとどめる．作用機序の異なるラメルテオンとスボレキサントは転倒のリスクがあまりないとされるが，いずれにしても高齢者に対する安易な睡眠薬使用は慎むべきである．

その他，整形外科領域で使用される薬剤のうち，プレガバリンとトラマドールは転倒リスクに注意する．また，5種類以上の多剤併用が転倒リスクであることも国内外の報告で示されており[1]，他医療機関からの処方を含めた患者の処方薬全体で優先順位を考える必要がある．低すぎる血圧や血糖値（ないし HbA1c）はやはり転倒リスクになるため，内科系疾患の管理状況も確認し，必要であれば照会，情報交換を行う．

典型例　ビタミン D と Ca 製剤の長期服用中に高 Ca 血症を発症した症例

症例 2：80 歳，女性．

既往歴・現病歴：20 年前から高血圧，15 年前に

くも膜下出血（手術）および後遺症としててんかん発作．数年前から骨粗鬆症のため某病院の整形外科に通院していたが，3か月前から食欲がなくなり，ふらつきも訴えるようになったため，紹介受診．

身体所見：意識清明，舌は乾燥気味，体温 36.5℃，血圧 144/56 mmHg，脈拍 68/分・整，神経学的所見に特記事項なし．

血液検査：WBC 5,700/μL，Hb 9.8 g/dL，TP 7.3 g/dL，Alb 4.1 g/dL，LDH 266 IU/L，AST 22 IU/L，ALT 13 IU/L，UN 48.7 mg/dL，Cr 1.98 mg/dL，Ca 12.1 mg/dL，Na 142 mEq/L，K 3.9 mEq/L，CRP 0.06 mg/dL，バルプロ酸濃度 62.5 μg/mL（有効濃度 50〜100 μg/mL）．

内服薬：アムロジピン 5 mg 1×，アルファカルシドール 2.0 μg 2×，アスパラ Ca 400 mg 2×，バルプロ酸ナトリウム 400 mg 2×．

経過：高 Ca 血症とそれに関連した脱水症，腎機能障害と判断し，入院のうえ，輸液およびアルファカルシドールと Ca 製剤の内服中止により経過観察したところ，1 週間後には補正 Ca 10.1 mg/dL まで低下し，食欲低下・ふらつきも軽快し，退院した．ビタミン D と Ca 製剤の内服が高 Ca 血症の原因と考えられたが，数年前から処方は同じで，半年前の血清 Ca 値も 9.2 mg/dL と高値ではなかった．一方，同時期の血清 Cr 1.42 mg/dL に対し，今回の高 Ca 血症軽快後の Cr 1.78 mg/dL と腎機能障害は進行しており，腎機能障害に関連した腎排泄能の低下がビタミン D 中毒を誘発した可能性が高いと思われる．退院後もビタミン D と Ca 製剤は使わず，ビスフォスフォネート週 1 回製剤による骨粗鬆症の治療を行っており，大きな問題はなく経過している．

解説

アルファカルシドールは，腎不全に伴うビタミン D 代謝異常が適応症である一方，重大な副作用として急性腎不全があり，高齢者に対する投与には注意を要する．ビタミン D の骨折予防効果はビスフォスフォネートに明らかに劣るが，筋肉増強効果や転倒予防効果があるとの報告もあり，

ビスフォスフォネート製剤の服用困難例などを中心に高齢者での使用例は多い．

本症例では，腎機能障害の悪化がビタミン D の排泄遅延を招き，併用していた Ca 製剤の腸管吸収亢進を介して高 Ca 血症をきたしたと考えられる．したがって，定期的な腎機能と血清 Ca のモニタリングが必要であった．

もう一つ重要な点は，Ca 製剤を併用しているにもかかわらず，アルファカルシドールの用量が 2.0 μg/日と非常に多く，ビタミン D 中毒を起こしやすい状態にあったことである．高齢者では 1.0 μg/日でもビタミン D 中毒が起きる例は多く，安全域をとってアルファカルシドールの用量を 1.0 μg/日未満にするよう「高齢者の安全な薬物療法ガイドライン 2005」では推奨している（2015 年版ではシステマティックレビューの結果，残らなかった）．

エルデカルシトールは，骨量増加・骨折予防効果が強く，その割に血清 Ca 増加作用が弱いとされるが，やはり用量依存的な血清 Ca 増加には注意が必要である．

課題と展望

ガイドラインの導入により，特定の薬物の有害事象リスクを減らすだけでなく，多剤併用の減少を介してアドヒアランスの改善，相互作用とそれにかかわる全般的な有害事象の減少といった効果をもたらすことが期待される．一方，使い方によっては過少医療につながる危険もはらむ．また，薬物の選定に信頼性の高いエビデンスがない場合もあり，リストの適用範囲と薬物の種類は定期的にアップデートする必要がある．同時にエビデンス構築のための研究が必要である．

（秋下雅弘）

▶ 文献

1）日本老年医学会，日本医療研究開発機構研究費・高齢者の薬物治療の安全性に関する研究研究班編．高齢者の安全な薬物療法ガイドライン 2015．日本老年医学

会；2015.

2) Kojima T, et al. High risk of adverse drug reactions in elderly patients taking six or more drugs：analysis of inpatient database. Geriatr Gerontol Int 2012；12：761-2.

3) Kojima T, et al. Polypharmacy as a risk for fall occurrence in geriatric outpatients. Geriatr Gerontol Int 2012；12：425-30.

4) American Geriatrics Society 2015 Beers Criteria Update Expert Panel. American Geriatrics Society updated Beers Criteria for potentially inappropriate medication use in older adults. J Am Geriatr Soc 2015；63：2227-46.

5) O'Mahony D, et al. STOPP/START criteria for potentially inappropriate prescribing in older people：version 2. Age Ageing 2015；44：213-8.

妊産婦・授乳婦への投薬

概要

　整形外科診療を行うなかで妊産婦へ投薬する機会はあるだろうし，投薬した後で妊娠が判明し，安全性に関する説明を求められるという場合も考えられる.

診療ガイドラインの現況

　「産婦人科診療ガイドライン―産科編 2017」[1] は多項目にわたって妊婦，授乳婦への投薬を扱っている.

　本ガイドラインと虎ノ門病院「妊娠と薬の相談外来」をもとに作成された「実践　妊娠と薬　第2版」[2] を参考に，整形外科診療のなかで使用されると思われる薬剤を中心に概要を述べる.

産婦人科診療のポイント

- 投薬の行われた時期が妊娠のどの時期にあたるのかを明確にする.
- 胎児への明らかな催奇形性が証明されている薬剤は限られている.
- 母体への有益性と胎児への危険度を比較して投薬の可否を決める.
- 投薬の有無にかかわらず，出生時の形態異常は 3〜5％の頻度で認められる.
- 後述する窓口が妊婦と薬に関して相談に応じている.

投薬の時期について

妊娠 3 週 6 日まで：この時期の服薬は胎児に形態異常を起こさないので，投薬は問題にならないとされている.

妊娠 4 週 0 日から 7 週 6 日まで：器官形成期であり，催奇形性が最も危ぶまれる. 不要な投薬は避けるべき時期である. 尿による妊娠反応検査が陽性になる時期がちょうどこの妊娠 4 週はじめのころである. 妊娠が否定できないような女性に投薬を考える場合，妊娠の有無を確認しておく.

妊娠 8 週 0 日から 12 週 6 日ころ：大奇形を起こす時期は過ぎるが，口蓋や性器の形成は続いている.

妊娠 13 週以降：この時期の投薬は胎児に形態異常は起こさないが，胎児の機能異常を起こす可能性がある. カナマイシン，ストレプトマイシンによる聴力障害，テトラサイクリンによる歯牙着色などは有名である. NSAIDs によって胎児動脈管収縮などが起こりうる.

投薬にあたって

　明らかな催奇形性が証明されている薬剤は多くはない（❶）. 多くの薬剤の添付文書には「投薬しないこと」あるいは「投薬しないことが望ましい」と書かれているが，これらの薬剤の多くはヒト胎児の催奇形性が証明されたものではない.

　日本の医薬品添付文書では，妊婦に対して使用禁忌と読み取れるものが多くある. しかし，それらの医薬品は必ずしもヒト胎児への有害作用が確認されているわけではない. 例えば，動物実験では胎仔への有害作用が示唆されているもののヒト胎児では否定的な医薬品や，より安全性の高いことが確認されている代替医薬品があるもの，さらには製造業者が妊婦に対して投薬してもらう必要

❶ ヒトで催奇形性・胎児毒性を示す明らかな証拠が報告されている代表的医薬品

	一般名または医薬品群名
妊娠初期	エトレチナート，カルバマゼピン，サリドマイド，シクロホスファミド，ダナゾール，チアマゾール，トリメタジオン，バルプロ酸ナトリウム，ビタミン A（大量），フェニトイン，フェノバルビタール，ミコフェノール酸モフェチル，ミソプロストール，メトトレキサート，ワルファリンカリウム（クマリン系抗凝固薬）
妊娠中・後期	アミノグリコシド系抗結核薬，アンジオテンシン変換酵素（ACE）阻害薬，アンジオテンシン II 受容体拮抗薬（ARB），テトラサイクリン系抗菌薬，ミソプロストール
妊娠後期	非ステロイド系抗炎症薬（NSAIDs）（インドメタシン，ジクロフェナクナトリウム，ほか）

＊1　本表の注意点
①これらの医薬品のそれぞれの催奇形性・胎児毒性については，その発生頻度は必ずしも高いわけではない．
②これらの医薬品のそれぞれと同じ薬効の，本表に掲載されていない医薬品を代替薬として推奨しているわけではない．
③これらの医薬品を妊娠初期に妊娠と知らずに服用・投与された場合（偶発的使用），臨床的に有意な胎児リスク上昇があるとは限らない．
④抗悪性腫瘍薬としてのみ用いる医薬品は本表の対象外とした．
＊2　証拠は得られていないもののヒトでの催奇形性・胎児毒性が強く疑われる医薬品：アリスキレン，リバビリン，レナリドミド．
（日本産科婦人科学会，日本産婦人科医会編．産婦人科診療ガイドライン─産科編 2017．日本産科婦人科学会；2017[1]より作成）

❷ 授乳婦へは投与すべきでない，あるいは慎重に投与すべき医薬品

A. 投与禁止	● 抗悪性腫瘍薬 ● 放射性ヨウ素など治療目的の放射性物質 ● アミオダロン（抗不整脈薬）
B. 慎重投与	● 抗てんかん薬：フェノバルビタール，エトスクシミド，プリミドン，ラモトリギンでは RID が 10%に達する．変更を考慮する ● 抗うつ薬：三環系抗うつ薬と SSRI の RID は一般に 10%以下．大きな悪影響はないと考えられる．ただし fluoxetine と doxepin（ともに日本未発売）は有害事象の報告あり ● 炭酸リチウム：児の血中濃度が上がりやすい ● 抗不安薬：ジアゼパム，アルプラゾラムで有害事象の報告あり ● オピオイド：3 日以内の使用であれば問題ないと考えられている ● 無機ヨウ素：乳汁中に濃縮され分泌される
C. 乳汁分泌低下	カベルゴリン，エルゴタミン，ブロモクリプチン，経口避妊薬

（日本産科婦人科学会，日本産婦人科医会編．産婦人科診療ガイドライン─産科編 2017．日本産科婦人科学会；2017[1]より作成）

がないと判断したような医薬品も含まれる．妊娠に気づかず投薬を行ったからといって安易に妊娠の中絶を勧めるべきではない．

妊婦への投薬を考える場合，妊婦の病状に対する「有益性」と胎児に及ぼす「危険性」を比較する必要がある．また胎児の形態異常は投薬と関係なく 3〜5%の頻度で起こるものである．そのことは医師も患者も認識しておく必要がある．

授乳婦へ投薬された薬剤はほとんどすべて母乳中へ移行する．しかしほとんどの場合，児への投与常用量に比べれば微々たるものである．一方，RID＊が 10%を超える場合は相当に注意を要する．抗がん剤，放射性ヨード，抗てんかん薬，抗うつ薬，抗不安薬などは「投与すべきではない」あるいは「慎重に投与すべき」とされている薬剤を含む（❷）．また，鎮咳薬として使用されるコデインリン酸塩，ジヒドロコデインリン酸塩は体内で代謝されるとモルヒネになり，母乳を介して

＊RID：relative infant dose（相対的乳児投与量［%］）＝経母乳的に摂取される総薬物量（mg/kg/日）/当該薬物の児への投与常用量（mg/kg/日）× 100.

児に移行するため授乳中の母体への投与は避けたほうがよい.

典型例　妊娠後期の鎮痛薬使用

症例：30歳代，女性，初妊婦．他県より里帰り分娩のため当院へ紹介された．SLE合併妊娠.

現症・対応：当院での妊婦健診で特に異常所見を認めなかったが，妊娠35週の時点で羊水過少を発症した．原因検索を行ったところ，腰痛が強く，医師に相談なく市販のNSAIDs含有貼付剤を日に数枚，連日使用していた．貼付剤の使用を中止することで羊水過少は改善された．SLEのため長期のステロイド服用歴があり骨粗鬆症を発症していたが，妊娠したことをきっかけに腰椎に骨折を生じていた.

解説

本例は妊娠後期に過量のNSAIDsを使用したことで胎児の羊水過少を生じた例である．NSAIDsはこのほか，妊娠後期の使用による胎児動脈管の早期収縮など胎児循環に異常を起こす可能性がある．しかし，個々の医薬品の添付文書では妊娠全期間を禁忌とするもの，妊娠後期のみを禁忌とするもの，全期間を通じて有益性投与とするものなどがあり，その表現は統一されていない.

妊娠の全期間を通じて安全に使用できる鎮痛解熱薬は，アセトアミノフェンである．通常の治療量であれば胎児に影響はないと考えられる．ただし，妊娠中の長期使用に関しては，児の神経運動発達障害との関連が指摘されていることを挙げて，ガイドランでは漫然と投与することを避けるべきとしている.

その他留意すべき点

妊婦や授乳婦に対する不要の投薬は避けるべきである．一方，有益性とリスクから判断して，必要なときは投薬をためらうべきではない．妊婦は免疫能の低下から感染症は重篤になりやすい．妊娠中の抗生物質はペニシリン系とセフェム系が第一選択となる．マクロライド系でもアジスロマイシン，クラリスロマイシンは安全に投与できる．またインフルエンザのワクチン接種，抗インフルエンザ薬は全期間を通じて問題ないとされている.

また授乳婦は母乳哺育と人工乳哺育を選択することができる．授乳婦自身がいたずらに服薬を拒否したり授乳を中止したりすることのないよう，医療者は正確な情報を与え，授乳婦の主体的な決定を助け支援するように勧められている.

ガイドラインは妊婦の薬相談窓口として，国立成育医療センターの「妊娠と薬情報センター」（ホームページに相談方法の詳細が掲示されている．または電話03-5494-7845）および虎の門病院の「妊娠と薬相談外来」（電話予約03-3588-1111〈内線3410〉）を挙げている．いずれも患者自身で相談申し込みが可能である．また，妊娠前であっても薬の服薬について相談を受け付けている.

（増﨑雅子，増﨑英明）

文献

1) 日本産科婦人科学会，日本産婦人科医会編．産婦人科診療ガイドライン―産科編2017．日本産科婦人科学会：2017.
2) 林　昌洋ほか編．実践　妊娠と薬．第2版．じほう；2010.

医療放射線被曝

概要

　臨床現場では放射線を用いた単純撮影，透視撮影，CT 撮影などが普及し，今や検査，診断，治療で必要不可欠なツールとなっている．その一方で，医療放射線被曝が社会問題となっている．診療における被曝は，患者に対する医療被曝と医療従事者に対する職業被曝に分けられる．どちらの被曝も発がんリスクと組織反応を引き起こすため，十分な知識のもと，診療に臨む必要がある．

ガイドラインの現況

　診療用放射線の防護については，管理者が確保すべき安全管理の体制の一つとして，その確保にあたって講じるべき措置が医療法施行規則により定められている．ただし，患者自身の医療被曝の適正管理については，法令上明確に規定されていない．医療被曝は CT によるものが大部分を占めるため，日本学術会議により「CT 検査による医療被ばくの低減に関する提言」が公表されている[1]．一方，医療従事者に対する職業被曝は，労働安全衛生法の電離放射線障害防止規則により管理されている．また，国際放射線防護委員会（International Commission on Radiological Protection：ICRP）[2] の声明も参考にされている．

患者被曝（医療被曝）について

　患者に対する放射線被曝を医療被曝と呼ぶ．放射線は国民の健康に多大な恩恵をもたらしている一方で，日本の医療放射線被曝線量はアメリカとともに世界で最も高く，増加を続けている．今日では CT によるものが大部分を占める．2017 年 8 月 3 日，日本学術会議は「CT 検査による医療被ばくの低減に関する提言」を公表した[1]．この提言をもとに医療被曝について述べる．

　1 年間に受ける日本人の平均被曝線量は約 6 mSv（ミリシーベルト）と推定され，その内訳は自然放射線が約 2.1 mSv で，医療被曝が約 3.9 mSv である．医療放射線被曝と自然放射線被曝一覧を❶に示す．

■ 確定的影響と確率的影響

　放射線被曝による健康影響は確定的影響（組織反応）と確率的影響に大別される．確定的影響はある一定の線量（しきい線量と呼ばれる）以上の被曝で初めて生じる影響で，脱毛や皮膚の紅斑などが含まれる．すなわち，放射線が当たった細胞が多数死滅することにより，組織傷害が生じ発症する．

　それに対して確率的影響は，高線量でも低線量でも生じる可能性のある放射線の影響であり，発がんリスクと遺伝的影響の 2 つがある．発がんリスクは，CT などの放射線診断の場合において，放射線の傷害作用を受けた細胞が完全に修復されず，遺伝子に傷をもったまま生き続け，この変異にさらにいくつもの変異が重なった結果，ある確率で細胞ががん化する影響である．

　一方，遺伝的影響の報告は過去にはない．ただし，放射線に起因する発がんと他の原因による発がんは通常区別することができず，仮に放射線による発がん率の増加があったとしても，自然の発がんリスクの地域差や人種差もあり，疫学的に証明するのは困難と考えられる．

　近年，若年者に対して CT の発がんリスクを直

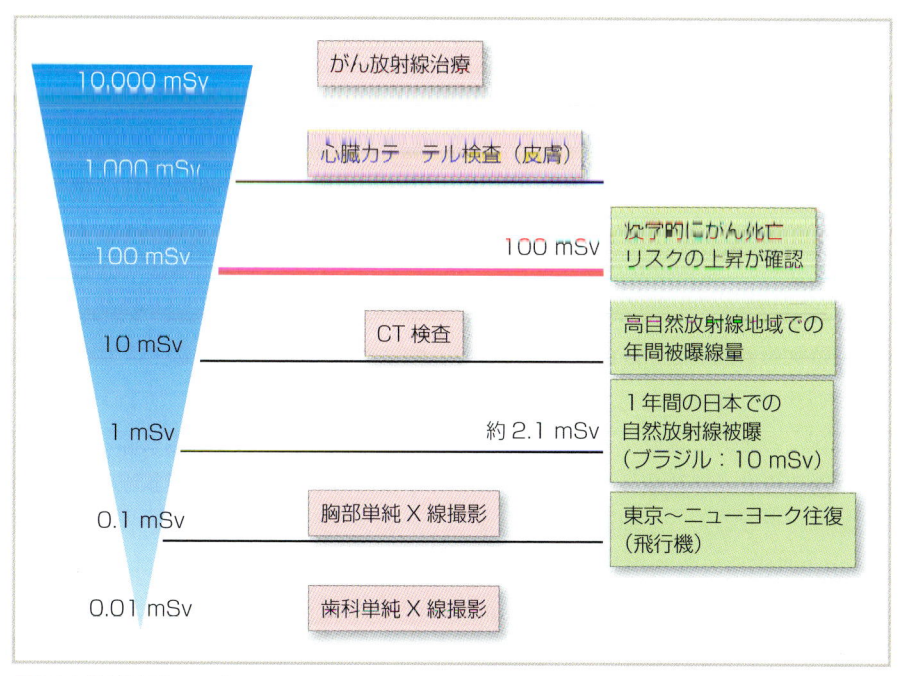

❶ 医療放射線被曝と自然放射線

図中のラベル：
- 10,000 mSv ／ がん放射線治療
- 1,000 mSv ／ 心臓カテーテル検査（皮膚）
- 100 mSv ／ 100 mSv ／ 疫学的にがん死亡リスクの上昇が確認
- 10 mSv ／ CT 検査 ／ 高自然放射線地域での年間被曝線量
- 1 mSv ／ 約2.1 mSv ／ 1年間の日本での自然放射線被曝（ブラジル：10 mSv）
- 0.1 mSv ／ 胸部単純 X 線撮影 ／ 東京〜ニューヨーク往復（飛行機）
- 0.01 mSv ／ 歯科単純 X 線撮影

接評価するための大規模コホート疫学調査が海外で行われており，CT を受けた若年者において発がんが有意に増加していると報告されている．したがって，若年者に対する検査の実施には十分配慮する必要がある．一方で，CT が実施された背景にはなんらかの異常があり，その異常が発がんにも関与し CT が直接発がんを誘発しているわけではない可能性も示唆されている．

■ 放射線防護の３原則

国際放射線防護委員会（ICRP）は放射線防護の３原則として，正当化，最適化，線量限度を挙げている．

①**正当化の原則**：放射線被曝を伴う行為は放射線利用から得られる便益が被曝によるリスクを上回らなければ行ってはならない．

②**最適化の原則**：合理的に達成可能な限りで放射線被曝線量を低くすることを意味し，正当化される行為を行う場合も最適化を図らなければならない．

③**線量限度の原則**：決められた被曝線量の上限を超えて被曝してはならない．

医療では①は，放射線診断・放射線治療の適応決定に際して，診断・治療の利益が被曝による健康影響のリスクより大きいことを保証することに相当する．

②のために，CT の適応を考える際には，超音波検査や MRI のような被曝を伴わない検査による代替可能性も考慮することになる．さらに，多様な診療状況での適応決定を支援するような検査適応基準が整備され，実際にこれに基づいて CT の検査適応が決定されるようになることが望まれる．放射線被曝を考える際には小児に特別な注意が必要であり，小児における CT の検査適応の適正化は特に重要である．

また，③の線量限度は医療従事者と一般公衆に適応され，医療従事者は線量限度に基づいて管理されるが，患者が受ける医療被曝には線量限度は適応されないため，上記の正当化と最適化が重要となる．

医療従事者被曝（職業被曝）について

■ 放射線障害

過剰な放射線被曝による合併症には急性および

実効線量	決められた 5 年間の平均線量は 20 mSv 1 年間の線量は 50 mSv を超えない
等価線量 水晶体	決められた 5 年間の平均線量は 20 mSv 1 年間の線量は 50 mSv を超えない
皮膚	500 mSv/年
手・足	500 mSv/年

慢性的な放射線障害がある．急性皮膚障害は被曝線量が増えるにつれて，紅斑，脱毛，落屑，水疱形成，潰瘍，壊死などを約 2 週後から発症する．

一方，慢性放射線皮膚炎は数か月から数年間持続し，皮膚萎縮，皮膚びらん，毛細血管拡張症などを生じる．指の爪甲にできる線状の色素沈着（黒色線条）の出現は，将来の累積被曝により表皮の有棘層細胞由来の有棘細胞癌や Bowen 病などの皮膚癌を生じる可能性がある．近年では水晶体への被曝も問題となっており，低線量であっても晩発性の放射線白内障を発症する場合があるので注意が必要である．また，長期に累積された放射線被曝は DNA を障害し，細胞障害性や発がん性の可能性も報告されている．

■ 線量限度

職業線量限度は，1990 年の ICRP による勧告において，1 年間に水晶体 150 mSv，皮膚・手足 500 mSv，実効線量 20 mSv 以下と規定されている．2011 年のソウルにおける「組織反応に関する声明」では，水晶体の年間被曝量は 50 mSv かつ 5 年間で 100 mSv を限度とする大幅な改定がなされた（❷）[2]．この改定の背景には，白内障のしきい線量が従来考えられていたよりはるかに低く，分割による影響低減も期待できず，微小混濁も長期的には視力障害に進行するおそれがあることが，長期追跡の疫学的検討[3,4]により判明したという事情がある．

■ X 線透視下手技と被曝

X 線透視による医療従事者の手指への被曝は以前から問題となってきた．手術手技の安全性を担保するうえでは，管球および患者の体に近づいて手術操作を行わざるをえないことも少なくな

い．過去の報告によると，整形外科手術における術中の手の被曝量は 0.08～0.2 mSv と報告され[5-7]，また大腿骨や脛骨骨折に対する髄内釘手術では 1 症例あたり 1.2～1.3 mGy と報告されている[8]．Jones は，腰椎の椎弓根スクリュー 1 本につき 0.9 mGy の被曝量であったと報告した[9]．

船尾らは 1～3 椎間の最小侵襲腰椎椎体間固定術（MIS-TLIF）における医療従事者の術中被曝量を前向きに調査した[10]．被曝量を詳細に調査するため，計測バッジ（TLD リングバッジ）を術者・第 1 助手・放射線技師のそれぞれ 5 つの異なった部位，すなわち甲状腺，胸部，胸部（プロテクター内），生殖器，右中指に装着して，局所の被曝量（等価線量）を計測した．1～3 椎間の MIS-TLIF における X 線透視の照射時間は，1 椎間で 38.7 秒，2 椎間で 53.1 秒，3 椎間で 58.5 秒であった．

その結果，1～3 椎間 MIS-TLIF における 1 例あたりの術者の平均被曝量は，水晶体 0.07 mSv，甲状腺 0.08 mSv，胸部 0.10 mSv，生殖器 0.15 mSv であり，患者の身体に近い生殖器は他の部位に比較し有意に高値であった．術者の右中指の平均被曝量は 0.33 mSv であり過去の報告よりも低値であったが，他の部位に比し最も高値であり，第 1 助手においても 0.15 mSv と高い値であった．水晶体への平均被曝量は，術者 0.07 mSv，第 1 助手 0.06 mSv，放射線技師 0.05 mSv，平均実効線量は術者 0.06 mSv，第 1 助手 0.05 mSv，放射線技師 0.05 mSv と過去の報告と比較しても低値であった．1 例あたりの実効線量を 0.06 mSv とすると，線量限度は 20 mSv/年であるため，単純計算で MIS-TLIF は年間約 333 例実施可能ということになる．ただし，1 回の手術中に医療従事者が受ける放射線被曝は低いとしても，繰り返しの被曝による累積被曝および慢性的な放射線障害には留意する必要がある．

患者説明のポイント

より良い診療の実現のため，日本学術会議では

医療者と患者の円滑なリスクコミュニケーションに向けて，一般公衆に被曝の情報をわかりやすく提供する体制を整備し，特に小児患者家族が医療被曝に関して合理的な判断を行うことを支援すべきであると提言している[1]．医療従事者は，医療被曝についての正確な情報を提供するとともに，正当化および最適化を考慮することにより医療被曝の適正管理を実施すべきである．

課題と展望

放射線を利用した診断や治療技術は多岐にわたるため，実際の職業被曝については把握しきれていない部分も少なくない．したがって，各診断と治療における正確な被曝量を把握する必要がある．

また，厚生労働省労働基準局からの通知[11]にあるように，各施設での業務手順の再確認や見直し，防護メガネや可動式防護板の使用とその使用法の教育について対応すべきである．

国民の医療被曝低減のためには，低線量高画質CT装置などの開発や普及に努めることが求められる．政府は，医療被曝低減のための新技術の研究開発を支援し，規制や診療報酬などを通じて低線量装置の普及を促進するように努めるべきである[1]．

（石井　賢，磯貝宜広，船尾陽生）

■文献
1) 日本学術会議臨床医学委員会放射線・臨床検査分科会．提言「CT 検査による医療被ばくの低減に関する提言」．2017.
2) Stewart FA, et al. ICRP Statement on Tissue Reactions/Early and Late Effects of Radiation in Normal Tissues and Organs — Threshold Doses for Tissue Reactions in a Radiation Protection Context, ICRP Publication 118. Ann ICRP 41 (1/2), 2012. 〈http://www.icrp.org/publication.asp?id=ICRP+Publication+118〉
3) Minamoto A, et al. Cataract in atomic bomb survivors Int J Radiat Biol 2004；80：339-45.
4) Neriishi K, et al. Postoperative cataract cases among atomic bomb survivors：radiation dose response and threshold. Radiat Res 2007；168：404-8.
5) Goldstone KE, et al. Radiation exposure to the hands of orthopaedic surgeons during procedures under fluoroscopic X-ray control. Brit J Radiol 1993；66：899-901.
6) Singer G. Occupational radiation exposure to the surgeon. J Am Acad Orthop Surg 2005；13：69-76.
7) Blachut P. Radiation exposure in orthopaedic trauma surgery. J Bone Joint Surg Br 2008；(Suppl 1)：139.
8) Muller LP, et al. Radiation exposure to the hands and the thyroid of the surgeon during intramedullary nailing. Injury 1998；29：461-8.
9) Jones DP, et al. Radiation exposure during fluoroscopically assisted pedicle screw insertion in the lumbar spine. Spine 2000；25：1538-41.
10) Funao H, et al. Surgeons' exposure to radiation in single- and multi-level minimally invasive transforaminal lumbar interbody fusion；a prospective study. PloS One 2014；9：e95233.
11) 厚生労働省労働基準局安全衛生部長．放射線業務における眼の水晶体の被曝に係る放射線障害防止対策について（基安発 0418 第 1 号～第 4 号）．2017 年 4 月 28 日．〈http://www.mhlw.go.jp/seisakunitsuite/bunya/koyou_roudou/roudoukijun/anzen/dl/anzeneisei_0418_1-4.pdf〉

索引

中山書店の出版物に関する情報は，小社サポートページを御覧ください．
https://www.nakayamashoten.jp/support.html

整形外科診療のためのガイドライン活用術

2019 年 9 月 10 日　初版第 1 刷発行 ©〔検印省略〕

編集 ················· 大川　淳，平田　仁

発行者 ··············· 平田　直

発行所 ··············· 株式会社 中山書店
　　　　　　　　〒 112-0006　東京都文京区小日向 4-2-6
　　　　　　　　TEL 03-3813-1100（代表）　振替 00130-5-196565
　　　　　　　　https://www.nakayamashoten.jp/

装丁 ·················· 花本浩一（麒麟三隻館）

DTP ················· 株式会社 Sun Fuerza

印刷·製本 ·········· 三松堂株式会社

ISBN978-4-521-74774-3
Published by Nakayama Shoten Co., Ltd.　　　　　　　　Printed in Japan
落丁·乱丁の場合はお取り替えいたします

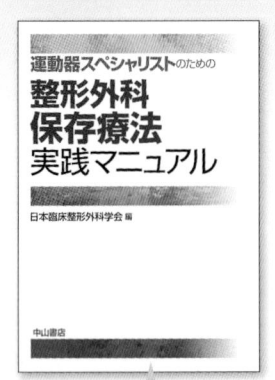
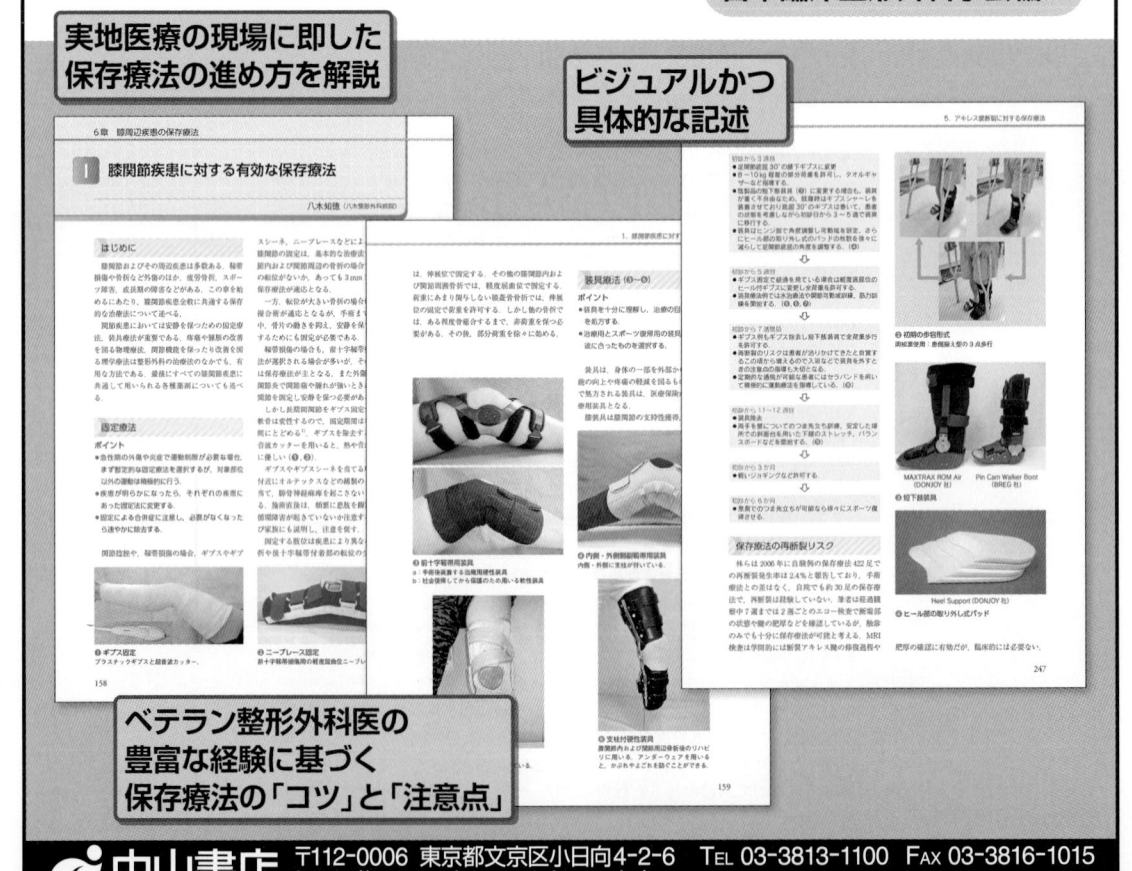

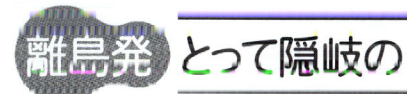
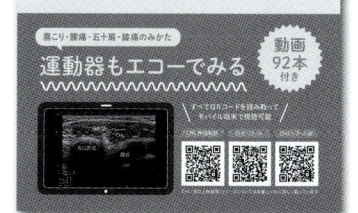
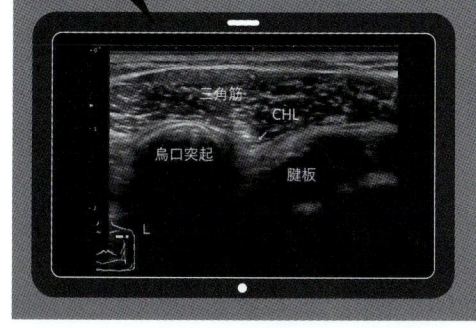
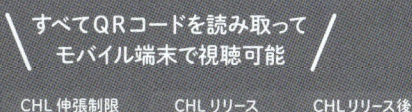

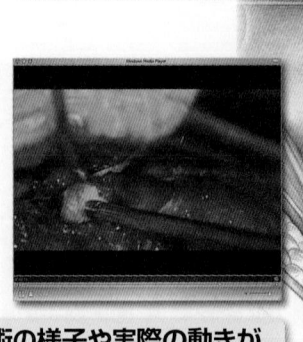